骨科疾病诊疗与健康教育

主编　郭　强　李　岩　刘建玉
　　　李振华　尹　洁　崔　伟

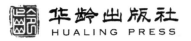
华龄出版社
HUALING PRESS

图书在版编目（CIP）数据

骨科疾病诊疗与健康教育/郭强等主编. -- 北京：
华龄出版社，2024.4
ISBN 978-7-5169-2700-7

Ⅰ.①骨…　Ⅱ.①郭…　Ⅲ.①骨疾病—诊疗②骨疾病
—护理　Ⅳ.①R68②R473.6

中国国家版本馆 CIP 数据核字（2024）第 013067 号

责任编辑	林欣雨		责任印制	李未圻

书　名	骨科疾病诊疗与健康教育	作　者	郭强　等
出　版 发　行	华龄出版社 HUALING PRESS		
社　址	北京市东城区安定门外大街甲 57 号	邮　编	100011
发　行	（010）58122255	传　真	（010）84049572
承　印	运河（唐山）印务有限公司		
版　次	2024 年 4 月第 1 版	印　次	2024 年 4 月第 1 次印刷
规　格	787mm×1092mm	开　本	1/16
印　张	21.5	字　数	500 千字
书　号	ISBN 978-7-5169-2700-7		
定　价	79.00 元		

本书编委会

主　编　郭　强　李　岩　刘建玉　李振华　尹　洁　崔　伟
副主编　彭　静　石　雷　俄立国　于　红　李建飞
编　委　（按姓氏笔画为序）
　　　　　马倩倩　滨州医学院附属医院
　　　　　于　红　威海市中医院
　　　　　尹　洁　庆云县人民医院
　　　　　石　雷　北京中医医院顺义医院
　　　　　刘建玉　山东省第二人民医院
　　　　　李　岩　山东省第二人民医院
　　　　　李建飞　玉溪市中医医院
　　　　　李振华　山东大学齐鲁医院德州医院
　　　　　杨幸悦　滨州医学院附属医院
　　　　　俄立国　平阴县中医医院
　　　　　郭　强　临沂市人民医院
　　　　　袁吉惠　滨州医学院附属医院
　　　　　崔　伟　高密市中医院
　　　　　彭　静　新乡市中心医院

前　言

　　随着科学技术的飞速发展，临床医学不断进步，临床骨科学的基础与临床研究进展迅速。为满足当前临床骨科医疗、教学第一线各类人员的需要，适应当前临床骨科学发展的形势，我们在广泛参考国内外最新文献资料基础上，结合自己的经验和业务专长编写了《骨科疾病诊疗与健康教育》一书，供从事临床骨科工作者和与此有关的医务人员学习、参考。

　　本书共分 16 章，着重介绍了骨科常见急症的病因和发病机制、临床表现、诊断和鉴别诊断、系统治疗和健康教育，还突出介绍了近年来一些新观念、新理论、新技术、新经验在临床上的应用。其内容丰富，文字简练，实用性强。希望本书的出版对国内临床骨科学的发展起到推动作用。

　　由于编者水平有限，加上当代骨科诊治技术日新月异，书中难免有疏漏和不足之处，期望同仁及广大读者给予指正。

编　者

2023 年 10 月

目　　录

第一章 骨科诊断学基础

第一节 骨科病史的询问和理学检查的原则

没有正确的诊断就不可能有正确的治疗。一般骨科诊断步骤依次为：①采集病史；②理学检查；③联系、分析，做出合理的初步拟诊；④进一步询问病史和搜集有关体征，以与类似病症鉴别；⑤必要时，采用适当的辅助诊断法，包括检验室检查、影像诊断学检查、电生理检查、内窥镜检查等，找出有力证据，加强诊断和鉴别诊断；⑥若仍不能做出正确诊断，可做活体组织检查；⑦如再不能诊断，则有两项可能，其一是患者已借其自然力而获痊愈，其二是在可能情况下，将由尸解中明了病理。

病史和理学检查是最重要和最根本的诊断步骤。由于这方面已有很多专业书可参考，本节将只谈一些原则和要求。

一、很多骨科疾患从病史和理学检查已可获得诊断

只有小部患者才需作特殊辅助检查。要加强这两步检查的基本训练，避免滥用特殊检查。病史和体检虽在排列上一前一后，但在实践中难于截然分开。询问病史时常需兼做一些简单检查，而在检查时又需追问、补充一些病史。骨科患者常因疼痛、肿块、畸形、功能障碍而来就医。在讲述病情时，最好让患者同时自己检查患部，指出准确的疼痛部位，或充分暴露肿块或畸形，或活动患肢或来回步行，表演出病部的反常活动或畸形步态的真实情况。此时，医师也可做一些简单的初步检查。这些资料对获得正确病史极为有用。有时，肿块和畸形，经过一看一摸，便能知其大概诊断。

二、骨科疾患以急慢性损伤、感染、畸形或肿瘤等较为多见，病史要求各不相同

急性损伤，尤其开放骨折，其诊断路人皆知，何劳医师去诊断。但从医师而言，他必须详细知道受伤时间、机制、急救和运输情况、神志和失血情况等，以利诊断和治疗合并伤并发症。如遇不红、不肿或轻肿的局限性压痛，要考虑与职业和生活劳动有关的慢性损伤，要详细询问年龄、职业和劳动与生活姿势等情况，结合局部解剖，思考病理和诊断。很多情况，患者常否认有局部受伤史。他们常不理解长期反复而轻微的伤力也能致伤，而认为是风湿所致。又以骨与关节感染为例，一部分患者的主诉常是多年、多发与骨相连的、经久不愈的窦道，在鉴别结核性或化脓性骨髓炎时，发病时的病史极为

重要。但在广泛使用抗生素后，病程将被改变，病史不典型，容易混淆。总之，询问病史时要耐心倾听患者申述，但要避免离题太远；要善于引导患者谈出他有关的病情，又要避免医师的主观片面的想法；要一面询问病情，一面去伪存真，由此及彼，不断修正诊断和鉴别诊断。

三、骨科的理学检查（以下简称为体检）的内容和步骤各不相同

骨科检查为"望、触、动、量"。所谓"动"是肌肉和关节的活动。所谓"量"是肢体的长短、粗细和关节活动范围的测量、肌肉收缩力的大小等。必要时，尚可包括叩、听，以及有关学科的理学检查，如神经检查等。这检查步骤与胸腹部检查不同，后者是"望、触、叩、听"。其所以不同是以检查部位的解剖和功能而定。望、触、叩、听是结合胸腔内的心、肺和腹腔内的胃、肠、肝、脾、膀胱等器官的不同功能和物理性能而设立的特殊体检法。骨科也如此，望诊和触诊是基本的检查法，而动诊和量诊是结合肢体和躯干的支架与活动功能而设的特殊体检法。

四、骨科体检时的要求

最重要的是暴露广、光线好、两侧对比。卷起裤管检查膝关节和拉起长衣检查腰背部都是不正确的检查法，等于坐井观天，尤其冬季，衣服穿得很多很厚，更难获得正确的检查结果。

1. 检查必须在私房中进行，或以布幔相隔。如为女患者，须有护士或家属陪同。

2. 下肢检查，须脱去长裤，换穿医院特备的三角内裤。脊柱检查须脱去所有上身、外衣和内衣，冬季可将其反穿，不使着凉。为此，检查室必须有保暖设备。

3. 灯光要明亮。

4. 为了检查步态，患者须脱去衣服后，光着脚在地毯上来回行走。在此情况下，在健侧对比后，即使病部只有轻微肿胀、畸形、肌肉萎缩等也能暴露无遗，有利于诊断。

五、骨科体检必须结合局部解剖，尤其表面解剖

医师必须在体检中通过皮肤、皮下脂肪和肌肉等组织，熟悉看到的和摸到的骨与关节等结构是什么，是正常还是反常，有何功能妨碍，是何病理。眼、手所及，要在脑海中出现一幅幅解剖和病理图，以此作为诊断和治疗的依据。在祖国医学，此即所谓"手摸心会"。要做到这一点，必须有良好的基础医学和专业基础知识。局部解剖很重要，但要与表面解剖、全身解剖结合，要形态与功能结合，要大体与微体结合，要正常与病理结合。

六、疾病和损伤在其发生、发展过程中各有不同主诉和体征

书本所述仅是某时期的典型症状和体征。因此，在思考症状和体征的意义时，要结合病理学作解释。举例说明：新鲜骨折的主要症状为局部的严重疼痛和压痛，主要体征为骨折处的自由反常活动。兹以"痛""动"二字作代表，叙述其各期的主要症状和体

征如下：

有痛有动——新鲜的完全骨折；

有痛无动——新鲜的不完全骨折，或深部骨折；

轻痛轻动——骨折在愈合中；

轻痛有动——延缓连接；

无痛无动——骨折已连接；

无痛有动——骨折不连接，假关节形成。

由此可见，在诊断和鉴别过程中，抓住主要症状和体征给以辩证思考，是极为重要的步骤。同时，在临床上不断总结经验，是从自由王国步入必然王国的必经之道。

七、反复询问病史和体检

在骨科临床工作中，有的诊断极为简单，甚至一见畸形，更能知其大概，但有的则不然，在反复询问病史和体检后，尚不能做出诊断。一般，在询问病史和体检中，必须各得一个拟诊。如果二者吻合，则可以此作为初步诊断。如果二者不符，则须反复询问病史和体检，以与其他病症鉴别，确立该患者的诊断。有时，尚须等待一个短时期，观察病情的发展，以利具有诊断意义的症状和体征的出现。有时需要参考文献以广思路。更多的时候需要检验室、X线等辅助检查。为了对患者负责，病史和体检资料必须询问和检查。

（李岩）

第二节 骨科物理检查

一、骨科临床基本检查

（一）检查用具

1. 一般用具

同一般体格检查用具，如听诊器、血压计等。

2. 骨科用具

（1）度量用具：包括金属卷尺（也可用皮尺或无伸缩性布卷带代替）、各部位关节量角器、前臂旋转测量器、骨盆倾斜度测量计、足度量器、枕骨粗隆垂线等。

（2）神经检查用具：包括叩诊锤、棉签、大头针、音叉、冷热水玻璃管、皮肤用铅笔、握力器等。

（二）检查注意事项

1. 环境要求

检查室温度适宜，光线充足。检查女患者时要有家属或护士陪同。

2. 检查顺序

一般先进行全身检查再重点进行局部检查，但不一定系统进行，也可先检查有关的重要部分。若遇到危重患者应先进行抢救，避免作不必要的检查和处理。

3. 显露范围

根据检查需要脱去上衣或裤，充分显露检查部位，对可能有关而无症状的部位也应充分显露，仔细检查。同时还要显露健侧作对比（如果双侧均有病变，应设法与正常人作对比）。

4. 检查体位

一般采取卧位，上肢及颈部有时可采取坐位，检查下肢和腰背部时还可采用下蹲位，特殊检查可采取特殊体位。

5. 检查手法

要求动作规范、轻巧，对患急性感染及肿瘤的患者检查应轻柔，避免扩散，对创伤患者要注意保护，避免加重损伤。

6. 其他事项

若患者配用矫形支具，如使用拐杖等，应检查是否合适，可能时应取除作全身和局部检查。若患者采用石膏或夹板固定或牵引，应检查肢体位置，血循环情况，固定部位活动情况，牵引重量，局部皮肤有否破损，石膏、夹板是否完好无损，其松紧度是否合适。

（三）一般项目和基本检查法

1. 一般项目

包括：①一般的全身检查；②与骨科伤病有关的其他专科检查，如腰背部疼痛、骶尾部疼痛和骨盆不稳定型骨折患者应进行肛门指检，已婚妇女尚应进行阴道检查。与骨科密切相关的一般检查有：

（1）发育与体型：发育状况通常以年龄、智力和体格成长状态（身高、体重及第二性征）之间的关系来判断。一般判断成人正常的指标为：胸围等于身高的一半；两上肢展开的长度等于身高；坐高等于下肢的长度。体型是身体各部发育的外观表现，包括骨骼、肌肉的成长和脂肪的分布状态。临床上把成年人的体型分为无力型（瘦长型）、超力型（矮胖型）和正力型（均称型）3 种。

（2）营养状态：根据皮肤、毛发、皮下脂肪、肌肉的发育状况综合判断。也可通过测量一定时间内体重的变化进行判断。临床上分为营养良好、中等、不良三个等级。骨肿瘤和骨结核等消耗性疾病常表现为营养不良。

（3）体位和姿势：是指患者身体在卧位时所处的状态。临床上常见的有：自动体位、被动体位和强迫体位。脊髓损伤伴截瘫的患者处于被动体位，而骨折和关节脱位患者为减轻痛苦常处于某种强迫体位。姿势是指举止状态而言，主要靠骨骼结构和各部分肌肉的紧张度来维持。如锁骨骨折患者常以健手扶持患肘；不同脊髓平面损伤急性期后常表现为不同姿势。

（4）步态：即行走时表现的姿态。步态的观察对疾病诊断有重要帮助。骨科常见的典型异常步态见表 1-1。

表1-1　骨科常见典型异常步态

异常步态	临床特点	骨科伤病
剪刀步态	两下肢强直内收，步行时一前一后交叉呈剪刀状，步态小而缓慢，足尖擦地步行	骨髓伤病伴痉挛性截瘫
摇摆步态	走路时身体左右摇摆（鸭步）	双侧髋关节先天性脱位、大骨节病
跨阈步态	足下垂，行走时患肢抬得很高，以免足趾碰撞地面（鸡步）	腓总神经损伤或麻痹、弛缓性截瘫
跛行步态	行走时躯干向患侧弯曲，并左右摇晃	一侧臀中肌麻痹、一侧先天性髋关节脱位
间歇性跛行	行走时发生小腿酸、软、痛和疲劳感，有跛行，休息时则消除，再继续走还可发生	腰椎管狭窄症、短暂性脊髓缺血、下肢动脉慢性闭塞性病变

2. 基本检查法

骨科基本检查法包括视诊、触诊、叩诊、听诊、动诊和量诊六项，其中视诊、触诊和动诊是每次检查必须做到的，其他各项根据具体需要进行，但记录程序不变。

1）视诊：除从各个侧面和各种不同体位仔细观察躯干和四肢的姿势、轴线及步态有无异常外，局部还应观察：①皮肤有无发红、发绀、色素沉着、发亮或静脉怒张；②软组织有无肿胀或瘀血；③肌肉有无萎缩或肌纤维颤动；④有无包块，颜色如何；⑤瘢痕、创面、窦道、分泌物及其性质；⑥伤口的形状与深度，有无异物残留及活动性出血；⑦局部包扎和固定情况；⑧有无畸形，如肢体长短、粗细和成角畸形。

2）触诊：①压痛：部位、深度、范围、程度和性质。检查方法：先让患者用一个手指指明疼痛部位和范围，然后检查者用一手拇指末节指腹作按压动作以寻找压痛点，一般由外周健康组织向压痛点中心区逐渐移动，动作应由浅入深，由轻而重，防止使用暴力，以减轻患者痛苦和减少并发症。②各骨性标志有无异常，检查脊柱有无侧弯可用棘突滑动触诊法。③有无异常活动及骨擦感。④局部温度和湿度，双侧对比。⑤包块：部位、硬度、大小、活动度、与邻近组织的关系以及有无波动感。⑥肌肉有无痉挛或萎缩。

3）叩诊：主要检查有无叩击痛。主要检查方法有：①轴向叩击痛（传导痛）。当疑有骨、关节伤病时可沿肢体轴向用拳头叩击肢体远端，如在相应部位出现疼痛即为阳性，多见于骨、关节急性损伤或炎症病例。②棘突叩击痛。检查脊柱时常用叩诊锤或手指叩击相应的棘突，如有骨折或炎性病变常出现叩击痛。③脊柱间接叩击痛。患者取端坐位，检查者左手掌面放在患者头顶，右手半握拳以小鱼际部叩击左手，有脊柱病变者可在相应部位出现疼痛。某些患者可出现上肢放射痛，提示颈神经根受压。④神经干叩击征（Tinel 征）。叩击已损伤神经的近端时其末端出现疼痛，并逐日向远端推移，表示神经再生现象。

4）听诊：①不借助听诊器可听到弹响和摩擦音，当关节活动中听到异常响声并伴有相应的临床症状时，多有病理意义，临床上常见于弹响髋、肩峰下滑囊炎和膝关节半月板损伤病例。但如果响声不伴有临床症状，如正常人肩、手和髋部出现的单一响声，不伴有疼痛则没有临床意义。②借助听诊器可以检查骨传导音和肢体血流杂音。骨传导音检查法：以震动的音叉放在两侧肢体远端对称的骨隆起处，或用手指或叩诊锤叩击该处，将听筒放在肢体近端对称的骨隆起处，听骨传导音的强弱、双侧对比，如有骨折则骨传导音减弱。

5）动诊：包括检查主动运动、被动运动和异常活动情况，并注意分析活动与疼痛的关系。

（1）主动运动：①肌力检查。见有关神经系统检查部分。②关节主动运动功能检查。正常各关节活动方式和范围各不相同，正常人可因年龄、性别、体力锻炼的程度而有所不同。③角度测量法。确定被测夹角的相邻肢段的轴线，选择测量平面（如额状面、矢状面或横截面），将量角器两臂贴近轴线，并保持方向一致进行测量。角度记录一般采用国际通用的中立位0°法。

（2）被动运动：①和主动运动方向相同的被动运动，一般先检查主动运动，再检查被动运动，然后进行比较。②非主动运动方向的被动运动，包括沿肢体纵轴的牵拉、挤压活动及侧方牵挤活动，观察有无疼痛及异常活动。许多骨科的特殊动诊属于被动运动。

（3）异常活动：①关节强直，运动功能完全丧失；②关节运动范围减小，见于肌肉痉挛或与关节相关联的软组织挛缩；③关节运动范围超常，见于关节囊破坏，关节囊及支持韧带过度松弛和断裂；④假关节活动，见于肢体骨折不愈或骨缺损。

6）量诊

（1）长度测量：将肢体放在对称位置，以骨性标志为基点进行测量。如肢体挛缩不能伸直可分段测量，测量下肢时应先将骨盆摆正。主要测量指标有：①躯干长度。颅顶至尾骨端。②上肢长度。肩峰至桡骨茎突尖部（或中指指尖），或第七颈椎棘突至桡骨茎突尖部（或中指指尖）。③上臂长度。肩峰至肱骨外髁。④前臂长度。尺骨鹰嘴至尺骨茎突或桡骨小头至桡骨茎突。⑤下肢长度。髂前上棘至内踝尖或脐至内踝尖（相对长度，用于骨盆骨折或髋部疾患）。⑥股骨长度。股骨大转子顶点到外侧膝关节缝或髂前上棘至股骨内髁（相对长度）。⑦胫骨长度。内侧膝关节缝至内踝尖。⑧腓骨长度。腓骨小头至外踝。

（2）周径测量：要求两侧肢体取相对应的同一水平测量比较，若有肌萎缩或肿胀应选择表现最明显的平面测量，并观察其随时间推移的变化情况。

（3）轴线测定：正常人站立时背面相，枕骨粗隆垂线通过颈、胸、腰、骶椎棘突以及两下肢间；前臂旋前位伸肘时上肢呈一直线，旋后即成10°~20°的肘外翻（称携带角）；下肢伸直时髂前上棘与第1、第2趾间连线经过髌骨中心前方。

（4）角度测量：主要测量各关节主动与被动运动的角度（见动诊部分）。

（5）畸形疾患的测量：①肘内翻或肘外翻。上肢伸直前臂旋后位测量上臂与前臂所成的角度。②膝内翻。两内踝并拢，测量两膝间距离。③膝外翻。两股骨内髁并拢，测量两内踝距离。

二、骨科各部位检查法

骨科检查时，必须牢记几个要点。首先，应树立全身情况与局部情况并举的观念，切忌只见局部，忽略整体。其次，应充分暴露被检查部位，这是作好检查的首要条件。

对比是骨科检查中常用的方法。应注意左右对比或患侧与健侧对比，上下邻近的组织也应对比。骨科各部位检查的顺序，目前尚无统一的规定和标准。但是必须遵循一个原则，即不遗漏重要的阳性体征和有意义的阴性体征，以保证得到尽可能全面、详尽和准确的资料。准确的诊断和治疗后的随访均有赖于详尽的检查。我们根据平素经验，建议按以下顺序检查：形态检查、功能检查、疼痛检查、特殊检查。

（一）脊柱检查

先观察脊柱的生理弧度是否正常。其指标主要有：棘突是否在一条直线上；两侧肩胛下角连线与两侧髂嵴连线是否平行；两侧肩胛骨距中线是否对称；从枕骨结节向地面做垂线，此线应通过骶骨中线和肛门沟。若有脊柱侧凸，侧凸最大部位多为原发性侧凸，患者常有一反方向的继发性侧凸。为记录侧凸的程度，从第2颈椎棘突向第1骶椎棘突连一直线，然后注明各段凸出最大部位与此连线的距离。

此外，检查时还应注意脊柱的表面标志：从枕骨结节向下，第一个能触到的棘突为第2颈椎；第7颈椎特高，又称隆椎；与肩胛冈内缘平行者为第3胸椎棘突；在肩胛下角水平外为第7胸椎棘突；髂嵴连线横过第4腰椎棘突。

脊柱疼痛的检查，首先应确定疼痛位置。没有固定压痛点的患者往往病变不在脊椎。所以确定压痛点是很重要的诊断方法。

1. 颈部检查

1）形态检查：注意观察颜面、头部有无发育及姿势异常。颈部有无特殊部位的瘢痕和窦道。疑有颈椎结核，应检查有无咽后壁脓肿、颈椎生理前凸消失、后凸畸形、颈椎缩短、发际下移和颈部活动有无受限等。

短颈者多伴有颅底凹陷症或颈椎畸形；落枕者头颈呈僵硬状体位；胸锁乳突肌挛缩者呈斜颈外观；外伤后则呈现保护性姿态，亦称为"军人颈"。颈椎椎体结核早期除颈部活动显得不灵活外，无其他异常形态改变；一旦椎体破坏严重，则患者用双手扶持下颌，预防神经根受压，头不能自由转动；椎体破坏缺损时，常出现后凸或侧凸畸形；流注脓肿多在咽后壁，也可在侧颈部。

新生儿胸锁乳突肌上的包块常为先天性斜颈。颈部侧方包块，应鉴别寒性脓肿、淋巴结肿大等。

2）功能检查：一般让患者作颈部前屈、后伸、旋转、侧屈活动，并与正常者作比较。但对严重病例或需要手术和随访观察者，则需采用半圆尺或头颈活动测量器，并做检查记录。

3）疼痛检查：常见的压痛点与伤病的部位及性质有关。颈椎病多于第5、第6、第7颈椎棘突旁有压痛。脊神经受累者，压痛点多位于颈椎横突、肩胛骨内侧及第1、第2颈椎旁，基本上沿斜方肌行走。落枕者斜方肌中点有压痛。鉴别：肩周炎压痛点多在肩部附近，包括冈上肌。前斜角肌综合征压痛点位于锁骨上窝、颈后三角区。而乳突和枢椎棘突之间的压痛多提示枕神经受累。

4）特殊检查

（1）前屈旋颈试验（Fens征）：先令患者头颈部前屈，再左右旋转活动，若颈椎处出现疼痛即为阳性，提示颈椎骨关节病，表明颈椎小关节多有退行性变。

（2）椎间孔挤压试验（击顶试验或 Spurl – ing 征）：将患者头转向患侧并略屈曲，检查者左手掌垫于患者头顶，右手轻叩击之。当出现肢体放射性头痛或麻木感时，即为阳性。阳性者提示有神经根性损害，常见于神经根型颈椎病。

（3）椎间孔分离试验：又称引颈试验。与挤压试验相反，检查者肚腹顶住患者枕部，双手托于颌下，向上牵引，若患者原有根性症状减轻，则为阳性，多提示根性损害。

（4）颈脊神经根张力试验：即 Eaten 征，又称 Lasequard 征。检查者一手推患者的颞部，一手握住患者的腕部牵向相反方向，患肢出现麻木或放射痛为阳性。但应注意，除颈椎病根性压迫外，臂丛损伤、前斜角肌综合征者均可阳性。

（5）Addison 征：患者坐位，昂首转向患侧，深吸气后屏住呼吸，检查者一手抵患侧下颌，给以阻力，一手摸患侧桡动脉。动脉搏动减弱或消失，则为阳性。表示血管受挤压，常见于前斜角肌综合征等。

2. 胸椎与背部

（1）形态检查：观察脊椎有无侧凸、异常后凸（角状驼背、圆形驼背）剃刀背畸形等。角状驼背多为椎体破坏所致，常见于结核、陈旧性骨折等；圆形驼背多见于中年以上患者，多为脊椎退变或类风湿性疾病。

（2）功能检查：正常胸椎活动度很小。应注意各段活动度是否一样，可以测量棘突之间距离的改变来比较，以确定疼痛区有无肌防卫性强直。当椎体破坏至一定程度时，这种强直必然出现。

（3）疼痛检查：检查胸椎压痛时，应让患者双手抱肩，以使两肩胛骨分开。绝大多数胸椎结核深压痛和间接压痛比较明显，而浅压痛则比较轻。

（4）特殊检查：可行拾物试验：脊柱因为病变而僵硬时，则不能伸膝位弯腰，拾物时只能蹲位。常见于下胸椎及腰椎结核。

3. 腰骶椎与腰骶部

1）形态检查：观察有无脊柱侧弯或腰前凸加大、变平和后凸，体位改变能否纠正，走、立、坐、卧位有无姿势改变，有无肌肉痉挛，有无包块、窦道、脓肿。腰骶部如有丛毛、色素沉着、皮肤斑痕样改变等应考虑隐性脊柱裂以及相关疾病。应注意：腰椎结核可能会有寒性脓肿流注至椎旁、腰大肌、髂窝、腹股沟内侧，甚至大腿内侧、腘窝。

2）功能检查：前屈，90°（弯腰至指尖达到足背）；后伸，30°；侧屈，左右各30°；旋转，30°（骨盆固定，两肩连线与骨盆横径所成角度）。

3）疼痛检查：骶棘肌外缘压痛常为横突骨折及肌肉、韧带劳损。骶棘肌旁压痛并向患侧下肢放射表示根性损害，多为腰椎间盘突出症。棘突上压痛多为棘上韧带损伤、棘突滑膜炎及骨折。棘间压痛多为棘间韧带劳损。腰部肌纤维组织炎者压痛点比较广泛。腰椎深部病变如结核、椎间盘炎等可有深部叩击痛，而压痛却不明显。

4）特殊检查

（1）托马斯征（Thomas 征）：患者仰卧，大腿伸直，则腰部前凸；屈曲健侧髋关节，迫使脊椎代偿性前凸消失，则患侧大腿被迫抬起，不能接触床面。常见于：①腰椎疾病，如结核、腰大肌流注脓肿、血源性化脓性髂腰肌炎等；②髋关节疾病，如髋关节结核、增生性关节炎和骨性强直等。

（2）儿童脊柱超伸展试验：患儿俯卧，检查者将其两小腿提起，正常脊柱后伸自如且不痛。脊柱僵直并随臀部抬高者为阳性，见于脊椎结核。

（3）腰部超伸展试验：患者俯卧，检查者将其两下肢提起，抬离床面，并用手向下压其腰部，出现疼痛者为阳性，见于腰椎崩解症。

（4）直腿抬高试验：患者仰卧、伸膝，检查者一手压患膝，一手托足跟，抬高肢体至患者疼痛或不能继续抬高为阳性，记录其角度，于30°～70°出现阳性者才有意义。常为腰椎间盘突出症。

（5）健腿直腿抬高试验：方法同于"直腿抬举试验"，只是健侧下肢抬高，患肢痛。多为较大或中央型腰椎间盘突出症。

（6）直腿抬高加强试验（又称足背伸试验、Bragard症）：直腿抬高至痛时，降低5°左右，再突然使足背伸，可引起大腿后侧剧痛，常为腰椎间盘突出症。

（7）Laseque征：患者仰卧，屈髋、膝，于屈髋位伸膝时，引起患肢痛或肌肉痉挛者为阳性。这也是腰椎间盘突出症的表现之一。

（8）鞠躬试验（Neri试验）：患者站立做鞠躬动作，出现患肢后侧放射性疼痛为阳性，提示坐骨神经受压。

（9）屈颈试验（又称Linder试验）：患者仰卧，检查者一手按其胸前，一手按其枕后，屈其颈部，若出现腰部及患肢后侧放射性疼痛则为阳性，提示坐骨神经受压。

（10）股神经牵拉试验：患者俯卧、屈膝，检查者将其小腿上提或尽力屈膝，出现大腿前侧放射性疼痛者为阳性，见于股神经受压，多为腰3、4椎间盘突出症。

（11）骨盆回旋摇摆试验：患者仰卧，双手抱膝，极度屈髋屈膝。检查者一手扶膝，一手托臀，使臀部离开床面，腰部极度屈曲，摇摆膝部，腰痛者则为阳性，多见于腰部软组织劳损或腰椎结核。

（二）骨盆环检查

1. 形态检查

骨盆是否倾斜，双侧臀沟是否对称，两髂前上棘是否在一直线。骨盆骨折、脊柱侧弯、下肢短缩、臀肌瘫痪、内收肌痉挛等均可引起骨盆倾斜。臀肌有无萎缩，髂前后棘连线与水平线交角是否增大或减小（正常为5°～10°）。臀部有无瘢痕、窦道、寒性脓肿。腹股沟有无包块。皮下有无瘀斑、肿胀。注意会阴及阴囊、阴唇处有无皮下瘀血。

2. 功能检查

骨盆环为一相对固定的整体，活动度很小。当有明显活动并伴有疼痛时，则多有骨折脱位发生。

3. 疼痛检查

骨盆环的许多结构都可在皮下触及，如果骨盆环有损伤，其压痛点有定位意义。腰骶部压痛可能为劳损、结核、类风湿性关节炎。肛门指检应注意骶部、髂骨、坐骨有无肿块，有无骶前脓肿，骶骨尾骨有无异常活动及触痛，若有则可能为骨折。

4. 特殊检查

（1）骨盆挤压及分离试验：患者仰卧位，检查者双手将两侧髂棘用力向外下方挤压，称骨盆分离试验。反之，双手将两髂骨翼向中心相对挤压，称为骨盆挤压试验。能诱发疼痛者多为阳性，见于骨盆环骨折。

（2）"4"字试验（又称 fabere 征、Patrick 征）：患者仰卧，患肢屈髋膝，并外展外旋，外踝置于对侧大腿上，两腿相交成"4"字，检查者一手固定骨盆，一手于膝内侧向下压。若骶髂关节痛，则为阳性。阳性者提示骶髂关节劳损、类风湿性关节炎、结核、致密性骨炎。

（3）床边试验（又称 Gaenslen 征）：患者仰卧位，患侧靠床边使臀部能稍突出，大腿能垂下为宜。对侧下肢屈髋、屈膝，双手抱于膝前。检查者一手扶住髂嵴，固定骨盆，另一手将垂下床旁的大腿向地面方向加压，如能诱发骶髂关节处疼痛则为阳性，意义同上。

（4）伸髋试验（又称 Yeoman 试验）：患者俯卧位，屈膝至 90°，检查者一手压住患侧骶髂关节，一手向上提起患侧小腿，如能诱发骶髂关节部位疼痛，则为阳性，其意义同"4"字试验。

（三）四肢关节检查

1. 肩关节与肩锁部

1）形态检查：注意肩部是否浑圆，两肩胛是否等高、对称，有无畸形。方肩，提示肩部肌肉萎缩、肩关节脱位、腋神经麻痹；翼状肩胛提示前锯肌瘫痪；肩胛高耸，常为先天性肩胛高耸症。肩锁关节脱位者，按压锁骨外端，可有弹性活动。肱二头肌长头腱滑脱，可在结节间沟触及肌腱的弹跳。

2）功能检查：注意肩关节是一活动度很大的关节，周围附着的肌肉很多，检查时要区分不同肌肉在不同体位、姿势、角度的不同作用。肩部的活动是四个关节活动的组合：肩锁关节、肩肱关节、胸锁关节、肩胛骨胸壁关节。

3）疼痛检查：肩关节周围常见的压痛点有：肱二头肌长头腱鞘炎，压痛点在结节间沟；冈上肌腱损伤，压痛点局限在大结节的顶点部；肩峰下滑囊炎，压痛点在肩峰下方稍内侧。屈肘位，自肘部沿肱骨干纵轴向上叩击，若肱骨干或肩关节痛，则提示肱骨干或肩关节病变。

4）特殊检查

（1）杜加征（Dugas 征）：患肢肘关节屈曲，手放在对侧肩关节前方，如肘关节不能与胸壁贴紧为阳性，表示肩关节脱位。

（2）直尺试验（又称 Hamilton 征）：以直尺置于上臂外侧，一端贴紧肱骨外上髁，另一端如能贴及肩峰，则为阳性，提示肩关节脱位。

（3）肱二头肌长头紧张试验（Yergason 征）：患者屈肘，前臂旋后，检查者给以阻力。当有肱二头肌长头腱炎时，结节间沟区有疼痛感。

（4）Dawbarn 征：患急性肩峰下滑囊炎时，患肢上臂贴在胸壁侧面，肩峰前缘下方可有触痛，如上臂外展，滑囊移位于肩峰下，触痛消失，为阳性。

2. 肘关节

1）形态检查：注意有无肘部肿块，有无内、外翻畸形、连枷式关节等。肘关节肿胀有全关节肿胀、关节内侧肿胀及外侧肿胀之分。

2）功能检查：肘关节的屈伸活动障碍是肱尺关节（主要）和肱桡关节的病症；前臂旋转功能障碍是远近尺桡关节（主要）和肱桡关节（次要）的病症。检查旋转活动时，肘关节必须靠紧胸壁并与对侧比较，以防肩部代偿。

3）疼痛检查：肱骨外上髁压痛常见于肱骨外上髁炎（即网球肘）。

4）特殊检查

（1）腕伸肌紧张试验（又称 Mill 征）：患者伸直患侧肘关节，前臂旋前，检查者将患侧腕关节屈曲，若患者肱骨外上髁区疼痛，则为阳性，提示肱骨外上髁炎。

（2）Hüter 线与 Hüter 三角：正常情况下，肘关节伸直时，肱骨外上髁、肱骨内上髁和鹰嘴突在一条直线上；肘关节屈曲时，三者成一等腰三角形。肱骨髁上骨折，三者关系不变；肘关节后脱位时，三者关系改变。

（3）肘外翻挤压试验 肘关节伸直位，检查者一手握腕，一手扶患肘，并使其外翻，若有疼痛，则为阳性，提示桡骨小头骨折。

3. 腕关节与手部

1）形态检查：注意有无包块（大小、性质、活动度、软硬度、与腕和手指的关系），有无畸形。餐叉样畸形提示 Colles 骨折；平手提示正中神经损伤；垂腕提示桡神经损伤；爪状手畸形提示尺神经损伤；此外有并指、多指、杵状指、纽扣指及鹅颈畸形等。腕关节肿胀以腕背伸指总肌腱两侧明显；"鼻烟壶"消失提示舟状骨骨折；个别指骨梭形肿胀提示指骨结核或内生软骨瘤；双手指骨梭形肿胀提示类风湿性关节炎。

2）功能检查：以合掌法检查腕部屈伸活动是否灵活，是否伴有弹响及阻滞感。

3）疼痛检查：手桡偏位，沿掌骨纵轴方向叩击第三掌骨，如有震痛，则提示舟状骨骨折；手尺偏位，沿掌骨纵轴方向叩击第四掌骨，如有震痛，则提示月状骨骨折。中指轴向压痛、叩击痛，提示可能有月状骨坏死。

4）特殊检查

（1）芬克斯坦（Finkel - Stein）试验：患者握拳（拇指埋于拳内），使腕部尺偏，若桡骨茎突出出现疼痛为阳性。阳性者提示桡骨茎突狭窄性腱鞘炎。

（2）腕关节尺侧挤压试验：患者腕关节置于中立位，检查者将其尺偏并挤压，若下尺桡关节处疼痛为阳性，提示三角软骨盘损伤，尺骨茎突骨折。

4. 髋关节

1）形态检查：有无畸形、肿胀、窦道、瘢痕等。需检查姿势、步态是否稳定，速度是否均匀。髋关节脱位者有其独特站立姿势。跛行常见于下肢骨关节疼痛或缩短。先天性髋关节脱位者臀部后凸，行走时呈鸭步。足步见于关节部分或完全强直者。剪刀步态见于脑性瘫痪。股骨颈骨折者患肢呈外旋畸形。股三角区应注意有无包块，其性质如何，应注意疝和寒性流注脓肿的区别。臀部骨隆起可能为髋关节后脱位，耻骨或闭孔部异常骨隆起可能是髋关节前脱位。大粗隆部肌腱弹跳感常提示弹响髋。

2）功能检查：注意防止脊椎代偿动作，因此检查时，一下肢屈曲，另一下肢伸直；一下肢外展，另一下肢也外展。这样两下肢互做反方向动作，可防止骨盆的伴随动作。检查中一面记录，一面推测活动受限原因。一般明显旋转受限代表关节软骨面的破坏；外展受限可能为软组织病变（压痛点在内侧）或骨组织的病变（障碍在外侧）；伸直受限可为关节内病变，也可为腰大肌短缩、痉挛所致。

3）疼痛检查：腹股沟中点或臀部压痛提示髋关节可能有病变。外侧大转子的浅压痛往往是大转子滑囊炎的表现。髋关节的活动痛也应该一面检查，一面分析判断病变部位。一般的轻度旋转痛多由于关节面的不平滑引起；严重旋转痛多由软组织受牵拉所致，可据此结合压痛部位和旋转方向推测病变软组织。

4）特殊检查

（1）足跟叩击试验：直腿抬高，用拳叩击足跟，髋部疼痛为阳性。提示髋关节负重部位关节面破坏，且为晚期。足跟叩击痛不如从外向内叩击转子的疼痛出现早。

（2）屈氏（Trendelenburg）试验：裸露臀部，两下肢交替持重和抬高，注意骨盆的动作，抬腿侧骨盆不上升反而下降，为阳性。轻度时只能看出上身摇摆。阳性者表示：①持重侧不稳定，以臀中肌、臀小肌麻痹和松弛，如小儿麻痹后遗症或高度髋内翻；②骨盆与股骨之间的支持性不稳，如先天性髋脱位、股骨颈骨折。

（3）Thomas 征：详见腰椎检查。

（4）Allis 征（又称 Galeazzi 征）：患者仰卧，屈髋屈膝，两足平行置于床面，比较两膝高度。不等高为阳性，提示较低一侧股骨或胫骨短缩，或髋关节后脱位。

（5）Dupuytren（望远镜）征：患者仰卧，检查者一手握膝，一手固定骨盆上，上下推动股骨干，若觉察有抽动和音响即为阳性，提示小儿先天性髋关节脱位。

（6）髂胫束试验（Ober 征）：患者健侧卧位，健侧屈髋屈膝，检查者一手固守骨盆，一手握踝，屈患髋膝达 90°后，外展大腿并伸直患膝，大腿不能自然下落，并可于大腿外侧触及条索样物；或患侧主动内收，足尖不能触及床面，则为阳性，提示髂胫束挛缩。

（7）Ortolani 征 见于小儿先天性髋关节脱位。小儿仰卧，双髋外展，两腿分开，患侧膝关节不能接触床面；如能，则先有一滑动声响，此为暂时复位标志。

（8）髂坐线（Nelaton 线）：患者侧卧，髂前上棘到坐骨结节的连线正通过大转子的最高点。否则为阳性，提示髋关节脱位或股骨颈骨折。

（9）大粗隆髂前上棘连线（Shoemaker 线）左右大转子的顶点与同侧的髂前上棘作连线，其延长线相交于腹正中线上。若患侧大转子上移，则两线交于中线旁的健侧。

（10）髂股三角（Bryant 三角）患者仰卧位，自髂前上棘向床面作垂线，测大转子与此垂线的最短距离。比较两侧这一距离，正常时应相等。连接大转子与髂前上棘，构成直角三角形。

5. 膝关节

1）形态检查：比较股四头肌有无萎缩，这往往是膝关节有无病症的标志。膝关节有无肿胀：屈曲位髌韧带两侧"象眼"消失，提示肿胀；股骨内外髁一侧肿胀伴浅静脉怒张，提示有肿瘤的可能。皮肤有无色斑、瘢痕、窦道、发热等也需注意。

2）功能检查：膝关节只有一个平面的屈伸活动，其活动范围可用角度也可用跟臀距来表示。

3）疼痛检查：膝关节表面软组织较少，压痛点的位置往往就是病灶的位置。

4）特殊检查

（1）浮髌试验：患者仰卧，伸膝，放松股四头肌，检查者一手虎口对着髌上囊，压迫膝部，将膝内液体压入髌骨下，一手轻压髌骨后快速松开，可觉察到髌骨浮起，此为阳性。正常膝内体液约5mL，当膝内液体达50mL时，方为阳性。

（2）髌骨摩擦实验（Soto – holl征）：患者仰卧位，伸膝，检查者一手按压髌骨，使其在股骨髁关节面上下活动，出现摩擦音或疼痛者为阳性。见于髌骨软化症。

（3）McMurray实验：患者仰卧，检查者一手拇指及其余四指分别按住膝内外间隙，一手握住足跟部，极度屈膝。在伸屈膝的过程中，当小腿内收、外旋时有弹响或合并疼痛，说明内侧半月板有病变；当小腿外展、内旋时有弹响或合并疼痛，说明外侧半月板有病变。

（4）伸直受限征（Helfet征）：当膝关节半月板损伤有绞锁时，关节不能全伸，表现为伸直后胫骨粗隆不外旋，而维持在髌骨中线上。

（5）局部压痛（McGregor征）：内侧半月板损伤时，内侧副韧带中间的关节面部分有明显的压痛点。

（6）重力实验：用于检查盘状半月板和侧副韧带。患者健侧卧位，患膝外展，自动伸屈膝，如膝内有响声或疼痛加强，则病变在内侧半月板；若膝外侧痛，则可能是外侧副韧带损伤。如膝内疼痛减轻，则病变在外侧半月板，若膝内侧痛减轻，则可能是内侧副韧带损伤。假如患侧卧位，则相反。

（7）伸膝实验（Pisani征）：外侧关节间隙包块，在伸膝时消失，屈膝时出现，可能为外侧半月板囊肿。

（8）指压实验（又称Fimbrill – Fisher征）：检查者以指尖置于内侧副韧带前方的关节间隙，屈膝，旋转小腿数次，或同时伸膝，若内侧半月板损伤，则可感觉到手指下有物体在移动，并可伴疼痛及摩擦声。可用同法检查外侧半月板损伤。

（9）研磨实验（Apley征）：患者俯卧，屈膝90°，检查者双手握患肢足部，左腿压住患腿，旋转提起患膝，若出现疼痛，则为侧副韧带损伤；将膝下压，再旋转，若出现疼痛，则为半月板损伤；轻微屈曲时痛，则为半月板前角损伤。

（10）侧位运动实验（Bochler征）：患者伸膝，检查者一手握踝，一手扶膝，作侧位运动，向内侧推时外侧痛，提示有外侧副韧损伤；向外侧推时内侧痛，提示内侧副韧带损伤。

（11）抽屉实验：患者仰卧，屈膝，检查者双手握住膝部之胫骨上端，向后施压，胫骨后移，则提示后十字韧带断裂；向前施压，胫骨前移，则提示前十字韧带断裂。

（12）过伸实验（又称Jones实验）：患者仰卧，伸膝，检查者一手固定膝部，一手托起小腿，使膝过伸，出现疼痛者可能是半月板前角损伤、髌下脂肪垫肥厚或损伤、股骨髁软骨损伤。

（13）肌警觉性征（Lannelongue征）：膝关节结核时，关节活动受限，平衡功能遭到破坏，因此步态停滞、步连贯。

6. 踝关节与足部

1）形态检查：有无畸形（马蹄足、扁平足、内翻足、外翻足、拇外翻、杵状趾、高弓足、并趾、多趾等），肌肉有无萎缩，有无跛行，有无瘢痕、肿块、瘀斑等。跟腱断裂可与皮下触及一横沟。

2）功能检查：此区关节较多，应仔细分析，尽力区分，测量清楚。

3）疼痛检查：足部软组织较薄，局部压痛点往往是压痛部位。压痛在跟腱上，可能是腱本身或腱旁膜的病变；在跟腱止点处，可能是跟腱滑囊炎；在跟部后下方可能是Sever病。

4）特殊检查

（1）前足横向挤压试验：检查者双手自前足两侧挤压前足引起疼痛，提示跖骨骨折、跖间肌损伤。Morton病除了放射痛外，还有足趾麻木。

（2）捏小腿三角肌试验：患者俯卧，检查者以手捏其三角肌腹，如有足屈曲，为正常；反之，则提示跟腱断裂。

7. 四肢关节外骨折与软组织损伤检查

（1）形态检查：对骨折患者，应注意观察肢体及外伤部位有无肿胀、皮下瘀血斑、成角畸形、反常运动、跛行。对软组织损伤患者，则应注意有无皮肤破损、出血、异物污染伤口。伤口形状、部位、大小也应注意描述。此外应注意有无骨及其他深部组织外露，皮下组织有无分离，有无皮下气肿和肢体血液循环障碍等。

（2）功能检查：注意功能障碍，反常运动。

（3）疼痛检查：有无环压痛、局限压痛、传导痛、纵向叩击痛，以及静止状态疼痛较轻活动后加重等现象。

（4）特殊检查：有无骨擦音和骨擦感，皮下瘀斑常位于成角畸形处。

三、与骨科有关的神经系统检查

（一）感觉检查

人体皮肤感觉由脊髓发出神经纤维支配，呈节段性分布。检查时必须在安静温暖的条件下进行，并与患者说明检查方法，取得配合。

1. 浅感觉

包括皮肤、黏膜的触、痛觉及温度觉。

（1）触觉：用棉絮轻触皮肤或黏膜，自躯干到四肢上端逐次向下，询问有否觉察及敏感程度。对异常区域做出标记。

（2）痛觉：用锐针轻刺皮肤，询问由无痛感及疼痛程度。要求用力适当，不应重刺出血，并将结果记录。检查时应自上而下，从一侧至另一侧，从无痛觉区移向正常区，不应遗留空白区。

（3）温度觉：分别用盛冷（5~10℃）、热（40~45℃）水的试管轻触皮肤，询问患者感受（冷或热）。

2. 深感觉

关节觉：轻轻掰动患者的手指或足趾，做被动伸、屈动作。询问是否觉察及其移动方向；或让患者闭目，然后将其肢体放在某位置上，询问能否明确说明肢体所处的位置。

3. 复合感觉

包括皮肤定位觉、两点分辨觉、实体辨别觉及体表图形觉，是大脑综合、分析、判断的结果，故也称皮质感觉。在骨科检查中偶可应用。

（二）运动系统检查

1. 肌容积

观察肌肉有无萎缩及肥大，测量肢体周径，判断肌肉营养状况。

2. 肌张力

指静息状态下肌肉紧张度。检查方法：嘱患者肌肉放松，用手触摸肌肉硬度，并测定其被动运动时的阻力及关节运动幅度。亦可叩击肌腱听声音，声音高者肌张力高，声音低者肌张力低。

（1）肌张力增加：触摸肌肉时有坚实感，作被动检查时阻力增加。可表现为：①痉挛性。在被动运动开始时阻力较大，终末时突感减弱，称为折刀现象，见于锥体束损害者。②强直性。指一组拮抗肌的张力增加，作被动运动时，伸肌与屈肌肌力同等增加，如同弯曲铅管，称为铅管样强直，见于锥体外系损害者。如在强直性肌张力增加的基础上又伴的震颤，作被动运动时可出现齿轮顿挫样感觉，故称齿轮样强直。

（2）肌张力减弱：触诊肌肉松软，被动运动时肌张力减低，可表现关节过伸，见于周围神经、脊髓灰质前角病变。

3. 肌力

指肌肉主动收缩的力量。

（1）肌力评级标准：目前通用的是 Code 六级分法：

0 级：肌力完全消失，无活动。

Ⅰ级：肌肉能收缩，关节不活动。

Ⅱ级：肌肉能收缩，关节稍有活动，但不能对抗肢体重力。

Ⅲ级：能对抗肢体重力使关节活动，但不能抗拒外来阻力。

Ⅳ级：能对抗外来阻力使关节活动，但肌力较弱。

Ⅴ级：肌力正常。

（2）肌力检查法：在关节主动运动时施加阻力与所测肌肉对抗，测量其肌力，并进行双侧对比。全身肌肉大致可分为颈部和躯干肌肉、肩带和上肢肌肉、骨盆带和下肢肌肉三组。

（3）轻瘫试验：当肌力减弱不明显，用上述方法无法检出时可用此法估测。包括上肢轻瘫试验、下肢轻瘫试验和单足立试验。

4. 共济运动检查

当脊髓后索、小脑等器官发生病变时可出现共济失调。常用的检查方法有指鼻试验、快复轮替试验，跟膝胫试验和 Romberg 征。

（三）反射

反射是机体对感受刺激引起的不随意运动的定型反应，是神经活动的基本形式。完成每个反射必经反射弧，包括感受器、传入神经，反射中枢、传出神经和效应器。反射弧的任何部位中断或抑制均可致反射消失或减弱。检查反射时应注意：①保持患者全身肌肉放松，并分散注意力；②被检查肢体被动放置于适当位置，使肌肉保持适当张力；③检查时做到双侧肢体姿势一样，叩击或划擦部位和力量一样，检查结果双侧对比；④如果腱反射引不出，可用加强法，即让未被检查的肌肉同时收缩，如检查上肢反射可让患者同时咬牙，夹紧双膝或另手握拳，如检查下肢则嘱患者同时用力扣拉双手；⑤被检查部位有无影响检查结果的因素，如外伤、瘢痕、炎症、挛缩、畸形等。

1. 浅反射

指刺激体表感受器（如皮肤、黏膜等）引起的反射。

（1）常用浅反射检查法：见表1-2。

表1-2　浅反射检查法

反射		检查法	反射表现	肌肉	神经	节段定位
腹部反射	上	较锐物从腹外侧沿肋缘下向上快速划过	上腹壁收缩	腹横肌	肋间神经	胸$_{7~8}$
	中	自腹中部外侧快速向脐孔方向划过	中腹壁收缩	腹斜肌	肋间神经	胸$_{9~10}$
	下	从腹下部向耻骨联合快速划过	下腹壁收缩	腹直肌	肋间神经	胸$_{11~12}$
提睾反射		轻划股内侧	同侧睾丸上提	提睾肌	生殖股神经	腰$_{1~2}$
肛门反射		轻划或刺激肛门附近皮肤	外括约肌收缩	肛门括约肌	肛尾神经	骶$_{4~5}$
正跖反射（足底反射）		轻划足底外侧	足趾和足向跖面屈曲	屈趾肌	坐骨神经	骶$_{1~2}$

（2）临床意义：①浅反射消失或减弱表示反射弧中断或抑制；②腹壁、提睾、足底反射除有节段性反射弧外还有皮质反射弧，即反射的冲动通过脊髓至大脑皮质后再沿锥体束传至脊髓前角细胞，当该反射弧受损时上述反射亦可出现减弱或消失，见于锥体束病损或末梢神经病变；③腹壁反射减弱还可见于老年人、皮下脂肪过厚及腹壁松弛等；④提睾反射在正常人亦可双侧不对称；⑤肛门反射减弱或消失说明双侧锥体束或马尾神经均有损害，因为肛门外括约肌受双侧会阴神经支配，单侧锥体束或马尾神经损害时，肛门反射仍存在。

2. 深反射

指刺激肌肉、肌腱、骨膜和关节的本体感受器而引起的反射。

（1）常用深反射检查法：见表1-3。

表1-3　深反射检查法

反射	检查法	反射表现	肌肉	神经	节段定位
肱二头肌腱反射	屈肘，检查者一手托肘部，拇指按二头肌腱部，用锤击拇指	前臂屈曲	肱二头肌	肌皮神经	颈$_{5\sim6}$
肱三头肌腱反射	肘略屈，锤击三头肌腱始部	前臂伸展	肱三头肌	桡神经	颈$_{6\sim7}$
桡骨膜反射	肘微屈，前臂旋后，轻击桡骨外下1/3	前臂屈曲腕指背屈	肱桡肌，肱二、三头肌，旋前圆肌	正中神经、桡神经和肌皮神经	颈$_{5\sim8}$
膝腱反射	膝略屈，叩击膝腱	膝关节伸展	股四头肌	股神经	腰$_{2\sim4}$
跟腱反射	仰卧，髋外展外旋，一手托足跟，叩击跟腱	踝关节跖屈	腓肠肌	坐骨神经	骶$_{1\sim2}$

（2）临床意义：①深反射减弱或消失表示反射弧抑制或中断；②深反射亢进通常由上运动神经元病变所致，如锥体束病损，致脊髓反射弧的抑制释放；③深反射对称性改变不一定是神经系统病损所致，而不对称性改变（如一侧增强、减弱或消失）则是神经系统病损的重要体征；④髌阵挛和踝阵挛是腱反射亢进的表现，在锥体束损害时出现。

3. 逆转反射

逆转反射又称倒错反射，是指某肌腱反射消失而其拮抗肌或邻近肌腱反射出现或亢进的特殊现象。

（1）常用逆转反射检查法：见表1-4。

表1-4　常用逆转反射检查法

名称	检查法	表现	定位节段
肱二头肌腱转反射	同肱二头肌腱反射叩击法	不出现肱二头肌腱反射征象，出现肱三头肌腱反射——伸肘	颈$_{5\sim6}$
肱三头肌腱逆反射	同肱三头肌腱反射叩击法	不出现肱三头肌腱反射征象，出现须二头肌腱反射——屈肘	颈$_{7\sim8}$
桡骨膜逆反射	同桡骨膜反射叩击法	不出现桡骨膜反射征象，而出现屈腕动作	颈$_{5\sim6}$
膝腱逆转反射	同膝腱反射叩击法（必须坐位）	不出现膝腱反射征象，而出现小腿屈曲	腰$_{2\sim3(4)}$
跟腱逆转反射	同跟腱反射叩击法（必须跪位）	不出现跟腱反射征象，而出现足背屈	骶$_{1\sim2}$

（2）临床意义：逆转反射是因刺激部位的深感觉传导在脊髓前角细胞发生扩散作用而引起的拮抗肌反射性收缩；引起该反射的脊髓病变部位和正常部位是密切邻近的，特别对于颈膨大和腰膨大的病变定位有重要意义；如合并锥体束损害则该反射更明显。

4. 病理反射

指当中枢神经系统损害，主要是锥体束受损，对脊髓的抑制作用丧失而出现的异常反射。

（1）常用病理反射检查法：见表1-5。

表 1-5 常用病理反射检查法

名称	检查法	表现
Hoffmann 征	前臂旋前，掌面向下，检查者向掌侧弹拨中指指甲	拇指和其他各指迅速屈曲
Babinski 征	锐器在足底外侧缘，自后向前快速划过	拇趾背伸，外展余趾呈扇形分开
Chaddock 征	以锐器自外踝处由后向前快速划过	拇趾背伸
Oppenheim 征	检查者用拇指沿胫骨自上而下擦过	拇趾背伸
Rossolimo 征	快速叩击足趾的跖面	足趾跖屈
Gordon 征	检查者用手挤压腓肠肌	拇指背伸

（2）临床意义：①病理反射出现表示皮质运动区或锥体束的病损。②Babinski 征可在 1 岁以下的婴儿，深睡或昏迷状态者出现，往往为双侧性；也可在末梢神经疾病等情况下出现。③Hoffmann 征偶见于正常人，无病理意义，仅在反应强烈或双侧明显的不对称时才具有临床意义。④当一侧病理征阳性，伴有深反射亢进、浅反射减弱或消失时，提示锥体束或皮质运动区受损。⑤病理反射阴性，而深、浅反射均减弱或消失时常提示周围神经病损或肌病。⑥病理反射阴性，深反射正常，浅反射活跃常提示神经功能性障碍。

5. 脊髓自动反射

亦称防御性反射，是指脊髓横贯性损害，脊髓与大脑联系中断，刺激脊髓损伤平面以下皮肤或剧烈跖屈诸趾，引起屈髋、屈膝和踝关节背屈的现象。

四、自主神经检查

（一）皮肤情况

注意观察皮肤的色泽、温度、汗液分泌及营养状况。如自主神经有刺激性病变时，则表现为皮肤发红、发热、潮湿、过度角化及脱皮等；如有破坏性病损时，则表现为皮肤发绀、冰凉、干燥、菲薄，或指甲变脆、毛发脱落，重者出现皮肤营养性溃疡。

（二）括约肌功能

肛门及膀胱的括约肌直接收骶髓的低级自主中枢控制。当骶髓或低位脊髓发生病损时，出现大小便潴留；当高位脊髓发生病损时，则出现尿失禁、大便秘结或失禁。

（三）性功能

当自主神经的低级中枢发生病损时，则出现阳痿或月经失调。

（四）皮肤划痕征

用光滑小木签钝头在皮肤上划线，数秒后如出现先白后红的条纹，为正常，若划后出现白色线条，则为阳性，系因毛细管痉挛（交感神经兴奋）所致。

（五）总体反射

为脊髓自动反射的一部分，除髋、膝、踝屈曲外还可出现不自主排尿、排便，损伤平面皮肤出汗、反射性充血和立毛反应等自主神经受损表现。

（李岩）

第二章 骨科实验室检查

第一节 血液、尿液的骨科检查

一、骨代谢指标检查

（一）骨形成标志物检查

1. Ⅰ型前胶原羧基端前肽和Ⅰ型前胶原氨基端前肽

出现于细胞增生期，是骨形成早期指标。是Ⅰ型胶原形成过程中的前胶原细胞外的裂解产物，系未矿化类骨质的成分，与骨基质形成的速率紧密相关。

2. 骨型碱性磷酸酶

骨型碱性磷酸酶出现于骨基质成熟期，是骨形成中期指标，是成骨细胞膜上的一种蛋白，在骨形成及骨矿化过程中起很重要的作用。骨型碱性磷酸酶在血中的浓度能反映骨形成的速率，被认为是反映骨形成的一个很好指标。

3. 骨钙素

骨钙素出现于骨基质矿化期，是骨形成末期指标。成骨细胞合成的骨钙素大部分结合在骨中，小部分约20%释放入血液循环，血清骨钙素水平与成骨细胞合成的骨钙素总量呈正相关，因此血清骨钙素可作为反映成骨细胞功能活性的分子标志物。

4. 细胞系信使核糖核酸

如碱性磷酸酶信使核糖核酸、骨钙素信使核糖核酸、骨保护素信使核糖核酸、骨形态发生蛋白-7信使核糖核酸、骨涎蛋白信使核糖核酸A、骨抑素信使核糖核酸、破骨细胞活化因子信使核糖核酸。骨细胞系是从骨组织分离出来并经培养获得的，成骨细胞系信使核糖核酸mRNA是成骨细胞特异性基因的表达，属于基因水平的检测，并且用于形成非胶原的骨基质蛋白的这些基因表达水平的量与骨组织的矿化程度是呈正相关的。

（二）骨吸收标志物检查

这些标志物都是骨胶原的降解产物，反映骨吸收，其升高程度与破骨细胞活性的增高是一致的。

1. Ⅰ型胶原吡啶交联终肽

骨骼中Ⅰ型胶原吡啶交联终肽，参与Ⅰ型胶原三价交叉联合，并在成熟的Ⅰ型胶原蛋白的降解过程中释放出来。血液中可以找到这种终肽的免疫生化完整形式，它似乎衍生于骨骼的重吸收和疏松结缔组织的降解。血清Ⅰ型胶原吡啶交联终肽浓度增加与骨溶解增加相关。

2. 抗酒石酸酸性磷酸酶5b（TRAP 5b）

来源于破骨细胞，由破骨细胞刚分泌到血液中的 TRAP 5b 是有活性的酶，但当 TRAP 5b 在血液循环中被清除之前已无活性，并被降解为碎片。这样 TRAP 5b 不会因肝、肾功能受损而在血液中积蓄。血清中 TRAP 5b 均来源于破骨细胞。

3. Ⅰ型原胶原蛋白的羧基－和氨基－末端的端肽

作为生理成熟过程的一部分，是胶原纤维的短的、非股三螺旋的、由胶原纤维的羧基和氨基末端（α_1－和α_2－链）与羟吡啶复合物在原位和相邻的胶原纤维螺旋连接物。

4. 吡啶啉和脱氧吡啶啉

在胶原降解的过程中，可以以游离态或与多肽结合两种形式释放到血液循环中，尿液中60%～65%的交联物都是以与多肽结合的形式存在。

二、与骨代谢相关指标

1. 血、尿钙。
2. 血、尿磷。
3. 甲状旁腺素。
4. 25－羟基维生素 D/1，25 双羟基维 D。
5. 类胰岛素生长因子。

三、人类白细胞抗原 B27（HLA－B27）检测

HLA－B27 基因属于Ⅰ型主要组织相容性复合体基因，所有有核细胞上均有表达，尤其是淋巴细胞表面含量丰富，人们发现 HLA－B27 抗原表达与强直性脊柱炎有高度的相关性，超过90%的强直性脊柱炎患者 HLA－B27 抗原表达阳性，而正常人群中仅5%～10%的为阳性。由于强直性脊柱炎症状与许多疾病相类似，临床上难以确诊，因此 HLA－B27检测在疾病的诊断中具有重要意义，HLA－B27 的检测是该疾病诊断和鉴别诊断中的一个重要指标。

四、血清蛋白电泳和免疫固定电泳

当临床怀疑有多发性骨髓瘤（MM）可能性时，应做血清蛋白电泳（SPE）。而且在以下两种情况下应做免疫固定电泳（IFE）分析：（1）SPE 均正常，但临床有 MM 迹象；（2）SPE 有低或高 γ 区（包括单、多克隆）。免疫固定方法结果判定容易，检测周期短，灵敏度高，可以对 MM 患者进行分型，适合用于多发性骨髓瘤的早期诊断，而且有报道 MM 患者骨髓穿刺未发现骨髓瘤细胞的患者，但 IFE 分析有单克隆条带出现。IFE 对 MM 患者分型，对 MM 患者估计预后有所帮助，而且对临床治疗可以提供一定的帮助。

五、炎症反应指标

（一）白细胞计数和分类

1. 急性化脓性细菌感染

通常白细胞增加到 $>15\times10^9/L$，其中 $>80\%$ 的细胞是粒细胞。另外，核左移是其特征性的表现，且有时候是其唯一的特征。

2. 组织坏死和无菌性炎症

粒细胞计数仅有轻度上升，核左移少见。

3. 慢性炎症

正常的白细胞计数或轻度上升，常是单核细胞增多。

（二）血清蛋白电泳中的 α_1 和 α_2 球蛋白

在蛋白电泳上，急性相反应的最早的特征是 α_1 球蛋白条带的升高，这是由于 α_1 抗胰蛋白酶的浓度上升所引起的，随后是 α_2 球蛋白条带的升高。这是由结合珠蛋白和铜蓝蛋白的浓度升高所致。

（三）血沉

是怀疑有炎症反应的筛选试验和检测反应的一种方法。

（四）C 反应蛋白（CRP）

CRP 是典型的急性相蛋白，且是历史上首先被认识的急性相蛋白之一。其血清或血浆浓度的增加是炎性细胞因子如白细胞介素 6（IL-6）释放所致，它几乎恒定不变地显示有炎症存在。在临床试验室较容易检测的急性相蛋白中，CRP 是最敏感和快速的反应之一。目前，对其他急性相蛋白尚无绝对完美的检测指标。

并发感染的识别：细菌的内毒素是急性相反应的最有效的刺激。所以最高水平的 CRP 可发生在革兰阴性菌感染，有时高达 500mg/L。革兰阳性菌感染和寄生虫感染通常引起中等程度的反应，典型的是在 100mg/L 左右。病毒感染引起的反应最轻，通常不超过 50mg/L，极少超过 100mg/L。手术和意外创伤 CRP 轻度升高，CRP 一般在 10～50mg/L。

（五）降钙素原（PCT）

PCT 是一种蛋白质，当严重细菌、真菌、寄生虫感染以及脓毒症和多脏器功能衰竭时它在血浆中的水平升高。自身免疫、过敏和病毒感染时 PCT 不会升高。局部有限的细菌感染、轻微的感染和慢性炎症不会导致其升高。

（六）新蝶呤

新蝶呤浓度的上升显示细胞免疫系统激活。在多重创伤或手术后的患者中，血清新蝶呤浓度是即将发生脓毒性并发症的一个指标。与无菌患者对照，在随后发展为脓毒症的患者中发现新蝶呤明显较高。而且新蝶呤在未存活的脓毒症患者中比在那些存活患者中更高。

（七）血清淀粉样蛋白 A（SAA）

与 CRP 相仿，用以评估急性相反应进程。SAA 是个灵敏的参数，它在炎症性反应大约 8 小时后开始升高，且超过参考值上限时间早于 CRP。在感染性疾病中，SAA 的绝对上升要高于 CRP，因此，SAA 测定，尤其对"正常"与微小急性相反应可提供更好的鉴别。

（郭强）

第二节　骨科细菌学检查

一、正常菌群和创伤骨科常见致病菌

（一）正常菌群

在正常人体体表、与外界相通的腔道，如口腔、鼻咽腔、肠道、泌尿生殖道存在着各种细菌。这些细菌在人体免疫功能正常的条件下对人体有益无害，称为"正常菌群"。它们在宿主细胞上定居、生长、繁殖的现象称为"定植"。

1. 皮肤正常菌群

了解皮肤的正常菌群对抽取各种穿刺液、血液，骨科感染标本的取材以及细菌培养结果的判断十分重要。

（1）凝固酶阴性葡萄球菌：包括表皮葡萄球菌、头葡萄球菌、瓦氏葡萄球菌、人型葡萄球菌、溶血性葡萄球菌、里昂葡萄球菌和耳葡萄球菌。某些葡萄球菌偏爱在特定的人体部位定植，形成了"生态环境"。

（2）微球菌属：藤黄微球菌常见于体表，尤其大量存在于妇女、儿童的皮肤上。

（3）不动杆菌属：存在于大约25％的人的腋窝、趾蹼、腹股沟和肘前窝处。

（4）其他革兰阴性杆菌：罕见于皮肤。偶有变形杆菌、假单胞菌（存在于趾蹼部）以及肠杆菌、克雷白菌（存在于手部）。

（5）腐生分枝杆菌：偶可出现在外耳道、外阴部和腋窝皮肤，溶血性链球菌趋向在儿童的皮肤定居。

毛、发的菌群与皮肤相似。

2. 肠道正常菌群

肠道（包括空肠末端、回肠、结肠）的正常菌群有：

（1）大肠埃希菌。

（2）产气肠杆菌。

（3）变形杆菌属。

（4）铜绿假单胞菌。

（5）产气荚膜梭菌。

另外还有葡萄球菌属、肠球菌属、拟杆菌属、双歧杆菌、真杆菌、梭杆菌属、消化链球菌、念珠菌属等。

3. 其他部位正常菌群。

（二）创伤常见致病菌

创伤处致病菌主要来源其一为人体正常菌群，其二为创伤时环境中的致病菌。

人体正常菌群为皮肤和黏膜上的定居者，借由创伤途径直接进入伤口内，形成机会感染。不同程度创伤时致病菌主要有下列几种：

1. 葡萄球菌属

金黄色葡萄球菌、凝固酶阴性葡萄球菌。

2. 链球菌属

D 群链球菌、化脓性链球菌、无乳链球菌为常见。

3. 肠杆菌科

以大肠埃希菌、肺炎克雷白菌为常见。

4. 非发酵菌群

以铜绿假单胞菌、不动杆菌属为常见。

5. 厌氧菌

由咬伤及外伤引发的产气荚膜梭菌（A 型）、诺氏梭菌等梭菌属单独感染或混合感染；由皮肤表面的寄生菌，如丙酸杆菌、厌氧球菌、梭菌、拟杆菌等引发的感染。

其他菌种亦可导致创面或（和）深部感染，甚至菌血症、败血症或（和）脓毒血症。创伤后致病菌除与受伤时自身携带菌种、株有关外还常与院内流行菌种、株有关，后者耐药程度常较高。

二、标本的正确采集

正确采集标本是细菌实验诊断的第一步，留取标本的质量关系到实验诊断的结果正确与否。根据各种细菌所致感染病的病程确定标本采集的时间、部位和种类。所有采集的标本均置于无菌或清洁容器中，不能接触消毒剂和抗菌药物。标本必须注明姓名、年龄、性别、采集日期、临床诊断、检验项目等。标本采集后应按要求处理，立即送往细菌实验室，对于烈性传染病材料的运送需专人护送。

1. 血液

疑为菌血症、败血症和脓毒血症患者，尽量在抗菌药物使用前采集血标本作培养，如已用抗菌药物治疗者则在下次用药前采集。对间隙性寒战或发热者应在寒战或体温高峰到来之前 0.5 ~ 1 小时采集，或在寒战或发热后 1 小时采集。采样以无菌法由肘静脉穿刺，成人每次 5 ~ 10mL，婴儿和儿童为 1 ~ 2mL，血液置于盛有抗凝剂聚茴香脑磺酸钠无菌瓶中送检。由于大多数菌血症呈周期性，故血标本也需在 24 小时内周期性收集，一般 24 小时内收集 2 ~ 3 次血标本分别培养。

用于检测特异性抗体采用血清标本。将采集血液置无菌试管中，自然凝固、血块收缩后吸取血清，56℃加热 30 分钟以灭活补体成分。灭活血清保存于 - 20℃。

2. 脑脊液与其他无菌液体

腰椎穿刺无菌采集脑脊液，脑脊液通常离心 3000rpm 10min，取沉淀做显微镜检查。引起脑膜炎的病原体脑膜炎奈瑟菌、肺炎链球菌、流感嗜血杆菌等其抵抗力弱，不耐冷、容易死亡，故采集的脑脊液应立即保温送检或床边接种。胸水、腹水和心包液等因标本含菌量少宜采集较大量标本送检以保证检出率。

3. 尿液

外尿道寄居有正常菌群，故采集尿液时更应注意无菌操作，常用清洁中段尿作为送检标本。对于厌氧菌的培养，采用膀胱穿刺法收集、无菌厌氧小瓶运送。排尿困难者可导尿，但应避免多次导尿所致尿路感染。

4. 呼吸道标本

鼻咽拭子、痰、通过气管收集的标本均可作为呼吸道标本。后者可避免正常菌群污染，为下呼吸道感染病原学诊断的理想标本。鼻咽拭子和鼻咽洗液可供鼻病毒、呼吸道合胞病毒、肺炎衣原体、溶血性链球菌等病原学诊断。不合格的痰标本（白细胞≤10个/低倍镜视野、扁平上皮细胞≥25个/低倍镜视野）富含上呼吸道正常菌群，在病原学诊断时需加以注意。

5. 粪便

取含脓、血或黏液粪便置于清洁容器中尽快（不宜超过 2 小时）送检，排便困难者或婴幼儿可用直肠拭子采集置于运送容器中尽快送检。由于粪便中含有种类繁多正常菌群，通常使用选择培养基分离致病菌。一次粪便培养阴性不能完全排除胃肠道病原菌的存在，对于传染性腹泻患者需三次送检粪便进行细菌培养。对疑为寄生虫感染者，应尽快运送水样便，以保持原虫滋养体活力；若不及时送检，粪便标本置于含 10% 甲醛和聚乙烯醇的小螺口塑料容器内保存。

6. 泌尿生殖道标本

根据不同疾病的特征及检验项目采集不同标本，如性传播性疾病常取尿道口分泌物、外阴糜烂面病灶边缘分泌物、阴道宫颈口分泌物和前列腺液等。盆腔脓肿者则于直肠子宫陷凹处穿刺脓液。怀疑支原体感染的标本不应使用木柄拭子，因为木质对该病原体有毒性作用。除淋病奈瑟菌保温送检外，所有标本收集后 4℃ 保存直至培养。

7. 创伤、组织和脓肿标本

对损伤范围较大的创伤，应从不同部位采集多份标本。采集部位首先应清除污物，以碘酒、乙醇消毒皮肤，防止表面污染菌混入标本影响检测结果。开放性脓肿的采集，用无菌棉拭采取脓液及病灶深部分泌物。封闭性脓肿，则以无菌干燥注射器穿刺抽取；疑为厌氧菌感染者，取脓液后立即排净注射器内空气，针头插入无菌橡皮塞送检，否则标本接触空气导致厌氧菌死亡而降低临床分离率。

三、常见感染性标本的采集方法

（一）血液及骨髓的细菌学检验

1. 标本采集

严格无菌操作，封闭式接种于肉汤增菌瓶内，这样操作污染较少。厌氧菌占菌血症10%，要做厌氧培养。对大量使用抗生素仍有败血症迹象者要加做 L 型菌培养。

2. 采血时间

应在治疗前，并在发热时作培养，对已用药物而不能中止的患者，应在下次用药之前采集标本做培养。如伤寒应在发热一周内采血；化脓性脑膜炎等在发热 1～2 日内采血；亚急性细菌性心内膜炎也宜于寒战，高热时采血，或用多次采血法，即每隔 1～2

小时抽血一次，连续 3~4 次，或 24 小时内抽 3~4 次血作培养，如此可获较高的阳性检出率。

3. 采血部位

一般均可采静脉血液做培养，为提高阳性率，亚急性细菌性心内膜炎患者可采动脉血培养。对外周血培养阴性或病程后期的伤寒或布氏菌病患者，可抽取骨髓做培养。

4. 采血量

一般约为培养基液体量的 1/10，即 50mL 肉汤抽血量为 5mL。但是，有些特殊情况，如休克患者或幼儿采血有困难时，采血量不少得于 2mL。

5. 培养步骤

（1）将已接种标本的增菌培养瓶，立即置于 36~37℃ 温箱中孵育，18~20 小时，在血平板上盲目接种一次，然后每日早晚各观察一次。当血培养基生长细菌时可有数种不同的表现：肉汤均匀混浊，视为有菌生长。若有凝胨样混浊，可能是葡萄球菌。肉汤均匀混浊，培养液表面有气泡时，可能是需氧性革兰阴性杆菌。上述两种情况，瓶底的血液均呈暗红色。有溶血现象，血培养层上面出现颗粒状生长，可能是溶血性细菌，多为 β 溶血性链球菌。表面形成菌膜，培养液微混浊，可能是非发酵菌群。若培养菌液清晰，底层明显溶血，而上层的菌膜较厚时，可能是枯草杆菌。凡是培养液瓶内有混浊，产生气泡，溶血，颗粒状，表面形成菌膜，产生色素（如绿色）等现象之一者，均表示有细菌生长。应立即分离于血琼脂平板，并做药物敏感试验，必要时接种双糖铁琼脂，涂片，做革兰染色，并将结果立刻通知临床。增菌培养液清晰透明而无上述现象者，则表示培养阴性，应继续放 35℃ 至 7 日。

（2）盲目移种：除肉眼观察无细菌生长外，必须在 5 日及 7 日移种于血琼脂平板上分离培养，血平板可以观察溶血，但要加巧克力平板以免漏掉嗜血杆菌。分离培养皿平板上仍无菌生长，可做血培养未生长需氧菌报告。厌氧菌和 L 型细菌培养应放 10~14 日后，方可报告血培养阴性。

6. 临床意义

正常人血液及骨髓内是无菌的，一旦从血液或骨髓标本中检出细菌排除污染均应迅速报告，为临床诊断菌血症、败血症或脓毒血症提供可靠依据。致病菌的检出可确定临床诊断，如伤寒或付伤寒沙门菌等。同时要主动地进行药物敏感试验，提供用药依据，以利治疗。

（二）脑脊液标本的细菌学检验

1. 标本采集与运送

严格无菌操作，经腰穿或脑室穿刺采集 5~10mL 脑脊液（CSF）分装于 2 只无菌试管，所采 CSF 立即送实验室，及时处理。延迟送检，细胞很快分解，导致细胞计数不能反映患者的临床状况。

2. 脑脊液细菌学检验

1）显微镜检查：除脓性脑脊液直接检查外，应置无菌试管（15mL 带螺旋盖锥形试管）高速离心 5~10 分钟，无菌移液管将上清液移入另一试管进行化学和（或）血清学试验，沉淀物用于微生物学试验。

（1）直接显微镜检查：取沉淀物一滴于载物片镜检（×400），观察白细胞（多形核中性粒细胞或淋巴细胞）、红细胞、细菌、酵母菌。怀疑新型隐球菌感染时，墨汁染色观察典型形态。锥虫病流行地区，仔细寻找活动的、有鞭毛的锥虫。

由阿米巴导致的脑膜炎少见，但常致命。病原体经鼻进入中枢神经系统，湿片上可见缓慢运动、大小与中性白细胞相似的阿米巴。

（2）革兰染色：常能发现细菌性脑膜炎病原菌，应特别重视此检查。油镜（×1000）下观察至少10分钟，或直至找到细菌。

（3）抗酸染色：敏感性不高。采取沉淀物或纤维膜抗酸染色，仔细镜检至少15分钟，若为阴性结果，次日用新鲜标本重复检查。

2）培养检查

（1）一般细菌培养主要适用于脑脊液内的链球菌属、葡萄球菌属、奈瑟氏菌属、布兰汉氏菌属、嗜血杆菌属及肠杆菌科和非发酵菌群等分离培养。培养基的选择有兔血斜面、羊血平板、巧克力平板、卵黄双抗培养基，麦康凯平板和葡萄糖牛肉汤增菌液。接种量应为 $0.01 \sim 0.5mL$ 的脑脊液沉淀物。分别种于两种以培养基（羊血平板和巧克力平板）各三个，分别放置35℃、37℃ 5% ～10% CO_2，25℃的环境，孵育 $24 \sim 48$ 小时，每日观察生长情况。无菌生长者可报告"无细菌生长"。有细菌生长时，根据菌落形态，染色镜检结果，按各类属生化特性进行鉴定，并做药物敏感试验。报告："有××细菌生长"及药敏试验结果。

（2）结核分枝杆菌的培养取脑脊液沉淀物约 $0.2mL$，接种于改良罗氏或小川培养基上，置于 $35 \sim 37$℃培养，每周观察一次生长情况。一个月后无菌生长时，可报告"未生长抗酸性细菌。若生长淡黄色，较干燥的小凸起的菌落，应先行抗酸染色。若为红色的细菌（抗酸染色阳性）则按结核菌的生物特性进行鉴定分型。报告："有××结核菌生长"。

（3）厌氧菌培养同血液的厌氧菌培养方法。

（4）其他微生物的培养如真菌、螺旋体及病毒等引起的脑膜炎，将按各自的生物学特性进行检验。

3. 脑脊液中的某些抗原物质的检验

可利用特异抗体来测定相应的抗原物质的存在与否，一般采用凝集反应、沉淀反应、补体结合反应。有条件的实验室可采用琼脂扩散法、对流电泳法、荧光抗体法、放射免疫等方法来测定脑脊液中的相应抗原的存在。

4. 临床意义

正常人的脑脊液是无菌的，故在脑脊液中检出细菌（排除标本污染）都应视为致病菌。由于引起脑膜炎的细菌种类不同，而传播途径、治疗、处理及预防和预后均不同，因此，必须经细菌学检验以确定病原体。故脑脊液的细菌学检查是具有十分重要意义。

（三）脓液及感染分泌液的细菌学检验

1. 标本采集与运送

许多情况下，仅有一次机会获得一份标本，因此，正确采集、运送、贮存标本极为重要。一旦获得标本，应迅速送实验室，尽快处理。

（1）脓肿：注射器尽量抽吸脓液，并采集脓肿壁碎片。避免使用棉签采样。

（2）感染、穿透、术后伤口、烧伤及褥疮溃疡：局部清洁后，观察下层，采集脓液、捻发音或所有异常组织。

（3）窦道或淋巴结引流液：用无菌吸管采集引流物，或用无菌注射器采集脓液。尽量避免使用棉签采样。

（4）体腔异常积液时，无菌操作抽取积液或采集引流液。

2. 细菌学检验

1）涂片检查

（1）取脓汁或分泌物涂成薄片，其后的检查步骤同痰标本的一般菌和结核分枝杆菌的涂片检查。

（2）放线菌检查：将脓液或纱布条经无菌蒸馏水洗涤后，寻找硫磺颗粒置玻上压碎后镜检。

（3）淋病奈氏菌涂片：观察有无典型细菌，在细胞内还是细胞外，根据标本来源即可初步判断。

（4）破伤风与气性坏疽梭菌均为粗大革兰阳性杆菌，注章芽孢及在菌体位置。

2）细菌培养：显微镜检查发现细菌或真菌，接种相应培养基。若镜检结果不明确，应至少接种三种培养基：血平皿用于分离葡萄球菌及链球菌；麦康凯琼脂平皿分离革兰阴性杆菌；供需氧及厌氧菌生长的营养肉汤管，如巯基乙酸肉汤。

血平皿置 35℃，5%～10% CO_2 孵育。通常所有培养基应孵育 2 日，并每日观察生长情况，若培养苛养菌，需延长孵育时间；若肉汤有细菌生长，应行革兰染色并转种相应培养基；若临床需要，或镜检提示，需增加其他培养基。

（郭强）

第三章　骨科影像学检查

第一节　骨科X线检查

一、X线检查在骨科诊断中的作用

骨组织是人体的硬组织，含钙量多，密度高，X线不易穿透，与周围软组织形成良好的对比条件，使X线检查时能显出清晰的影像。不仅可以了解骨与关节伤病的部位、范围、性质、程度和周围软组织的关系，为治疗提供可靠的参考，还可在治疗过程中指导骨折脱位的手法整复、牵引、固定和观察治疗效果、病变的发展以及预后的判断等。此外，还可利用X线检查观察骨骼生长发育的情况，以及观察某些营养和代谢性疾病对骨骼的影响。由于X线检查对骨与关节伤病的诊断作用很重要，所以骨科医师必须熟练掌握X线检查的理论知识和X线片阅读方法，更好地为骨科临床和研究服务。

X线检查虽有不少优点及重要的使用价值，但并不是完美无缺的。由于X线检查只能从影像的变化来判断，而不完全是伤病的实质变化情况，有不少病变的X线征象往往比临床症状出现得迟，如急性化脓性骨髓炎，早期破坏的是骨内软组织而不是骨小梁结构，所以早期X线检查可无明确的骨质变化；又如类风湿性关节炎的早期病变均在滑膜韧带，还未影响骨质，所以早期X线检查亦难看出变化；还有外伤性关节积血、血友病性关节积血和炎症性关节积液或积脓，在X线检查的影像上早期也无法分辨；此外，当X线投照时未对准病变部位或X线投照的影像质量不好看不清病变，所以X线检查要医生很好掌握，根据临床病变，按最需要的部位申请X线检查，若获得的X线照片符合临床病变者，也可促使进一步检查。总之，对X线检查不可单纯依赖，它仅是辅助诊断手段之一而已。

二、X线检查的申请和位置的选择

摄照X线片位置的正确，能够及时获得正确的诊断，防止误诊及漏诊，避免经济损失和减少病员的痛苦。临床医生应很好地填写申请X线检查单，包括检查部位，X线投照体位（一般有常规摄影及特殊摄影两种位置）。

（一）X 线检查常规位置

1. 正位

又分前后正位和后前正位，X 线球管在患者前方、照相底片在体后是前后位；若 X 线球管在后方向前投照，则为后前位。常规是采用前后位，特殊申请方用后前位。

2. 侧位

是 X 线球管置侧方，X 线底片置另一侧，投照后获得侧位照片，与正位照片结合起来，即可获得被检查部位的完整的影像。

3. 斜位

因侧位片上重叠阴影太多，有时申请斜位片；为显示椎间孔或椎板病变，在脊柱有时也申请斜位片。骶髂关节解剖上是偏斜，也只有斜位片上方能清骶髂关节间隙。

（二）X 线检查特殊位置

1. 轴位

常规正侧位 X 线片上，不能观察到该部位的全貌，可加照轴位片，如髌骨、跟骨正侧位上常常看不出病变，在轴位片上可获得确诊。其他如肩胛骨喙突、尺骨鹰嘴、腕关节、足跖趾关节也经常用轴位片来协助诊断。

2. 斜位

除常规斜位外，有些骨质不同斜位显示不出来，如肩胛骨关节盂、腕舟状骨、腕大多角骨、胫腓骨上关节等。

3. 双侧对比 X 线片

为诊断骨损害的程度和性质，有时需要健侧对比，如儿童股骨头骨骺疾患，一定要对比方可看得出来。肩锁关节半脱位，踝关节韧带松弛等，有时也要对比方能做出诊断。

4. 开口位

颈 1~2 正位被门齿和下颌重叠，无法看清，开口位 X 线片可以看到寰枢椎脱位、齿状突骨折、齿状突发育畸形等病变。

5. 脊椎运动 X 线检查

颈椎或腰椎，除常规 X 线检查外，为了解椎间盘退变情况，椎体间稳定情况等，可将 X 线球管由侧方投照，令患者过度伸展和屈曲颈椎或腰椎，拍摄 X 线侧位片，对诊断有很大帮助。

6. 断层摄影检查

是利用 X 线焦距的不同，使病变分层显示影像减少组织重叠，可以观察到病变中心的情况，如肿瘤、椎体爆裂性骨折有时采用。

三、阅读 X 线片

骨科医生离不开 X 线片，必须熟练掌握阅读骨科 X 线片的技能，以下是读片时要注意的事项：

（一）X 线片的质量评价

读 X 线片一开始，先要评价此 X 线片质量如何，质量不好的 X 线片常常会使有病变显示不出来，或无病变区看似有病变，会引起误差。只有质量好的 X 线片才能帮助诊断。好的 X 线片，黑白对比清晰，骨小梁、软组织的纹理清楚。还要排除片上有无手印等污染。

（二）骨骼的形态及大小比例

因为 X 线检查时对各部位检查的 X 线焦距和片距是一定的，所以 X 线片上的影像大体也一致，只要平时掌握了骨骼的正常形态，阅片时对异常情况很容易分辨出来，大小比例虽按年龄有所不同，但也大致可以看出正常或不正常，必要时可与健侧对比。

（三）骨结构

骨膜在 X 线下不显影，只有骨过度生长时出现骨膜阴影，恶性肿瘤可先有骨膜阴影，雅司病、青枝骨折或疲劳骨折后也会出现阴影。若在骨皮质外有骨膜阴影，应考虑上述病变。

骨皮质是致密骨呈透亮白色，骨干中部厚两端较薄，表面光滑，但肌肉韧带附着处可有局限性隆起或凹陷，是解剖上的骨沟或骨嵴，不要误认为是骨膜反应。

骨松质：长管状骨的内层或两端、扁平骨如髂骨、椎体、跟骨等均系骨松质。良好 X 线片上可以看到按力线排列的骨小梁；若排列紊乱可能有炎症或新生物。若骨小梁透明皮质变薄，可能是骨松质疏松。有时在骨松质内看到有局限的疏松区或致密区，可能为无临床意义的软骨岛或骨岛，但要注意随访，以免遗漏了新生物。还有，在干骺端看到有一条或数条横行的白色骨致密阴影，这是发育期发生疾病或营养不良等原因产生的发育障碍线，也无临床意义。

（四）关节及关节周围软组织

关节面透明软骨不显影，故 X 线片上可看到关节间隙，此有一定厚度，过宽可能有积液，关节间隙变窄，表示关节软骨有退变或破坏。

骨关节周围软组织如肌腱、肌肉、脂肪虽显影不明显，但它们的密度不一样，若 X 线片质量好，可以看到关节周围脂肪阴影，并可判断关节囊是否肿胀，腘窝淋巴结是否肿大等，对诊断关节内疾患有帮助。

（五）儿童骨骼 X 线片

儿童生长的骨骺骨化中心出现年龄，见附录。在长管状骨两端为骨骺，幼儿未骨化时为软骨，X 线不显影；出现骨化后，骨化核由小逐渐长大，此时 X 线片上只看到关节间隙较大，在骨化核和干骺端也有透明的骺板，当幼儿发生软骨病或维生素 A 中毒时，骺板会出现增宽或杯状等异常形态。

（六）脊椎 X 线片的阅读

上颈椎开口位，要看齿状突和侧块两侧是否对称，齿状突有无骨折线，侧位寰椎的位置。寰椎前弓和齿突前缘的距离，成人不超过 3mm，幼儿不超过 5mm，若超过可能有脱位。寰椎后弓结节前缘和颈 2 棘突根前缘相平，否则是脱位。齿突后缘和颈 2 椎后缘相平，若不，可能是骨折脱位。其他颈椎正位呈两侧稍突起，此时钩椎关节；若此突起较尖而高，甚或呈鸡嘴样向侧方突出，这在临床上可压迫神经根或椎动脉，故应重视。侧位片先看椎体，小关节的排列，全颈椎生理弧度是否正常，有无中断现象，还要看椎间隙有无狭窄，椎体缘有无增生，运动照片上颈椎弧度有无异常，椎体间有无前后错动形成台阶状。还要测量锥管的前后径，椎弓根的横径，过大可能是锥管内肿瘤，过小可能是椎管狭窄。后纵韧带骨化只有侧位X线片上能看到。

颈椎前方为食管、气管，侧位片上椎体和气管间软组织阴影有一定厚度，若增厚应怀疑有血肿或炎症。

胸腰椎正位片要注意椎体形态，椎弓根的厚度，椎弓根的距离。若椎弓根变狭窄，椎弓根距离增大，可能椎管内有新生物。正位片上要注意全长脊柱是否正侧，椎体是否正方或有无异常的半椎体，还要注意两侧软组织阴影，寒性脓肿常使椎旁出现阴影或腰大肌肿胀。下腰椎正位片还要注意有无先天异常，如隐性骶裂、钩棘、浮棘、腰5横突不对称、腰椎骶化或骶椎腰化等。椎间隙有无狭窄，侧位片较清晰。

侧位片先看排列弧度，常见下胸椎后凸较大，是青年性骨软骨炎的后果。下腰椎有时会看到过度前凸，这是腰痛的原因，这种患者仔细观察常发现并有滑脱或反滑脱，可能是椎间盘退变的后果。看椎体有无变形，下胸椎二三个楔状或扁平可能是青年性骨软骨炎的后果。单个的变形以外伤多见，但转移病变也不能除外。椎体的骨小梁在质量良好的X线片应当看得清，若看不见或呈透明样，可能有骨质疏松症。椎间盘的厚度应当上下一致，而且愈到腰3、腰4、腰5，其厚度愈大，对比之下若某一节段狭窄，可能是病变。下腰部看到有滑脱，则还要进一步检查有无崩裂或先天发育异常。斜位腰椎片可以帮助诊断。斜位片上可以看到小关节和关节对合情况，小关节面致密或不整齐，可能是小关节有创伤性关节炎或小关节综合征。腰椎运动侧位X线片，可发现椎体间某一节段有过度运动或不稳情况，以决定治疗方案。

（刘建玉）

第二节　关节造影

关节造影，是为了进一步观察关节囊、关节软骨和关节内软组织的损伤状况和病理变化，将造影对比剂注入关节腔并摄片的一种检查，常用于肩关节、腕关节、髋关节和膝关节等。

由于应用造影剂不同，显影征象也不一样。应用气体造影称之阴性对比造影法，碘剂造影称之阳性对比造影法，如果二者同时兼用则为双重对比关节造影，多用于膝关节。

一、肩关节造影

肩关节造影通常将阳性造影剂注入关节腔内，借以诊断肩关节内、关节囊和周围某些软组织损伤与病变。

（一）适应证和禁忌证

1. 肩关节疼痛和功能障碍者，可能系肩关节周围炎、腱鞘炎、肌腱脱位或半脱位，可以考虑实行关节造影。

2. 肩关节外伤后，不明原因的关节疼痛和功能障碍，可能系肩袖或关节囊损伤，亦适合做关节造影检查。

3. 选择性研究肩关节疾患，可采用关节造影做进一步观察。

4. 凡关节有炎症，新鲜关节内骨折及穿刺部位皮肤有炎症和碘过敏者不宜做造影。

（二）造影技术

1. 穿刺进路选择

通常有两种进路，即前方穿刺和后部穿刺。

2. 造影

穿刺针头进入关节腔后，将造影剂（泛影葡胺或其他水溶性造影剂）15～20mL 注入。在透视或电视荧光屏上观察，并立即拔出穿刺针，穿刺部稍许加压，防止造影剂外溢影响显影图像。

3. 摄片

取前后位，肩关节轴位和内、外旋位摄片 4 张。

4. 造影征象

造影剂充盈整个关节，关节囊表现与关节腔相一致的形似袋状密度增高阴影。肩胛盂和肱骨头软骨处与该解剖结构相应的密度减低区。在轴位片上，肱骨的结节间沟显示清楚。外旋位，关节囊呈半圆形充盈；外旋位上，显示为弯曲管状阴影，中央密度减低为肱二头肌腱阴影。如果发现有异常，则为该部结构病损所致。

二、桡腕关节造影

桡腕关节由桡骨远端、关节盘、舟状骨、月状骨、三角骨和关节囊及周围的韧带所组成。由于近排腕骨和桡骨远端运动功能复杂，其损伤机会也较多，常形成不明原因的慢性疼痛。某些损伤借助普通 X 线片平片不能做出诊断，需借助造影技术。

（一）适应证

腕部外伤后，未能查出明确损伤部位，经长时间非手术治疗，仍有软组织肿胀，肌力减退并有旋转受限；时有放射疼痛和压痛者，可做关节造影。

（二）造影技术

1. 穿刺

通常采用腕背部于腕月状骨和桡骨远端之关节间隙进入。穿刺时，宜将腕关节掌侧屈曲 30°，使桡骨向后突起便于触之（详见关节穿刺章）。

2. 造影

可应用醋碘苯酸钠等水溶性造影剂，并适当抽 1%～2% procain 1～2mL 混合一起注入。一般情况，桡腕关节腔容纳 4～5mL。如果在电视下观察更有益于造影剂剂量的掌握。

3. 摄片

造影剂注入后应立即摄片，常规拍摄腕关节前后位、后前位、侧位和斜位片。

4. 造影征象

（1）正常桡腕关节正位片，显示近侧关节面位弧形线状致密形，至尺侧呈"Y"型，在尺侧出现球形的影为尺侧窝。

（2）三角软骨破裂。在尺侧密度减低区为三角软骨，多位梭形。三角软骨与桡骨分离即谓"断尖"现象；部分缺损和裂隙等现象。

三、髋关节造影

（一）适应证

髋关节造影主要适用于先天性髋脱位。某些轻度的髋关节脱位，普通 X 线平片难以发现异常，但造影常可提示病理变化。造影可显示关节囊变化和髋臼与股骨头软骨状况等。

（二）造影技术

1. 穿刺部位的定位

在髋关节穿刺前应作好穿刺部位的定位，选择好穿刺点。通常取髋关节前侧穿刺（详见关节穿刺章）。

2. 造影

应用泛影葡胺或其他水溶性造影剂，通常 4～6mL 即可充盈整个髋关节。拔除穿刺针后，活动髋关节，使造影剂均匀分布并充盈。

3. 摄片

拍摄前后位、侧位及外展前后位片。

4. 造影征象

正常髋关节，股骨头为圆球形，其表面与髋臼弧度相对应，髋臼底部造影剂比较均匀，并无任何充盈缺损。先天性髋脱位，髋关节关节囊呈葫芦状，臼底由软组织充填，有充盈缺损。

四、膝关节造影

膝关节损伤和疾患比较多见，但对一些没有肯定症状和体征的临床诊断常遇到困难。单靠临床检查诊断也往往不够正确。采用膝关节造影可以提高其诊断准确率。

造影可用气体或碘液，但目前多用二者并用的关节双重对比造影，具有反差大、对比度强，容易显示关节内的病损变化。

（一）适应证和禁忌证

1. 临床检查未能明确的关节内病损，如半月板和交叉韧带等。

2. 对已经确定膝关节内病损，其性质或确切部位不够明确者，宜施行造影作进一步研究。

凡关节感染性疾患，关节内新鲜骨折和出血者不能做造影。膝关节造影的适应证选择和术中操作应十分注意无菌技术，由造影引起膝关节感染乃至病变时有所闻。

（二）造影技术

1. 术前准备

普鲁卡因、碘过敏试验，皮肤及有关器械之准备。关节穿刺过程按无菌操作要求。

2. 穿刺和造影

平卧位，常规消毒，铺无菌巾，选好穿刺点（一般在髌骨中点平面的髌侧缘），皮内注射少量1%普鲁卡因后直接穿刺入关节腔内，如有积液则尽量抽尽（关节腔内可注入1%普鲁卡因1mL），然后注入60%康锐（Conray）或异泛影葡胺4~5mL，再注入氧气30~50mL（以膝关节膨胀起为度）。注射完毕拔针。消毒纱布覆盖穿刺孔。伸曲膝关节活动7~8次。

3. 摄片

按照各种观察目的，采用一定体位和X线投照角摄片。如作股胫关节造影，则患者侧卧位，观察侧在上，膝伸直约170°，先于皮肤画出胫骨平台上缘关节间隙。踝部加压牵引，固定好膝部，X线从水平方向切过关节间隙摄片。每侧一般取中立位，内旋45°位及外旋45°位摄片。必要时加摄其他需观察部位的相应体位特殊系列X线片。

4. 造影征象

正常的膝关节造影片上，清楚地显示内、外侧半月板，关节软骨，滑液囊，髌下脂肪垫和交叉韧带等结构。半月板损伤，可在损伤处表现为充盈缺损，呈线状或碎裂状。

（刘建玉）

第三节　脊髓造影术

脊髓造影又称之椎管造影，作为诊断椎管内占位性病变和因外伤所致椎管形态变化，脊髓造影是一种常用和有效的检查手段。自1919年Dandy首先应用造影对比剂作椎管造影以来，造影技术不断得以改进，造影剂的研制和选择应用日臻完善。

关于脊髓造影术的评价，历来就有争议，但通常认为，临床和普通的X线检查在病变定位有困难时，应用造影技术具有独到的作用。

一、概述

（一）脊髓造影术的目的

脊髓造影术并非随意应用的检查方法，其目的有下列几点：

1. 确定病变的位置和范围

为明确椎管内病变，如脊髓内，外压迫，以及脊柱解剖结构的损伤和病变所形成的神经压迫（椎间盘、骨赘和骨折片等）。为确定病变节段水平和病变范围，例如椎管狭窄的部位和范围及损伤后椎管形态变化，以此作为临床治疗前后的辅助判断。

2. 诊断和鉴别诊断时采用

鉴别引起脊髓病的某些不易鉴别的病理因素，例如脊髓本身的病变，或椎管内病变等加以区别。CT扫描时，为了增强脊髓与占位性病变的相互之间对比度，将水溶性造影剂注入蛛网膜下隙后，在CT扫描的横断层面上可清晰显示硬膜囊内、外的结构。

3. 探索性研究

采用高质量水溶性造影剂注入椎管内（蛛网膜下隙），研究椎管动态条件下形态或容量变化。这种研究常在腰椎或颈椎造影同时进行，也可在尸体上研究。

（二）脊髓造影的适应证和禁忌证

脊柱疾患的诊断主要借助于详尽的病史和临床检查。脊髓造影系属侵入性检查，不宜列为常规，因此病例选择宜严格。

1. 适应证

（1）采用其他检查手段不能明确的脊髓内或脊髓外的病变，经脑脊液动力学检查证明蛛网膜下隙有梗阻，但病变部位和范围又不十分明确，应选择造影做出诊断。

（2）经临床检查病变性质不明确，脊髓内、外或椎管结构（椎体后缘、椎间盘、黄韧带和关节突等）的病变，选择造影有助于确诊。

（3）多节段的神经损害。椎管内肿瘤约有4%是多节段占位；多节段的椎间盘突出也不少见。这种病变在临床上有时很难做出判断；在极少数情况下椎间盘突出和肿瘤共存。采用全脊髓造影非常有必要。

（4）为确定某些椎板切除术后患者的症状复发原因，也宜选择造影术。这种手术后变化，常是蛛网膜炎、神经根粘连、硬膜囊瘢痕压迫或椎间盘突出复发，造影可显示其病理的变化。

2. 禁忌证

（1）全身情况差，不能负担脊髓造影检查操作的骚动和刺激。

（2）穿刺局部皮肤有炎症和碘剂过敏者应列为造影禁忌证。

（3）某些无手术指征，或不宜手术的病例不宜选择。

（三）造影对比剂及其选择

1. 空气

是较早使用的造影对比物，迄今仍有少数病例对碘剂过敏而需要造影者所应用。以氧气为最理想。空气造影具有刺激性小，在较短时间内完全吸收，又是髓内病变的一种良好的对比剂。根据造影部位多用于下腰椎和颈椎，每次注入后，由于气体不能直接与脑脊液混合，而脑脊液被气体所排挤占据并替代才能显影。

造影时气体的用量通常40～80mL，据部位不同，可作调整。但注入的速度不宜太快。气体不能自由穿过蛛网膜下隙，以免增加腔内压力而产生头痛。在X线下对比强度弱，对于神经根袖显示不清，极外侧型椎间盘突出症可能被遗漏；各种非梗阻性损害，例如粘连性蛛网膜网、血管畸形等显示并不满意。

2. 碘本脂

碘本脂是一种含碘的油脂酸造影剂，又称为Panfopaque。在温度20℃时，比重为1.26，其黏稠度为碘化油的1/20，含碘量30.5%。分子量为461.35。

该造影剂对比性强，对硬膜囊充盈较好；X线显示清楚。但不良反应也较明显，停留在蛛网膜下隙时间较久，吸收缓慢。滞留在蛛网膜下隙，长期刺激可引起继发性蛛网膜炎；虽然该制剂粘连度低于碘油，但在蛛网膜下隙充盈分布和扩散不甚满意，尤其在神经根袖常不能达到良好的充盈。在国内许多医院的脊髓造影已经废弃不用。如果临床上需要造影检查，又无条件选择高质量水溶性造影剂时，应用碘本脂后，应在造影术同时或手术中将其吸取除掉。

Amipaque（Mefrizamide）是一种水溶性三碘造影剂，属于非离子碘复合物，在溶液中不解离，具有比离子碘水溶性造影剂较低的渗透压。它的化学全名2 - （3 - 2 酰胺 - 5 - 氯—甲基乙酰胺 - 2，4，6 - 3 - 碘苯酰胺） - 2 - 去氧 - D - 葡萄糖，分子式为 $C_{18}H_{22}O_8N_3I_3$，分子量为 789.1，含碘 48.2%。

目前，通常所用的 Amipaque 是一种干粉状，其包装规格为 3.75g 和 6.75g 两种，以碳酸氢盐缓冲剂来溶解。配制后每毫升 Amipaque 应含有碘 166mg 才能与脑脊液和血液形成等渗。使用时，用无菌空针在每安瓿 20mL 的缓冲溶液中抽取 8.9～9.0mL（每 100mL 内含碳酸氢钠 5mg），注入含有 3.75g 的干粉状 Amipaque 的安瓿内，并摇匀成透明状液体，约为 10mL。如嫌剂量不足，可用 6.75g 的干粉 Amipaque，抽取 16mL 缓冲溶液。此种造影液碘的浓度为 168～170mg/mL。

此种造影剂具有易吸收，对比度清晰及充盈良好等优点，这些是离子碘造影剂无法可比拟的。

造影后，易出现兴奋、失眠；神经根刺激症状，如感觉过敏、腰腿痛一过性加重；有时会出现脑刺激症状，如恶心、呕吐及体温上升等。多在 1～2 日内消失。

造影剂用量：腰骶部位 10～14mL（170mg 碘/mL），胸脊髓 10mL（200～250mg 碘/mL），但含碘总剂量不得超过 300mg，在配制时必须加以注意。

（四）Omnipaque

Omnipaque 是继 Amipaque 之后，挪威 Nyegaard 公司研制的新型低毒低渗非离子碘水溶性造影剂。上海长征医院自 1985 年 3 月至今已应用 300 余例。迄今为止这种制剂为最理想的造影剂。

Omnipaque 是一种新型极高水溶性造影剂。化学名称为三碘三酰胺六醇苯，化学分子式位 $C_{19}H_{26}I_3N_3O_9$，分子量 821.17，含碘 46.36%。

这种制剂的渗透压摩尔浓度比普通的离子碘造影剂低，并具有低化学毒性，人体对其耐受性比 Amipaque 要强。比重略大于脑脊液，溶液经热压处理和超滤过灭菌使用时很方便，不必在注入之前先行配制。

Omnipaque 的黏稠度与人体血液基本相似，注入蛛网膜下隙，很快与脑脊液混匀，分布均匀，硬膜囊和神经根袖都可获得良好的充盈，X 线显示清楚，细微变化也能显示出来。该剂在蛛网膜下隙被吸收，并以尿的形式排出体外。注入后 2 小时排出 83%，1 周后排出 96%，体内不存留。不良反应极少而且轻微。

二、颈椎椎管造影

颈椎椎管造影有两个途径：腰椎穿刺椎管造影和小脑延髓池穿刺椎管造影。前者为上行性造影，后者为下行性造影。腰椎穿刺容易操作，且安全，但造影剂在蛛网膜下隙行程长，容易弥散，集中于颈椎显影有时不理想；小脑延髓池穿刺难度稍大，有一定危险性，但造影显影比较好。两种方法分别介绍如下。

（一）腰椎穿刺颈椎管造影

通过腰椎穿刺并注入造影对比剂，上行至颈椎，以显示颈椎部位病变。

术前准备：造影前禁餐。检查穿刺部位皮肤，必要时剃毛。术前 30～60 分钟注入地西泮 5mg。

操作技术：患者侧卧于略呈倾斜的X线摄片床上。选择腰4~5或腰3~4棘突间隙作为穿刺点。消毒及局部浸润麻醉后，选用20号或22号腰椎穿刺针作穿刺，证实针头完全进入蛛网膜下隙（抽出针芯后脑脊液流畅），留取脑脊液2份各3~4mL，备作常规和生化检查。将备用的Omnipaque抽取10mL（每毫升含碘量350mg或300mg）注入蛛网膜下隙（针头斜面向头侧），并要求10s内注射完毕。立即在X线电视荧光屏上观察造影剂分布状况，然后将摄片床迅速倾斜，使造影剂流向颈段，并准备摄片。造影剂先头抵上颈椎时即施摄片，更换体位摄取各种位置X线片。如果电视屏幕上显示不清晰时，待造影剂集中延髓池和上颈椎后，调整床位使造影剂自上而下再通过一次摄片。球管片距80~100cm，以75~85kV（千伏）和80~85mA（毫安）的条件进行摄片。

造影术后，肌内注射安定5mg，患者取半卧位和（或）头高卧位4~6小时。

作者曾用腰椎穿刺法，先做腰椎椎管造影，然后再做颈椎椎管造影，并获得相当满意的影像片。需要掌握好时间和造影剂倒流的时机。

（二）小脑延髓池穿刺造影术

属于下行性造影。通常适用于蛛网膜下隙完全梗阻，腰椎退变或畸形严重、腰椎穿刺失败者以及腰椎穿刺部位皮肤感染者须另辟造影途径。

术前准备：同腰椎。尚须剃去枕颈部头发和汗毛，至少头部后侧半部。

操作技术：患者侧卧位，颈椎略弯曲，头和侧面部下方垫以小枕头，使小脑延髓池与脊髓位于同一水平面。常规消毒皮肤，局部浸润麻醉。助手固定患者头部。术者以左手拇指触摸确定枕外粗隆与第二颈椎棘突之间凹陷；右手持针，于其间连线之下2/5上界刺入，沿眉弓与外耳门连线平行之正中方向缓缓刺入。通常在针尖刺入3.5cm之后，再每刺入0.5cm时，将针芯取出一次，看有无脑脊液流出，防止穿刺过深，避免伤及延髓。自皮肤至小脑延髓池距离，成年人为3.5~5.0cm，小儿为2.5~3.0cm。小脑延髓池深1.0cm。如果穿刺相当深而无脑脊液流出，则应拔针矫正方向，重新穿刺。

留取脑脊液，并注入造影剂。

目前，多采用电视荧光屏监视穿刺，有很大方便，同时也便于观察造影剂在蛛网膜下隙流动，对掌握摄片时机极为有利。

（三）颈椎管造影的征象

颈椎管造影应在造影剂注入后，立即进行观察，在电视荧光屏上了解碘柱在蛛网膜下隙运动和流速，并能看到在正常和病变条件下造影剂通过或梗阻状况。在透视观察的同时作摄片。颈椎与腰椎管造影不一样，在造影剂注入后，很难较长时间保持相对稳定状态，随体位变化流动速度也会改变，摄片的瞬间至关重要，往往影响影像的质量。

1. 颈椎椎管造影的正常表现

脊髓蛛网膜下隙上起于枕骨大孔区的小脑延髓池，下达骶2~5水平，形成盲端。在上端即枕骨大孔区呈漏斗状，下颈段和上胸段略宽些，中胸段最狭窄，下胸段又开始变宽，以腰段最宽。

（1）正位征象：正常正位造影X线与椎管结构相一致出现节段性变化，在椎弓根水平椎管腔横径最窄，在椎间隙水平管腔横径最宽，并向两侧突出，形若"峰状"，这是由于脊神经根袖形成的突起，在颈椎接近水平横向，而腰椎则成30°~60°角。因此，在颈椎椎间盘水平碘柱显示较宽，呈现双峰状突起。

（2）侧位征象：造影对比剂在颈椎侧位蛛网膜下隙呈柱状影像，在椎体水平面略向前凸，而在椎间盘水平略向椎管内凹陷，但没有像正位那样的节段性增大或狭窄征象。

如果在电视荧光屏观察和 X 线摄片并非标准侧位，则造影的影像就会歪曲，甚至出现假象。因此，拍摄标准侧位（造影剂显示硬膜囊前缘与椎体后不相重叠）十分重要。

2. 颈椎病的造影征象

颈椎病的造影征象与病变部位、严重程度有关，但多在病变节段表面充盈缺损或不全梗阻（在动力性摄片时也有完全梗阻征象）。

（1）正位征象：颈椎病是颈椎间盘变性，颈椎骨性增生并因此引起相关的临床症状，又称颈椎综合征。

椎体后方突出物，多在椎体后部的上下缘，即相当于椎间盘水平，造影对比剂流至此处可形成短暂停留。造影剂滞留此处较多，影像较浓，椎体后面无或少有造影剂滞留，影像较淡，因而构成梯形征象或搓板状；有时椎管边缘的一侧增生突起比另一侧明显，可呈现"L"形；有时出现"U"形阴影。

（2）侧位征象：由于椎体后方突出物（骨赘和退变膨出的椎间盘）突向椎管，对脊髓腹侧硬膜囊构成不同程度的压迫，造影对比剂形成小的充盈缺损。实际上，这种突出物与造影剂之间有一定距离，这段距离远比硬膜囊的囊壁要厚得多，系其间有软组织相隔所致。

3. 颈椎椎间盘突出的造影征象

颈椎椎间盘突出在清晰的造影 X 线片上，可以提供相当肯定的证据。典型表现是椎管前壁椎间盘突出物突向椎管并形成压迹，呈单峰状形态。正位可见压迹居中央，但多数还是偏离中央旁侧并伴有该侧神经根袖消失。

4. 蛛网膜粘连

仅次于胸段。典型表现是造影对比剂流入此区后分散或片状影，但这种分布无规律可循。造影剂通过速度缓慢，也不易集中，粘连严重之处造影剂比较多；有时表现蛛网膜下隙狭窄。作者遇到 1 例男 54 岁以颈椎病诊断收入院，但其症状和体征并不典型。颈椎造影时，碘剂充盈分散，并在颈 4 ~ 5 处有一酷似杯口状充盈缺损。手术取后路，在造影病变处切开硬膜，可见蛛网膜有纤维粘连束带，分离其粘连，术后症状明显改善。

5. 颈椎骨折脱位

颈椎骨折脱位，通常不需要造影检查。根据普通 X 线检查就可以判断损伤部位和类型。

（1）普通 X 线无明显骨折脱位的脊髓伤患者，需要作颈椎管造影，以显示脊髓压迫部位和隐匿的骨折损伤。

（2）研究颈椎骨折脱位，进行颈椎造影，以观察在这种损伤状态下，椎管的形态变化及其与脊髓关系。

6. 椎管内肿瘤

椎管内肿瘤是属于神经外科范畴，并不常规收入骨科。由于某些病例与颈椎病的病史、症状和体征相似，混淆而收骨科。经入院后仔细询问病史和体格检查，发现疑问而做造影检查。

（1）脊髓肿瘤：①在正位和侧位都可以明显显示脊髓的柱状阴影，呈局限性梭形增粗。这种脊髓增粗呈对称性膨胀，也可能向一侧突出明显，有时突向脊髓外方。②脊髓内肿瘤可能占据并非一个节段并呈梭形膨大，因此造影征象不明显。蛛网膜下隙不完全梗阻，造影剂在肿瘤部位呈"分流"状态。③肿瘤较大者呈完全性梗阻，即不规则的阻塞，或非典型的杯口状充盈缺损。

（2）硬膜下脊髓外肿瘤：这种肿瘤多为神经纤维瘤、脊膜瘤及神经鞘瘤，其造影表现：①病变节段呈现充盈缺损，造影对比剂环绕肿物边缘，脊髓受压可被推向另一侧。充盈缺损呈圆形或卵圆形—杯口状，压迹常在一侧。②造影阴性者并不能除外本病。在颈椎，尤其上颈椎，由于缓冲间隙大，时有因造影技术问题，造影剂充盈不良而疏漏。

（3）硬膜外肿瘤：这种肿瘤多见于原发恶性和转移性肿瘤。从造影结果来看，早期不易与结核相区别，必须结合临床和病史。造影剂在病变节段呈不规则的斜坡状或笔尖状。

（四）关于造影假阳性和假阴性的问题

病变的部位，造影剂的选择，剂量和造影技术，都可能导致颈椎椎管造影的失败，以致出现造影的假阳性和假阴性；对颈椎解剖特点和造影认识水平也是其中一个重要原因。

1. 假阴性结果

颈椎椎管造影出现假阴性的结果比较少见，相反，在腰椎椎管造影的假阴性结果相对多些。其原因是后者蛛网膜下隙间隙大，造影剂少则使其充盈不足。此外，造影剂注入时，比较分散，不能在病变处形成一种典型征象。对于比较模糊或不太清晰的 X 线造影片，缺乏辨别能力的医生，可能误把有阳性意义的征象看成为阴性造影结果。

2. 假阳性结果

正常颈椎椎体后缘（椎管的前壁）有轻度后凹，而椎间隙（椎间盘）后方则向椎管方向轻度凸出，尤其在中年以后退变加速，这些病变更为明显。造影剂可在此处呈现圆滑的压迹和充盈不全征象。如果经验不足，常把这种征象误认为阳性征象。

造影剂注入时太慢或断断续续，致蛛网膜下隙充盈不全，造影剂可出现节段性，酷似缺损，也有可能被误作占位性病变。

为防止假阳性和假阴性结果，必须在技术上和认识水平上加以提高，重要一点还必须密切联系病史和体征；加强放射科和临床两个环节的联系，往往可以排除造影错误判断。

三、腰椎椎管造影

（一）操作技术

患者侧卧于倾斜 15°~20° 的 X 线摄片床上，头高位。选择腰 4~5 或腰 3~4 棘突间隙作为穿刺点。消毒及局部浸润麻醉后，选用 20 号或 22 号腰椎穿刺针作穿刺，证实针头完全进入蛛网膜下隙（抽出针芯后脑脊液流畅），留取脑脊液 2 份各 3~4mL，备作常规和生化检验。将备用的 Omnipaque 抽取 10mL（每毫升含碘量 300mg 或 350mg），Amipaque3.75g + 9.5mL 溶液，溶解后注入蛛网膜下隙（针头斜面向尾侧），并要求 10s 内注射完毕。立即在 X 线电视屏上观察造影剂分布情况。如果造影剂超过腰 1~2 水平，应再调高摄影床，使之倾斜 30° 或 45°，便于造影剂集中于下腰椎及骶椎椎管内，并使其获得良好充盈。将患者仰卧和俯卧位分别拍摄前后位，仰卧和俯卧水平侧位，以及左右 45° 斜位片。球管距体表 80~100cm；以 75~85kV 和 80~85mA 的条件进行摄片。在后期的病例中，在拍摄上述 X 线片后，使人体完全直立再拍摄正侧位片，以避免倾斜时碘液充盈不良而疏漏。

造影术后，肌内注射安定 5mg，患者须取半卧位或头高卧位 4~6 小时。

（二）腰椎椎管造影征象

1. 腰椎椎管狭窄症

腰椎椎管狭窄症主要病变来自后侧结构，黄韧带肥厚，小关节增生，下陷和增厚的椎板等，可自椎管后方向前突入形成压迫。因此：①在正位造影片可观察到造影剂呈节段性中断或狭窄。②有的表现为"宝葫芦"状或"蜂腰"状变化；水平侧位片可清楚显示病变部位的硬膜囊背侧充盈缺损或凹陷，其变化程度与病变相一致。

2. 腰椎椎间盘突出症

腰椎椎间盘突出造影显示的特征性表现是相应节段水平的硬膜囊充盈缺损，神经根袖消失或变形，有少数患者呈不全梗阻状态。表现图像：①侧位造影片硬膜囊腹侧有充盈缺损，一种是不整齐的缺损边缘，一种是缺损的边缘较圆滑；②正位或斜位片显示神经根袖消失，并于根袖下方硬膜囊充盈缺损；③部分梗阻，这种现象与肿瘤的杯口状梗阻不同，造影剂截断水平呈根须状，无整齐平面。但应该指出，某些病例仅能在侧位造影片上观察到硬膜囊腹侧有圆滑的压迹，不能盲目做出确定诊断，必须结合临床症状和体征进行考虑。

3. 神经根管或侧隐窝狭窄

神经根自硬膜发出后，循经骨纤维性结构，并穿出椎间孔。在腰 4 和腰 5 的椎管侧方由上关节突组成侧隐窝的后壁。退变后致神经根通道狭窄。造影剂不能完全充盈神经根袖，主要征象有两种：①造影剂于神经根袖下方梗阻，致使神经根袖呈锯齿状；②神经根自硬膜囊发出后即完全受阻呈"截断状"。

4. 肿瘤

位于腰椎肿瘤多属于硬膜内的神经鞘瘤，造影剂多呈偏心性部分梗阻，表现为杯口状充盈缺损。

四、胸椎椎管造影

操作技术和方法同腰椎。由于从下腰椎穿刺并注入造影剂，并以调整体位使造影剂上流，行程较长，分布较广泛，故造影剂用量可略增加。如在电视荧光屏上观察碘柱流动和形态变化，并随摄片更为有利。

造影征象与颈椎和腰椎征象基本相似。

（刘建玉）

第四节　其他造影术

一、髓核造影术

椎间盘髓核造影，即将造影对比剂通过穿刺直接注入髓核内，借以显示髓核的形态和病变状况。

椎间盘髓核造影临床上使用各作者有不同看法，有人认为此造影术无危险，并认为并发症仅有 0.5% ~1%，但更多经验表明，椎间盘髓核造影操作复杂，尤其两个或两个以上椎间盘髓核造影，引起不良作用较多；此外造影的范围受到限制，这一点远不如脊髓造影；造影的征象判断有时也很难。因此除了特殊原因以外，最好不做椎间盘髓核造影。

（一）适应证

1. 临床上不能明确的下腰痛伴神经根性疼痛，并疑有椎间盘突出症者。

2. 神经根压迫症手术中，欲了解髓核病损情况，可同时做髓核造影检查。

（二）禁忌证

1. 对于椎间盘突出的可能性极小者。

2. 怀疑其他病变，例如肿瘤或炎症者不宜施行髓核造影。

3. 碘过敏、全身情况差及穿刺部位有炎症者。

（三）进路选择

1. 硬膜外穿刺法

此法适用于腰椎，以腰5、骶1为好。于棘突旁椎板下缘穿刺，但不穿过硬膜，即达到椎间盘的后侧。

2. 经硬膜穿刺

适用于腰$_3$至骶$_1$之间。在选定造影椎间盘相邻二棘突间刺入，穿刺时贯通硬膜，但易损伤马尾神经。

3. 侧方穿刺

适用颈椎和腰$_{1~2}$。在棘突旁4~5cm，向中线方向斜行刺入，循经椎间孔前外侧直刺入椎间盘。

（四）造影方法

1. 术前准备

必须拍摄全腰椎正侧位 X 线片，明确有无其他病变和畸形，以避免穿刺定位的错误；术前给予适当的镇静剂；碘过敏试验和皮肤准备。

2. 操作技术

根据造影部位不同，穿刺的进路选择亦不同。以下腰椎椎间盘髓核造影经硬膜穿刺为例，患者侧卧位，头颈和髋膝屈曲。采用双套针或单针穿刺。进针之前仔细阅片，准备判断棘突、椎间孔和椎间盘相互关系。如棘突下缘与椎间盘属同水平时，穿刺的方向应在棘突下缘垂直刺入；如棘突大又向下呈钩状，则穿刺宜向上方倾斜刺入。

穿刺操作过程中如能在电视荧光屏上观察其位置和深度则更为有利，因为随时可以调整刺进方向。刺破黄韧带，贯穿硬膜囊后壁和前壁即有抵抗，为后纵韧带，对准方向再推进 1.5cm 后即进入髓核。

注入造影剂：应用含碘浓度略高的造影对比剂，在透视下注入。正常椎间盘可容纳 0.3~1.0mL，在推入时阻力大，并少有疼痛症状发生；相反，如椎间盘有病变则注入剂量较多，有时多达 3.0mL。

摄片：穿刺针头可不取出，以避免造影剂外漏。常规拍摄以造影椎间盘为中心的正侧位和左右斜位片。拔出穿刺针头。

术后处理：卧床 1~2 日即可下地活动，必要时使用常规剂量抗生素预防感染。

（五）造影征象及评价

腰椎椎间盘髓核造影征象判断，主要根据三个表现做出评价，即造影剂的剂量、注入后症状的再现和椎间盘组织的 X 线表现。造影剂量多常表现椎间盘突出或变性。造影剂注入后无明显疼痛，但再注入困难则表示髓核正常；注入后有疼痛常说明髓核变性或突出。髓核造影征象如下。

1. 正常征象

沿椎体上下缘分布两个充盈造影剂阴影，不进入纤维环，两条造影剂阴影在椎间盘中央有一不规则条影相互连接，呈"领扣"状外观；有时呈球状髓核征象，多为青少年，或分叶状髓核，多见于成年人。

2. 椎间盘突出征象

造影剂可显示椎间盘程度不同的突出，严重者可突向椎管，也可以向前方过伸。征象可分为单枝状，多枝状。

二、腰骶神经根（管）造影术

神经根自硬膜囊发出后循经骨纤维管道至椎间孔即为神经根管。下腰椎退变使神经根管变形和狭窄，尤其在腰 4、腰 5，在具有侧隐窝结构部更容易发生狭窄。神经根管造影，即将造影剂直接注入神经根管内，借以显示神经根及其周围结构的病理变化；神经根造影，则将造影剂注入神经根袖内，显示神经形态变化。二者在造影技术差别不大，故本节一并叙述。

（一）适应证和禁忌证

本造影术是有严格选择性的。

1. 疑及神经根压迫，而临床上不能做出精确判断者。

2. 为鉴别神经根畸形和压迫者可考虑神经根管造影。

3. 脊髓造影阴性者，而临床又以神经根性疼痛为主要表现，亦可考虑选择神经根管造影。

4. 如果腰椎椎管内手术后，仍有明显的神经根症状，选择本造影可以确定病因。

凡对碘剂过敏、穿刺局部有炎症或年高体弱者为本造影术禁忌。

（二）造影技术

1. 术前准备同脊髓造影。

2. 患者俯卧于X线摄片台上。常规消毒穿刺部位皮肤，铺消毒巾。以1% procain局部麻醉。采用腰椎穿刺针穿刺。

3. 穿刺方法：下腰椎每个节段穿刺部位和方向各有不同。以腰5神经根管造影为例。于腰5棘突旁7～8cm为穿刺进针点，向前内侧约45°角斜行进针。在电视屏幕上观察并调整。当针尖部遇到横突后，再退出少许，然后再于横突下方，进针2cm即可达腰5～骶1椎间孔。如果出现神经根疼痛，即表示穿刺进入神经根袖内或神经根外即根管内。

注入造影剂：用5mL空针抽取水溶性造影剂，缓慢推进，并在电视屏幕上观察，并可调整造影剂注射方向。通常2.0mL即可将神经根管充盈。

摄片：常规拍摄正侧位和左右斜位片。

术后处理：造影剂注入完毕，可将1% procain 1～2mL注入，以减轻术后根性刺激症状。卧床数小时即可自由活动。

（三）造影征象

1. 正常影像

造影剂沿神经根呈斜行方向，自硬膜囊神经根始部至椎间孔。神经根管造影，则造影剂充盈神经根周围，位于中间条状阴影为神经根，其表面光滑。如果造影剂充盈神经根袖内，则条状阴影只限于硬膜囊始部至椎间孔内口处。

2. 异常征象

神经根管或神经根中断，神经根部分充盈缺损、弯曲、变形和不整齐征象，均提示神经根受压和神经根畸形。

三、椎动脉造影术

椎动脉在其穿行过程中可能招致退变的钩椎关节压迫，导致椎动脉供血不全并引起相关的临床表现。

（一）适应证

1. 临床检查难以确定的椎动脉型颈椎病，为了与头或耳科疾病、血管疾患相鉴别，宜采用椎动脉造影。

2. 为手术减压提供正确的病变部位和范围，应做椎动脉造影。

（二）造影途径和方法

椎动脉造影途径有动脉穿刺法和动脉插管法两种。动脉穿刺法即从肱动脉、腋动脉、锁骨下动脉和椎动脉直接穿刺，并快速注入造影剂以显示椎动脉；动脉插管法，即在无菌条件下，切开肱动脉或股动脉进行插管注入造影剂。以肱动脉逆行插管造影方法为优越。其优点在于肱动脉较表浅，容易暴露和插管；在插管时，由于临近椎动脉，其长度容易掌握。其缺点在双侧性病变仅能显示一侧。

现以切开肱动脉插管造影法为例加以介绍。

1. 术前器材准备

（1）动脉切开缝合包，内含蚊式钳 4 把和小血管缝合针线等。

（2）医用塑料管，外径 3mm 和 2mm 各一根，其长度为 60～70cm。

（3）血管造影剂 40mL。

（4）无菌注射器 10mL、20mL 和 50mL 各一副。

（5）0.5%～10% procain 100mL，注射用生理盐水 500mL 和必备的急救药品。

2. 术前患者准备

常规碘过敏试验和 procain 过敏试验。术前备皮。造影前禁餐，术前半小时注射或口服苯巴比妥 0.1g。

3. 操作方法

患者仰卧在 X 线检查台，造影侧的上肢外展位。局部麻醉后于肱二头肌内侧缘做纵向切口，长 5～6cm。止血并向深侧分离。牵开肱二头肌，即可暴露肱动脉，并仔细将动脉游离 2～3cm，用两枚橡皮片将其提起，防止损伤伴行的正中神经和静脉。收紧橡皮片两端，阻断血流后用尖刀将肱动脉壁全层作纵行切开。选择较动脉直径路略细的塑料管或心导管，充盈生理盐水，从动脉的切口插入至预定部位并作固定。通常从体外测量，动脉切开口至胸锁关节的长度为 32～36cm。先以生理盐水冲洗后，再注入造影剂 2mL，立即摄片，观察插入的导管口部位并可调整。

连续摄片。由于血流速度快，造影剂注射后瞬间即逝，故必须应用快速的连续摄片。将颈部置于快速摄片机的中央，做好摄片准备。加压持续推入造影剂，至 10mL 时开始连续摄片，每张间隔 0.5～0.7s，共 4～6 张。然后将头转向同侧 45°，同法摄片一次，以观察在转颈条件下椎动脉形态变化。

摄片结束后，再以生理盐水冲洗导管，并缓慢拔出。收紧两枚橡皮片，在无出血条件下缝合动脉切口，放松橡皮片，检查有无出血。依次关闭切口。

4. 术后处理

造影术后需卧床休息 1～2 日，患肢抬高。注意观察血运，如有缺血性表现宜对症处理。

（三）并发症

经肱动脉插管椎动脉造影可能出现的并发症有以下几种：

1. 桡动脉搏动减弱或消失，可由于血管痉挛或血栓形成所致。

2. 假性动脉瘤或动静脉瘘，系由术中误伤或缝合不佳所引起。

3. 出血、感染及正中神经根损伤。

4. 暂时性脑缺氧和运动障碍。

（四）椎动脉造影的征象

钩椎关节病，椎体侧后的钩突或横突孔处的骨质增生与关节活动，可压迫椎动脉第二段（自颈 6 横突孔入口至颈 1 出口之前），当然，还必须除外非钩椎关节病所引起的椎动脉压迫，如肿瘤、畸形等。

1. 主要的征象是椎动脉狭窄，即在病变节段，椎动脉丧失原来形态，较相邻节段为细，并可有移位。

2. 椎动脉受压部位弯曲，迂回或阻塞。

（李振华）

第五节　CT 扫描

computed tomography 简称 CT，自 1972 年首先由 Hounsefield 临床应用于头部扫描之后，1974—1975 年 LedLy 等进一步制作全身扫描机，使这种原来只用于头部的扫描机扩招展全身各个部位，从而开始了对脊柱的研究。早期由于软组织图像不够清晰，因而只限于检查脊柱的骨组织，随着 CT 装置设计的迅速改进，到目前已由原始（第一代）发展到第四代高分辨力扫描机，最近还有螺旋 CT 机供临床应用。

一、CT 机的基本结构

第一代（原始型）CT 机，光源采用密集平行 X 线射束，聚焦在单个检测器上，射束及检测器均安装在一个桥形架上，做平移 - 旋转式扫描（translate/rotate），使 X 线射束通过窄道横穿过患者某一选定部位层面。整个桥形架完成第一个平移扫描后，旋转 1°角，再做另一个方向扫描，如此反复连续平移 - 旋转，直至转完 180°角。从而获得数十万测量数据，将这些资料输入电子计算机进行处理，构成一个横断面图像。由于只有一个检测器，扫描的次数多，时间长，需 5 ~ 10 分钟，甚为缓慢。

第二代扫描机，改用扇形射束和多个检测器，每次扫描转动角度由 1°增加到 10°，能做头部及全身扫描，时间明显缩短，每次需 20 ~ 120s。

第三代扫描机，用宽扇形射束，检测器数目增加（多达 600 个），可以连续转动 360°，扫描时间缩短 5 ~ 10s。

第四代扫描机，使用与第三代相同的宽扇形射束，数百个检测器固定排列成环状。只需转到 X 线管即可扫描，每次时间缩短 2 ~ 5s。

二、螺旋 CT

螺旋 CT（spiral computed tomography）采用了单方向连续的滑环技术，利用滑环来处理旋转部分与静止部分的馈电及信号传递。SOMATOM PLUS 螺旋 CT 成像系，属高压滑环式，这种螺旋 CT 的优点在于扫描时间可达 1s，大大缩短层间的延时，并发展了一系列新技术，如体积扫描（通称螺旋式扫描）、可增加造影剂利用率的动态多次扫描和快速扫描序列、动态屏幕等，是当今较先进的 CT 扫描机之一。

（一）螺旋式扫描方式

螺旋式扫描是在机架连续旋转的同时，以一定的速度使患者作纵向运动，X 线连续曝光，并连续采样收集数据。此类扫描不再是对人体某一层面采集数据，而是围绕患者螺旋式地能够在几秒钟内采集较大容积的数据。常规扫描与螺旋扫描的本质区别，在于前者得到的是人体的二维信息，而后者得到的是人体的三维信息，故螺旋扫描方式又称之为体积扫描。螺旋 CT 扫描获得的是三维信息，且其工作效率更高，在信号处理上就比二维信息的处理有丰富得多的内容和更大的灵活性，可以得到真正的三维重建图像而不会有任何重组成分，可根据需要在所扫描的体积内对任意面、任何位置进行重建；还可以在重建的三维图像中把某一部分组织或器官从图像中去掉。三维数据的采集使 CT 的血管成像（CTA）成为可能，与磁共振血管成像（MRA）相比，它没有运动、吞咽、呼吸和血流伪影，可识别钙化斑等，已有人用来检查肾动脉狭窄、血管病及内支架、移植血管等情况，对某些病例完全可以代替常规的血管造影。扫描速度的提高，除了提高时间分辨之外，也减少运动伪影，并可以实现憋一口气在 16～24s 内就完成一个较长部位（器官）的扫描，如肺部的扫描即可在憋一口气情况下完成，这对外伤患者、儿童等尤为重要。

螺旋 CT 扫描过程中，如果扫描区域比较长或患者不能屏住呼吸时，可导致采集的数据失去连续性。扫描方法包括单螺旋、双螺旋扫描。虽然有许多方法可以连接原始资料，但数据处理非常烦琐，系统磁盘必须能够贮存 300 个未被压缩的原始资料文件，约 300 兆字节，占据计算机许多空间，因而螺旋扫描应仔细选择扫描参数，尽可能一次完成。

（二）螺旋和普通 CT 的比较

目前普通 CT 主要存在以下缺点：①尽管采用薄层连续或重叠扫描，冠状或矢状面成像的空间分辨率仍不能达到诊断要求；②相邻两层扫描间隔时间内轻微的呼吸运动即可使扫描层面不连续，容易遗漏较小的病变，并且降低二维或三维重建图像质量；③增强扫描时需要团注，造影剂在间质内弥散相对较低，减低了肿瘤和周围正常组织之间的对比，而且为了维持较长时间的强化效果所需要的剂量很大。如果不能进一步提高扫描速度，很难克服上述不足。

螺旋 CT 正是通过改变扫描方式提高扫描速度，与普通 CT 相比螺旋 CT 主要有以下优点：①一次屏气扫描层数达 9～24 层而没有呼吸运动伪影，因而冠状或矢状面重建的空间分辨率高，较小的病变不会因呼吸运动而漏扫，二维或三维图像质量得到改善；②选择适当造影剂量可以显示血管，使 CT 血管造影成为可能；③如果患者不能维持最大功能体位，可进行快速体层扫描；④不需要重复扫描及重叠扫描，因而患者接受辐射剂量减少；⑤动脉体层扫描可鉴别伪影。

扫描速度的提高，可明显缩短检查时间。如常进速度 1cm/s，30cm 检查区域仅需 30s。

螺旋 CT 虽然有以上优点，解决了普通 CT 扫描存在的某些问题，它还是存在着自身的缺点。螺旋 CT 的 X 线球管热容量要求每分钟 2 百万～4.2 百万热单位，阳极冷却速率达每分钟 1.0 百万热单位，其使用寿命才能和普通球管相当，因而不能无适应证地滥用螺旋 CT 连续扫描。一次连续扫描时间不超过 12 ~ 24s，扫描范围也应有一定限度，两次扫描时间间隔需要 8 ~ 12 分钟，特殊情况下如严重呼吸窘迫综合征患者，螺旋 CT 仍不能完全消除呼吸伪影。

三、CT 扫描在骨科中的应用

高分辨力 CT 机能够从躯干横断面图像观察脊柱、骨盆及四肢关节较复杂的解剖部位和病变，还有一定分辨软组织的能力，且不受骨骼重叠及内脏器官遮盖的影响，对骨科疾病诊断、定位、区分性质范围等提供一种非侵入性辅助检查手段。

（一）CT 扫描在脊柱外科的应用

1. CT 脊柱扫描解剖学概述

CT 能显示人体横断层面图像，可鉴别人体各种不同组织的密度差异。骨组织密度最高，CT 值高，CT 片上呈白色；体内脂肪、空气密度最低，CT 值也低，CT 片上呈黑色；体内各种软组织，如肌肉、血管、韧带、椎间盘、神经、脊髓等密度差异较小，高分辨 CT 扫描均能显示，有时尚需借助各种造影剂增加对比度，提高对局部组织形态的识别能力。在脊柱方面，CT 能准确显示脊椎骨的完整骨性结构，如椎管、椎间孔、侧隐窝、神经孔、椎间后小关节、椎板结构形态等，可观察脊髓神经根鞘袖、硬膜外和椎体骨的静脉、后纵韧带、黄韧带和椎间盘。CT 还能清楚显示椎体周围软组织，包括椎体后部椎旁肌，如骶棘肌等；椎体前部，可观察到胸、腹腔脏器及相应节段的动、静脉。

2. CT 扫描检查的适应证

临床上凡患有颈、胸背、腰腿痛的患者有脊柱病变，如肿瘤、结核、炎症等，脊柱骨折、脱位，普通 X 线及定位不明者，均可做 CT 扫描检查。

CT 检查时注入 Amipaque、Omnipaque、Metrizamide Isovist 等碘水造影剂称之造影增强法。造影辅助剂选择，以溶速慢、吸收快，便于观察，不良反应小为首选。此法主要用于普通 CT 检查难于显示或显示或显示不够清楚的组织病变，如脊髓病变、损伤及血管疾病等，可以增加病变与正常组织之间的对比度，血管丰富区域增强作用最为显著。脊髓造影后 1 ~ 4 小时做 CT 检查称之为 CTM；椎间盘造影后 1 ~ 4 小时做 CT 检查称之为 CTD。但造影增强检查时需腰椎穿刺和注射药物，有可能引起不良反应和严重并发症，延长检查时间或加重病情，且判定病灶范围也有一定限度。MRI 检查更有使用价值。

3. 正常椎管的 CT 测量

（1）椎管矢状径（AP）：椎体后缘至棘突基底部之间的距离。正常 AP 径范围为 11.62 ~ 19.92mm 不等，平均值为（14.11 ±2.42）mm。

（2）椎管横径（IPD）：两侧椎弓根内缘之间的距离。正常椎管层面测得的 IPD 值为 16.6 ~ 39.84mm，其正常平均值：腰 3 为（21.58 ± 5.2）mm，腰 4 为（24.46 ± 3.9）mm，腰 5 为（26.43 ±5.25）mm，腰 3 ~ 5IPD 值稍见增大。

（3）关节突间距（IFD）：两侧关节突关节面之间的距离。多数的 IFD 值腰 3 ~ 5 逐渐增大，腰 3 的 IFD 值为 13.28～24.9mm，平均为（15.07±5.0）mm，腰 4 为 11.62 ～24.9mm，平均为（16.36±2.0）mm，腰 5 为 11.2～24.9mm，平均为（16.46± 4.6）mm。

（4）侧隐窝矢状径（LR）：测量椎体后缘皮质至小关节面的内侧半及关节突之间的垂直距离。在正常的层面上，侧隐窝的矢状径最小 3.32mm，最大 8.3mm，平均（5.52 ±1.47）mm。

（5）椎弓根长度（PL）：椎弓根长度自上而下逐渐变短，在正常层面上，腰 3 和腰 4 的 PL 值均为 9.96～11.62mm，腰 5 为 8.3～9.96mm。

（6）黄韧带厚度（LF）：黄韧带位于两相邻椎板之间，韧带上方附着于上位椎板下缘，下方附着于下位椎板上缘及后面。CT 的椎间盘层面上可清晰见到黄韧带结构，常呈梭形，中间部稍宽而两端较窄。正常者厚为 2.49～3.32mm，平均为（3.23± 0.23）mm。

（7）Jones - Thomson 商（JSQ）：椎体横径与前后径乘积和椎管矢径与横径乘积的比值。正常者在 2～4.5，如此值大于 4.5 即为椎管狭窄之指征。

4. 脊柱常见疾患

（1）颈椎瘤：CT 图像可显示颈椎椎管前后径、横径及椎弓根肥大、椎板增厚、椎间关节肥大与退变等，为颈椎病分型及诊断提供重要依据。但磁共振（MRI）检查对脊髓、间盘组织、椎间盘脱出、脊髓受压显示均较 CT 清晰，且无创伤，诊断价值较高。对颈椎管狭窄、颈后纵韧带钙化诊断 CT 优于 MRI。

（2）后纵韧带骨化（OPLL）：后纵韧带骨化可压迫脊髓，引起严重的脊髓病，有人认为 OPLL 是"日本人疾病"，其实不然，实际上中国人并非少见。中日友好医院 135 例颈椎 CT 存档中发现 18 例 OPLL，占 13.3%，其发病率仅次于椎管狭窄症。在 CT 图像上 O - PLL 为横切面显示，可呈小圆块影、横条形、半圆形、卵圆形、椭圆形、飞鸟形、三角形及两半卷发形等。根据其外形可分为 4 型，即平板形、蕈伞形、山丘形和花米形，在同一患者中常兼有 2 型甚至 3 型。

CT 扫描的重要价值在于：①它能在轴面上清楚地显示骨性椎管、硬膜囊和病变（OPLL）的相互关系，据此可估计脊髓受压的范围和程度；②CT 不仅能准确测量骨化的长度，且可查明不同水平骨化的厚度和宽度，从而判定神经根和椎间孔所受的影响。

（3）椎管狭窄：椎管狭窄的病理改变为椎管径线变短、椎板增厚、椎体后缘骨质增生、椎小关节突肥大增生及黄韧带肥厚等，上述改变可单独或合并存在。CT 能较好地显示横切面，故对椎管狭窄，尤其是侧隐窝狭窄的诊断比椎管造影优越。

腰椎管狭窄：CT 扫描脊柱横断面分层图像可以观察：①椎管形态，椎板及上下关节突增生肥大以及引起椎管呈三叶状改变。②CT 可以测量椎管侧隐窝的大小和两侧对比。通常椎管矢状径 12～15mm 和侧隐窝小于 5mm，低于 12mm 提示狭窄。Lee 则认为 10～15mm 提示狭窄，小于 10mm 为绝对狭窄。③黄韧带增厚，是造成椎管狭窄的重要因素之一，因黄韧带介于密度高的椎板及硬膜外脂肪组织之间，比较容易测量，一般认为厚度超过 5mm 为增厚。④当椎间盘蜕变伴有椎间盘膨出时，CT 图像可见椎体周围呈均匀性膨隆，有时为多节段性，这与腰椎间盘局限性突出不同，椎间盘膨隆在脊柱原有退变的基础上可加重对脊髓神经的压迫。CT 扫描能分清大多数椎管狭窄是发育型、退变型或混合型；它是除脊髓造影外一种有用的辅助检查手段。然而一般 40 岁以上脊柱退变的正常人，绝大多数没有临床症状，加之椎管内软组织的情况不同，单纯依靠 CT 片测量不能确定诊断。如侧隐窝矢状径小于 3mm，应高度怀疑狭窄，若大于 5mm 也不能排除此病，因此 CT 扫描检查必须结合临床症状、体征、X 线平片、脊髓造影及神经学检查加以综合分析判断，绝对不能一看到 CT 扫描示有狭窄，就盲目采用手术疗法。

胸椎椎管狭窄：因胸椎的解剖部位和投照位置关系，常受骨质器官遮叠影响，骨的标志不清，椎管测量不易准确，而高分辨力 CT 能显示横断面图像，可观察黄韧带肥厚，甚至黄韧带骨化、后纵韧带骨化、骨质增生退行改变，测量椎管 AP 径、IPD 径，对胸椎管狭窄的诊断和治疗提供有用的参考资料。

颈椎管狭窄：大多数学者应用 MWRONE 法测量椎管矢状中径作为判断狭窄的依据。颈椎椎管前后径正常变异较大，小于 12mm 可考虑为椎管狭窄症，曾幼鲁建议以 11mm 作为我国人颈椎椎管正中矢状径的正常下限；也有人主张用相应的椎管矢状中径及椎体矢状中径比值，凡超过 3 节的比值小于 0.75 者为狭窄，这样可以避免误差。CT 扫描在测量椎管 AP、IPD 同时还可观察黄韧带肥厚、退行改变等，但在临床诊断中不能单纯根据测量数字，而应结合全部临床表现做出判断。

（4）椎间盘突出症：腰椎间盘突出：是腰腿痛最常见的原因之一，发生在腰 4、5 及腰5～骶 1 间隙的约占 90%。CT 扫描主要可以显示：①向椎管后突出的椎间盘软组织块影或钙化影；②突出邻近的硬膜外脂肪消失，硬膜囊有压痕或移位；③神经根位移、增粗、变形、淹没及突出髓核钙化；④黄韧带肥厚，椎体后骨赘，小关节增生，中央椎管、侧隐窝及神经孔管狭窄等。因为脊柱解剖两侧自然对称，所以容易发现异常变化，临床上极少见的极外侧型腰椎间盘突出 CT 扫描也能显示，这就是其优越性。CT 诊断腰椎间盘突出的准确率文献报道为 92%（John，1982），国内为 91.3%，54 例经手术证实诊断准确率为 90.7%，与同期碘油脊髓造影及碘水腰骶神经根造影的手术符合率分别为 90% 和 90.6%，相比差别不大，但 CT 扫描没有造影剂引起的不良反应，安全性好，有条件时对造影剂过敏或造影失败的患者可以选用。

椎间盘术后症状复发的患者，CT 扫描可以帮助区别骨或软组织的压迫，了解病变部位上、下椎间盘的情况，但有严重脊柱畸形，术后椎管内广泛纤维增生或因椎管狭窄段椎管内脂肪过少时，CT 扫描辨别椎间盘突出及瘢痕粘连尚有一定困难，有时可采用 CTM 或 CE—MRI 检查。

胸椎间盘突出：比较少见。由于椎管相对较小，硬膜外脂肪组织也少，有时普通 CT 扫描不易发现突出，必要时可采用注入水溶性造影剂增强检查法（CTW），但一般常规脊髓造影也可以显示出来。磁共振（MRI）检查诊断胸椎间盘突出较 CT 优越。

颈椎间盘突出：颈椎骨虽然比胸椎管宽大，但脂肪组织少，普通 CT 扫描可以显示颈椎间盘突出是由于间盘组织的 CT 值比硬膜囊高，为显示清楚，注射造影剂进行检查较好。磁共振（MRI）检查诊断颈椎间盘突出较 CT 优越。

（5）脊柱及椎管内肿瘤：脊柱肿瘤采用 CT 扫描及椎管内肿瘤采用 CTM 扫描对肿瘤诊断有一定的参考价值，可明确肿瘤范围、定位、程度及肿瘤与邻近神经干、大血管的解剖关系。CT 扫描不受骨组织和内脏器官遮叠的影响，对早期发现脊柱、骨盆等解剖部位复杂的肿瘤有独特的作用。例：马某，男，28 岁，胸背痛 2 年多，保守治疗无效，X 线平片及断层 X 线片检查均未见异常，CT 扫描发现胸 2 右侧椎板有骨质破坏区。手术后证实为骨母细胞瘤，术后症状完全消失。

脊柱肿瘤 CT 的表现为骨破坏，骨质疏松，骨质皮膨大，不规则的钙化、骨化，还有压迫性骨萎缩及骨吸收，同时 CT 可观察骨质破坏程度、范围及与肌肉软组织等关系。

转移瘤多数溶骨性改变，少数亦可出现生骨现象。对普通 X 线片不能发现的转移病灶，虽然应用同位素骨扫描也很敏感，但 CT 观察转移病变的存在和侵袭范围等十分有用。

CT 扫描对外向生长的骨肿块，可以明确肿块基底部与骨质的关系，有助于判断切除后局部骨质负荷是否需要重建等情况。椎体骨巨细胞瘤的 CT 征象与 X 线平片相近，呈溶骨性膨胀性改变，在其瘤壁上有突向腔内的骨崤，脊柱血管瘤，即在偏心的溶骨性区域中均匀分布着数个点状或短棒壮骨化区。神经纤维瘤主要引起神经通道的扩大，较少出现骨破坏。总之，CT 对鉴别良、恶性肿瘤有一定帮助，但还需要结合临床，全面考虑，最后采用活检明确诊断。

椎管内瘤变的 CT 征象，需采用 CTM，此为国内外应用于诊断脊髓疾病的一种方法，但对脊髓内病变定性仍有限制：① 髓内肿瘤，主要表现为脊髓增大，一些疾病如脊髓空洞积水症、多发性硬化、横贯性脊髓炎及各种原因引起的脊髓水肿和血肿均可导致脊髓增大；②髓外硬膜内肿瘤有典型的 CTM 表现，蛛网膜下隙扩张，其中有充盈缺损，压迫脊髓移位和变形，MRI 检查脊柱肿瘤及椎管内肿瘤较 CT 扫描优越。

（6）脊椎感染及结核：CT 可显示椎间盘术后椎间隙感染征象，椎体边缘性骨微细的骨缺失、间隙变窄、骨密度增高、局灶性破坏，早期诊断椎间隙感染 MRI 检查优于 CT 扫描。

脊柱结核的 CT 表现为骨质破坏、骨质增生硬化、死骨形成、椎间盘破坏、椎旁软组织影和腰大肌肿胀，以及骨性椎管狭窄等。CT 扫描具有较高分辨率，易于发现松质骨死骨片和椎旁软组织的腰大肌影内的细小钙化，这对早期诊断和治疗有参考价值；易于显示结核病变突入椎管的范围和其狭窄的程度，病灶与椎管和神经根通道的关系，有助于分析截瘫的原因；易于明确椎间盘和椎体附件结构受累情况，椎间盘破坏于平片上难以显示，CT 检查可予明确；易于明确椎体前部轻微的破坏和椎体前缘浅在的凹痕性缺损，这种改变常规 X 线片检查是难以发现的。脊柱结核大部分可由普通 X 线确诊，对少数临床怀疑脊柱结核，而常规 X 线检查阴性者，可做 CT 扫描，但不一定均需做 CT 扫描。

（7）脊柱外伤：CT 扫描能清楚显示椎管的完整性和复杂的椎体关节突及椎板骨折、脊柱骨折合并截瘫，并能提供准确减压范围和手术入路的资料，术后也可做 CT 复查。

胸腰椎关节突骨折脱位，Manaster 曾报告 10 例，均为屈曲性损伤，有两种主要 CT 表现：①椎体前半脱位伴关节突前绞锁（4 例）；②椎前侧半脱位关节脱位（4 例）。

CT 能极好显示后部附件和进入椎管的骨碎块，软组织异常，如椎间盘脱出、血肿。

枢椎齿突垂直骨折的 CT 检查，Johnson 首次报告了 1 例车祸所致的严重颈部疼痛的患者，X 线平片虽显示了枢椎齿突左侧一垂直状透亮区，但断层未见明确骨折线，经 CT 检查发现了一条从枢椎颈部延伸到齿突与椎体连接部并几乎垂直于冠状面的骨折线。作者认为，对疑有枢椎齿突骨折的患者不做 CT 检查，实际上多数不能得到明确诊断，所以对于 X 线平片怀疑有枢椎齿突异常的患者应做 CT 检查。

椎弓峡部裂是指关节突间部的骨性缺损，常并发脊柱滑脱，其 CT 表现：在椎弓根下缘层面显示峡部裂，分双侧峡部裂、单侧峡部裂、不完全峡部裂三种类型；还可显示神经孔畸形、椎管狭窄、侧隐窝狭窄及椎间盘变形。临床上诊断椎弓峡部裂主要依靠普通 X 线片（左、右斜位）来确诊，CT 扫描检查椎间盘脱出时，显示椎弓峡部裂而确诊。

（二）CT 扫描在软组织及四肢关节的应用

1. 正常软组织及骨关节的 CT 解剖

CT 的高密度分辨率克服了普通 X 线对软组织检查的不足，也避免了肠气或骨骼对软组织及内脏器图像的干扰。各肌肉间有胶原纤维和脂肪组织结构的间隔，CT 检查可将每条肌肉和血管以及神经主干的断面显示清楚，从而为发现病变和观察其演变提供重要资料。

2. CT 检查的适应证和方法

临床上凡四肢关节痛，普遍 X 线片疑有病变，定位不明确，如髋臼缘骨折、股骨头缺血性坏死、囊性病变、骨肿瘤、骨与关节感染病灶均可 CT 扫描检查。

检查方法：应先摄受检部位的普遍 X 线片，了解病变的范围和大小，以决定扫描的起始部位、范围和体位等。对某些特殊部位和结构，如肩关节、骨盆、骶髂关节、髋关节、膝关节，可利用特殊位置进行扫描。为了取得更好的效果，可根据病变的大小和类型采用不同准直器和扫描程序，先采用低值观察软组织，高值观察骨关节，边看边调，以将病灶显示清晰为准，必要时还可根据患者情况和检查目的采用增强检查，如造影剂注入静脉、关节腔，增加对比度，以查明病变。

3. 四肢关节与软组织病变

（1）股骨头缺血性坏死：CT 扫描因股骨头在髋臼中心，表面的关节软骨有时厚度不匀，于中央小窝平面的骨松质中心部分可见骨小梁增厚并呈星芒状排列，故名"星芒征"。当股骨头缺血坏死时，星芒征的形状、密度及部位等皆可发生相应改变。CT 表现，一般分为 5 期：Ⅰ期在 CT 上可无异常改变；Ⅱ期可见囊性变或局灶性硬化，但无皮质下透明区（新月征）；Ⅲ期发现软骨下透明区及软骨下骨折，呈新月征；Ⅳ期可见软骨下塌陷，股骨头变扁；Ⅴ期为髋关节变窄。

（2）骨折与脱臼：一般骨折常规 X 线片基本都能满足临床的需要，CT 扫描对普通 X 线平片不能满意显示的骨盆、髋关节、膝关节、肩关节及胸锁关节等部位骨折可以观察骨折的主体关系，发现平片很难辨认的小碎骨片，如陷入髋关节腔内的股骨头或髋臼缘骨折的小碎片，并可准确判断位置所在。

有人对 25 例跟骨骨折进行 CT 检查，认为 CT 对跟骨新鲜或陈旧性骨折的检查明显优于常规 X 线检查，能准确显示骨折部位、类型、严重度及移位情况，利有薄层扫描、图像重建等技术，可使病变显示更为清晰。跟骨结节角缩小对衡量跟骨骨折的严重度和预后有一定价值，而后关节面的骨折和移位对预后的评估十分重要，后关节面移位超过 2mm 者，预后均较差。

有人对 88 例骶骨骨折或骶髂关节损伤进行 CT 扫描检查，将其分为 4 种基本类型：Ⅰ型骶髂关节分离，占骶骨损伤的 39%，CT 表现为关节不对称与间隙增宽；Ⅱ型骶骨或髂骨唇部骨折，占骶骨损伤的 25%，CT 图像可见到骶骨或髂骨唇部骨折线累及骶髂关节面，但不累及骶骨的神经孔；Ⅲ型为骶骨纵行骨折，占骶骨损伤的 25%，CT 图像表现为骶骨纵行骨折线伸入神经孔；Ⅳ型为骶骨粉碎骨折，占骶骨损伤的 5%，CT 可见骶骨两侧都有复杂的骨折线。

（3）骨性关节炎：CT 表现，①关节间隙狭窄，两侧常不对称，可造成关节半脱位；②关节面骨质硬化和变形，关节间及关节面不平整，关节面变扁或呈方形；③唇样骨刺和骨桥形成，骨刺密度增高，有时类似象牙质样；④关节下面可有囊性变，呈小圆形及椭圆形小低密度区，其外周骨质硬化，透光区直径为 0.1~0.25cm，可孤立也可多个，呈蜂窝状；⑤关节内可有游离体，为圆形或椭圆形碎骨片，直径多在 0.1~0.15cm 大小。

（4）膝关节半月板损伤：CT 表现，高分辨 CT 可见半月板有裂缝，呈低密度的横或纵和斜行条状影，边界一般较清晰。在关节腔造影时，可见撕裂的半月板间隙内有造影剂渗入其间，呈高密度条状影，边界清楚可见。盘状半月板，表现为较正常的半月板增宽、增厚，正常内侧半月板的宽度不超过同侧胫骨平台关节面的 1/2；外侧半月板不超过 1/3。半月板囊肿，表现为半月板局部膨隆。十字韧带撕裂，表现为胫骨髁间嵴与股骨髁窝之间的 V 形带状的低密度影中断和变形。关节囊破裂，表现为造影剂外溢。

（5）软组织包块：在判定软组织包块时，CT 较普通 X 线片能清楚地显示肿块的组织结构。根据 CT 表现可判断肿块的性质，良性肿块有完整的包膜而边缘锐利，其实质密度均匀；恶性肿瘤则与之相反，包块的边缘模糊，实质密度低于肌肉，所含斑点状或片状致密影在增强扫描时呈阳性反应。螺旋 CT 可取代动脉造影以确定软组织包块的范围和了解其内部的血管分布情况，有利于治疗和手术方案的制订。如血肿是常见的软组织包块，CT 能查出血肿的部位、大小和深度，重要结构的关系显示清楚，从而可以判断血肿的性质并给予相应的处理。

腘窝囊肿：CT 扫描可见局部一软组织肿块，位于腘窝内侧，密度高于水而低于肌肉，囊壁薄而轮廓清楚，有时可见囊的前后壁间有分隔相连，壁内偶尔可见软骨化生或含铁血黄素沉着。

（6）骨与关节感染性疾病：化脓性骨髓炎 CT 表现：主要为骨皮质增厚，骨髓腔狭窄与消失，呈局限性或广泛的骨质硬化，骨密度增高，骨干呈均匀的膨胀，骨小梁结构不清，骨硬化、骨破坏，并有大块死骨或有不规则的脓腔；软组织呈弥漫性肿胀，有时可有窦道。CT 检查并不优越于普通 X 线片。

化脓性关节炎 CT 表现：①关节囊和周围软组织肿胀，关节腔有积液时，关节间隙增宽并呈水样低密度；②关节积液严重时，关节有半脱位；③髋关节炎时，可见闭孔内肌肿胀，超过0.8cm（正常为0.2~0.8cm）；④膝关节炎时，膝关节囊肿胀，脂肪垫移位、缩小或混浊，并可使髌骨间距离增宽；⑤晚期关节破坏，并有骨性强直。

骨与关节结核CT表现：①早期关节周围软组织肿胀，包括闭孔内外肌肿胀及关节囊阴影肿胀，有积液时呈水样密度（髋关节结核）；②晚期关节面骨质破坏，呈虫蚀状，致关节间隙狭窄，边缘不规则，有骨破坏时，可见局限性低密度影及砂粒样死骨。

CT表现来鉴别结核、化脓是有一定难度的，要结合临床症状和病史，有的还需要病理切片来鉴别，所以骨与关节结核及感染仅极少数患者做CT检查。

（7）骨肿瘤：CT由于其高密度分辨率和横断面图像的特点，在骨肿瘤检查中优越性较普通X线片多。CT可显示肿瘤在骨与软骨内的确切部位、骨皮质及松质的破坏情况，骨内外扩散范围的大小，有无累及关节及关节面以及和大血管的关系等，为制订治疗方案提供更为可靠的依据。

骨肿瘤CT扫描优于普通X线片，对鉴别良、恶性肿瘤有一定帮助，但明确诊断还需结合临床全面考虑，最好采用穿刺或切开活检。

此外，CT扫描能显示髋臼结构立体关系，也用于检查先天性髋关节脱位，人工髋关节置换术后的患者；还有报道用CT诊断臂丛神经牵拉伤，骨软骨移植中的观察，为临床、科研提供有用的资料。

（李振华）

第六节　磁共振成像

磁共振成像（magnetic resonance imaging，MRI）是目前检查软组织的最佳手段，在骨质疏松、肿瘤、感染、创伤，尤其是在脊柱脊髓的检查方面用途较广。MRI可显示水平及纵轴两平面的图像，但对有起搏器、脑内血管夹、主要部位有金属碎片的患者禁用。

基本原理：MRI是在磁场中对组织施以放射频率的脉冲，无须凭借离子放射即可显示所需截面的图像。MRI将无数的光子、中子与核素进行随机排列，并使之与磁场方向平行。每个所用的磁铁具有0.5~1.5tesla（T）的强度［tesla（T）＝10 000gauss（Gs）］。放射频率的脉冲使粒子的核磁运动发生偏振，从而产生图像，使用的表面线圈降低了信号/噪音比值。主体线圈用于各大关节，较小的线圈用于其他部位。上述效应的结果产生了短（T_1）及长（T_2）松弛时间，使原子返回正常的旋转轨道。T_1相偏重于脂肪，T_2相偏重于水分；T_1相的TR值小于1 000，T_2相的TR值则大于1 000。一些组织在T_1及T_2相的影像不同，水、脑脊液、急性出血、软组织肿瘤在T_1相为低信号，在T_2相为高信号，其他组织在两相上的信号强度相同。骨皮质、流动血液、纤维组织呈较暗的影像，肌肉及透明软骨为灰色，脂肪、流速较慢的血液、神经及骨髓的影像则光亮度较强。T_1相往往显示正常的解剖结构；T_2相则可以显示异常组织。

一、脊柱疾病的磁共振成像表现

MRI用于检查人体脊柱，可提供丰富的科学资料，特别是对脊髓神经组织、椎间盘等所提供的影像资料，优于他种检查方法。适用于检查脊柱骨与软组织肿瘤、椎管内肿瘤、椎间盘病变、脊柱脊髓损伤、脊柱感染、颈 1~2 不稳定、Arnold – Chiari 畸形、脊髓空洞等。

MRI 用于脊髓外伤检查，当 T1 加权质子密度（proton density）由短重复时间（repetition，600~800ms）与回波时间（echo time，20ms）产生图像时，用于检查骨髓、脂肪、脊髓与亚急性出血；T_2 加权成像则由长重复时间（2 000~3 000ms）与短回波时间（20ms）产生，检查脑脊液与脊髓，在长回波时间（70~100ms），T_2 加权成像其脑脊液为白亮信号，而脊髓稍淡图像优如脊髓造影，对脊髓水肿与急性出血敏感。梯度回波脉冲序列（gradi – ent echo pulse sequence）系用部分 20°角，短重复时间与回波时间产生，对检出进行性出血敏感。因此，凡脊髓损害、神经根病变、有持续疼痛及疑有椎间盘突出或上颈椎不稳定者，应行 MRI 检查。

（一）正常脊柱 MRI 表现

正常脊柱的 MRI 表现，按信号强度递减顺序为：脂肪、髓核、骨髓、骨松质、脊髓、肌肉、脑脊液、纤维环、韧带及骨皮质。用自旋回波序列，脊髓、骨髓、松质骨在 T_1 加权成像显示清楚，而韧带、蛛网膜下隙、椎间盘在 T_2 加权成像清楚。如果包括病理组织有在内，在 T_1 加权成像上亮度递减顺序为脂肪、骨髓、4~5 日的陈旧出血、富含蛋白的液体（如坏死组织）、黏液、黑素、慢血流（如静脉血）自由基、GDDTPA（为 MRI 增强剂 gadolinium diethelne – triaminopenta – acetic acid 的缩写）pantopague；在 T_2 加权成像亮度递减的顺序是肿瘤、胶质化（Gliosis）水肿、1 周陈旧出血、液体、椎间盘。在 T_1 与 T_2 加权成像上均呈暗（低）信号者：空气、快速血流（如动脉血）、钙、铁、数日内鲜血、韧带、肌腱及其他对磁敏感物质。

（二）脊柱脊髓病变的磁共振成像

MRI 可准确评价脊柱的各种病理情况，T_1 加权成像适用于评价髓内病变、脊髓囊肿、骨破坏病变，而 T_2 加权成像则用于评价骨唇增生，椎间盘退行病变与急性脊髓损伤。

1. 脊髓病变

脊髓空洞症，脊髓内管腔中含有脑脊液，蛛网膜囊肿，不论硬膜内或硬膜外，都易于在 T_1 加权成像上显出，不用鞘内对比剂。T_1 加权成像可检出软组织纤维瘤、脊膜膨出、脂肪瘤、囊性星形细胞瘤、室管膜瘤与脊髓转移瘤，还可检出脱髓鞘病变，如脑干与上颈髓多发硬化、脊髓积水与 Arnold – Chiari 畸形。

MRI 有助于髓内、外肿瘤的鉴别。髓外硬膜内肿瘤表现为脊膜囊内软组织包块，可使脊髓移位；硬膜外肿瘤可使硬膜囊移位，并常见椎骨改变。多平面成像对神经纤维瘤的诊断特别有用，硬膜囊的扩张及肿瘤的硬膜内、外成分都可描绘出来。硬膜内脂肪瘤 T_1 为高信号，脑脊液为低信号，脊髓为中信号，在 T_2 则脂肪瘤信号低于脑脊液。钙化病变如钙化终丝室管膜瘤在 T_1 与脊髓信号相同，在 T_2 为极低信号。

2. 脊柱肿瘤

包括原发骨肿瘤、肿瘤样疾患、转移瘤与感染等骨结构改变在 MRI 有特殊表现。正常骨松质在 T_1 加权像表现为高密度，与此相对比，椎体海绵血管瘤或海绵血管内皮细胞瘤，则在 T_1 与 T_2 加权成像均呈现亮信号，在 T_1 呈高信号与含有脂肪有关，又因含水分较多，故 T_2 亦呈高信号。囊性转移病变在 T_2 加权成像通常表现为亮信号，而在 T_1 加权成像为暗信号。胚细胞（blastic）转移病变如前列腺转移癌在 T_1 加权成像为低信号，与皮质骨表现相同。转移瘤像与不含脂肪的新生物一样，在 T_1 加权成像呈低信号，在 T_2 为高信号。MRI 还可用于检出骨病，如骨髓铁沉积与骨硬化症，在这些骨病中，病变组织取代了正常骨髓。

3. 脊柱感染性疾患

如化脓性骨髓炎、脊柱结核与椎间盘炎。脊柱化脓性感染在 T_1 加权成像为低信号，在 T_2 加权成像为亮（高）信号。MRI 对诊断脊柱结核很有用，除椎体破坏外，还可见脓肿形成，此有助于制订手术治疗计划。

4. 椎间盘病变　由于其高度敏感而检出异常。在 T_1 加权成像，正常椎间盘的中心部分为中等强度信号，周围部分则为较低信号；但在 T_2 加权成像中，中心部分成为高信号而周围部分为低信号，因中心部分水分较多而周围为纤维组织。椎间盘退行性病变的表现，在 T_2 加权成像上椎间盘信号的强度减低，但其是否引起临床症状则不一定，欲确定疼痛之原因是否为椎间盘退变所引起，需行椎间盘造影。MRI 对评估椎间盘脱出的价值，在于当其与临床神经根病或脊髓病相一致时，可明确检出疼痛症状的病理性根源。

用对比增强剂行 MRI 可检出纤维环破裂。此与椎间盘摘除术的瘢痕相似，特别对椎间盘手术后的患者，用 GD－DTPA 增强剂行 MRI 可以区别是瘢痕还是又有新的椎间盘突出。在 T_1 加权成像，瘢痕为低信号，如应用 gadolinium 成像，则瘢痕成为高信号，而椎间盘组织不被增强，在 T_1 加权成像与增强成像都是低信号。用增强剂还可检出脊髓内软化及髓外机化压迫物。

5. 椎管病变

MRI 在椎管狭窄症中显示压迫部位及范围的精确度可与 X 线、CT 和脊髓造影术媲美，尤其当椎管高度狭窄时，脊髓造影可能得不到关键部位的满意对比，而 T_2 加权 MRI 可较好地观察到脊膜管的硬膜外压迹。MRI 能显示蛛网膜下隙完全阻塞时梗阻的上下平面，用不着在梗阻上、下椎管内注入对比剂。Crawshaw 等认为 MRI 对神经根管狭窄的诊断有特别意义，硬脊膜外脂肪和侧隐窝内脂肪减少是诊断神经根受压的重要征象。不过，大多数研究资料表明，X 线、CT 在鉴别骨、软组织或椎间盘组织在椎管狭窄中的相对作用方面，较体线圈 MRI 为优，而薄层表面线圈 MRI 区别椎间盘、黄韧带及骨皮质的效果较好。

对临床症状为颈脊髓受压表现者，MRI 能鉴别枕骨大孔疾病和髓内病变等病因，但迄今常用的体线圈 MRI 对颈椎病检查的效果显然不及 X 线、CT 和脊髓造影。矢状面 MRI 屈、伸位动态检查可观察颈椎排列情况。由于脑脊液衬出了神经组织的外貌，T_1 加权图像可显示椎骨半脱位对蛛网膜下隙及颈脊髓的影响。此法在颈椎创伤和类风湿性关节炎病例已广泛应用。MRI 屈、伸位动态检查可用于颈椎融合术前、后，有助于确定融合部位及融合部是否稳定。

近来 MRI 被用于腰椎融合术后以测定其功能稳定性，当融合超过 12 个月，在 T_1

加权成像可见有软骨下强信号条带，反映了由于生物力学应力强度的减弱，红骨髓转变为黄骨髓。不稳定融合在 T_1 加权成像的特征是软骨下低信号条带，此条带反映由于生物力学应力的增加而发炎、充血或肉芽形成。

6. 运动征象

MRI 运动征象有助于动静脉瘘的诊断，在 T_1 加权成像的低信号模糊区表示高速度血流，其 T_2 加权成像则可见多发的匍行（serpiginous）区，系动静脉畸形的高速流动区。

（三）脊髓损伤的磁共振成像表现及其临床意义

MRI 检查可显示脊柱与脊髓的正常与病变情况，有助于确定治疗方案，优于其他任何检查方法。一些作者指出，MRI 检出的脊髓信号，反映出脊髓损伤的病理组织学改变，因而可提供科学的诊断信息。

1. 急性脊髓损伤

Kulkarni 等急性脊髓损伤的 MRI 表现分为 3 型：Ⅰ型为出血型，在脊髓成像中有较大的中心低信号区，表示细胞内去氧血红素，绕以周围薄层高信号边缘（水肿）；Ⅱ型为水肿型，脊髓伤区呈现一致的高信号；Ⅲ型为出血加水肿混合型，在脊髓中心为同等高信号，周围为较厚的低信号边缘。Weirich 等总结 73 例伤后 3～24 小时急性脊髓损伤的 MRI 表现，亦分为 3 型：Ⅰ、Ⅱ型与 Kulkarni 分型相同，Ⅲ型表现为高低信号不匀。

3 型急性脊髓损伤以Ⅱ型者为轻，治疗恢复较好，其与预后之关系如表 3–1。

表 3–1　急性脊髓损伤 MRI 表现分型与预后之关系（例数）

分型	入院	3～40 个月后	
	3～24 小时	明显恢复	无明显恢复
Ⅰ	20	4（20%）	16（80%）
Ⅱ	32	20（63%）	12（37%）
Ⅲ	21	8（38%）	13（62%）

2. 陈旧性脊髓损伤

文献中陈旧脊髓损伤的 MRI 表现报道较少。但我国各地治疗条件不一，许多陈旧性脊髓损伤，特别是不全截瘫，存在着进一步治疗的可能性与必要性。为了弄清陈旧性脊髓损伤的病理改变，MRI 表现与临床神经功能之间的关系，作者做了如下研究。

（1）陈旧脊髓损伤脊髓病理组织学改变及其 MRI 表现：以家犬 22 只，以 Allen 方法 450gm · cm 致伤腰 1 脊髓，伤前后行 MEP 与 SEP 检查，于伤后 50～100 日，观察后肢神经功能，行 MRI 检查，并于检查后立即取出脊髓标本做组织学检查，结果如表 4–2。

脊髓组织学改变与 MRI 及神经功能的关系是：脊髓损伤节段中心坏死但周围白质中有不少神经纤维（NF）区者，在 MRI T1 加权成像中脊髓有囊区，其周围近似正常脊髓信号，动物可行走，而脊髓中心坏死区较大并软化成疏松组织者，其白质也已坏死，留有少量神经纤维（NF），在 MRI T1 为脊髓中较大范围低信号或斑片状不匀信号，动物仅能站立。当脊髓全段坏死并软化与胶质化，白质中无多少 NF 时，在软化疏松多者，则整段脊髓呈现低信号，在胶质化多者则为斑片不匀。可见 MRI T_1 加权成像表现，反映了脊髓的病理改变。T_2 加权成像则由于脑脊液改变不等，如粘连梗阻等多呈现不匀改变，未能清晰反映脊髓改变。

（2）临床陈旧脊髓损伤病例及其 MRI 表现与肢体神经功能之关系：1990—1992 年治疗陈旧脊髓损伤近 200 例，除去有脊柱内固定不能行 MRI 检查，腰椎马尾损伤及行 MRI 检查，在 T_1 与 T_2 加权成像证明脊髓已横断者外，对 76 例的 MRI 表现与神经功能情况进行分析。这些病例均系伤后 3 个月以上，最长 14 年。入院后行 SEP 检查并行脉冲电刺激或手术减压治疗，观察达半年以上。神经检查结果可靠，其中完全截瘫 40 例，不全截瘫 36 例，MRI T1 加权成像表现可分为 6 型：①脊髓受压，脊髓信号正常但受骨折或突出的椎间盘压迫而变细。②脊髓信号不匀，脊髓信号粗细正常，呈斑片状不均匀或稍低信号。③脊髓中有囊腔，囊腔外有正常信号壁或大囊腔而壁如纸薄。④脊髓低信号并增粗，伤段脊髓信号低且较正常脊髓增粗。⑤脊髓低信号，伤段脊髓呈很低信号。⑥脊髓萎缩，多为脊髓长段变细但信号强度正常或稍高，少数 1~2 节段变细。

在上述病例中，16 例脊髓信号正常但受压的不全截瘫经治疗后恢复接近正常；12 例脊髓信号不匀者，仅 1 例因受压成为全瘫，其余治疗后均恢复 Frankel 1 级；脊髓低信号且增粗者 6 例为严重不全瘫，且 25 例治疗后均无恢复；脊髓信号很低表示脊髓严重坏死软化，治疗无恢复；在脊髓囊腔中，虽然存在厚壁有脊髓白质为不全瘫者，但治疗后亦无恢复；脊髓萎缩长节段皆为全瘫，且无恢复，短节段者虽不全瘫，但治疗后亦无恢复。因此，陈旧脊髓损伤，MRI T_1 加权成像信号正常但受压之不全瘫表示脊髓内无明显坏死，治疗后可恢复近正常；脊髓信号斑片不匀者，脊髓内有坏死退变，但有神经纤维，治疗后可恢复 I 级；而脊髓呈很低信号、低信号增粗与萎缩变细者，脊髓组织大部坏死，治疗无恢复。

3. 脊椎损伤的 MRI 表现

X 线检查是脊柱损伤的常规检查方法，在此基础上行 MRI 检查，可显示普通 X 线片难于显出的病变。在侧位矢状面成像最重要的有：①椎间盘突出压迫脊髓，在脊柱骨折与骨折脱位病例中，约有一半伴有椎间盘向后突出压迫脊髓，多系骨折椎体的上位椎间盘与骨折椎体后上角一起组成后突物压迫脊髓；②椎体骨折其后上角突入椎管，椎体爆裂骨折、骨折块向后移位以及骨折脱位，骨折椎体向后压迫脊髓；③硬膜前及后方血肿、机化物压迫脊髓。上述致压物的部位、范围为制订手术治疗计划提供参考。

二、四肢疾病的磁共振成像诊断

（一）股骨头缺血坏死

股骨头缺血坏死（avascular necrosis of femoral head，ANFH）分为创伤性与非创伤性两类。非创伤股骨头缺血坏死的 Ficat 临床分期中，0 期临床前期与 I 期，在 X 线片上均无表现，MRI 成像则很敏感，特异性极强（98%）。Mulliken 等检查 132 例中有 11 例为 Ficat 分期 0 期，由 MRI 检出股骨头坏死；Sakamoto 等检查 99 例 176 髋股骨头坏死，早期呈现带状病变的有 33 髋；Jergesen 等对 41 髋行 MRI 检查，包括临床无症状、放射学无表现者，均呈阳性改变，软骨下骨皮质轮廓改变者 82.9%，局部低信号者

50%，在 T2 成像上呈高信号者 33.5%。因此，凡持续髋痛且 X 线片上无发现者应行 MRI 检查。

关于 ANFH 的 MRI 分型，Sugano 等分为三型：A 型，坏死区在股骨头负重区的内 1/3 或稍外；B 型，坏死区占股骨头负重区内 2/3 以内；C 型，股骨头坏死区超过股骨头负重区内 2/3。最早的表现是在 T1 加权成像上为低信号带，如果在信号带范围加大则预后差。张新等对 26 例 30 髋可疑股骨头坏死的高危患者进行 MRI 成像检查，并与骨髓活检相对照，结果阳性率 96.7%。其按大圆健二 ANFH MRI 分类法，A 型弥散均匀一致低信号，B 型环形低信号，C 型弥散非均匀一致低信号，D 型束带低信号。

ANFH 的组织学改变与 MRI 的关系，Hauzeur 等观察 16 髋股骨头坏死 24 个骨髓标本组织学改变与 MRI 表现。骨小梁与骨髓腔坏死，由嗜酸性细胞清除者，MRI T_1 为低信号，且不被 gadolinium 所加强，T_2 亦呈低信号。坏死骨小梁伴皱缩的脂肪细胞，T_1 与 T_2 呈现正常信号。骨小梁坏死并在坏死骨小梁之间充填以纤维组织，T_1 为低信号，而 gadolinium 加强后 T_2 为中间信号。纤维条带而无骨小梁的骨折区域，T_1 为低信号，而 gadolinium 加强后 T_2 为高信号。在爬行代替区，骨小梁增厚伴有纤维化，T_1 呈低信号，虽给以 Gadslinium 增强，但 T_2 仍为低信号。进一步观察，在正常骨小梁中存在坏死灶者，其 T_1 与 T_2 信号正常。

对于股骨颈骨折并发的外伤性股骨头坏死，则 24 ~ 48 小时内 MRI 检出的敏感性尚不高。Asnis 等对 20 例 Garden Ⅳ型股骨颈骨折，行人工股骨头置换的股骨头行 MRI 检查，结果是 2 周内骨小梁改变不多，MRI 成像并未检出坏死。

对儿童 Legg – Calve – Perthes 病行 MRI 检查，MRI 可较 X 线片更清晰地显示早期股骨头坏死的范围与位置。

（二）膝关节

检查前向关节内注入生理盐水，造成医源性渗出，再行 MRI 检查，可以更清晰地显示关节结构紊乱情况，95% 的前交叉韧带撕裂可由 MRI 检出，半月板损伤可见半月板表面高信号线形影像（撕裂）或纵形影像（断裂）。

Lee 等对 79 例膝关节前交叉韧带行 MRI 检查，与关节镜、前抽屉及 Lachman 试验相对照，敏感性 94%，与前抽屉征比为 78%，与 Lachman 比为 89%，此三者的特异性为 100%。前交叉韧带损伤在 MRI 的表现是前缘呈不规则或波浪状外形，在 T_2 成像呈高信号，且与韧带实质不连续。T_2 成像与关节造影一样，特别有助于诊断，前交叉韧带撕裂的前缘被关节液所充填。

Laurent 等对 37 例半月板损伤，比较 MRI 检查与关节镜外科所见的结果，按照 Lotysch 与 Crues 的分级，36 例撕裂 92% 符合，而 1 ~ 2 级即半月板尚连续或有退变者，则 MRI 虽有异常信号，但关节镜下所见无异常。这说明 MRI 在检查半月板损伤或退变方面的高度价值。

Solomon 等对 54 例膝内紊乱症行 MRI 检查比较，并与关节镜检查相对照，结果是内侧半月板敏感性 100%，特异性 80%，准确性 94%，外侧半月板则敏感性、特异性与准确性都是 100%，而 FISP 是敏感性 100%，特异性 82%，准确性 88%，比 SE 稍差。

（三）肩关节

对旋转肩袖撕裂，MRI 诊断的特异性及敏感性高达 90%，肩袖撕裂在 MRI 表现可分 4 级。

0 级：信号正常，形态学正常。

1 级：高信号，形态学正常。

2 级：高信号，形态学异常。

3 级：高信号，形态学上出现撕裂。

Quinn 等对 100 例肩关节患者行 MRI 检查，并与关节镜检相对照，其中 31 例肩袖损伤，MRI 的准确率 93%，敏感性 84%，特异性 97%，17/20 完全撕裂，9/11 部分撕裂由 MRI 检出，2 例部分撕裂未检出，3 例完全撕裂检查为部分撕裂，结论为 MRI 检查肩袖损伤准确率高。

Chandnani 等对 46 例肩关节疼痛者行磁共振成像关节造影（MR arthrography），方法是在 X 线透视下用腰椎穿刺针刺入肩关节，注入 ionexol（每毫升含 300mg 碘）1～2 滴，以证明针头在关节囊内，然后注入 2mmol gadopentetate dimeglumine 液 25mL，至感到有一定阻力后拔针行 MRI 检查，即磁共振成像关节造影。可见肩关节囊分为三型：①前缘附着于关节盂唇前，占 20%；②附着于肩胛骨前面盂唇的后内侧，占 20%；③附着于肩胛骨前，盂唇内侧 1cm 处，占 61%。

对于盂肱韧带（glenohumeral ligaments GHL）损伤的显示，与手术相对照，MRI 的敏感性、特殊性及正确性分别是：上 GHL 100%、94%、94%，中 GHL 89%、88%、91%，下 GHL 88%、100%、97%。损伤率上 GHL3，中 GHL16，下 GHL8。对于关节盂唇损伤按准确率算，上部 89%，前部 95%，下部 96%，后部 100%，都是 T1 成像，结论为 MRI 关节造影有助 GHL 损伤的诊断．盂唇完整性的检查，中下 GHL 对保持肩肱关节的功能性非常重要。

（四）肘关节

Potter 等 33 例肱骨外上髁炎患者行 MRI 检查，发现桡腕短伸肌起点原发退变者 20 例，退变处呈亮信号。手术中劈开腱，表面为桡腕长伸肌，至深部短肌退变之部位呈黄色，切除之，然后缝合。病理组织学为新生血管，胶原纤维断裂及黏液变性。

（五）腕关节

用 MRI 检查腕关节的三角纤维软骨（triangular fibrocartilage，TFC）撕裂，准确率可达 95%。Golimbu 等对 35 例疑为腕尺侧损伤者行 MRI 检查，有 20 例行手术治疗为对照，其 14 例手术证实 TFC 损伤者，术前 13 例为 MRI 所检出。术前 MRI 表明 TFC 完整者 6 例，手术证实 TFC 无损伤，说明 MRI 检查准确率高。

（六）关节炎与关节软骨损伤

骨关节炎（osteoarthritis，OA）、类风湿关节炎（rheumatoid arthritis，RA）及关节软骨损伤，可由 MRI 检出，但准确率较关节镜所见差。Blackburn 等对 33 例膝关节 OA 患者，行站立位 X 线平片、MRI 检查与关节镜检相对比，MRI 所表现的关节软骨损坏范围较关节镜所见为差，二者相比约为 0：4。但 Fernandez 等认为，MRI 检查 OA 比 X 线平片好得多，其对 52 例膝 OA 进行 X 线平片与 MRI 对比，结果 MRI 提供的信息丰富，X 线平片相差甚多，如关节囊肥厚，MRI 为 73%，X 线片为 0，关节积液为 60%、7%，半月板退变为 52%、7%，骨唇增生为 67%、12%，软骨下骨受累为 65%、7%，甚至在轻度 OA 患者 MRI 亦可检出。Poleksic 等对 44 例膝 RA 患者行 MRI 与 X 线片检查对比，MRI 发现 25 例关节边缘侵蚀，42 例软骨下囊变，而 X 线片上仅分别显示 3 例及 8 例。包括软组织改变，MRI 能提供清晰的信息。对髋部疼痛疾病，X 线平片未显示病变者，行 MRI 检查，往往可早发现问题。

（七）骨与关节感染

急性骨髓炎髓腔发生炎性改变及骨皮质外软组织改变，MRI 的敏感性较 X 线平片为高，故可以早期发现，特别是深部组织。对急性骨髓炎，T_1 成像见骨髓腔呈一致低信号至中等信号，骨皮质受累者呈中等信号；在 T_2 髓腔炎症区为高信号，高于正常髓腔，感染冲破骨皮质至周围软组织，T_2 亦呈高信号。骨脓肿在 T_1 为低信号或中信号，而 T_2 则为高信号，高于髓腔信号，脓肿壁在 T_1 与 T_2 均为黑边，脓肿内死骨在 T_2 为低信号。化脓性关节炎、滑囊内脓液 T_2 为高信号，骨髓改变同上述骨髓炎。

（八）骨与软组织肿瘤

恶性骨及软组织肿瘤，破坏骨髓腔或软组织，其 MRI 表现较 X 线平片为早。骨巨细胞瘤、骨肉瘤、软骨肉瘤等破坏骨髓腔，常有缺血坏死，在 MRI 呈现低信号。一般认为干骺端肿瘤不会侵犯骨骺，因骺板为一天然屏障。但 Spina 等对 41 例干骺端恶性骨肿瘤行 MRI 检查，特异性为 94%，发现肿瘤冲破骺板，组织学证实骺板受累者 25/41（61%），骺板被冲破者 30/41（73%），故认为骺板并非恶性肿瘤的屏障。Drape 等对 31 例临床疑为血管球瘤 27 例为 MRI 所检出，可显出肿瘤之包膜，有 13 例甲床被压迫，并可区别为血管型、实体型与黏液型三型，结论为 MRI 可准确检出甲下血管球瘤。

（崔伟）

第七节　骨骼和关节的放射性核素检查

放射性核素检查骨和关节疾病，主要是将能被骨骼和关节浓聚的放射性核素或标记化合物引入体内，使骨骼和关节显像。近年来放射性核素骨和关节显像有了很大的发展，主要是由于骨和关节显像在骨与关节疾患的早期诊断上具有重要价值。放射性核素骨和关节显像最主要优点是在于发现骨和关节病变上有很高的灵敏性，能在 X 线检查或酶试验出现异常前早期显示病变存在。骨和关节显像的假阴性比较低，通常在 3% 以下；假阳性可在 5% 以上。放射性核素骨和关节显像，它既能显示骨关节的形态，又可反映局部骨关节的代谢和血供状况，定出病变部位，早期发现骨和关节疾病，对各种骨肿瘤，尤其是转移瘤，有早期诊断价值。近年已广泛采用半衰期的放射性核素和标记化合物作为关节显像剂，一些良性骨骼疾病，如急性骨髓炎、畸形性骨炎、应激性骨折、骨良性肿瘤，也可采用骨显像帮助诊断，它是一种简便安全、有临床价值的诊断技术。20 世纪 80 年代开始应用的"三维骨显像技术"，使放射性核素在骨骼与关节疾病检查方面得到更广泛的、更有价值的应用。

一、骨骼的放射性核素检查

（一）骨显像剂

骨显像剂的选择要求，应具有亲骨性强，血液清除速率快，γ射线能量合适，对人体的放射剂量小，易于制备等优点。目前临床上使用的骨显像剂，主要是以氯化亚锡为还原剂，用^{99m}Tc标记的磷酸盐和有机磷酸盐两大类，它们的化学结构可分为含有 P－O－P 键、P－N－P 键、P－C－N－P 键等9类。常用的是焦磷酸盐（pyrophosphate，PYP 或 PPI）和亚甲基二磷酸盐（methylene diphosphonate，MDP）等，其中以 MDP 较佳。此外，还有既可用^{99m}Tc，与可用^{113m}In 标记的骨显像剂，称为多胺甲基磷酸盐类，主要有两种，它们是乙二胺四甲撑磷酸（ethylene di－amine tetra methylene phosphonic acid，EDTMP）和二乙撑三胺五甲撑磷酸（diethylene triamine penta methylene phosphonic acid，DTPMP），因为它们可用^{113m}In 进行标记，因此，适合边远地区应用。

（二）骨显像原理

骨骼的无机成分中有一种六角形的羟基磷灰石结晶，其分子式为 Ca_{10}（PO_4）$_6$（OH）$_2$，每个晶体大小约为 $30nm \times 30nm \times 5nm$，每克晶体的表面总面积可达 $300m^2$。骨骼内的晶体犹如离子交换树脂，它能与组织液中可交换的离子进行交换。例如它的 Ca^{2+} 能与生物活性和它相似的阳离子进行交换，OH^- 能与一些阴离子进行交换，以 Sr 和 F 为例，其反应式如下：

$$10SrCl_2 + Ca_{10}（PO_4）_6（OH）_2 —— Sr_{10}（PO_4）_6（OH）_2 + 10CaCl_2$$

$$2F + Ca_{10}（PO_4）_6（OH）_2 —— Ca_{10}（PO_4）_6F_2 + 2（OH）$$

如果这些被交换的离子为放射性核素，则骨内呈现放射性，其分布与羟基磷灰石结晶的分布相一致。羟基磷灰石结晶表面还可能对^{99m}Tc－Sn－磷酸盐及磷酸化合物进行化学吸附；此外骨内未成熟的胶原，可能比羟基磷灰石结晶体对^{99m}Tc－Sn 磷酸盐及磷酸化合物有更高的亲和力。病变局部由于这些成分的增多而呈现放射性浓聚区。影响骨骼浓聚放射性核素的主要因素是骨骼的血供状况和新骨形成的速率。

（三）骨显像方法

可用扫描机或γ照相机。γ照相机能快速且仔细检查重点病变部位，受检患者无须准备，成人静脉注射 370～740MBq（10～20mCi）^{99m}Tc－Sn－磷酸盐或磷酸盐化合物，2～3 小时后显像；或静脉注射 111～185 MBq（3～5mCi）^{113m}In－多磷酸盐化合物 1～3 小时后显像。注射骨显像剂后，嘱患者多饮水以加速清除非骨组织内的骨显像剂。检查前嘱患者解小便，排空膀胱尿液，以免膀胱内放射物影响检查结果。检查时患者取平卧位或俯卧位，作全身或局部检查，包括相对称的健侧或健段，以便和患侧或患段做比较，除平面显像外，也可对病变部位进行断层显像，使病灶显示更清晰可靠，以提高诊断的正确率。

（四）正常骨显像

正常骨浓聚显像剂的量各部位不同，但对称性和均匀性是正常骨显像的重要标志。随着核医学仪器的改进，骨显像的清晰度和对比度也有很大的提高。但对称地和均匀地降低或增高清晰度不能认为是正常骨显像图。血中骨显像剂的清除延迟，肾功能受损和全身骨质疏松等均会导致骨显像的清晰度和对比度降低，而其增高常出现在骨关节病，如全身骨代谢加速、原发和继发的甲状旁腺亢进以及高钙血症等疾病。正常骨浓集显像剂的量各部位不同，一般扁平骨较长骨显像清晰，长骨的骨骺端较骨干部分浓聚多，故颅骨、胸骨、肋骨、髂骨等扁平骨以及各大关节部位显像清晰。

（五）骨显像临床应用

1. 骨肿瘤的骨显像

早期骨血流显像有助于区别骨良、恶性肿瘤，良性骨肿瘤的早期骨血流显像中病变部位不出现放射性增高或者出现放射性轻微增高。恶性肿瘤的血流显像则在病变部位见到放射性明显增高。放射性核素骨显像对骨恶性肿瘤，能较 X 线平片早 2～3 个月发现异常，并能发现 X 线不能检出的病灶。骨显像对恶性肿瘤的临床分期、治疗计划的制订、评价治疗效果和转移瘤的定位等方面均有重要价值。

2. 骨转移瘤

骨显像较之 X 线检查更能早期地发现骨转移瘤。在 X 线检查出现变化前 3～6 个月骨显像已有明显的异常征象。这种检查方法的高敏感性，使骨显像在临床上诊断骨转移瘤具有特殊价值，并得到广泛应用。骨转移瘤的骨显像征象是多个放射性增高区；孤立的转移灶很少见，仅 6%～8% 的患者。另外，虽然骨转移瘤大多是摄取放射性药物增加，但也有少数患者的转移灶为溶骨性改变，出现放射性减低区，甚至在同一患者同时见到放射性增加的转移灶；也见到放射性减低的转移灶。

3. 隐性骨损伤

如应力性骨折、骨膜反应、隐性创伤性骨折，特别是 X 线检查易造成漏诊的手、足、颅骨、肋骨等骨折，在外伤后 72 小时，甚至 24 小时，对骨显像剂均能浓聚而显示病变的存在，而 X 线摄片检查往往不显影。若外伤后几日，骨显像仍正常则骨折可能性很小。

4. 移植骨成活的判断

骨显像可评定移植骨的生长情况，它较 X 线摄片检查所得到的信息更早。X 线检查通常在移植术后数周才能得到成活的信息。移植骨对于骨显像管剂显示热区（浓聚），或冷区。前者提示骨有活力，移植骨生长良好，若显示冷区则预示移植骨未成活。动物实验证实，在骨移植后 1～48 周均见到骨对示踪剂的浓聚。移植骨与正常骨的结合与不结合，在 X 线片做出区别前 3～6 周，骨显像即能区别。

5. 缺血性坏死

骨显像在显示缺血性坏死上优于 X 线检查。当有明显股骨头坏死时，X 线检查可能正常，骨显像较之 X 线检查早几个月出现异常征象，出现全部或部分放射性减低区。

6. 骨髓炎

骨显像是骨髓炎早期敏感的诊断方法，通常在急性骨髓炎发病后 2 日，在病变部位即能见到骨显像剂的明显浓聚；也可以是放射性减少的"冷区"，但最常见的征象是在病变部位出现局限性放射性增加的"热区"。

此外，骨显像能帮助确定骨肿瘤的放射治疗野和了解小儿股骨头骨软骨炎（Legg - Perthes 病）等。

骨显像出现放射性浓聚区是因病损区的骨代谢异常，出现了反应性新生骨，浓聚了大量的骨显像剂，在疾病的初期即出现这种改变；X线摄片出现密度的异常，是因病损区有可见的脱钙区、硬化区，一般需要经过一定的时间，这就是骨显像能较X线诊断提前发现病损区的原因。骨反应期可分为三个阶段，第一阶段骨显像异常，X线摄片尚未见异常；第二阶段骨显像明显异常，X线摄片可见到骨质密度改变；第三阶段，骨形成反应性骨接近静止，代谢活性降低，骨显像结果可为正常，而X线摄片见骨质密度明显异常。所以在不同阶段，两者的表现不完全相同，如在不同病程两者结合应用，可提高对骨骼疾病诊断的正确率。

二、关节的放射性核素检查

放射性核素能灵敏地反映关节疾病的活动程度，也可作为关节炎症性疾病的辅助诊断方法。现在常用的显像剂有$^{99m}TcO_4$、^{99m}Tc - 磷酸盐或^{99m}Tc - 磷酸化合物、^{99m}Tc - 血清清白蛋白等。病变的关节摄取放射性核素明显增多，其原因有滑膜的通透性增加，滑膜的血流量增加，放射性核素与滑膜囊内蛋白质相结合，有病关节周围的羟基磷灰石结晶沉着增加等。加大关节疾病可采用扫描机扫描，但对关节显像，尤其对小关节疾病宜用γ照相机和用针孔型或聚焦型准直器，这样能对怀疑有病的关节进行仔细的检查。

正常关节的显像图形随所用的显像剂不同而有所区别。用$^{99m}TcO_4$作手部γ照相，各关节显像不清，软组织中也见放射性均匀分布；用^{99m}Tc - 磷酸盐或^{99m}Tc - 磷酸化合物时，可见各关节区有明显的放射性浓聚，其中以掌指关节放射性最高，指间关节的放射性随离掌指关节愈远而相应愈少。在关节部位有病时，放射性多显示增高。类风湿性关节炎为常见的关节病，应用放射性核素诊断，尤其对不能肯定诊断的早期或不典型的患者，可见有病关节放射性增高。除应用显像方法外，还可采用测定关节与正常骨的放射性比值法，来定量评价类风湿性关节炎的活动度。正常关节与骨的比值小于1.8，而类风湿性关节炎的比值大于1.8。应用这个方法，可对类风湿性关节炎治疗前后的活动度进行评价。此外，对深部不易诊断的大关节炎（如骶髂关节炎）、早期化脓性关节炎等，放射性核素检查也有很高的灵敏度。

三、骨骼、关节放射性核素检查的局限性

应用放射性核素作骨、关节显像技术最主要的缺点是特异性不高，在多数情况下除了能较灵敏地和较早期地证实和显示骨、关节受损区域外，难以从骨、关节显像图上对孤立的局限性放射性增高区做出明确诊断。因此对一幅骨、关节异常显像图的分析，要结合病史、临床体征以及X线摄片检查等结果，作全面综合分析，才能得出正确的诊断。

（李岩）

第四章 骨科的基本操作技术

第一节 石膏绷带与夹板固定技术

一、石膏固定技术

石膏固定时，能在短时间内硬化，适合身体四肢外形，固定确实，便于伤员运送。但如应用不当也会带来危害，如固定过松过紧，或固定过久，可引起肌肉萎缩和关节僵硬等，临床应用时应尽力避免。石膏固定应用较广，其适应证有：①稳定性骨折复位后；②骨关节急慢性感染及肢体软组织急性炎症的局部制动；③关节脱位复位后；④关节扭伤、韧带撕裂或撕脱；⑤在神经、血管、肌腱和韧带缝合术后，在截骨术、关节融合术和植皮术后等将肢体固定于适当体位；⑥骨折开放复位内固定术后，内固定不够坚牢者；⑦纠正先天性畸形；⑧预防病理性骨折及脊柱压缩性骨折等。

（一）石膏种类

1. 常用的石膏绷带有两种

（1）石膏卷：石膏卷由石膏粉涂敷在粗网眼的特制绷带上制成，一般用来制作石膏管型。

（2）石膏带：是由石膏卷叠成所需长度的多层带，一般是 6~8 层，主要用于需要加强固定的部位，如关节部位。石膏带也可制作石膏托所用。

2. 常用的石膏类别

（1）躯干部：石膏床、石膏背心、石膏腰围、石膏围领。

（2）肩部：肩人字形石膏。

（3）髋部：髋人字形石膏，单侧长、短腿人字形石膏，双侧长腿人字形石膏、蛙式长、短腿石膏。

（4）上肢：长臂管型石膏、长臂石膏托、前臂管型石膏、前臂石膏托。

（5）下肢：长腿管型石膏、长腿石膏托、小腿管型石膏、小腿石膏托。

（二）石膏卷带包扎技术

1. 术前准备

（1）物品准备：一般骨科门诊、急诊、病房都设有专用石膏间，内设盛石膏的箱或柜、拆除石膏用的器械及石膏水池、石膏带操作台、X 光机、读片灯。石膏水池，不能太小，用温热水。水冷，凝固时间长，水热，凝固时间短。一般石膏粉从浸湿到硬固定型需 10～20 分钟，时间要求很严，所以石膏卷、带数量要备足。如果是石膏托固定肢体还要备纱布绷带，髋人字形石膏固定要准备石膏床及支撑木棍，下肢患者为便于行走需备橡胶鞋跟。为完善造型还需备石膏刀、石膏剪。常用石膏衬垫有棉花、棉纸卷、棉织筒套、毛毡块等。

（2）工作人员准备：工作人员须穿好围裙、胶鞋或鞋套，一般操作须两人，一人操作，一人协助，包大型石膏根据情况决定参与人数。

（3）患者准备：患者先清洁皮肤，去除污垢，并要保持皮肤干燥。若有伤口者，应更换敷料，不用胶布固定。打石膏处须暴露完整，冬天要注意患者保暖。

做好解释工作，说明包石膏的目的、过程及出现的情况，使患者消除顾虑，取得患者配合。如：石膏在吸水结晶时有产热反应，患者自觉皮肤有热感，而在石膏未干固之前，肢体会感到湿冷。未干固的石膏型不可随意活动和搬运，以防石膏断裂。

2. 操作方法

（1）在上石膏的肢体或躯干应穿有松紧适中的棉织筒衬里，骨突处放置衬垫，以免压伤皮肤。

（2）将伤肢置于并保持在所需的位置，用器械固定或专人扶持，直到石膏包裹完毕硬化定型为止。扶托石膏时应用手掌，禁用手指。

（3）石膏每层之间必须抹平，使相互紧密贴合。石膏包扎完毕或待石膏定型后，应将其边缘修理整齐，修去妨碍关节活动的部分。髋人字石膏及石膏背心包扎后，应在腹部"开窗"，以免影响呼吸。露出的衬垫物边沿，宜用窄石膏绷带固定。

（4）在易于折断的部位，如关节处，应用石膏条带加强。移上床时应防止石膏被折断，以枕头或沙袋垫好。石膏未干固以前，注意勿使骨突处受压。固定四肢时，应将指（趾）露出，以便观察血运、感觉、活动情况及功能锻炼。

（5）注明日期和诊断，并在石膏上划出骨折的部位及形状。

（6）石膏定型后，可用电烤架，或其他方法烘干。但须注意防止漏电和烧伤皮肤。对穗形石膏需翻身烘烤背面。

（7）密切观察，遇有下列情况者应劈开石膏进行检查：①患者肢体白或青紫、明显肿胀或剧痛及有循环障碍者；②疑有石膏压疮、神经受压者；③手术后或开放骨折疑有感染者；④有肠系膜上动脉综合征者。

（8）石膏如有损坏，应及时修补或更换。

（9）鼓动患者活动未固定的关节。

3. 石膏卷带固定的注意事项

（1）石膏卷带浸泡要适当，待完全排除气体后即取出应用，如过早取出，或久泡水中，或取出后再泡在水中，均不适用。

（2）上石膏松紧要适当，石膏过紧可引起肢体循环障碍；严重者可造成肢体坏死或缺血性挛缩。石膏过松则起不到固定作用。

（3）要预防压疮，上石膏前必须做好衬垫，上石膏时避免手指按压石膏，上石膏后，如局部有压迫疼痛，应及时开窗松解。

（4）正确掌握石膏固定的位置和范围，固定的位置和范围要根据骨折的部位和类型来决定。一般情况下，如无特殊要求，应将关节固定于功能位。

（5）石膏成形后要修整边缘，以免压迫皮肤。

（6）石膏未干时，要妥为支垫，避免受压变形。注意防水、防潮、防大小便污染。搬动患者时要注意勿折断石膏。

（7）要注意观察肢体末端循环情况，抬高患肢，发现有过紧情况，如疼痛、肿胀、血液回流不佳，甚至感觉麻木时，应立即松解石膏，沿正中线将石膏纵行切开，去除宽约1cm石膏，然后将石膏向两侧适当撑开，并应剪开里层纱布到皮肤以达到完全松解的目的。

（8）如在骨隆突处有疼痛，或有伤口需检查和换药，可对准部位将石膏开窗。开窗后要包扎，防止开窗性肿胀。

（9）对卧床患者要定期转换体位及翻身，防止压疮。指导患者活动未固定的关节及固定肢体的肌肉，防止发生肌肉萎缩和关节僵硬。

（10）切开石膏纠正畸形，如胫、腓骨骨折经石膏固定后仍有较小的成角畸形，可沿石膏周径切开2/3，适当加压纠正畸形，再以石膏卷带固定于正确的位置；石膏固定后须在石膏上注明骨折的类型，固定日期及固定时间。

（三）拆除石膏

石膏施用不当或发现厌氧菌感染、继发出血、引流不畅、循环障碍、损坏或过紧时，均需拆除或更换石膏。拆除时选用石膏刀、剪、手锯或电锯，如用石膏剪，每次剪切 < 0.5cm，过关节时尤宜小心，勿伤及皮肤，使用电锯以摆动者为佳，不宜连续切割。石膏如太硬且厚，可用醋、水或过氧化氢等湿润切割处，使石膏变软，沿划线用石膏刀切开，再用撑开器撑开。

（四）新型石膏绷带的使用

1. 黏胶石膏绷带

用胶质材料与石膏粉混匀所制成的石膏绷带，其优点在于石膏粉不宜脱落，石膏绷带薄而轻，固化时间短，约10分钟。目前国内使用广泛。

2. 高分子聚合物石膏绷带

是用高分子聚合物材料制成，其特点是材料重量轻，固化快，一般需3分钟，30分钟后即可负重。不易断裂并可以防水，X线透光性好，但黏性极强，因此包扎时工作人员应戴好手套及围裙。

二、小夹板固定技术

小夹板局部固定是利用与肢体外形相适应的特制夹板来固定骨折。多数夹板固定不包括骨折邻近关节，仅少数邻近关节部位的骨折使用超关节固定。小夹板固定治疗骨折的原理是通过配用各种类型纸压垫，形成两点或三点着力挤压点，外用4条布带松紧适当地缚扎，防止骨折的移位。固定过紧影响肢体血运，固定过松无固定作用，小夹板固定的松紧度需随时调整；近几年来，国内发生因使用小夹板不当所致缺血性挛缩的病例似较其他方法多，因此术后必须严密观察末梢血运感觉及运动状况，应严格掌握适应证。

（一）适应证

适用于绝大多数四肢闭合性骨折，开放性骨折创面已愈合，或骨折切开复位内固定术后。配合皮肤或骨牵引治疗骨折。

（二）禁忌证

1. 关节内或关节附近的骨折。

2. 极不稳定的四肢骨折。

3. 严重的开放性骨折以及有严重的软组织感染的骨折。

4. 脊柱骨折。

5. 软组织过度肿胀时暂时不宜。

（三）小夹板的种类及制作

1. 制作材料

（1）木制夹板：以柳木、杉树皮为佳，具有可塑性以利制成适应肢体的外形，有韧性抗折，有弹性以利肌肉的舒缩。其厚度多为 2.5 ~ 4mm，边缘光滑圆钝，接触皮肤的一面粘一毡垫，外包棉绳套或灯芯绒，可常规成批生产或临时修剪。

（2）铁丝夹板：用直径 4mm 左右的铁丝制矩形，矩形间用较细的铁丝缠绕成网状。用时衬上厚实的棉花，用绷带缠绕。此类夹板可临时塑成各种形状，多用于临时性固定。

（3）石膏夹板。

（4）厚纸板、竹片、铝片等制成的夹板。

2. 压垫

（1）作用：夹板的力点。

（2）材料：吸水、散热、无刺激的毛头纸为佳。

（3）类型：①平垫。②塔垫。③梯垫。④高低垫。⑤抱骨垫。⑥葫芦垫。⑦横垫。⑧合骨垫。⑨分骨垫等。

3. 横带

横带宽 1.5 ~ 2cm，长短以绕肢体 2 周能打结为度，亦可用 4 ~ 6 层绷带包扎，其作用是固定夹板并给夹板合适的压力。

（四）操作方法

1. 纸压垫要准确放在适当位置上，并用胶布固定，以免滑动。

2. 捆扎布带松紧要合适，其松紧度以束带在夹板上可以不费力地上下推移 1cm 为宜。捆扎布带后，必要时行 X 线检查。

3. 在麻醉未失效时，搬动患者应注意防止骨折再移动。

4. 抬高患肢，密切观察患肢血循，如发现肢端严重肿胀、青紫、麻木、剧痛等，应及时处理。

5. 骨折复位后 4 日之内，可根据肢体肿胀和夹板的松紧程度，每日适当放松一些，但仍能上下推移 1cm 为宜；4 日后如果夹板松动，可适当捆紧。

6. 2 ~ 3 周后，如骨折已有纤维连接，可重新固定，以后每周在门诊复查 1 次。直至骨折临床愈合。

7. 鼓励患者患肢功能锻炼。

8. 2周内根据骨折稳定性行 X 线检查 1~2 次。如骨折变位，应及时重新复位。必要时改作石膏固定。

（尹洁）

第二节 支具固定与外固定支架

（一）支具固定

支具应用于人体某些部位，可控制该部位的活动，矫正骨与关节、神经、肌肉疾病所致的畸形。

1. 作用

（1）防治畸形。

（2）制动。

（3）稳定关节。

（4）有利于功能锻炼。

2. 上肢支具

固定或矫正用上肢支具，前者适用于腕关节炎症、舟骨骨折，延迟愈合或不愈合。后者有腕、掌指或指间关节背伸及屈曲支具，缺血性挛缩支具、手偏斜支具、桡神经瘫痪支具等。上肢功能矫形支具：可稳定松弛的关节，代偿瘫痪的肌肉功能，恢复部分生活或劳动能力。

3. 下肢支具

（1）矫正鞋：有平足鞋、内翻矫形鞋、前掌横条鞋垫等，适用于平足、足内翻、跖痛症、爪形趾及其他畸形等。

（2）矫形鞋：补偿下肢短缩或足部残缺，矫正足部畸形，转移病区负重点，扩大负重面，稳定关节，减少痛苦，增进功能，可以治疗某些足部疾病。可分为补缺鞋和补高鞋两种。

（3）长腿支具或护膝装置：稳定膝关节，防止畸形。

（4）踝足支具：稳定踝关节，防止畸形。

4. 脊柱常用支具

（1）颈椎支具：常用塑料围领或头颅环装置，用于颈椎骨折脱位、颈椎不稳或颈椎术后固定。

（2）胸腰椎支具（Boston 支具）：常用硬塑料制作，用于脊柱侧弯矫形或脊柱后维持脊柱稳定性。

（3）颈－胸－腰支具（Milwaukee 支具）。

（二）外固定支架

骨外固定是利用外固定架（器）对骨折端进行复位和固定的一种治疗手段。它经软组织将内植物（钢针或钢钉）穿过骨折或关节的远、近段，然后再通过连杆和固定夹将裸露于皮肤外的内植物彼此连接起来，以达到复位、固定骨折和矫正肢体畸形的目的。自从 1897 年第一个现代的外固定架诞生以来，外固定架也经历了起伏波折的发展历程。目前使骨折端间产生微动的单边动态外固定架在骨外固定中占主导地位。

随着肢体受高能量损伤的增加，外固定架因其创伤小、没有医源性加重骨折端的血运破坏和更符合骨折愈合的生理进程等特点，在处理严重的骨骼肌肉创伤、复杂的邻近关节的骨折、迅速固定多发损伤患者的骨盆骨折和肢体骨折方面以及治疗创伤后肢体骨质缺损和畸形上仍然是骨科医生手中不可或缺的法宝。

1. 作用

（1）能保持骨折端的良好对位；

（2）可牵开骨折两端以延长肢体；

（3）可利用加压技术，促进骨折愈合；

（4）可以纠正早期的成角畸形与旋转畸形。

2. 种类

目前常用的外固定架有下列几种：①单臂型外固定架：贯穿骨针 4 支，骨针外端固定于一侧，钢针穿破一侧皮肤，经皮质骨固定，针平行排列，外固定器具有方向结以调整固定（Bastiani 架）；②半环型外固定架：多钢针突破一侧皮肤，任意方向穿针，方向调节半环固定架（夏和桃型）固定；③全环型外固定架：多种平面，两钢针交叉通过骨质，穿通双侧皮肤，外固定支架环形固定（ilizarov）型。

3. 外固定支架的优点

（1）能保持对位，创伤小。

（2）既能对骨骼牵引延长，又能对骨折端加压，促进骨质的愈合。

（3）开放性骨折中，可以在不影响骨折制动下处理伤口。

（4）可以纠正早期成角和旋转畸形。

4. 缺点

（1）针孔感染，较多见，尤其是粗针或穿经肌肤的针。

（2）钢针以及钢针固定夹与连杆容易松动，影响效果。

（3）固定架结构复杂，装卸不便。

（4）体外装置会影响患者的一些日常活动。

（尹洁）

第三节　内固定技术

骨折切开复位同时或手法复位，将固定物置于骨骼上，留在体内保持骨折对位，称为内固定。骨折切开复位后可选用对人体组织无不良反应的金属内固定物（如接骨板、螺丝钉、髓内钉、克氏针、不锈钢丝、三翼钉及鹅头钉等）或用自体或同种异体植骨片，或丝线、尼龙线，将骨折端固定，从而达到解剖复位和相对稳定的要求。

（一）内固定原则

AO学派制定了四项手术原则：①骨折特别是关节内骨折的解剖复位。②用无创性技术保留骨折块和软组织的血液循环。③设计牢固的内固定，使之能满足局部生物力学的要求。④骨折附近的肌肉和关节早期主动和无痛地活动，以预防"骨折病"。这四点中，良好的内固定最重要。AO派认为只有骨折达到解剖复位和加压内固定后，骨折处间隙很小，中央管才可以直接增生、塑型，经由活的骨皮质跨过死的皮质骨在骨折处直接架桥，形成"一期愈合"。若固定物与骨之间有活动，则骨被吸收而致内固定松动不利于骨折愈合。

（二）内固定的适应证和禁忌证

1）骨折治疗是手法复位还是切开复位内固定，需结合患者全身情况、局部病变以及技术力量、物质条件、经验教训等综合因素考虑，以下内固定的适应证可供参考：

（1）凡是手法难以复位或复位后难以固定的骨折，最终难达到功能复位的标准而严重影响功能者。

（2）骨折端有肌肉、肌腱、骨膜或神经等软组织嵌入，手法难以复位者。

（3）有移位的关节内骨折，手法复位很少能达到解剖复位，如不行内固定，日后必将严重影响关节功能。

（4）有严重移位的撕脱骨折，一般因有肌肉、韧带、关节囊等软组织牵拉，复位较困难，如髌骨、鹰嘴、肱骨大结节等处骨折。

（5）有严重移位的骨骺分离或骨折，必须正确复位、紧密接触、牢固固定，否则易发生不愈合，畸形愈合及骨骺发育停止。某些骨折即使进行内固定也不愈合，应事先解释清楚。

（6）骨折并发主要的血管或神经损伤（包括断肢再植），需先内固定骨折部，而后吻合血管、神经。但Connolly和一些学者认为，开放复位内固定不但费时，且增加了手术创伤、术后感染的几率，应先集中精力修复血管损伤。如有可能应用牵引、外固定架、石膏托等处理，这种意见恐怕只能提供参考，再根据具体情况酌情使用。

（7）一骨多折或多处骨折为便于护理和治疗，防止并发症，可选择适当部位切开复位内固定。此外，骨折合并身体其他部位或器官的损伤特别是严重的颅脑损伤，为了治疗和护理的方便，也需行内固定。

（8）无论是开放还是闭合方法治疗后发生的骨不连接或骨延迟愈合者。

（9）病理性骨折：特别是大肢体的长骨病理性骨折，切开复位既可治疗骨折又可清除病灶。

（10）开放性骨折：在内固定处理上意见不一致，一般不超过6~8小时。损伤部位轻、技术设备条件好，可以施行内固定，否则延期固定，但火器伤和电击伤禁忌内固定。

2）禁忌证

（1）手法复位即可达到功能复位或解剖复位而无须切开内固定者，如无移位骨折或对位好的嵌入骨折等。

（2）难以应用内固定或内固定不牢固者，如骨折片太小或骨质弱、软等。

（3）伴有活动性感染或骨髓炎者。

（4）局部软组织条件不佳，如严重烧伤、瘢痕和软组织感染者。

（5）全身一般情况差，不能耐受麻醉或手术者。

（三）骨固定的时机选择

切开复位内固定的时机视病情和局部骨折情况而定。某些骨折患者常伴有颅脑损伤或胸腹伤，合并严重休克，应优先处理危及生命的损伤，然后再处理骨折。开放性骨折或脱位或伴有血管损伤的骨折均应紧急手术。对一般的闭合性骨折则可择期手术。因骨折早期一般伴有皮肤水疱、水肿、青紫、瘀斑，甚至裂伤，应待皮肤创面愈合，水疱、水肿、瘀斑消退后再行手术，可延迟3～4日甚至2～3周。不少学者认为，延迟1～2周实行内固定，不但可增加愈合的机会，而且可增加愈合的速度，但有时延迟过久、卧床时间过长会使全身一般情况很快变差。如髋部骨折的老年患者，应争取在24～48小时内手术。一般的骨折，如延迟至4～6周手术，则骨折已初步愈合，已有部分骨痂形成，局部损伤的肌肉发生纤维化，使复位更为困难，同时晚期手术对骨折愈合干扰很大，应当尽量避免。

（四）内固定种类

1. 螺钉

（1）种类：①普通螺钉；②加压螺钉；③生物可吸收螺钉。

（2）适应证：常与接骨板联合应用，固定各种骨折、少数情况下，单独应用就能达到稳定骨折的目的，获得满意的效果，如内踝撕脱骨折、肱骨内髁骨折等。

2. 接骨板

固定后不用外固定，即可活动伤肢。接骨板最适合于固定坚质骨折。在骨折端骨松质使用普通接骨板时，螺丝钉方向不要完全平行，以相交叉为佳。钻孔时，应用比螺钉直径稍小的钻头，或仅将骨皮质钻透后，改用丝攻钻孔。骨干的横断、斜面及螺丝钉的方向力求平行，与骨干垂直。同时应使钉尖超过对侧皮质1～2mm。横断骨折最好能在接骨板外，另加用1枚或2枚螺丝钉，穿过骨折两断面；斜面及螺旋骨折，要使螺丝钉穿过骨折两端的斜面，这样可以增强接骨板固定作用。接骨板一般应放于骨体的张力侧，前臂在背侧或肌肉丰富、无重要血管、神经部位。

3. 三翼钉、空心钉及鹅头钉固定

股骨颈骨折多采用三翼钉、空心钉、鹅头钉，适用于股骨粗隆间骨折内固定。

4. 髓内针

（1）种类：①"V"形与梅花形髓内针；②带锁髓内针；③弹性髓内针；④加压髓内针。

（2）适应证：应用于治疗各种长管状骨的新鲜骨折、骨折延迟愈合、不愈合、畸形愈合，以及病理性骨折，另外也适用于良性骨肿瘤切除术后须行大块植骨的患者。

5. 不锈钢丝

主要用于治疗髌骨、尺骨鹰嘴、股骨大转子等骨折，行钢丝张力带内固定，还可用于捆绑粉碎性骨折。

6. 骨圆针

选择各种粗细不同的骨圆针，用于治疗各种掌骨和指骨骨折以及不适宜用螺钉固定有骨碎片，粗的骨圆针可用于骨牵引。

（五）脊柱内固定器械

1. 脊柱前路内固定器械及适应证

（1）种类：前路内固定物包括各种前路钢板、椎体螺钉、椎间融合器、人工椎体等。

（2）适应证：适用于治疗脊柱骨折前方减压术后、椎体肿瘤切除术后、前路椎间盘切除术后、前方植骨不稳定以及脊柱畸形矫形等的内固定。

2. 脊柱后路内固定器械及适应证

（1）种类：种类繁多，主要有：椎弓根螺钉、椎弓根钩以及各种撑开、加压系统。

（2）适应证：主要用于脊柱畸形的矫正、脊柱结核、脊柱肿瘤、脊柱骨折以及脊柱不稳定的内固定治疗。

3. 目前常用的脊柱内固定器械包括

TSRH 器械、CDH 器械、IsoIa 系统、USS 器械、ISOCON 器械、RF 器械、Moss – Miami 器械等。

（六）内固定的术后处理

1. 切开复位内固定的骨折，在短期内仍需适当的外固定保护，一般可采用石膏，皮牵引或其他方式外固定。根据临床及 X 线检查决定固定日期。

2. 防止肌萎缩及关节强直 在术后 1 周应有规律地开始患肢肌肉收缩锻炼及其他正常肢体的体操活动，上肢骨折可以早期下床，下肢骨折不能起床时，亦应在床上锻炼。

3. 继续使用抗生素预防伤口感染。

4. 按时进行 X 线检查，以便确定后期治疗。

（崔伟）

第四节　牵引技术

牵引是骨科治疗中应用较广的治疗方法，它是利用持续的适当牵引力和对抗牵引力，以达到整复和维持复位。

（一）牵引的目的和作用

牵引可达到复位和固定的双重目的。其主要作用如下：

1. 骨折、脱位的整复和维持复位。

2. 炎症肢体的制动和抬高。

3. 挛缩畸形肢体的矫正治疗。

4. 解除肌肉痉挛，改善静脉回流，消除肢体肿胀，为骨与关节的手法或手术治疗创造条件。

5. 便于患肢伤口的观察、冲洗和换药。

（二）牵引的种类

1. 皮肤牵引

用橡皮条黏于皮肤上，或用泡沫做成的牵引用具绑扎伤肢远段上，牵引的重力通过皮肤、肌肉，作用于骨折远折端的一种拉力，亦称为间接牵引。其牵引重量不超过5kg，作用时间短，不能超过4周，时间过久易从皮肤上脱落，如需延长牵引时间者，得重新更换橡皮膏。

皮肤牵引常应用于老年人肌肉消瘦或下肢稳定性骨折手法复位后的患者，8岁以下的儿童骨折。如老年人的股骨颈外展骨折、股骨粗隆间骨折、肱骨外科颈骨折的甩手皮肤牵引，儿童的股骨干或肱骨髁上骨折肿胀严重者的牵引治疗。

患者如有外伤、溃疡、静脉曲张、皮肤病，或对橡皮膏过敏者，禁用皮肤牵引。

成年人及5岁以上的儿童股骨骨折，可以将伤肢放置在布朗架上进行滑动牵引。4岁以下的儿童则进行双腿悬吊（或称勃来安）牵引。用双下肢皮肤牵引向上悬吊，使臀部稍离开床面，自身重力与牵引重锤对抗性牵引骨折断端。

注意事项：术后应注意观察肢体远端的血运、感觉及活动。是否有绷带松解、胶布滑脱及扩张板位置改变。如有异常，及时处理。牵引过程中要经常检查和调整肢体的位置和牵引重量。牵引期间鼓励患者适当功能锻炼。

2. 骨牵引

主要用于颈椎骨折或脱位的颅骨牵引，骨盆骨折伴骶髂关节脱位的伤侧下肢牵引，四肢不稳定性骨折，需要较大力量才能整复的骨折或脱位。

1）术前准备：准备器材：如骨科床、牵引架、支持带、夹子、牵引绳、滑轮及重锤。无菌手术器材，如一般器材、牵引弓、骨圆针及手摇钻等。备皮、剃毛。穿刺部位及周围有炎症等，不宜行骨牵引，以免引起骨髓炎。

2）牵引方法

（1）颅骨牵引：通过两乳突尖向颅骨前后正中线作横垂线，以交点为中心，用颅骨牵引钳的钉齿在横垂线上选两点，作为皮肤切口和钻颅部位。

（2）尺骨鹰嘴牵引：距鹰嘴顶端3cm尺骨后侧骨皮质1cm处，由尺侧向桡侧穿入。

（3）股骨髁上牵引：从股骨的内收肌结节的上方2cm，前方1cm处，由内向外侧穿入。

（4）胫骨结节牵引：穿刺部位为胫骨结节下后一横指处，由外向内侧穿入。

（5）跟骨牵引：从内踝尖与足跟后下缘连线的中点，由内向外穿入。

3）注意事项

（1）牵引2~3日内经使骨折复位，以后维持整复位置。

（2）每日应检查牵引绳的方向，牵引弓是否滑脱。牵引重量应据病情和部位确定，下肢一般是体重的1/7~1/10。

（3）摄床边X线片显示骨折端对位对线情况，防止过牵。

（4）预防穿针部位感染，术后应置无菌棉球或纱布，可经常滴入75%乙醇。

（5）鼓励患者行肢体功能锻炼，防止肌肉萎缩及关节僵硬。

（崔伟）

第五节 关节穿刺技术

当四肢关节腔内积液，需行穿刺抽液检查或引流、必要时注射药物进行治疗时，以及行关节造影术，可实行关节穿刺术。

（一）适应证

1. 诊断性穿刺

①可明确关节内积液的性质。②将穿刺抽取关节内液体进行化验检查、细菌培养或动物接种试验等。

2. 治疗性穿刺

（1）穿刺抽出关节内液体或同时注入治疗药物。

（2）关节内大量积血或非细菌性积液，亦可穿刺抽液，术后加压包扎，以防感染与粘连。

（3）特殊检查穿刺：穿刺注入造影剂或空气后再摄 X 线片。

（二）禁忌证

有出血性体质的患者，不能进行关节穿刺。

（三）操作规程

1. 术前准备

（1）严格无菌操作，防止感染。

（2）在局部麻醉下进行，用 18 ~ 20 号针头。

（3）进针不宜过深，避免损失血管、关节软骨。

2. 手术步骤

（1）肩关节穿刺：紧依喙突尖部外侧进针，针的方向向后，同时向上并向外。也可紧依肩峰与肩胛间所成的角的外侧进针，向内并稍向上进入。

（2）肘关节穿刺：肘后桡骨头与肱骨外上髁间，关节距表面最近，桡骨头可清晰触知。故在屈肘 90°角位时，紧依桡骨头近侧，于其后外方向前进针。关节囊如有积液膨起时，则易经三头肌腱两侧凸起处穿刺。

（3）腕关节穿刺：可经尺骨茎突或桡骨茎突侧面下方，垂直向内进针。因桡动脉行经桡骨茎突远方，故最好在尺侧穿刺。

（4）髋关节穿刺：侧路可紧依股骨大粗隆上缘上方，向内稍向上穿刺，针的方向可与股骨颈近乎平行。前路则在髂前上棘下方 5cm 处，向上向后并稍向内进针。也可在髂前上棘与耻骨结节联线中点、腹股沟韧带下一横指（1.5cm）、股动脉外侧垂直进针。

（5）膝关节穿刺：髌上滑囊上缘达髌骨上缘约 3 横指宽（5cm）处，下与膝关节相通，故可在髌骨上方、股四头肌腱一侧，向内进针刺入此囊。也可经髌骨之下，由髌韧带一侧进针，直接向后刺入。还可在髌骨上缘水平线与髌骨外缘垂直线交点处进针，向下内刺入。

（6）踝关节穿刺：紧依外踝或内踝尖部之下，向内向上刺入，经踝部与相邻的距骨之间进入关节。

3. 术后处理

（1）抽得液体或脓液后，进行肉眼观察、镜检、细菌培养及药物敏感试验。

（2）根据病变性质对症处理。一般血肿和非化脓性炎症，予以加压包扎，辅以理疗。如为化脓性，可再次穿刺、冲洗，必要时切开引流。

（李岩）

第五章 骨折概论

第一节 骨折的基础知识

一、骨折的定义

骨或骨小梁的完整性或连续性遭到破坏者称为骨折。

二、骨的基础学

骨由多种细胞和基质组成，前者有骨细胞、成骨细胞和破骨细胞，后者包括胶原纤维、蛋白多糖和羟磷灰石结晶。

（一）骨细胞

骨组织内的细胞可分为三种类型：成骨细胞、骨细胞和破骨细胞。

1. 成骨细胞

成骨细胞又称骨母细胞，主要来源于骨祖细胞，由骨内膜和骨外膜深层的骨原细胞分化而成，常位于新生骨的表面，具有制造基质中的胶原和糖蛋白成分的功能，还能引起骨质矿化、调节细胞外液和骨间电解质的流动，常在新骨表面形成一层单层细胞。活跃的成骨细胞呈立方形或柱状，当骨形成缓慢时则变为扁平状或梭形。其胞质丰富，呈嗜碱性；核较大，圆形或卵圆形，有 1 ~ 3 个核仁；染色质少，较透明。成骨细胞膜表面可见多数短的微绒毛突起与邻近的细胞连接。电镜下，胞质基本上由发育良好的粗面内质网占据；核糖体游离或附着于内质网膜上，形成膜状管结构；线粒体较多，小而呈圆形。此外，还可以见到溶酶体、空泡与糖原等。

2. 骨细胞

骨细胞是骨组织中的主要细胞。包埋在坚硬的细胞间质腔隙中，此腔称作骨陷窝。骨细胞的胞体呈扁卵圆形，有许多细长的突起。这些细长的突起伸进骨陷窝周围的小管内，此小管又称作骨小管。突出物能使骨细胞保持在通道的骨内，便于骨与血液之间交换离子和营养。骨细胞的胞核大都为卵圆形，着色略深，胞质稍呈嗜碱性，可见线粒体和高尔基体，用特殊染色显示有糖原颗粒和脂滴。

3. 破骨细胞

由多核巨细胞组成，含有丰富的酸性磷酸酶和胶原酶，具有吸收骨和钙化的软骨的功能。其体积大小相差悬殊，细胞直径可达 50 μm。核数亦不相同，有 2~20 个不等，但在切片标本上仅见其中数个。破骨细胞呈圆形或卵圆形，胞质丰富，呈嗜碱性，有时嗜酸性，与其功能状态有关。胞质内含颗粒与空泡。核圆形，透明。电镜下，功能活跃的破骨细胞胞质内含有相当多的粗面内质网和核糖体，线粒体量多，内含电子致密性颗粒。此外，尚可见到溶酶体及大小不等的空泡，其特征性结构为细胞膜在贴近被吸收骨一侧形成许多密集的皱褶，称为皱褶缘，以增加破骨细胞的面积，有利于骨质吸收。

破骨细胞贴附在骨的表面，在吸收陷窝（豪希普陷窝）内进行破骨性吸收。其机制可能是通过使局部 pH 值降低，溶解矿物质成分，并通过分泌溶酶体酶消化其有机物成分，两者是同时进行的。此外，还可通过吞噬作用将骨矿物摄入至细胞内，并溶解之。

多种因素可加强破骨细胞的作用。全身因素（如甲状旁腺激素）可促使破骨细胞形成且使其功能增强，同时还可改变细胞膜对钙、磷离子的渗透性作用。局部因素包括外伤、机械性压力，在骨折的塑形阶段都可见到破骨细胞。

（二）骨基质

骨基质由无机物和有机物组成。有机物包括胶原、蛋白多糖、脂质，特别是磷脂类。无机物通常称为骨盐，主要为羟磷灰石结晶和无定形磷酸钙。

1. 胶原

胶原是一种结晶纤维蛋白原，被包埋在含有钙盐的基质中。若用弱酸的络合剂乙烯四醋酸等溶液浸泡后，溶去基质中的无机成分，骨质因失去坚硬性而变得柔韧可屈，同时胶原纤维也被显示出来。胶原的功能是使各种组织和器官具有强度与结构完整性，骨质含的胶原纤维由胶原微纤维组成，扫描电镜下所见，骨基质中的胶原微纤维分支呈连接错综的网状结构。

2. 蛋白多糖类

蛋白多糖类占骨有机物的 4%~5%，是由一条复杂的多肽链组成，还有几个硫酸多糖侧链与其共价连接。骨主要的多糖是硫酸软骨素 A。在某些疾病（如黏多糖类病），多糖类在尿中排泄增多，导致骨与软骨多糖类丢失，发生特殊的骨骼畸形。

3. 脂质

脂质在骨有机物中少于 0.1%，具有重要功能的是磷脂类，它能间接地增加某些组织的矿化，并在骨的生长代谢过程中起一定作用。

4. 涎蛋白

涎蛋白对钙离子有很强的亲和力，也能结合磷酸钙结晶，其作用与钙化有关。

5. 骨盐

骨盐占骨重量的 65%~75%，大多沉积在胶原纤维中。在全部矿物质中，约 45%是无定形磷酸钙，其余的大部分是羟磷灰石结晶。

骨质中次要的矿物质是镁、钠、钾和一些微量元素（如锌、锰、钼等）。

（三）骨组织结构

胚胎时期首先出现的原始骨系非板状骨（或称编织骨），此后非板状骨被破坏，被基质呈分层状的骨所代替，称为继发性骨或板状骨。骨的基本组织结构包括骨膜、骨质和骨髓。

1. 骨膜

骨膜有骨外膜和骨内膜。被覆于骨表面的、由致密结缔组织所组成的纤维膜称骨外膜，附着于髓腔内面的则称骨内膜。骨膜富含血管、神经，对骨的营养、再生和感觉有重要作用。1）骨外膜

（1）纤维层：为最外层的一层薄的、致密的、排列不规则的结缔组织，内含较粗大的胶原纤维束，有血管和神经束在其中穿行。有些粗大的胶原纤维束向内穿进外环层骨板，称为贯穿纤维，亦称沙比纤维。

（2）新生层（成骨层）：其内层与骨质紧密相连，粗大的胶原纤维很少，代之以较多的弹性纤维，形成薄的弹性纤维网。在骨的生长期，骨外膜很容易剥离，但成年人的骨外膜与骨附着牢固，不易剥离。内层细胞在胚胎或幼年期直接参与骨的形成，至成年后则保持潜在的成骨功能。

2）骨内膜：附着于骨髓腔内面，也附着在中央管（哈佛管）内以及包在骨松质的骨小梁表面。骨内膜的细胞也具有成骨和造血功能，成年后呈不活跃状态，一旦骨有损伤，则恢复成骨功能。

2. 骨质

由骨组织构成，分为骨密质和骨松质。长骨的骨密质由外到内依次为外环骨板层、骨单位（哈弗斯系统）和内环骨板层。

1）外环骨板层：外环骨板层由表面数层骨板环绕骨干排列而成，与骨外膜紧密相连，其中有与骨干垂直的孔道横行穿过骨板层，称为穿通管，营养血管由此进入骨内。

2）内环骨板层：由近髓腔面的数层骨板环绕骨干排列而成，最内层为骨内膜附着面，亦可见垂直穿行的穿通管。

3）骨单位：为骨密质的基本结构单位，为内、外环骨板层之间及骨干骨密质的主体。在由继发性板状骨代替原始编织骨的同时发育形成。骨单位为厚壁圆筒状结构，与骨干的长轴平行排列，中央有一条细管，称为中央管。骨细胞位于骨陷窝内，骨小管系统把中央管和骨陷窝连接起来，供骨细胞摄取营养物质，排出代谢废物。中央管内有小血管和细的神经纤维，仅有单条的小血管，大多为毛细血管。如同时有两条血管，一条为厚壁，另一条为薄壁，为小动脉或小静脉。中央管与穿通管互相呈垂直走向，并彼此相通，血管亦相交通。

骨松质的骨小梁也由骨板构成，但结构简单，层次较薄，一般不见骨单位。有时仅可见到小而不完整的骨单位，血管较细或缺如，骨板层间也无血管。骨细胞的营养由骨小梁表面的骨髓腔血管提供。

3. 骨髓

存在于长骨骨髓腔及各种骨的骨松质中的网眼中，在胚胎时期和婴儿时期，所有骨髓均有造血功能，肉眼观呈红色，故名红骨髓。约从6岁起，长骨骨髓腔内的骨髓逐渐被脂肪组织所代替，变为黄红色且失去了造血功能，叫作黄骨髓。

（四）骨的形态分类

1. 长骨

呈长管状，分布于四肢，分一体两端。体又称骨干，内有空腔称骨髓腔，容纳骨髓。体表面有 1～2 个血管出入的孔，称滋养孔。两端膨大称骺，有一光滑的关节骨，与相邻关节面构成关节。骨干与骺相邻的部分称干骺端，幼年时保留一片软骨，称骺软骨，骺软骨细胞不断分裂繁殖和骨化，使骨不断加长。成年后，骺软骨骨化，骨干与骺融为一体，其间遗留一骺线。长骨分布于人体的四肢，如肱骨、桡骨、尺骨、股骨、胫骨及腓骨等均属长骨。

2. 短骨

形似立方体，多成群分布于联结牢固且稍灵活的部位，如腕骨和跗骨。往往有多个关节面，执行较为复杂的功能。

3. 扁骨

呈板状，主要构成颅腔、胸腔和盆腔的壁，起保护作用，如颅盖骨和肋骨。

4. 不规则骨

形状不规则，如椎骨。有些不规则骨内有腔洞，称含气骨，如构成鼻旁窦的上颌骨和蝶骨等。

（五）骨的血液供应

骨的血液供应非常丰富。供应骨的动脉有滋养动脉以及骨膜深层和关节周围的动脉网。

滋养动脉是营养骨的主要动脉，它起自各骨邻近的动脉干，并常在骨的一定部位经滋养孔和滋养管进入骨松质或髓腔。滋养管是滋养动脉所经过的骨质管道。在长骨，滋养动脉多在骨干中部斜行穿过滋养管，进入髓腔，在髓腔内分成升支和降支，向两端分布于骨髓、干骺端和密质内层。

每一长骨，都有一个或数个斜行的滋养管。滋养管的位置，可因人、因骨而有不同，在同一个体，两侧也常不对称。滋养管的方向，在肱骨和桡、尺骨都斜行指向肘关节；在股骨和胫、腓骨则背离膝关节；只有一个骺的长骨，则都背离骨的骺端。滋养管的管壁光滑整齐，在 X 线平片上显影时，应注意与骨折线相鉴别。

骨膜深层的动脉网发出无数细小的动脉，经穿通管进入骨密质，并和滋养动脉的分支相吻合，主要分布于骨密质外层。

从关节动脉网发出的小动脉分布于骺及干骺端等处。

不同来源的、分布于干骺端的动脉，在骺软骨消失前，彼此并不吻合，与骺的动脉也不相交通，至骺软骨消失后，各动脉始相互吻合。

骨的静脉常与动脉伴行，但靠近长骨的两端，多有较大的静脉单独穿出。长骨具有一个较大的中央静脉窦，接受横向分布的静脉管道的血液，这些血液来自骨髓的毛细血管床（即血窦）。横向管道内含有进入骨内膜的小动脉。这些静脉管可将血液直接引流入中央静脉窦，也可先引流至大的静脉分支内，然后再汇入中央静脉窦。中央静脉窦进入骨干滋养孔，作为滋养静脉将静脉血引流出骨。长骨的静脉血，主要经骨膜静脉丛回流。仅有 5%～10% 的静脉血经滋养静脉回流。许多静脉血经骨端的干骺端血管回流，骨端血管是骨膜静脉系统的一部分。从骨膜表面的骨干皮质骨出现的内皮管，称作小静脉。尽管近来有人认为，皮质骨血液很少回流至内骨膜静脉，但研究表明，毛细血管离开哈佛管后有分支进入骨髓，并进入骨髓血管窦。

（六）骨的代谢

人体内钙、磷代谢是既具有相互作用，又能保持相互平衡的两个系统。钙有两种存储方式，一为离子化与活性代谢池，含钙数量虽少，但功能却极为重要；另一为非活性离子钙的储存器，即骨。磷完全以离子状态无机磷酸盐的形式存在于血液中，在骨内和钙结合成羟磷灰石。

1. 钙在骨代谢中的作用

钙是人体内重要的元素之一，体内的钙含量随年龄增长而逐渐增加。成人体内钙含量约为1kg，其中细胞外液与肌肉中的钙量不超过10 g，大量的钙则均以磷酸盐、碳酸盐和氢氧化物的形式存在于骨组织中。

1）钙的吸收：钙吸收部位在小肠上段。奶和奶制品中含有丰富的钙，每日成人食入0.6～1.0 g，但仅有200～500mg被吸收，其余经粪便排出。钙在肠道内经特殊机制被吸收，其吸收依赖于维生素D、甲状旁腺激素和降钙素。由于内源性分泌的钙大部分被重吸收，因而吸收机制就更为复杂。由肠分泌作用从粪便中排出的为内源性钙丢失。净吸收与实际吸收的区别在于净吸收是指食入量和粪便中排出量之间的差值。实际吸收是将内源性分泌的钙吸收也包括在内，所以净吸收低于实际吸收。

2）钙的排泄：钙的排泄主要通过肾，小部分通过肠道。排泄量个体差异很大，受每个人的饮食和其他多种因素影响。成人24小时经肾排泄量为50～250mg，儿童一般情况下为4～6mg/kg，高于或低于这个范围均属异常。测定正常值时，应事先细致地控制数日食入钙。钙离子由肾小球滤过，约99%在肾小管被重吸收，重吸收率取决于维生素D和甲状旁腺激素的水平。

3）钙的功能

（1）钙是血液凝固的必要物质。

（2）对保持神经肌肉的应激性和肌肉的收缩作用起重要作用。

（3）参与黏蛋白和黏多糖的构成以及许多酶的形成。

（4）维持细胞渗透压。

（5）调节酸碱平衡和加强骨的机械力量。

2. 磷在骨代谢中的作用

骨内磷酸盐和血中离子状磷酸盐保持着动态平衡。正常成人每日磷最低需要量是0.88 g，生长期儿童和孕妇稍多。奶、蛋、肉类和谷类食物是磷的主要来源，磷全部在小肠吸收。食物中的磷大部分是有机结合磷，在胃中pH值呈酸性时并不释放出来；而在适当的肠磷酸酶活性和pH值为9.0～10.0时，结合磷于回肠发生分解，小肠即可吸收大部分磷，吸收过程受维生素D控制。

血清磷以无机磷酸盐离子形式存在，约60%的摄入量经尿排出。正常情况下，每日磷排泄量为350～1 000mg，平均800mg。

血清钙磷比值保持一种动态平衡，摄入钙过多，会使磷酸盐在小肠内变为不可溶性，使磷的摄入减少，导致低磷性佝偻病或骨软化。摄入钙量少，血清磷水平增加，会引起代偿性甲状旁腺激素增多，出现骨吸收、尿磷酸盐排泄增加。在甲状腺激素作用下，肾小管磷的重吸收减少，钙的重吸收增加，使血钙水平趋于正常。

3. 维生素与骨

维生素是一种低分子有机化合物，在物质代谢方面具有极为重要的作用，是机体内不可缺少的物质。维生素的种类很多，其理化性质各不相同，下面介绍几种与骨的代谢有关的维生素。

1）维生素 A：有促进成骨细胞成骨的作用，缺乏维生素 A 时引起佝偻病。若维生素 A 过量可引起中毒现象，慢性中毒时出现食欲下降、烦躁、四肢肿痛及运动障碍等。

2）维生素 C：可增加小肠对钙的吸收，并能促进骨骼钙化。维生素 C 缺乏时可见到特殊的骨变化，如骨骺和骨干分离、肋骨呈念珠状、骨皮质变薄等。长期缺乏维生素 C，开始出现关节强直，其后在长骨骨干处出现相当数量的骨膜下海绵状骨，并有典型的骨质疏松。

3）维生素 D：是与骨代谢关系密切的维生素。维生素 D_2（钙化醇）和维生素 D_3（胆钙化醇）是两种主要的维生素 D，都具有较强的抗佝偻病的能力。维生素 D 存在于牛奶、谷物、人造黄油中。

维生素 D 以其生物学活性形式协助小肠吸收钙，缺乏时会使软骨钙化过程和骨样组织矿质化过程受阻，导致佝偻病和骨软化症。此外，维生素 D 对破骨细胞的吸收和钙质在骨内的代谢也很重要。

（七）骨的钙化

骨的钙化极为复杂，主要是指在有机质内有秩序地沉积无机盐的过程，它涉及细胞内、外生物化学和生物物理学的过程，即产生凝结现象，使钙磷结合形成羟磷灰石，最初构成非晶体状磷酸钙盐，然后逐渐形成晶体形式。羟磷灰石结晶呈针状或板状。钙和磷酸盐离子在非晶体和晶体的磷酸钙盐中是平衡的，这种平衡要受局部 pH 值、降钙素、成骨细胞等因素的调节与控制。

主要是在骨基质内发生钙化，而与骨基质极为相似的结缔组织中却不发生钙化。影响骨钙化的因素有：

1. 胶原

骨胶原含有丝氨酸和甘氨酸，大量的丝氨酸以磷酸丝氨酸盐的形式存在，在胶原基质的纤维上、纤维内与钙离子结合或与磷离子结合，形成羟磷灰石结晶。

2. 黏多糖类

黏多糖是大分子的蛋白多糖类物质，这种蛋白多糖复合物和钙化作用有关。软骨开始钙化时，蛋白多糖的浓度有所增加，当钙化进行时，则浓度明显下降。酸性蛋白多糖的游离阴离子可选择性结合钙离子，减少羟磷灰石结晶的形成，从而抑制钙化作用。当蛋白多糖被酶分解后，就解除了这种抑制作用。

3. 基质小泡

基质小泡内有高脂质并含有一些酶，如碱性磷酸酶、焦磷酸酶等。参与钙化作用的主要脂质成分是磷脂、丝氨酸和肌苷磷酸，基质小泡出现时，可增加磷酸钙的沉淀。磷酸丝氨酸在有磷存在时对钙具有强大的亲和力，使钙在基质小泡或膜上蓄积。基质小泡中所含的各种酶可通过下列途径促进软骨钙化：

1）水解焦磷酸盐，减低其浓度：焦磷酸盐有抑制钙化的作用，被水解后就为钙盐结晶沉积创造了有利条件。

2）增加局部正磷酸盐的浓度，从而促进钙化。

3）参与输送钙与磷酸盐。

4）水解三磷腺苷，为钙及磷酸盐的摄入提供能量。

三、骨折的病因

（一）外因

1. 直接暴力

骨折发生在外来暴力直接作用的部位，如打伤、压伤、枪伤、炸伤及撞击伤等。这类骨折多为横断骨折或粉碎性骨折，骨折处的软组织损伤较严重。若发生在前臂或小腿，两骨骨折部位多在同一平面；如为开放性骨折，则因打击物由外向内穿破皮肤，故感染率较高。

2. 间接暴力

骨折发生在远离于外来暴力作用的部位。间接暴力包括传达暴力、扭转暴力等。多在骨质薄弱处造成斜形骨折或螺旋形骨折，骨折处的软组织损伤较轻。若发生在前臂或小腿，则两骨骨折的部位多不在同一平面：如为开放性骨折，则多因骨折断端由内向外穿破皮肤，故感染率较低。

3. 筋肉牵拉力

由于筋肉急骤地收缩和牵拉可发生骨折，如跌倒时股四头肌剧烈收缩可导致髌骨骨折。

4. 累积性力

骨骼长期反复受到震动或形变，外力的积累，可造成骨折。多发生于长途跋涉后或行军途中，以第2、第3跖骨及腓骨干下1/3骨折为多见。这种骨折又称疲劳骨折，多无移位，但愈合缓慢。

（二）内因

1. 骨骼病变

病理骨折常见于脆骨病、佝偻病、甲状腺功能亢进、骨髓炎、骨肿瘤、骨纤维结构不良等，当病变发展到一定程度，骨质遭到严重破坏时，即使轻微外力，亦可导致骨折。

2. 年龄和健康状况

年轻体健，筋骨坚韧，不易发生骨折；年老体弱，平时缺乏锻炼或失用性肌肉萎缩者，其骨质脆弱、疏松，易发生骨折。

3. 骨的结构状况与解剖生理

幼儿机体有机质含量高，且骨膜较厚，易发生青枝骨折；18岁以下青少年，骨骺未闭合，易发生骨骺分离；老年人因骨质疏松，骨中无机质含量相对增高，脆性大，易在桡骨远端、肱骨外科颈及股骨颈等处发生骨折。

四、骨折的分类

不同类型的骨折，治疗方法和预后也不同。

（一）根据骨折处是否与外界相通

可分为：

1. 闭合性骨折

骨折断端不与外界相通者。

2. 开放性骨折

有皮肤或黏膜破裂，骨折处与外界相通者。

（二）根据骨折的损伤程度

可分为：

1. 单纯骨折

无并发神经、重要血管、肌腱或脏器损伤者。

2. 复杂骨折

并发神经、重要血管、肌腱或脏器损伤者。

3. 不完全骨折

骨小梁的连续性仅有部分中断者。此类骨折多无移位。

4. 完全骨折

骨小梁的连续性全部中断者。管状骨骨折后形成远近两个或两个以上的骨折段。此类骨折断端多有移位。

（三）根据骨折线的形态

可分为：

1. 横断骨折

骨折线与骨干纵轴接近垂直。

2. 斜形骨折

骨折线与骨干纵轴斜交成锐角。

3. 螺旋形骨折

骨折线呈螺旋形。

4. 粉碎性骨折

骨碎裂成三块以上，称粉碎性骨折。骨折线呈"T"形或"Y"形时，又称"T"形或"Y"形骨折。

5. 青枝骨折

多发生于儿童。仅有部分骨质和骨膜被拉长、皱折或破裂，骨折处有成角、弯曲畸形，与青嫩的树枝被折时的情况相似。

6. 嵌插骨折

发生在长管骨干骺端密质骨与松质骨交界处。骨折后，密质骨嵌插入松质骨内，可发生在股骨颈和肱骨外科颈等处。

7. 裂缝骨折

或称骨裂，骨折间隙呈裂缝或线状，形似瓷器上的裂纹，常见于颅骨、肩胛骨等处。

8. 骨骺分离

发生在骨骺板部位，使骨骺与骨干分离，骨骺的断面可带有数量不等的骨组织，故骨骺分离亦属骨折的一种。见于儿童和青少年。

9. 压缩骨折

松质骨因压缩而变形，多见于椎体（骨）及跟骨等部位。

（三）根据骨折复位后稳定程度分类

1. 稳定骨折

骨折不易移位或复位后经适当外固定不易发生再移位者，如裂缝骨折、青枝骨折、无移位的完全骨折、嵌插骨折、横断骨折（股骨干骨折除外）等，均为稳定骨折。该类骨折治疗容易、效果好、容易愈合。

2. 不稳定骨折

骨折端本身易移位，或复位后易发生再移位者。如斜形骨折、螺旋形骨折、多段骨折、粉碎性骨折、股骨干横断骨折等，均为不稳定骨折。此类骨折复位、固定都比较困难，预后一般比稳定骨折差。

（四）根据骨折后的时间分类

1. 新鲜骨折

骨折端的血肿尚未完全吸收，尚未形成纤维骨痂包裹者，称为新鲜骨折。一般伤后 1～2 周（小儿除外）的骨干骨折属此类。对愈合较慢的股骨颈骨折、腕骨骨折，在伤后 3 周内也属新鲜骨折。

2. 陈旧骨折

骨折断端间已有纤维组织或骨痂包裹者称陈旧骨折，多为受伤 2 周以后的骨折。此类骨折复位较难，愈合缓慢；若时间过久，骨折可以畸形愈合、迟缓愈合或不愈合。

（五）根据受伤前骨质是否正常分类

1. 外伤性骨折

骨折前，骨质结构正常，纯属外力作用而产生骨折。

2. 病理性骨折

骨质原已有病变（如骨髓炎、骨结核、骨肿瘤等），经轻微外力作用而产生骨折。

五、骨折的移位

大多数骨折段均有不同程度的移位。由于暴力的作用，肢体远端段的重量，肌肉的牵拉以及搬运和治疗不当，使骨折的断端发生移位。常见的有成角移位、侧方移位、缩短移位、分离移位和旋转移位。骨折发生后常常是几种类型的移位同时存在。例如股骨上 1/3 骨折，在长轴上有缩短，同时还有侧方及旋转移位。

六、骨折的愈合

骨折的治疗是治疗骨组织及邻近组织的破裂。骨折的愈合是指骨折断端间的组织修复反应，这种反应称为骨折愈合过程。在骨折愈合过程中组织解剖结构、生理、病理及生化等方面，是按一定规律进行的，亦是连续不断的。

目前对骨折的愈合过程做了大量的实验研究。对其机制还不十分了解，但一致认为骨折愈合过程一般可分为血肿机化期、原始骨痂期形成、骨痂改造塑形期，在三期之间并无明显的界限。

（一）血肿机化期

骨折后，因骨折本身及邻近软组织的血管断裂出血，在骨折部形成了血肿，血肿于伤后6~8小时即开始凝结成血块，局部坏死组织引起无菌性炎性反应。骨折断端因血液循环中断，逐渐发生坏死，约有数毫米长。随着纤维蛋白的渗出，毛细血管的增生，成纤维细胞、吞噬细胞的侵入，血肿逐渐机化，形成肉芽组织，并进而演变成纤维结缔组织，使骨折断端初步连接在一起，这就叫纤维连接，在骨折后2~3周完成。同时，骨折端附近骨外膜的成骨细胞在伤后不久即活跃增生，1周后即开始形成与骨干平行的骨样组织，并逐渐向骨折处延伸增厚。骨内膜亦发生同样改变，只是为时稍晚。这一时期若发现骨折对位对线不良，尚可再次用手法整复、调整外固定或牵引方向加以矫正，内服活血化瘀药物，以加强骨折断端局部血液循环，并清除血凝块及代谢中的分解产物。

（二）原始骨痂形成期

骨内膜和骨外膜的成骨细胞增生，在骨折端内、外形成的骨组织逐渐骨化，形成新骨，称为膜内化骨。随着新骨的不断增多，紧贴骨皮质内、外面逐渐向骨折端生长，彼此会合形成梭形，称为内骨痂和外骨痂。骨折断端及髓腔内的纤维组织亦逐渐转化为软骨组织，并随软骨细胞的增生、钙化而骨化，称为软骨内成骨，而在骨折处形成环状骨痂和髓腔内骨痂。两部分骨痂会合后，这些原始骨痂不断钙化而逐渐加强，当其达到足以抵抗肌肉收缩及成角、剪力和旋转力时，则骨折已达到临床愈合，一般需4~8周。此时X线片上可见骨折处四周有梭形骨痂阴影，但骨折线仍隐约可见。

骨折愈合过程中，膜内化骨与软骨内成骨在其相邻处互相交叉，但前者远比后者为快，故应防止在骨折处形成较大的血肿，以减少软骨内成骨的范围，加速骨折愈合。骨性骨痂主要是经膜内化骨形成，并以骨外膜为主。因此，骨外膜在骨痂形成中具有重要作用，任何对骨外膜的损伤均对骨折愈合不利。如X线片显示骨折线模糊，周围有连续性骨痂，则可解除外固定，加强患肢的活动锻炼。但此时若发现骨折复位不良，则手法整复已相当困难，调整外固定亦难以改善骨折位置。

（三）骨痂改造塑形期

原始骨痂中新生骨小梁逐渐增加，且排列逐渐规则和致密，骨折断端经死骨清除和新骨形成的爬行代替过程，骨折部位形成骨性连接。这一过程一般需8~12周。随着肢体活动和负重，应力轴线上的骨痂不断得到加强，应力轴线以外的骨痂逐渐被清除，并且骨髓腔重新沟通，恢复骨的正常结构，最终骨折的痕迹从组织学和放射学上完全消失。

近年来的研究表明，多种骨生长因子与骨折愈合有关，它们共同作用可刺激成骨细胞的活性，调节局部成骨。如胰岛素生长因子Ⅰ、Ⅱ（IGF－Ⅰ、IGF－Ⅱ）、血小板衍生生长因子（PDGF）、碱性成纤维细胞因子（bFGF）、β转化生长因子（TGF－β）等在炎性阶段可进一步刺激间充质细胞聚集、增殖及血管形成。骨形态发生蛋白（BMP）有较强的跨种诱导成骨活性（即诱导未分化的间充质细胞分化形成软骨或骨）和骨损伤修复作用。某些骨生长因子的缺乏，将影响骨折愈合。

七、影响骨折愈合的因素

认识影响骨折愈合的因素，以便利用对愈合有利的因素和避免对愈合不利的因素。

（一）全身因素

影响骨折愈合的全身因素是间接性的，年龄、营养不良、全身衰竭和某些疾病因素，都可以影响骨的愈合，如骨软骨病（成人佝偻病）、糖尿病、维生素C缺乏病、梅毒以及老年性骨质疏松等。在某些情况下，这些全身因素可成为影响骨愈合的主要原因。

（二）局部因素

1. 局部血液供应

影响骨折愈合最根本的因素是局部的血液供应。一切影响血液供应的因素，都会直接影响骨折愈合过程。骨折时造成经骨外膜进入骨内的营养血管及中央管断裂，断端血液循环不良，不但影响骨折端修复组织生长，而且造成断端骨坏死，直接影响骨的愈合过程。在一些特殊部位的骨折（如腕舟状骨近端骨折），会造成骨折部位血液循环障碍，发生整个骨块的坏死。

2. 局部损伤程度

严重的骨折，周围软组织损伤也严重，骨折多有移位、粉碎或开放，骨膜的撕裂损伤较重，对周围组织和骨折端血液循环影响较大，加重了骨断端的坏死程度，使骨断端和周围软组织新生血管形成减慢，血管侵入血肿形成机化的时间延长。另外，局部损伤严重时，骨断端形成的血肿和出血坏死区大，局部创伤性炎症改变较重，持续时间较长。

外骨痂的形成取决于骨膜的活力，骨膜的广泛撕裂会造成骨膜坏死，加重骨折端缺血坏死，影响骨愈合。骨膜的完整性对保护骨折的稳定性较为重要，同时有利于膜内成骨。

3. 骨折端的接触

骨折端的接触紧密程度和接触面积对骨折的愈合有较明显的影响，嵌入性骨折、骨松质的线形骨折，即使不附加固定，也有一期愈合的可能。对骨干骨折应用加压内固定，使骨断端紧密接触，经一期愈合的方式可以较快地完成骨愈合。如果断端有软组织嵌入、分离、缺损等因素，骨愈合则有困难，甚至不愈合。

在骨断端互相接触的基本条件下，斜形和螺旋形骨折比横断骨折容易愈合，这是因为骨折端面积大，就会有较大范围的血管区来供给骨痂的生长，有利于骨愈合。同时，通过膜内和软骨内成骨产生的骨痂量也多，断端间愈合较牢固。但斜形和螺旋形骨折在垂直负荷下易发生移位，需加以注意。

4. 感染

感染可引起局部长期充血、脱钙，使骨化过程难以进行，感染未有效控制，骨折难以愈合。如果感染控制，骨折是可以愈合的。

5. 骨病

某些骨病和骨肿瘤造成的病理骨折，在其原发病未处理好前，骨折愈合较困难。如果原发病处理好，骨折可以愈合。但恶性肿瘤患者，往往预后不良。

6. 固定

恰当的固定可以维持骨折整复后的位置，防止软组织再受伤和血肿再扩大，保证骨折愈合过程顺利进行。而固定不足，如固定范围过小、固定强度过弱、固定时间过短等，可增加骨折断端的剪力或旋转力，干扰骨痂生长，或破坏愈合中的骨痂，使骨折迟缓愈合或不愈合。反之，固定太过，使局部血液循环缓慢、骨代谢减退、骨质疏松、肌肉萎缩，对骨折愈合也不利。

7. 清创不当

开放性骨折清创时，若摘除过多的碎骨片，可导致骨缺损，影响骨折愈合。

8. 不适当的功能锻炼

过早或不适当的功能锻炼，可干扰骨折固定，影响骨折愈合。

八、骨折的愈合标准

掌握骨折的愈合标准，有利于确定外固定的时间、练功计划和辨证用药。骨折的愈合标准可分为临床愈合标准和骨性愈合标准。

（一）骨折的临床愈合标准

1. 局部无压痛，无纵向叩击痛。

2. 局部无异常活动。

3. X线照片显示骨折线模糊，有连续性骨痂通过骨折线。

4. 功能测定在解除外固定情况下，上肢能平举 1kg 达 1 分钟；下肢能连续徒手步行 3 分钟，并不少于 30 步。

5. 连续观察两周，骨折处不变形，则观察的第一日即为临床愈合日期。

6. 2、4 两项的测定必须慎重，以不发生变形或再骨折为原则。

（二）骨折的骨性愈合标准

1. 具备临床愈合标准的条件。

2. X线照片显示，骨小梁通过骨折线。

（彭静）

第二节　骨折的临床表现及影像学表现

一、临床表现

（一）全身表现

轻微骨折可无全身症状。通常骨折后，常有发热（体温约38.5℃），5～7日体温逐渐降至正常，如合并外伤性休克和内脏损伤，还有相应的表现。

（二）局部表现

1. 一般情况

1）疼痛：骨折部出现不同程度的疼痛、直接压痛和间接压痛（纵轴叩击痛和骨盆、胸廓挤压痛等）。

2）肿胀：骨折后局部出现肿胀。若骨折处出血较多，通过撕裂的肌膜及深筋膜溢于皮下，即成瘀斑，严重肿胀时还可出现水疱、血疱。

3）活动功能障碍：由于肢体失去杠杆和支柱作用及剧烈疼痛、筋肉痉挛、组织破坏所致。一般来说，不完全骨折、嵌插骨折的功能障碍较轻，完全骨折、有移位骨折的功能障碍较重。

2. 骨折特征

1）畸形：骨折时常因暴力作用、肌肉或韧带牵拉、搬运不当而断端移位，出现肢体形状改变而产生畸形。

2）骨擦感：由于骨折断端相互触碰或摩擦而产生，一般在局部检查时用手触摸骨折处会感觉到。

3）异常活动：骨干部无嵌插的完全骨折，可出现像关节一样能屈曲旋转的不正常活动，又称假关节活动。

畸形、骨擦感和异常活动是骨折的特征，这三种特征只要有其中一种出现，即可在临床上初步诊断为骨折。但在检查时不应主动寻找骨擦感或异常活动，以免增加患者痛苦、加重局部损伤或导致严重的并发症。骨折端移位明显而无骨擦感，则骨折断端间或有软组织嵌入。

休克是骨折的常见并发症，多见于多发性骨折、股骨骨折、骨盆骨折、脊椎骨折和严重的开放性骨折。患者常因骨折大量出血、重要脏器或广泛性软组织损伤，以及剧烈疼痛、恐惧等多种因素综合引起有效循环血量锐减，而导致休克。

骨折后患者一般体温正常，只有在严重损伤，有大量内出血，血肿吸收时，体温略有升高，通常不超过38℃。开放性骨折患者如有持续性发热，应考虑有感染的可能。

二、影像学表现

（一）X线检查

骨组织是人体的硬组织，含钙量多、密度高、X线不易穿透，与周围软组织形成良好的对比条件，使 X 线检查时能显出清晰的影像。通过对 X 线影像的观察不仅可以了解骨与关节伤病的部位、范围、性质、程度和周围软组织的关系，为治疗提供可靠的参考，还可在治疗过程中指导骨折脱位的手法整复、牵引、固定和观察治疗效果、病变的发展以及预后的判断等。此外，还可利用 X 线检查观察骨骼生长发育的情况，以及观察某些营养和代谢性疾病对骨骼的影响。由于 X 线检查对骨与关节伤病的诊断作用很重要，所以骨科医生必须熟练掌握 X 线检查的理论知识和 X 线片阅读方法，更好地为骨科临床和研究服务。

X 线检查虽有不少优点及重要的使用价值，但并不是完美无缺的。由于 X 线检查只能从影像的变化来判断，而不完全是伤病的实际变化情况，有不少病变的 X 线征象往往比临床症状出现得迟，如急性化脓性骨髓炎，早期破坏的是骨内软组织而不是骨小梁结构，所以早期 X 线检查可无明确的骨质变化；又如类风湿性关节炎的早期病变均在滑膜韧带，还未影响骨质，所以早期 X 线检查亦难看出变化；还有外伤性关节积血，血友病性关节积血和炎症性关节积液或积脓，在 X 线检查的影像上早期也无法分辨；此外，当 X 线投照时未对准病变部位或 X 线投照的影像质量不好看不清病变，所以 X 线检查要医生很好掌握，根据临床病变，按最需要的部位申请 X 线检查，若获得的 X 线照片符合临床病变者，也可促使医生做进一步检查。总之，对 X 线检查不可单纯依赖，它仅是辅助诊断手段之一而已。

1. 借助 X 线诊断来判断分析

尽管 X 线检查对于骨关节损伤诊断非常重要，但绝不能单纯依赖它去发现损伤。依赖 X 线检查超过依赖临床检查是危险的，临床检查有时更可靠。某些骨折的裂隙可能很细，如腕舟骨骨折、股骨颈骨折，在受伤初期的 X 线片上，骨折线有时很难与骨的正常骨小梁相区别，对这些骨折若仅根据 X 线片就草率地做出无骨折的诊断会延误治疗时机，甚至导致严重的后果。对临床上高度怀疑骨折，而 X 线检查不能证实的，应在 2~3 周重复 X 线检查，若真有骨折，届时由于骨折端吸收，骨折线往往清晰可见。

2. 常规拍摄两平面成直角的正侧位片

X 线片只不过是骨的投影，即使骨折完全移位，X 线片也可在一个面上完全对准，似乎只是一个裂纹骨折。有时候不拍 X 线片可能比只拍一个平面的 X 线片还要好，因为后者常给人一种虚假的错觉，常常会误导临床治疗。

髋关节损伤与肩关节损伤也必须拍摄前后位和侧位两张 X 线片。股骨颈的骨折，骨折有严重的成角与移位，但在前后位 X 线片上并不一定能显示出来。而在肩关节，最常见的一种移位是肱骨外科颈骨折的向前成角或移位，这在前后位 X 线片上是看不出来的。

3. 注意照片拍摄范围

摄 X 线片时，四肢骨干应至少包括上下一个关节，前臂及小腿骨折最好拍全长（包括上下两个关节）。有些骨折，如腕舟骨骨折、跖骨疲劳骨折、腰椎横突骨折和股骨颈嵌插骨折等，伤后立即照片可能显示不出骨折线，应在 2~3 周复查一次（此时因断端骨质吸收而显示骨折影）。儿童四肢靠近骨骺的损伤不易确诊，应拍健侧肢体对照，以免漏诊。

（二）计算机断层扫描

一些结构复杂的骨与关节损伤，常规的 X 线片上难以显示那些隐蔽的骨折，或难以真实反映骨折的移位程度及周围重要结构的关系，此时需使用计算机断层扫描（CT）检查。如对于常规 X 线片上难以显示的椎体及附件的纵裂骨折、突入椎管内的椎体骨片等，在 CT 片上可清晰显示；骨盆骨折在 CT 片上可清晰显示骨折的移位情况及是否有骶髂关节的脱位或半脱位；髋关节脱位常合并髋臼与股骨头的骨折，这在常规 X 线片上难以显示，CT 检查则可发现这些骨折以及骨折片的位置是否在关节腔内；胫骨平台的骨折多属于垂直压力损伤，如临床高度怀疑骨折而 X 线片结果为阴性时，CT 检查具有很高的诊断价值；跟骨的骨折行 CT 检查，可清晰显示跟距关节及跟舟关节的损伤情况。

三、骨折的并发症

骨折发生的同时，可并发全身和局部损伤，若不及时发现或处理不当，会影响治疗效果甚至危及患者生命，因此，应特别注意预防和及时正确处理。

（一）早期并发症

1. 外伤性休克

休克是骨创伤最常见的并发症，严重创伤如多发骨折、骨盆骨折、脊柱脊髓损伤、肢体严重的碾挫伤和毁损伤、火器伤、大血管损伤等，常易引起创伤性休克，发生率可为20%～50%。创伤性休克不只是严重外伤明显大出血引起的循环迅速减少的低血容量而引起，剧烈疼痛、紧张恐惧等多种因素也是其造成创伤性休克的原因，故创伤性休克的病因和病理要比单一的失血性休克要复杂得多。创伤性休克持续的时间越长，微循环障碍则越严重，全身组织的低灌注情况及重要组织的缺血、缺氧越严重，可继发代谢性酸中毒、重要脏器的功能障碍及凝血机制的障碍，从而引起更加严重的渗血和出血。

2. 感染

开放性骨折如不及时清创或清创不彻底，有发生化脓性感染或厌氧性感染的可能。

3. 内脏损伤

1）肺损伤：肋骨骨折可合并肺实质损伤或肋间血管破裂，引起血胸或闭合性气胸、开放性气胸、张力性气胸、血气胸。

2）肝、脾破裂：暴力打击胸壁下段时，除可造成肋骨骨折外，还可发生肝或脾破裂，特别在有脾肿大时更易破裂，形成严重内出血或休克。

3）膀胱、尿道、直肠损伤：耻骨和坐骨支同时断裂时，容易导致后尿道损伤。若此时膀胱处于充盈状态，则可被移位的骨折端刺破，这种膀胱损伤多为腹膜外损伤。骶尾骨骨折还可并发直肠损伤。

4. 重要血管损伤

多见于严重的开放性骨折和移位较大的闭合性骨折。如肱骨髁上骨折伤及肱动、静脉，股骨髁上骨折伤及腘动、静脉，胫骨上段骨折伤及胫前或胫后动、静脉。动脉损伤可有下列几种情况：

1）开放性骨折合并动脉破裂则鲜血从伤口呈喷射状流出。

2）由于骨折压迫或刺伤可发生血管痉挛，使血流不畅或完全不通，导致血栓形成。

3）动脉被骨折端刺破，形成局部血肿，后期可形成假性动脉瘤，若动、静脉同时被刺破，可形成动、静脉瘘。重要动脉损伤后，肢体远侧疼痛、麻木、冰冷、苍白或发绀、脉搏消失或减弱。

5. 神经损伤

1）脊髓损伤：多发生在颈段和胸、腰段脊柱骨折、脱位时，造成脊髓损伤，可以出现损伤平面以下不同程度的瘫痪。

2）周围神经损伤：较多见的有上肢骨折可能损伤桡神经、正中神经和尺神经。腓骨头、颈骨折时，腓总神经常同时受伤。髋臼后缘骨折合并股骨头后脱位时可能损伤坐骨神经。

6. 脂肪栓塞综合征

脂肪栓塞综合征是创伤、骨折后脂肪滴进入血液循环所引起的全身性严重并发症。进入血液的脂肪滴与组织碎片，在伤后血流变异常的条件下，与血细胞、血小板等有形成分和纤维蛋白复合形成栓子，造成肺和全身微循环的广泛栓塞，引起以明显的低氧血症和脑症状为特征的一系列临床表现。进入肺部的脂肪栓子，通过物理性栓塞和游离脂肪酸的化学性损害，可以造成典型的脂肪栓塞综合征。常见病因有骨折，特别是多发性骨干骨折，粗暴的闭合复位、严重的软组织损伤。

7. 骨筋膜隔室综合征

四肢的肌肉和神经都处于由筋膜形成的筋膜隔室之中，如因其体积变小或容积变大，导致其中的压力增加时，会引起血液循环障碍及组织功能丧失，最后导致肌肉坏死、神经麻痹，严重时可因肌红蛋白尿而引起肾功能衰竭而死亡，即为骨筋膜隔室综合征。常见部位是前臂及小腿。患者肢体近侧大血管受到损伤或者栓塞或发生敷料包扎、石膏筒及小夹板缚扎过紧，小腿肌疝修补手术筋膜缝合过紧等以及肢体严重挫伤、粉碎性骨折、挤压伤、骨折严重错位、筋膜隔室内大血肿等都可发生骨筋膜隔室综合征者。偶见于长途疲劳行军或剧烈运动，造成小腿肌肉严重损伤、肿胀、渗出而引起者。以上这些，均可使筋膜隔室内压力升高，进而形成缺血水肿—室内压更加升高—更严重的缺血的恶性循环。神经受压缺血30分钟即发生明显的功能障碍，缺血12～24小时发生不可逆变性。肌肉缺血2～4小时发生功能障碍，8～12小时即发生变性、坏死。肌肉缺血坏死轻者将遗留缺血性肌挛缩，重者将发生与挤压综合征相同的病理过程。严重的晚期患者可合并发生全身性紊乱、休克甚至急性肾功能衰竭而危及生命。

（二）中晚期并发症

1. 坠积性肺炎

坠积性肺炎主要发生在长期卧床后，但在骨折早期，尤其是高龄病例伤后不敢活动者，亦可于骨折后1～2日发生。原因是卧床后胸部活动受限，以致肺泡得不到充分扩张，加之卧床体位下的毛细支气管内的分泌物难以向外引流，继而进一步加剧或引起肺小叶不张，并为呼吸系统内的病原菌生长创造了条件。如患者年迈体弱，或因疼痛而不敢咳嗽，或呼吸道原有慢性炎症存在，则病情发展更为迅速。

2. 缺血性肌挛缩

这是骨筋膜隔室综合征产生的严重后果。上肢多见于肱骨髁上骨折或前臂双骨折，下肢多见于股骨髁上或胫骨上端骨折。上、下肢的重要动脉损伤后，血液供应不足或因包扎过紧超过一定时限，前臂或小腿的肌群因缺血而坏死。神经麻痹，肌肉坏死，经过机化后，形成瘢痕组织，逐渐挛缩而形成特有的畸形——爪形手、爪形足，可造成严重的残废。

3. 压疮

长期卧床患者由于局部压力集中且受压过久可引起局部皮肤及深层软组织的变性、坏死，形成疮面，谓之压疮。多见于脊髓损伤的患者，此外偏瘫、高龄伴有髋部及下肢骨折、长期卧床，或行骨牵引者亦常见。好发于骨骼隆突部，如骶尾部、股骨大粗隆、足跟、髂前上棘、肩胛部及枕外隆起部位。发生压疮除了患者感觉障碍、活动不便或强迫体位（如牵引下）、局部软组织液循环差等客观因素外，护理不当是主要原因，患者的一个部位在连续压迫 2 小时以上就可以形成压疮。少数情况下也可因烫伤、感染、摩擦引起。细菌不是引起压疮的原因，但可进一步引起组织破坏和延迟愈合，低氧或缺氧引起淋巴回流受阻。需氧菌、厌氧菌及其产生的废物在此积累，引起感染和菌血症，使组织破坏加重。

规范细致的护理是预防压疮的根本措施。对长期卧床的患者，应定时翻身，一般 2 小时左右翻一次，注意保护患者身体皮肤及床单的清洁、干燥。对于易受压的骨性突出部位，可进行轻柔按摩，以促进局部血液循环，同时可选择柔软物品将其垫起，以减缓局部压力，有条件者可选用自动换气垫，使受压部位定时轮番更替，减轻护理负担。在病情允许的情况下，应鼓励患者早期或定时翻身，对于痉挛型截瘫患者，特别是伴有髋关节屈曲内收畸形时，因肢体经常出现不规则的抽动，两侧关节接触侧应垫好，以防止相互摩擦。对于下肢骨折后行骨牵引，或其他部位骨折不便翻身者，应定时对受压部位进行手法按摩，并注意保持长期受压部位的清洁及干燥。

Ⅰ度及Ⅱ度的压疮以保守治疗为主。此时首先应减轻或避免局部受压，增加翻身次数，应用气垫，受压部用气圈垫起等。

对于Ⅲ度及Ⅳ度压疮的治疗，以手术为主。在全身支持疗法、有效的抗感染手段支持下，用局部转移皮瓣的办法，消灭创面。

4. 尿路感染及结石

骨折长期卧床或合并截瘫者，应长期留置导尿管。若处理不当，可引起逆行性尿路感染，发生膀胱炎、肾盂肾炎等。故要在无菌条件下，定期更换导尿管和冲洗膀胱，并鼓励患者多饮水，保持小便通畅。

5. 损伤性骨化（骨化性肌炎）

关节内或关节炎附近骨折脱位后，因损伤严重、急救固定不良、反复施行粗暴的整复手法和被动活动，致使血肿扩散或局部反复出血，渗入被破坏的肌纤维之间，血肿机化后，通过附近骨膜化骨的诱导，逐渐变为软骨，然后再钙化、骨化。在 X 线片上可能见到骨化阴影。临床上肘关节损伤时容易发生，常可严重影响关节活动功能。

6. 创伤性关节炎

关节内骨折整复不良或骨干骨折成角畸形愈合，以致关节面不平整或关节面压力状况改变，可引起关节软骨面损伤，形成创伤性关节炎。

7. 关节骨性僵硬

严重的关节内骨折可引起关节骨性僵硬。长期外固定可使关节周围软组织粘连和肌腱挛缩，而致关节活动障碍。因此，对关节内骨折并有积血者，应尽量抽净；固定的范围和时间要恰到好处，并早期进行关节的功能活动。

8. 缺血性骨坏死

骨折段的血供障碍可发生缺血性骨坏死。以股骨颈骨折并发股骨头坏死、腕舟骨腰部骨折并发近侧段坏死为多见。

9. 迟发性畸形

少年儿童骨骺损伤，可影响该骨关节生长发育，日后逐渐（常需若干年）出现肢体畸形。肱骨外髁骨折可出现肘外翻，尺神经受牵拉而出现爪形手畸形。

在治疗骨折时，对这些并发症应以预防为主，如果已经出现则应及时诊断和妥善治疗，这样，大多数并发症都是可以避免或治愈的。

（彭静）

第三节　骨折的诊断及治疗原则

一、骨折的诊断

1. 病史

明确的外伤病史。

2. 体征

有骨折的专有体征，如畸形、反常活动、骨擦音及骨擦感、骨纵向传导疼痛，并有外伤后的共同特征，如肿胀与瘀斑、疼痛与压痛、功能障碍。

3. 影像学检查

在急诊时主要以 X 线检查为主，有骨折的损伤和移位，应注意一定要行正侧位摄片，并须有上下邻近关节，个别还要加特定位置或健侧相应部位的对比 X 线片。而对于症状明显、X 线检查无明显骨折影像时，可以在特定部位进行 CT 检查。可以发现无移位的骨折以及未完全断裂的骨折。磁共振成像（MRI）可以不在急诊时进行，对于有症状而以上检查又未能查出骨折时可以二期进行检查。MRI 可发现一些损伤中等而又对功能影响较大的骨挫伤。

二、骨折的急救处理

骨折急救的目的是用简单而有效的方法抢救患者生命、保护患肢，安全而迅速地运送患者，以便使患者获得妥善的治疗。

（一）抢救生命

凡有可疑骨折的患者，均应按骨折处理。首先抢救生命，如患者处于休克状态，应以抗休克为首要任务。对有颅脑复合伤而处于昏迷中的患者，应注意保证呼吸道通畅。

（二）创口包扎

开放性骨折创口多有出血，用绷带压迫包扎后即可止血。在有大血管出血时，可用止血带止血，应记录开始的时间。若骨折端已戳出创口，并已污染，但未压迫血管神经时，不应立即复位，以免将污物带进创口深处，可待清创术后，再行复位。若在包扎创口时骨折端已自行滑回创口内，则务必向负责医生说明。

（三）妥善固定

妥善固定是骨折急救的重要措施。凡疑有骨折者，均应按骨折处理。闭合性骨折者，急救时不必脱去患肢的衣裤和鞋袜，以免过多地搬动患肢，增加疼痛。若患肢肿胀严重，可用剪刀将患肢衣袖和裤脚剪开，减轻压迫。骨折有明显畸形，并有穿破软组织或损伤附近重要血管、神经的危险时，可适当牵引患肢，使之变直后再行固定。

骨折急救固定的目的：

1. 避免骨折端在搬运过程中对周围重要组织，如血管、神经、内脏的损伤．

2. 避免骨折端的活动，减轻患者疼痛。

3. 便于运送。固定可用特制的夹板，或就地取材用木板、木棍、树枝等。若无任何可利用的材料时，上肢骨折可将患肢固定于胸部，下肢骨折可将患肢与对侧健肢捆绑固定。

（四）迅速转运

患者经妥善固定后，应尽快地转运至就近的医院进行治疗。

三、骨折的治疗原则

骨折的治疗原则为复位、固定和功能锻炼。

（一）骨折复位

骨折复位是将移位的骨折段恢复正常或接近正常的解剖关系，重建骨骼的支架作用。复位是治疗骨折的首要步骤，也是骨折固定和功能锻炼的基础。早期正确的复位，是骨折愈合的必要条件。

1. 复位标准

1）解剖学或接近解剖学复位：骨折经复位后，矫正各种畸形，也就是对位（指两骨折端断面的接触）和对线（指两骨折段在纵轴线的关系）完全良好，恢复解剖结构的正常形态，称为解剖学复位。有些骨折经复位后仅次于解剖学复位标准，而骨折愈合后，经过一定时间的自然修复不遗留任何骨折痕迹，称为接近解剖学复位。对每一个骨折的复位应争取达到解剖学或接近解剖学的复位。对关节内及邻近关节的骨折更应达到解剖学复位，其功能才能不受影响。

2）功能复位：由于各种原因，未能达到解剖复位，但骨折愈合后对肢体功能无明显影响者，称功能复位。

复位的要求：

（1）骨折端的旋转、分离必须完全矫正。

（2）肢体短缩在成人不超过 1cm，儿童不超过 2cm。

（3）长管状骨横断骨折，骨折端对位至少达 1/3，干骺端骨折至少应对位 3/4。

（4）下肢管状骨向前、后成角不超过 10°，儿童不超过 15°，不允许向侧方成角，否则可引起相邻关节疼痛和创伤性关节炎。前臂双骨折则要求对位、对线均好，否则会影响前臂旋转功能。

（5）要尽早复位。

复位前要充分了解患者全身情况，骨折移位情况和肢体局部肿胀严重程度，然后选用适当的方法。如果伤肢肿胀严重，皮肤发生水疱或血液循环不佳，可将患肢抬高或置于支架上，待消肿后（在 1 周内）及时进行复位。

2. 复位方法

骨折复位方法有两类，即手法复位（又称闭合复位）和切开复位。

1）手法复位：应用手法使骨折复位，称为手法复位。大多数骨折均可采用手法复位的方法矫正其移位，可获得满意效果。进行手法复位时，其手法必须轻柔，并应争取一次复位成功。粗暴的手法和反复多次的复位，均可增加软组织损伤，影响骨折愈合，且可能引起并发症。因此，对于骨折的复位，应争取达到解剖复位或接近解剖复位。如不易达到时，也不能为了追求解剖复位而反复进行多次复位，达到功能复位即可。

手法复位的方法：

（1）对准方向：原则上是将远侧骨折段对近侧骨折段所指的方向，由于近侧骨折段的位置不易改变，而远侧骨折段因已经与其失去联系，可以进行移动，以对准骨折的近侧骨折段。

（2）拔伸牵引：两侧有牵引力及对抗牵引力，使骨折的两端适当分离。在患肢远端沿其纵轴以各种方法施行牵引，矫正骨折的移位。但同时一定要有对抗的牵引力，否则身体将向牵引力的方向移动，骨折的部位将难以拉开。经施行拔伸牵引后可基本矫正缩短移位、成角移位和旋转移位。

（3）手摸心会：拔伸牵引后，术者用两手触摸骨折部，参考 X 线显示的移位，确切掌握骨折的局部情况，以便于进行下一步的复位手法。

（4）反折、回旋：横断骨折具有较长的尖齿时，单靠手力牵引不易完全矫正缩短移位，可用反折手法。术者两拇指抵压于突出的骨折端，其余两手四指重叠环抱下陷的另一骨折端，先加大其原有成角，两拇指再用力向下挤压突出的骨折端，待两拇指感到两断端已在同一平面时，即可用反折伸直，使断端对正。

回旋手法可用于有背向移位，又称背靠背的斜形骨折。首先要断定发生骨折移位时的旋转途径，然后施行回旋手法，按原路回旋回去。如操作中感到有软组织阻隔，有可能是对发生移位的判断不正确，应及时改变途径，使背对背的骨折端变为面对面后，再矫正骨折的其他移位。施行回旋手法不可用力过猛，以免伤及血管、神经。两骨折端间有软组织嵌插时，可用回旋手法解脱。

施行反折、回旋手法时，应适当减小牵引力，否则不易成功。

（5）端提捺正：操作时在持续牵引下，术者两手拇指压住突出的近端，其余四指捏住远侧骨折端，向上用力，即可纠正侧方移位。

内、外侧方移位，可用捺正手法，术者借助掌、指分别按压远端和近端，横向用力挤压，使突者复平。

（6）夹挤分骨：主要用于两骨并列部位发生骨折（尺桡、胫腓、掌骨、跖骨），骨折段因骨间膜或骨间肌肉的收缩而互相靠拢。术者两手拇指及示、中、环三指，由骨折的背掌侧夹挤骨间隙，使靠拢的骨折段分开，使骨间膜紧张，以达到整复目的。

（7）屈伸收展：主要用于矫正近关节部位骨折的成角。因某一折段短小，只有将较短小的骨折段连同其远、近端的肢体共同形成一个整体，在牵引下通过屈伸收展改变肢体的位置，成角才能矫正。

（8）摇摆触碰：在横断骨折复位后，为了检查复位效果，可由术者两手固定骨折部，让助手在维持牵引下稍稍向左、右、上、下摇摆远端，术者双手可感觉到骨折的对位情况，然后沿纵轴方向挤压，若骨折处不发生缩短移位则说明骨折对位良好。

（9）对扣捏合：主要用于矫正严重粉碎性骨折折块的移位。在助手牵引配合下，术者可用双手掌或拇指对捏骨折部肢体四周，使粉碎性骨折的碎片向骨骼的轴心靠拢，恢复骨折骨干的正常轴线。

2）切开复位：在无菌条件下切开皮肤、皮下组织、筋膜、分离肌肉、剥离骨膜、暴露骨折断端，直视下进行复位，并闭合各层组织，称为切开复位。切开复位是将闭合性骨折变成开放性骨折，使感染机会增多，一旦感染发生，影响骨折的愈合，在临床治疗中应掌握好适应证，在有一定的技术和设备条件下才能进行。

切开复位的主要适应证有：

（1）有移位的关节内骨折，手法复位不能达解剖复位者，如肱骨外髁翻转骨折。

（2）骨折断端之间有软组织嵌入，手法不能将嵌入组织解除者。

（3）由于肌肉的牵拉而使骨折断端分离远，手法不能使之靠拢者，如髌骨和尺骨鹰嘴骨折。

（4）多发骨折。特别是同一肢体多发骨折，复位、固定均较困难，往往需切开复位并同时内固定。

（5）合并血管、神经损伤，需手术探查及同时复位、固定。

（6）陈旧性骨折，不能手法复位者。

（7）其他，经过闭合复位仍未能达到功能要求者。

关于切开复位时机的选择，新鲜骨折一般在 2 周内施行切开复位多无困难，且不延迟骨折愈合。但在某些情况下则应早期施行，如局部皮肤擦伤，延缓时间可能招致感染者，或肢体肿胀将有水疱形成者，特别是肘部、小腿和踝部的骨折均易发生这类情况，以早期手术为宜。

（二）固定

1. 外固定

1）夹板固定

（1）夹板固定的作用：骨折复位后，应用压垫、木板、结扎带维持骨折断端对位、对线及控制再移位的因素影响，使骨折在良好位置上愈合。不稳定骨折配合持续牵引治疗效果更加满意。

有利关节活动：骨折部位上、下关节一般不被固定，有利于关节早期活动，骨折愈合后随之关节功能亦恢复正常。四肢部位的肌肉通过 1~2 个关节，当关节屈伸活动时，肌肉收缩力增大，发挥肌肉的"内固定"作用。关节内或关节附近骨折进行超关节固定，将附近的一个关节固定在一定位置，限制易引起骨折再移位方向活动。如伸直型肱骨髁上骨折，将肘屈曲 90° 位固定，可进行主动屈肘活动，防止伸肘活动。

控制肢体旋转：肢体旋转活动可引起骨折端的再移位。如前臂附有旋转肌群，前臂内旋可引起骨折再移位，利用分骨垫使骨间膜紧张及掌背侧木板将前臂位于中立位，有效地控制肢体旋转活动。

防止或矫正成角畸形：骨折处成角畸形的发生，是因肢体两侧肌群拉力不平衡，拉力强大的一组将折端拉弯曲突向对侧。利用三点压垫法和木板挤压作用，可防止或矫正成角畸形。

防止侧方移位：按原移位方向，在骨折端放置两点压垫，应用压垫和木板两点挤压作用，可有效地控制和矫正轻度的侧方移位。

纵向挤压（防止断端分离）：局部外固定后，恢复肌肉拉力协调作用，合理的练功，肌肉沿骨干纵轴收缩，使远折端断面向近折端断面靠拢挤压，有促使骨折愈合作用。如股骨干骨折外固定后，就开始练习股四头肌收缩，断端产生生理的挤压力，促进骨折愈合。

（2）夹板固定的范围：可分为超关节固定和不超关节固定两种。不超关节固定，骨折部位的上、下关节不被固定，便于及时练功活动关节，又不妨碍肌肉纵向收缩。如胫骨干中 1/3 骨折，夹板上、下端不超过膝、距小腿关节固定，只是固定骨折相邻的一个关节。如伸直型肱骨髁上骨折，夹板下端过肘关节，将肘关节屈曲 90° 固定。

（3）夹板固定的指征：①四肢闭合性管状骨骨折。股骨骨折因大腿的牵拉力太大，常要结合持续的牵引力。②四肢开放性骨折，创面小，经处理后创口已经愈合者。③陈旧性四肢骨折适合于手法复位者。

（4）夹板固定的注意事项

伤肢位置的处理：外固定后伤肢位置处理恰当，有协同夹板固定作用，防止骨折再移位的发生。如锁骨骨折用"∞"字绷带固定后，前臂悬挂胸前，伤肢轻度后伸位，卧床时卧位肩胛区垫高保持双肩部伸展。若外展型肱骨外科颈骨折，伤肢保持下垂或稍内收位；内收型骨折则伤肢保持外展，平卧时将肘后垫高使肩稍前屈，防止骨折向前成角。若前臂桡、尺骨骨折中伤肢保持立位或稍后旋位肘屈 90° 悬挂于胸前。若股骨干中 1/3 以上部位骨折，伤肢应外展、膝屈曲位，躯干向患侧倾斜，继续保持远折端服从近折端放置。股骨髁上骨折固定后，膝关节屈曲 90° 放置，松缓腓肠肌和后方关节囊对远折端的牵拉。移动患者时扶持好伤肢；下肢骨折患者因麻醉作用未消失，肌肉处于麻痹无力状态，患者失去控制伤肢能力，这时搬动患者或移动伤肢，必须用手托起远端肢体，防止因机体重力或旋转力而致骨折再移位。

抬高患肢：夹板固定以后，需将伤肢末端尽量抬高超过心脏水平位，有利于静脉、淋巴液回流，加强局部血液循环，伤肢肿胀消失得快。如伤肢前臂骨折，卧位时前臂依托胸侧或悬吊。下肢用软枕或下肢支架托起，在不影响骨折移位情况下尽量将足端抬高。

观察肢端血液循环及感觉情况：骨折复位固定后，还要继续肿胀，常是由于在复位过程中造成软组织损伤，静脉受压引起局部损伤反应，木板内压力增高，伤肢末端循环不通畅；或者有重要血管及神经通过骨折部位，可能在复位中造成损伤，应注意观察。如在伤肢远端处出现剧痛，牵拉伸指痛，或肤色发绀或苍白、发凉、疼痛难忍、动脉搏动减弱或消失，是肢体远端供血不良或丧失的表现，可能是由于结扎过紧或血管损伤，松解结扎带后仍不缓解表明动脉损伤，或损伤性血管痉挛，应及时寻因处理。如在肢端无血循环障碍改变而逐渐发生针刺样麻木痛感，是神经被固定物压迫受损伤所致。

调整结扎带：保持结扎带松紧恰当是夹板固定治疗骨折的成功关键，可根据肢体局部肿胀发展及消退情况来调整松紧度。一般在固定后第 1 周内血肿逐渐有发展，应每日稍放松一点结扎带，保持有 1cm 的活动度；第 2 周开始肿胀逐渐消退，随消减而结扎带松动，应及时紧缩为适度。

注意夹板内压垫及该部位疼痛：在木板内压垫位置及骨突出处有剧痛发生，应及时解开夹板，检查处理，防止形成压垫伤，压垫伤和压疮性质一样，可发生皮肤全层坏死，深达筋膜或骨骼，愈合较慢。若在木板端出现疼痛，是木板端压迫所致，多因木板端边缘锐利，或木板较长，功能锻炼时阻碍关节屈伸，亦可造成压迫伤。

检查骨折对位情况：听骨传导音，测量伤肢长度，注意伤肢远端旋转度（即内旋、外旋）变化。

要定期应用 X 线透视或拍片检查。骨折在最初 2 周内易再移位。尤其对不稳定骨折更应注意，一般在最初 2 周内透视一次，床头拍片一次，如有移位应及时手法矫正。2 周以后再移位机会较少，易出现成角改变，注意肢体轴线是否正常。第 4 周应拍片观察骨痂形成情况。在夹板固定期间的初始阶段，情况正常时不要随意解开夹板检查，防止再移位发生。

指导和督促患者功能锻炼活动：骨折复位夹板固定后即开始功能锻炼。需向患者讲清功能锻炼对骨折治疗的作用及伤肢恢复的好处。注意防止对骨折愈合不利的活动，指导患者在骨折的不同阶段选用不同的功能锻炼方法，每日应督促检查功能锻炼姿势。在功能锻炼中出现的正常反应，及时讲解清楚，打消顾虑，取得患者与医生的合作，共同完成治疗任务。

伤肢肿胀：骨折初期伤肢肿胀是损伤性反应的结果。①损伤组织出血，体液外渗至组织间隙。②部分静脉或淋巴管破损，血液回流受阻。③伤肢功能丧失，肌肉收缩功能障碍，使血液循环的"水泵"作用不够。④在复位时用力过大，造成继发性组织损伤，或固定过紧，造成压迫性血流障碍。虽然原发性和继发性损伤均可致肿胀，但可经过活动和抬高患肢可使肿胀消失。

晚期伤肢肿胀，主要在下肢表现明显，在去掉牵引和下床后发生。其原因为床上功能锻炼不好、肌力收缩力弱，对静脉瓣挤压作用差，血液回流不畅。继续坚持锻炼会逐渐减轻，最后肿胀消失。临床表现为离床活动后，晚间小腿及足踝出现凹陷性肿胀，卧床休息一夜之后，次日清晨则肿胀消失明显，经过周而复始的练习可以完全消失，恢复正常。

2）石膏绷带固定：用无水硫酸钙的细粉末撒布在特制的稀孔纱布绷带上，做成石膏绷带。经水浸泡，无水硫酸钙吸水结晶后，其晶体呈长条形，互相交织，十分坚固。将石膏绷带浸水后，缠绕肢体数层后做成管形石膏；或者先用石膏绷带做成多层的石膏托，浸水后贴附于相应的肢体处，用普通绷带外缠绕后石膏绷带将凝固成坚硬的硬壳，对骨折肢体起到有效的固定作用。其优点是能够根据肢体的形状而塑形，因而固定作用确实可靠。其缺点是无弹性，又不能随时调节松紧度，也不适于使用固定垫，故固定范围较大，要超过骨折部位的上、下关节，使这些关节在骨折固定期内无法进行活动锻炼。因此，如不注意加强被固定肢体的舒缩活动，拆除石膏绷带后，将有关节僵硬等后遗症，妨碍患肢功能迅速恢复。

石膏绷带外固定的指征如下：①开放性骨折经清创缝合后，无法内固定时，创口尚未愈合时，软组织不宜受压，不适合用小夹板外固定。②少数骨、关节手术后，如小儿骨折部位接近骨骺时，不适宜用内固定物时，用克氏针固定不牢时。③矫正畸形后，为了维持其位置，要用石膏绷带塑形，才可达到矫形和固定的目的。④治疗化脓性骨髓炎、关节炎，用石膏绷带固定患肢，有助于控制炎症。

3）外展架固定：将铅丝夹板、铝板或木板制成的外展架用石膏绷带包于患者胸廓侧方后，将肩、肘、腕关节固定于功能位。当患者站立或者卧床时，均可使患肢处于抬高的位置，将有利于消肿、止痛、控制炎症。有时还可以在外展架上进行持续的皮牵引。

应用指征如下：①肿胀较重的上肢闭合性损伤。②肱骨干骨折合并桡神经损伤且不具备条件进行手术探查时。③有分离移位的肱骨干骨折，手法复位、小夹板固定后，还可结合外展架固定。④臂丛神经牵拉伤时，无手术指征时。⑤严重的上臂或前臂开放性骨折。⑥肩胛骨骨折，不接受手术时。⑦肩、肘关节化脓性关节炎。⑧肩、肘关节结核。

2. 牵引复位固定

主要用于手法复位困难、外固定不稳定的股骨干或胫骨斜形骨折，以及开放性骨折需要换药者。持续牵引，一靠对抗肌力来纠正短缩移位；二靠被拉紧的肌肉的侧向作用力以纠正侧方移位；三靠牵引力线维持骨折段于力线上，故能起到复位与固定的双重作用。

1）牵引方法：有骨牵引及皮牵引两种。

（1）皮牵引：皮肤牵引多用于急救或暂时固定，皮肤牵引的力量通过浅、深筋膜和肌间膜传至骨骼，如果牵引重量过大可以损伤皮肤，皮肤牵引的最大重量一般不超过5kg，皮肤牵引的时间一般不超过6周。

方法：牵引部位备皮。橡皮膏应尽可能避免置于骨突出部位，如果必须使用，骨突出部位垫以棉花和纱布。将宽度适合的扩张板粘在长度合适的橡皮膏中央，将扩张板两侧的橡皮膏贴在肢体上，橡皮膏外缠绷带。患肢置于牵引装置上以减轻水肿和防止足跟起疱，挂上牵引砣。

（2）骨牵引：主要用于成人大重量牵引或肢体有伤口、水疱不适用皮牵引者。

2）牵引注意事项：牵引时要根据情况随时调整牵引重量，应在 3 日内使骨折复位，矫正畸形。3 日后的牵引，多起到固定和维持作用，至骨折愈合。此外，要经常测量肢体长度和床边 X 线检查，了解骨折对位情况，防止过度牵引，并注意患肢的血液循环。

3. 内固定

1）内固定的材料和方法：包括髓内钉、钢板螺丝钉、不锈钢针等。固定方法和材料需根据骨折部位和类型选择。多数内固定手术后尚须外固定。内固定可通过切开整复或在 X 线透视下整复。由于切开复位和内固定手术时，软组织和骨膜受到损伤，影响骨折愈合，且增加感染机会，并需二次手术取出内固定，故应严格掌握适应证。

2）内固定的各种并发症

（1）骨折延迟愈合或不愈合：因切开复位必须分离一定的软组织和骨外膜，可以减少骨折部的血液供应；髓内钉内固定还可损伤髓腔内血液供应，均可导致骨折延迟愈合，甚至不愈合。内固定器材质量不佳者，可因生锈和电解作用，发生无菌性炎症，亦可导致骨折延迟愈合，甚至不愈合。

（2）骨感染：骨折周围的软组织受暴力作用后已有严重损伤，切开复位将增加软组织损伤，致使局部抵抗力降低。若无菌技术操作不严格，易于发生感染，引起化脓性骨髓炎。

（3）关节及周围组织粘连：关节活动障碍甚至僵直。

（4）内固定失败：骨固定器材规格选择要求严格，如有选择不当，不仅可在术中发生困难，而且在术后可发生内固定物弯曲变形、折断、松动或脱出而导致内固定失败。

诚然，切开复位内固定在骨折治疗中占有十分重要的地位，但若一旦发生并发症，其后果将是十分严重的。因此，在骨折治疗方法的选择上应是严肃的。手术应遵循这样的原则：即采用非手术疗法能取得同样效果的，还是以非手术疗法为宜。对于骨折，人们应做那些非做不可的手术，而不是做那些你想做和能做的手术，要根据患者的具体情况，结合技术设备条件，慎重选择治疗方案，严格掌握手术适应证。

3）内固定的种类

（1）缝合线内固定：缝合线包括金属线、尼龙线、丝线等。髌骨骨折、尺骨鹰嘴骨折、肱骨内外髁骨折、胫骨棘骨折常用缝合线固定。

（2）钢针内固定：主要用于短小骨的骨折或近关节的骨折，如掌骨骨折、指骨骨折或跖骨骨折、趾骨骨折、肱骨内外髁骨折。

（3）螺丝钉内固定：主要用于关节内骨折的固定和管状骨的斜形骨折，固定螺丝钉应当与骨干垂直，手术后需要外固定。

（4）髓内针内固定：主要用于较大的骨折，如股骨、肱骨、尺骨、桡骨及胫骨的横断骨折和螺旋形骨折。根据髓内针的形态可分为"V"形针、三角针、梅花针、圆形针、四边形针等。

（5）钢板螺丝钉内固定：适应于骨干骨折。骨干直径大的，钢板应当相应的长些。骨折线的两端应当各有 2~3 枚螺丝钉，螺丝钉方向应当与骨干垂直，以穿透两侧皮质为度。

（6）特用内固定钉：如股骨颈骨折用的三翼钉、加压螺丝钉，转子间骨折用的鹅头钉、Jeweet 钉、Ender 钉，以及各种特异接骨钢板和棒等。

（三）功能锻炼

临床实践证明，伤肢关节活动与全身功能锻炼对损伤部位有推动气血流通和加速祛瘀生新的作用，可改善血液与淋巴液循环，促进血肿、水肿的吸收和消散，加速骨折愈合，使关节、筋络得到濡养，防止筋肉萎缩、关节僵硬、骨质疏松，有利于功能恢复。目前功能锻炼在骨伤科临床中已普遍应用，并被列为骨折及颈、肩、腰、腿等部位筋伤治疗的基本方法之一。

1. 功能锻炼的原则

1）功能锻炼的活动应以不加重局部组织的损伤为前提。加强有利的活动，避免不利的活动。如患者的练习是在不影响骨折固定的前提下，为了骨折的迅速愈合而进行的。因此，应根据骨折的具体情况，对有利于骨折愈合的活动（如使骨折断端紧密相接，互相嵌插）应加以鼓励；对骨折愈合不利的活动（如使骨折断端旋转、成角、分离）须严加防止。

2）功能锻炼的活动应以恢复和增强肢体的固有生理功能为中心。上肢的各项活动要以增加手的握力和前臂的旋转功能、肘部屈伸功能为中心；下肢以增强其负重步行能力为中心。

3）功能锻炼的活动应以徒手锻炼、主动锻炼为主，以器械锻炼、被动锻炼为辅。功能的恢复是骨科治疗的一项重要任务，而肢体功能的恢复必须通过患者的主动锻炼才能获得，任何治疗都无法代替，只能辅助或促进主动锻炼。这是因为，功能的发挥必须由神经支配下的肌肉运动来带动关节和肢体，只有主动锻炼才能恢复肌肉张力，防止肌肉萎缩，协调肌群运动。主动锻炼是由患者自己掌握的，一般不易过度而发生损伤。而被动活动则不然，若有操作不当可造成患肢新的损伤。

2. 功能锻炼的作用

1）加速骨折愈合：骨折后进行局部和全身功能锻炼可以促进血液循环，有利于骨折的愈合。骨组织由骨细胞、骨基质以及胶原纤维和钙盐组成，它和其他组织一样，不断地破坏和新生，其代谢过程非常活跃。在正常人，这种代谢受肢体局部及全身功能活动的影响，保持平衡状态。影响骨折愈合的因素是多方面的，但最根本的因素是局部的血液供应。骨折愈合是一个连续的过程，一面破坏清除，一面再生修复。功能锻炼活动有利于增加局部的血液循环，血液循环不仅回收骨折局部的代谢产物，而且带来了成骨过程中所必需的氧和其他物质。在氧供充足的条件下，骨折局部的间叶组织细胞分化为成骨细胞的数量增多，成骨细胞形成骨基质及其钙化亦可得到保证，新生骨即能迅速形成。另外，功能锻炼的活动对骨折断端以持续性生理压力，可以促进骨组织增生，加速骨折愈合。中西医结合采用小夹板、压垫固定四肢骨干骨折，患者进行主动的功能锻炼，早期适当负重，在骨折断端之间产生周期性应力刺激，有利于骨痂的形成及新骨力线的调整。

2）促进伤部肿胀的消退：损伤之后，由于组织出血，体液渗出，局部发生瘀血、肿胀、疼痛。及时功能锻炼可以发挥肌肉对血液循环的"水泵"调节作用，改善肢体软组织和骨内血液循环，促进瘀血肿胀的吸收和消散，疼痛亦随之缓解。

3）防止肌肉萎缩：骨折治愈后，伤肢肌肉无力。其主要原因就是受伤固定后，伤肢功能活动不良，血液循环不畅，肌肉得不到营养，故称失用性肌萎缩。伤肢骨质因长期被固定活动不利，而引起骨质疏松改变，称失用性骨萎缩。如果复位固定后，即开始伤肢或全身性功能活动，促进全身和局部气血旺盛，增强新陈代谢，可避免发生或减少肌肉和骨萎缩的程度。

4）促进关节功能的恢复：骨科疾病常因失治、误治或关节的长期制动而引起筋的挛缩和粘连，致使关节的主动活动和被动活动受限而出现关节功能障碍，甚至强直。关节囊的挛缩是造成关节外功能障碍的主要原因。关节附近的血肿、水肿的机化，在关节周围各层组织之间形成的瘢痕组织的粘连，亦可引起关节功能障碍。当病变位于某一关节时，为了防止关节功能障碍或恢复关节的正常功能，只有通过局部关节功能锻炼活动，才是保证关节功能恢复的最理想的办法。

5）防止骨质疏松：骨质疏松的原因是多方面的，但损伤后患者骨质疏松最主要的原因是由于受伤肢体长期的固定和缺乏活动锻炼所致。在维持骨的正常结构方面，肌肉张力及机械性负荷均起重要作用，尤其是肌肉张力起着更为重要的作用。当肢体长期制动和废用时，骨钙和体液钙与血浆钙之间的交换即发生负平衡，日久可导致全身及局部性骨质疏松。这种失用性骨钙丢失在肢体采用石膏制动及坚强固定时表现得尤为突出。因此，加强功能锻炼则是增强骨质代谢和防止骨质疏松的最有效的措施。

6）有利于伤残患者重新获得生活和工作能力：机体创伤或某些骨关节疾患后，由于肢体的残缺、功能障碍而致患者生活能力和工作能力低下，只有进行功能锻炼，才有可能恢复伤残患者的部分甚至全部的功能。对于伤残患者，可根据伤残的等级、患者的职业特征、功能恢复的可能性，制订出重新获得生活和工作能力的功能锻炼措施。充分发挥伤残患者的主观能动作用，通过功能锻炼疗法，调动肢体固有的生理功能和潜在的功能，是改善和恢复他们日常生活自理能力和劳动能力的有效途径。

3. 功能锻炼的方法

功能锻炼是治疗骨折的重要环节，患者必须在医护人员的指导下循序渐进，一般分三期：

1）骨折早期：主要是肌肉自主收缩和放松，原则上除骨折部位上、下关节暂不活动，身体其他各关节均需锻炼。目的是促进患肢血液循环，有利于肿胀消退，防止肌肉萎缩，避免关节僵硬。

2）骨折中期：此时患肢肿胀、疼痛已逐渐消退，骨折端已纤维连接，并正在逐渐形成骨痂，患者可在医护人员的帮助下，逐渐活动患肢的上、下关节。

3）骨折后期：骨折已达到临床愈合的标准，并拆除了外固定。此时应加强伤肢的肌肉和关节的全面活动锻炼，下肢骨折一般可允许在扶拐的保护下逐渐持重行走。锻炼要坚持到骨折坚强愈合，肌肉和关节功能恢复到最大限度或完全恢复正常。一般上肢骨折需要半年以上，下肢骨折需要一年以上。

（四）中医中药

骨折是由于暴力所致。骨折之处一般可发生瘀血肿胀，如合并脏腑损伤或血管损伤，则经脉之血外溢于肌肤之间，或体表之外，形成亡血之证。《医宗金鉴·正骨心法要旨》说："今之正骨科，即古跌打损伤之证也。专从血论，须先辨或有瘀血停积，或为失血过多……二者治法不同。有瘀血者，宜攻利之；亡血者，宜补而行之。"对损伤有瘀血停积应采用攻利之法，而失血过多应采用补气养血之法。根据古代伤科学家治伤之经验，以"跌打损伤，皆瘀血在内而不散也。血不活则瘀不能去，瘀不能去则折不能续"和"瘀去、新生、骨合"的原理，内服和外用药物，对纠正因损伤而引起的脏腑、经络、气血功能紊乱，促进骨折的愈合均有良好作用。根据骨折不同阶段和兼症，分为初、中、后三期用药。

1. 辨证施治

1）初期（消瘀退肿期）：伤后1~2周，由于肢体内部筋骨脉络均受损伤，离经之血瘀积不散、气血之道不得畅通，故疼痛剧烈，患部瘀血肿胀，断骨征象显著，且伴有发热等全身症状。

治宜：活血化瘀，消肿止痛。

方药：桃仁四物汤。桃仁25粒，川芎、当归、赤芍、制香附、丹皮、元胡各3g，生地、红花各2g。

2）中期（接骨续筋期）：一般在伤后2周以后，损伤症状改善，肿胀瘀斑渐趋消退，疼痛逐步减轻，但瘀阻虽消而未尽，断骨尚未连接，动则作痛。

治宜：和营生新，接骨续筋。

方药：和营止痛汤。

赤芍、当归尾、乌药各9g，川芎、苏木、陈皮、桃仁、乳香、没药、木通、甘草各6g，续断12g。

3）后期（壮骨壮筋期）：一般在伤7周以后，瘀肿已消，断骨虽初步愈合而未坚实，筋肉萎弱无力，功能尚未恢复。

治宜：补养气血，强壮筋骨。

方药：壮骨强筋汤。熟地12g，川芎、桃仁各6g，怀牛膝、当归、续断、补骨脂、骨碎补各9g，制乳香、甘草、红花各3g。

2. 外用药物

1）早期：外敷驳骨水、七厘散、消肿膏等。

2）中期：外敷接骨膏和接骨散等。

3）后期：主要采用药物熏洗，还可采用药水涂擦，如正骨水、麝香正骨水等。

（彭静）

第四节　骨折患者的护理与健康教育

一、护理问题

（一）焦虑与不安

焦虑与不安与正常生活规律被打断有关：①突发损伤或被诊断疾病改变了患者的心理状态。②不得不接受治疗使学习或工作被迫中断。③对疾病的预后担心。④对将来回归社会生活的能力担心。

（二）疼痛

疼痛与疾病本身有关：①软组织损伤或骨折脱位均可引起不同程度的疼痛。②感染及肿瘤等本身引起疼痛。③病灶组织压迫刺激引起疼痛。

（三）局部感染

局部感染与病灶和外界相通有关：①皮肤破损及开放性骨折存在细菌侵入途径。②手术本身存在感染风险。③内固定物的置放。

（四）呼吸道或泌尿道感染

呼吸道或泌尿道感染与长期卧床缺少活动及抵抗力下降等因素有关。

（五）便秘

便秘与长期卧床不能活动有关：①卧床体位因素使排便困难。②担心排便不敢进食。

（六）躯体移动障碍

躯体移动障碍与疾病本身有关：①病灶疼痛不敢活动。②肢体固定不能活动。③治疗方案要求维持固定体位。

（七）皮肤完整性受损

皮肤完整性受损与卧床或治疗手段有关：①长期卧床所致压疮。②使用外固定皮肤压迫或过敏。③感染所致皮肤溃破。④切开减压。

（八）失用综合征

失用综合征与运动不足有关：①长期卧床。②脊髓神经损伤时的肢体失支配。③骨折及脱位的固定。

（九）潜在并发症

潜在并发症与疾病本身及治疗过程有关：脂肪栓塞、骨筋膜隔室综合征、肌肉萎缩、关节僵硬、肢体畸形、骨化性肌炎、创伤性关节炎、缺血性骨坏死、缺血性肌挛缩、意外损伤等。

（十）知识缺乏

知识缺乏与骨折脱位知识获得不足有关：①患者及家属的理解能力。②疾病本身的复杂程度。③医疗保护制度的制约。④从医护人员中获得有限知识。

二、护理措施

（一）现场急救

同"骨折的急救处理"。

（二）非手术治疗护理（或）术前护理

1. 心理护理

向患者及其家属解释骨折的愈合是一个循序渐进的过程，充分固定能为骨折断端连接提供良好的条件，而正确的功能锻炼可以促进断端生长愈合和患肢功能恢复，因此，若能在医务人员指导下积极锻炼，可以促进断端愈合和患肢功能恢复，取得良好的治疗效果。对骨折后可能遗留残疾的患者，应鼓励其表达自己的思想，减轻患者及其家属的心理负担。

2. 饮食护理

建立规律的生活习惯，定时进餐，根据患者的口味及病情要求给予高蛋白、高热量、高钙、高铁、高维生素的易消化饮食。应多吃水果蔬菜，以防便秘。长期卧床易发生骨质脱钙，应多饮水，预防泌尿系统结石和感染。

3. 卧床护理

给予患者生活上的照顾，满足患者基本的生活需要，协助其生活起居。保持室内清洁卫生，增加患者舒适感。骨科患者常需较长时间卧床，除要做好生活护理外，还要鼓励患者主动进行躯体活动，以逐渐达到护理计划所期望的能力水平。做好大小便护理，保持会阴部及床单清洁。长期卧床还可能发生压疮、呼吸道和泌尿道感染，应经常进行皮肤护理，常翻身，练习深呼吸等。

4. 疼痛护理

疼痛是患者的主要痛苦，也是护理的重要目标。疼痛原因主要有创伤、手术切口、伤口感染、组织缺血等，应针对不同原因对症处理。

5. 肢体肿胀护理

局部创伤或挤压伤、骨折内出血、固定过紧、组织再灌注损伤等都可导致静脉回流不畅、肢体肿胀。对肢体骨折尤其是前臂或小腿骨折患者要严密观察肢体有无剧烈疼痛、麻木、皮温降低、苍白或瘀血等，注意骨筋膜隔室综合征的发生，如有异常应立即通知医生。在病情不明的情况下，严禁局部热敷、理疗、按摩及镇痛措施，以免加重或掩盖病情。

6. 预防畸形

长期卧床、肢体运动不能或使用外固定的患者，应注意保持肢体功能位置，防止僵硬或强直在非功能位。对用石膏等进行外固定的患者，还应注意观察患肢的血液循环、感觉及运动情况。肢体的功能位，如肩关节外展45°、前屈30°、内旋20°、前臂中立位；肘关节屈曲90°、前臂中立位；腕关节背伸30°左右；手部如握小球状；髋关节外展10°~20°、前屈15°、外旋5°；膝关节屈曲10°~15°；踝关节背伸90°。尤其是截瘫患者，一般在足部使用石膏托或支架以防垂足畸形。

7. 功能锻炼

为改善肢体血液循环，防止肌肉萎缩、关节僵硬、骨质脱钙等并发症，促进骨折愈合，应指导患者进行恰当的功能锻炼。

1）以鼓励患者进行主动功能锻炼为主，基本原则是早期以肌肉的舒缩活动为主，以不影响固定效果为目标。中期以适度活动为主，以不影响骨折的纤维连接强度为目标。晚期以重点关节为主的全面功能锻炼。

2）肢体瘫痪的患者，应做好被动关节活动。

三、健康教育

1. 安全指导

指导患者及家属评估家庭环境的安全性、有无影响患者活动的障碍物，如台阶、小块地毯、散放的家具等。

2. 长期坚持功能锻炼

告知患者出院后继续功能锻炼的方法和意义。向患者和家属详细说明有关夹板、石膏或外固定器械的应用和护理知识，如夹板、石膏或外固定器械的保护、清洁、使用的方法及可能发生的问题。指导患者使用轮椅、步行辅助物，提高患者自我照顾的能力。指导家属如何协助患者完成各项活动。

3. 定期复查

告之患者如何识别并发症。若患者肢体肿胀或疼痛明显加重，骨折远端肢体感觉麻木、肢端发凉，夹板、石膏或外固定器械松动等，应立即到医院复查并评估功能恢复情况。

（彭静）

第六章　创伤骨科急救

第一节　创　伤

人体在各种致伤因子作用下可发生各种损伤。创伤一般是指机械性致伤因子所造成的损伤，为动力作用造成局部组织损害和功能障碍。

创伤多发生于青壮年，对社会劳动力损失和家庭负担影响极大。按退休前寿命损失年数（preretirement years of life lost，PYLL）计算，道路交通事故所致的伤亡常高于其他任何疾病。

创伤医学不仅是一个临床学科，而且也涉及预防医学和基础医学领域。大量的实验和经验证明，创伤是可以预防的，如果我们对创伤的流行病学进行深入而全面的研究，分析其危险因素，提出相应的对策，可使创伤的伤亡不断降低。

一、创伤分类

临床上有多种分类法。

（一）按致伤因素分类

可分为烧伤、冷伤、挤压伤、刀器伤、火器伤、冲击伤、毒剂伤、核放射伤及多种因素所致的复合伤等。

（二）按受伤部位分类

一般分为颅脑伤、颌面部伤、颈部伤、胸（背）部伤、腹（腰）部伤、骨盆伤、脊柱脊髓伤、四肢伤和多发伤等。诊治时需进一步明确受伤的组织和器官，如软组织损伤、骨折、脱位或内脏破裂等。

（三）按皮肤完整性分类

利于了解创伤后有无污染。分两类，皮肤黏膜尚保持完整者为闭合性创伤；而有破损者为开放性创伤。

（四）按受伤程度分类

利于评估对生命和全身的影响。如头颅、胸内、腹内脏器受伤，可致神经、呼吸、循环等功能障碍，应属重型、严重型创伤。现代创伤学已制订多种评分法，依据呼吸、血压、微血管充盈度及神志、语言、运动反应等项，予以计分量化，进行创伤分度，以供临床参考。

二、创伤分度

根据创伤对组织损害的程度，将创伤的严重程度分为三度：

（一）轻度创伤

组织损伤微小，引起的反应轻微而短暂，一般不需特殊治疗，可以自行修复。

（二）中度创伤

致伤因素的强度较大，组织创伤较大，机体对创伤的反应较重，需经及时治疗后，组织器官功能才能恢复。

（三）重度创伤

是指创伤强度大，对组织损伤程度严重，常合并多种并发症，必须经过积极而正确地处理，才能挽救伤病员的生命，恢复组织器官的功能，有时虽然患者的生命得到保障，但组织器官的功能却难以恢复。

三、创伤的病理变化

在致伤因素的作用下，机体迅速产生各种局部和全身性防御性反应，目的是维持机体自身内环境的稳定。局部反应和全身反应往往同时存在，但不同的损伤，机体的反应也不相同。如局部软组织轻微损伤，一般以局部反应为主，全身反应较轻或持续时间短；而严重的局部损伤，特别是战伤，局部组织损伤较重，且往往有坏死组织存在，此时，不仅局部反应重，全身反应也较明显且持续时间也长，两者还可相互加重以形成恶性循环。所以，对局部伤口的早期正确处理将有利于全身反应的减轻，并可促进局部反应的消退。伤后局部和全身反应是机体稳定自身内环境的需要，但过度的反应往往可对机体造成损害，需在治疗中加以调整。

（一）创伤性炎症反应

人体有复杂而完善的自我保护防御功能。但任何创伤，都会激发最基本的生理反应（炎症反应）。组织受伤后，会产生血管反应，微血管首先短暂收缩，继而扩张、充血，血管通透性增高，水分、电解质、血浆蛋白渗入组织间隙，与此同时中性粒细胞、巨噬细胞也自血管内逸出，吞噬破坏外来物。受伤的局部出现红、肿、热、痛等表现。

创伤性炎症的机制至今不明。在炎症反应中细胞、组织释放的炎症介质，如组胺、5-羟色胺、补体、前列腺素等物质均介入血管及白细胞的变化，对这些介质形成有抑制作用的药物，如肾上腺皮质激素、消炎痛、阿司匹林等则具有抗炎作用。

创伤后的炎症是一种保护性反应，有利于创伤修复，如渗入组织间隙的纤维蛋白原转化为纤维蛋白，可促进组织修复；白细胞、巨噬细胞对抗入侵细菌及吞噬异物亦有助于创口的愈合；但过分强烈与广泛的炎症反应，如局部过度肿胀，引起血液循环障碍等情况，亦对创伤治愈不利。

（二）创伤后的全身反应

创伤后因疼痛、紧张、失血、失液等综合作用，可引起下丘脑-垂体系统及交感神经-肾上腺髓质系统出现应激性效应，引发神经-内分泌激素的代偿性调整，使促肾上腺皮质激素、抗利尿激素、生长激素释出增加；肾上腺皮质激素以及儿茶酚胺分泌增加，一系列的神经内分泌反应对创伤后器官功能及代谢发生影响。

在创伤后肾上腺素及去甲肾上腺素促使心率加快、心收缩加强，外周及内脏血管收缩，使心、脑等重要器官的血流得以保证，血压接近正常。儿茶酚胺使肾血流量减少，抗利尿激素使尿液排出减少，而醛固酮可促使肾脏潴钠，在维持血容量上发挥作用。

创伤后机体的能量需求增加，由于创伤后儿茶酚胺、肾上腺皮质激素分泌增加，使得血糖增高，同时脂肪与蛋白质的分解加速，使血中脂肪酸水平以及支链氨基酸增高以提供能量。创伤后，机体蛋白分解加速，细胞群减少，尿中排出的含氮物质增加，处于负氮平衡，即分解代谢期。

创伤后如治疗顺利，一般情况下，创伤性炎症与全身反应 3～5 日后趋于消退。炎症反应被抑制，如休克、大量使用肾上腺皮质激素等，会延迟伤口愈合；而炎症反应强化，如渗出过多，组织严重肿胀，可致血液循环障碍，修复缓慢。

（三）创伤后主要脏器的功能变化

1. 心血管

创伤后出现血容量减少，儿茶酚胺分泌增多，后者通过减少皮肤、肌肉等处的血流量来维持生命器官的血液灌流。待病情稳定后，心血管功能可自行调整，增加心搏出量和末梢血流，以弥补早期组织缺血。如血容量减少 1000mL 以上，可发生休克，原有心脏病或动脉硬化的患者代偿能力低，易引起心律失常以致心衰。

2. 肺

伤后因能量需要或失血、感染等原因，常出现呼吸增强，如胸腹部损伤和疼痛等原因影响换气时，可发生换气障碍。换气抑制能引起低氧血症和高碳酸血症，即呼吸性酸中毒；换气过度则导致低碳酸血症，即呼吸性碱中毒。肺挫伤和胸部严重损伤、休克、大量输血输液等情况下可发生急性呼吸窘迫综合征（ARDS）或急性肺损伤（ALI）。

3. 肾

失血、失液导致肾血流量减少，经垂体抗利尿激素和醛固酮的作用，加强排钾保钠和肾小管对水分的再吸收，有助于体液保留。如伤后血红蛋白、肌红蛋白游离分解产生卟啉类和其他组织损伤崩解产物，可损伤肾小管，导致急性肾衰。

4. 肝

严重创伤后肝血流量减少，血清胆红质和转氨酶增多，蛋白代谢和解毒作用增强。

5. 胃肠

大面积烧伤、颅脑伤或腹部大手术后可发生应激性溃疡，表现为胃肠黏膜急性出血、糜烂和坏死，是上消化道出血常见的病因之一（约占 11%～36%），发病原因除应激外，还与再灌注后胃酸增多、胃黏膜缺血和黏膜屏障破坏有关。

6. 脑

体温中枢受损时可出现体温过高或过低；脑血流不足可发生低氧血症，进而诱发脑水肿。颅脑创伤后还可发生躁动或嗜睡以至昏迷。

（四）创伤的并发症

常见的并发症是感染。开放性创伤一般都带有细菌污染，如果细菌数量较多，加上免疫功能降低，就容易发生感染。闭合性创伤如果累及消化道、呼吸道等，也容易发生感染。为此，处理创伤必须着重预防感染。

另一并发症是休克，原因有失血过多、神经系统受强烈刺激或感染严重（重症脓毒症）。休克过程中，全身的大部分组织器官都处于血液低灌流或缺血状态，功能发生障碍而危及生命。休克复苏后，组织器官恢复了血循环，但可能有一部分发生缺血-再灌注损害，一部分组织发生细胞凋亡；严重时可导致多器官功能不全综合征（MODS）。为此，处理创伤必须重视休克的预防和治疗。

四、创伤的修复

不同的组织创伤，其修复过程不一，但又有一定共同规律。是一系列较为复杂的组织学、生理学和生物学的动态过程，其修复的方式是由伤后增生的细胞和细胞间质充填、连接或替代受损的组织。理想的创伤修复，是组织缺损完全由原来性质的细胞来修复，并完全恢复原组织的结构和功能。然后，表皮、黏膜、血管内膜等细胞增生能力强，而心肌、骨骼肌等增生能力弱。不能由原来性质细胞修复的组织，需由其他性质的细胞（常为成纤维细胞）增生来替代，且功能和形态不能完全复原，这种创伤组织修复形式称纤维组织－瘢痕愈合。

（一）创伤的修复过程

创伤的修复过程，可分纤维蛋白充填、细胞增生和组织塑形 3 个阶段。

1. 纤维蛋白充填

创伤后伤口裂隙先为血凝块所充填，血小板与胶原接触，血小板积聚和血管收缩使出血停止，修复即开始。毛细血管短暂收缩后出现扩张。由于组胺类物质的作用，内皮细胞间出现间隙，水、电解质、血浆蛋白、抗体、补体漏入其间，此时开始的伤口局部变化过程，又称炎症期，一般在伤后 72 小时达高峰。在炎症期不断有纤维蛋白加入伤口裂隙，充填伤口，封闭创面，减轻创伤。

2. 细胞增生

伤后 6 小时，成纤维细胞即沿网架增殖。24～48 小时，内皮细胞亦然，而后又形成新生毛细血管，三者构成肉芽组织。5～6 日起，成纤维细胞合成的胶原纤维开始增多并呈有序排列，伤口强度逐渐增大。伤后 10 日成纤维细胞，构成伤口内主要组织。缝合的伤口创缘 2～3 日即可被增生的上皮覆盖。1 周左右达一期愈合。而肉芽创面，至少需 1～2 周，新生上皮开始由创缘向中心生长，逐渐覆盖全部，达临床愈合。随着胶原纤维的增多，伤后 3～5 周伤口强度迅速增大至 3 个月稳定，此为瘢痕愈合。

3. 组织塑型

为适应伤处功能的代偿，瘢痕愈合的基质——胶原纤维又可被转化和吸收，并可改变排列顺序，使瘢痕软化。另外还有一种肌成纤维细胞，它能使伤口收缩。进而使伤口外观和对功能的影响得以改善。

（二）不利于创伤修复的因素

凡有抑制创伤性炎症、破坏或抑制细胞增生和基质沉积的因素，都将阻碍创伤修复使伤口不能及时愈合。

1. 感染

是影响创伤修复最常见的因素。感染时致病菌不仅直接损害局部组织细胞和基质，还可以使局部形成化脓性病灶，对创伤的修复有明显的破坏作用。

2. 局部血供不良

局部血管损伤或受压，或发生休克等，可使创伤组织处于低灌流，发生代谢障碍，抑制炎症反应和细胞增生。

3. 异物存留或血肿

这类物质充填组织裂隙成为一种机械性障碍；阻碍新生细胞和基质连接，延迟治愈时间。

4. 局部制动不够

局部不够稳定，可使新生的微血管及上皮再受损伤，不利于创伤组织的修复。

5. 全身性因素

①血浆蛋白降低，维生素 C 等和微量元素的缺乏，均可使细胞增生和基质形成缓慢或质量欠佳；②糖尿病、尿毒症，肝硬变和年老体弱等，使中性粒细胞、单核－巨噬细胞、淋巴细胞功能降低，机体免疫功能低下，影响组织修复过程；③肾上腺皮质激素；抗炎类药物、细胞毒药物等，可抑制创伤性炎症和细胞增生，不利于创伤的修复。

（三）创伤愈合的类型

可分为两种：①一期愈合：组织修复以原来的细胞为主，仅含少量纤维组织，局部无感染、血肿或坏死组织，再生修复过程迅速，结构和功能修复良好。多见于损伤程度轻、范围小、无感染的伤口或创面。②二期愈合：以纤维组织修复为主，不同程度地影响结构和功能恢复，多见于损伤程度重、范围大、坏死组织多，且常伴有感染而未经合理的早期外科处理的伤口。因此，在创伤治疗时，应采取合理的措施，创造条件，争取达到一期愈合。

五、诊断

（一）病史

迅速询问患者或护送人员、事故目击者，以了解受伤的机制、时间、部位、原因及受伤者的姿势。一些特定事故常为发生物定的损伤，如高空坠落足部着地，可引起踝足部及远位的膝关节、脊柱的单独或联合损伤。行人受汽车撞后，可引起膝部、小腿和髋部骨折，是由汽车开头、车身的直接损伤，同时患者还可能有头部和上肢的骨折，则为汽车撞翻摔出后坠落时的间接损伤。此外，还要询问受伤后的症状如有无昏迷史，治疗后的情况及反应等。

（二）临床表现

1. 局部症状

（1）疼痛：创伤后均有疼痛，与受伤部位的神经分布、损伤轻重、炎症反应强弱等因素有关，但要注意严重损伤并发休克时，伤员常不诉疼痛。一般疼痛在伤后 2～3 日逐渐减轻，疼痛持续或加重提示可能并发感染。

（2）肿胀：与局部出血以及炎性渗出有关。受伤部位较浅肿胀处可有触痛，如出现波动感且色呈青紫，则为血肿的表现。严重肿胀，常致创伤局部或远端肢体压迫性血供障碍。

（3）功能障碍：因解剖结构的破坏可直接造成功能障碍。如骨折与脱位可造成肢体运动障碍；气胸可引起呼吸障碍等。

（4）伤口或创面：是创伤所特有征象，开放性创伤均有伤口。其形状、大小、深浅不一；可有出血及血块。出血多少与受伤血管大小、受损血管为动脉或静脉等因素有关。开放性创口常有外源性异物残留。

根据创口的局部改变与污染的情况，可将创口分成三种类型。

（1）清洁伤口：没有污染的伤口，如切割伤。无菌手术切口属此类。

（2）污染伤口：此类伤口沾有细菌，但尚未发生感染。

（3）感染伤口：是指损伤时间较长，已发生化脓感染的伤口。

2. 全身表现

（1）一般症状：轻伤全身症状不显著。严重创伤按伤后代谢变化的规律，一般分为三期，见表6-1。

表6-1　创伤分期表

分期	临床表现	代谢变化	内分泌变化
第一期 急性损伤期（伤后1~4日，垂体-肾上腺功能亢进）	精神及食欲差，不愿活动，尿量少，有发热，脉搏快	氮质负平衡，尿氮、钾排出增多，血钾稍高，钠水潴留，以补充血容量；糖、蛋白质、脂肪分解增加，体重减轻	血、尿中肾上腺激素增加，嗜酸性粒细胞减少或消失
第二期 损伤好转期（伤好5~8日，垂体-肾上腺功能开始恢复）	一般情况仍较差，但活动可增多，食欲好转，胃肠功能开始恢复，尿量增加，体温脉搏恢复正常	氮负平衡减轻。钾排出减少，呈正平衡；钠排出增加，呈负平衡，血钾，血钠正常	血、尿中肾上腺激素下降至正常；嗜酸性粒细胞升高
第三期 损伤恢复期（伤后9~30日，垂体-肾上腺恢复正常）	食欲、大小便均正常，体力恢复，体重渐增，达到或超过伤前	氮、钠、钾的代谢均呈正平衡，脂肪合成增加	逐渐恢复正常

（2）休克：严重创伤时，可并发创伤性休克。主要由于组织的严重损害和大量失血、失液所致。可有面色苍白、四肢湿冷、血压降低、脉搏快而细弱、尿少以及意识障碍等休克的临床表现。

（3）急性肾功能衰竭：严重创伤，尤其伤及肌肉丰富的部位，如大腿、臀部及躯干等处的广泛挤压伤，受损肌肉释放出大量的肌红蛋白，并堵塞肾小管引起急性肾功能衰竭，称为挤压综合征。主要表现为少尿或无尿，代谢性酸中毒、氮质血症、高钾血症、尿毒症的症状。

（4）其他表现：可有发热，这是局部残留液或组织坏死分解产物被吸收所致，又称吸收热。通常在38℃左右。若热度过高则提示有继发感染的可能。可有缺水、消化功能减退、肺活量减少、呼吸加快、支气管分泌物增多以及全身乏力等。

（三）体格检查和辅助检查

创伤检查首先要观察患者生命体征，其次检查受伤部位和其他方面的变化，作出诊断，尽快着手抢救。

1. 闭合性创伤

此类创伤比开放性创伤诊断要困难得多。因闭合性创伤不能通过伤口探查内部组织的改变，而内脏器官的损伤正好是诊断的重点，所以要根据不同症状、体征结合一系列检查才能诊断。如：①试验性穿刺：了解体腔改变，如血胸、气胸、血腹、腹膜炎等以判断内脏器官有无损伤。如穿刺出血液或气体，一般表示内脏有破裂。②X线透视或拍片，以诊断骨折、胸腹部异物存留等。③超声波检查排除胸腔积液，肝脾损伤。④导管术检查：导尿诊查尿道膀胱损伤；气胸、血胸作闭式引流。⑤内窥镜检查：探查气管、食管、直肠、膀胱等器官创伤。⑥血管造影：主要诊断血管损伤或外伤性动脉瘤、动脉瘘。⑦CT扫描：颅脑外伤，能显示颅内血肿、肝脾胰实质损伤。⑧探查手术：探查手术是闭合性创伤的一种重要的诊断方法和急救措施，为了抢救患者生命，不得不施行探查术，探查一般应在有条件的医院进行。

2. 开放性创伤检查

开放性伤口，如有进行性出血、开放性气胸、腹部肠管脱出等情况，应先作止血、堵塞和覆盖等紧急处理，待手术时再作仔细检查。检查要点如下。

（1）伤口大小、深度、形状：常可提示致伤原因和损伤类型。如切割伤伤口多呈浅的线条状，一般枪弹伤伤口多呈较小圆形或椭圆形，爆炸性武器致伤的伤口呈哆开式或"拖把"状，长的生锈铁钉戳入体内时伤口既小又深，易发生厌氧性感染，等等。

（2）伤口污染情况：清洁伤口适宜作一期缝合，污染重的伤口，如火器伤和爆炸伤，则需彻底清创后作延期缝合。

（3）伤口的性状：颅脑伤后从耳道、鼻腔流出脑脊液，表明有颅底骨折，并有鼓室、鼻窦的开放性损伤；伤口组织有捻发音，肌肉呈粉红色、有异味，预示有厌氧菌感染；伤口有黄色稠厚无臭的脓液为葡萄球菌感染；有暗红色稀薄脓液、无臭味为链球菌感染；有灰白色黏稠无臭的脓液并有假膜覆盖者为大肠杆菌感染；有绿色脓液及臭味者为绿脓杆菌感染。

（4）伤口内异物存留：浅层易发现，深层需依靠X线摄片。必要时可用探针检查。检查伤口时要避免增加患者痛苦和新的创伤。

3. 全身症状检查

主要是全身常规检查，如体温、脉搏、呼吸、血压、血常规、尿、便检查，有条件可做血生理、X线等一系列检查以衡量创伤后对机体的影响。

（四）检查创伤的注意事项

及时正确的创伤诊断对后续治疗具有重要的意义，但创伤病情危重者，诊断和救治的程序上有时会出现矛盾。此时，应注意以下事项：①发现危重情况如窒息、大出血、心搏骤停等，必须立即抢救，不能单纯为了检查而耽误抢救时机。②检查步骤尽量简捷，询问病史和体格检查可同时进行。检查动作必须谨慎轻巧，切勿因检查而加重损伤。③重视症状明显的部位，同时应仔细寻找比较隐蔽的损伤。例如左下胸部伤有肋骨骨折和脾破裂，肋骨骨折疼痛显著，而脾破裂早期症状可能被掩盖，但其后果更加严重。④接收批量伤员时，不可忽视异常安静的患者，因为有窒息、深度休克或昏迷者已不可能呼唤呻吟。⑤一时难以诊断清楚的损伤，应在对症处理过程中密切观察，争取尽早确诊。

六、治疗

创伤处理总目标是恢复机体结构和功能的完整性，首要是维持患者的生命，在保障生命安全的前提下，方可能施行其他治疗措施。治疗创伤时，应从生理功能方面考虑修复组织结构的方法，以补偿生理缺陷为主，减轻伤后残疾程度。在急救创伤中，以抢救生命和恢复生理功能为主是处理创伤的基本原则。

（一）现场救护与转运

急救的目的是挽救生命，在处理复杂伤情时，应优先解除危及伤员生命的情况，使伤情得到初步控制，然后再进行后续处理，并尽可能稳定伤情，为转送和后续确定性治疗创造条件。必须优先抢救的急症主要包括心跳、呼吸骤停，窒息、大出血、张力性气胸和休克等。有些必须在受伤现场进行急救。及时、正确的"住院前创伤救治"和急诊室（车）抢救，能挽救不少危重伤者生命。

1. 一般治疗

（1）体位和局部制动：较重创伤的伤员应卧床休息，所取体位应有利于呼吸，伤处静脉回流和引流，如半卧位有利于呼吸和腹腔等处引流，抬高伤肢有利于减轻水肿。如较严重骨折、血管神经损伤、肌肉肌腱损伤更应重视制动。

（2）软组织损伤的处理：小范围的软组织损伤，早期可用局部冷敷；以减少组织渗血。伤后 12～24 小时可用温敷和理疗，以利炎症消退。药物以选用活血化瘀中药为主，内服或外敷。有血肿形成者，先加压包扎；伤后 48 小时在无菌操作下穿刺抽血，再加压包扎。

（3）防治感染：开放伤和有胸内、腹内脏器损伤的闭合伤，都应重视防治感染。主要措施是及时正确清创和闭合伤的手术处理，根据感染和组织损伤程度选用抗生素，并注射破伤风抗毒血清等。

（4）营养支持：为了减少创伤早期负氮平衡，有利于创伤修复和增强免疫功能，要重点注意能量和氮的补充。可口服高蛋白、高维生素、高热量的饮食。若不能口服或消化功能障碍者，应选用要素饮食和静脉营养法。

（5）维持体液平衡：创伤后机体因失血、失液或饮食受限制、分解代谢亢进等，都可发生水电解质和酸碱平衡失调，应予及时调整。

（6）对症处理：在不妨碍伤情判别的情况下酌情选用药物镇痛、镇静、安眠和其他必要的对症处理。

2. 循环功能的维护

循环功能的维护主要是制止出血、补充血容量、调整心血管功能。①大出血必须抓紧时间制止，保血就是保命。对开放性创伤体腔内大出血患者应立即手术。手术中先用手指和无损伤器械控制大血管血流，视血管损伤情况给予缝合、吻合或移植修复。闭合性创伤后体腔内出血，先作穿刺，置管引流以估计出血量和出血速度，需要时应立即开胸开腹进行手术。②扩充血容量一般先输入等渗盐水或平衡液，需要时可再输晶体、白蛋白、血浆。③创伤性休克有时需血管活性药如多巴胺类，这类药应在血容量基本充足时使用，否则有加重微循环障碍的作用。④明显的酸中毒（血 pH 低于 7.2）或碱中毒（pH 高于 7.6）可加重或引起心血管功能失常，故应纠正，心功能不全者可用速效的强心苷。

3. 呼吸功能的维护

若创伤后呼吸功能受到阻塞或困难：①首先清除呼吸道阻塞物，保障呼吸道畅通，维护肺的换气功能。②昏迷伤员应置入导管或气管切开，无自主呼吸者使用人工呼吸机。③外伤性气胸，若属开放性的，应在现场堵塞胸壁伤口，使之变为闭合性气胸，随即清创缝合伤口，穿刺排气，需要时可作闭式引流。④多处多根肋骨骨折，可引起纵隔肌左右摆动，造成明显呼吸循环障碍，可先用加垫包扎法固定部分胸壁活动，再进行肋骨固定术。⑤外伤性膈疝时腹腔器官进入胸腔，若呼吸困难，先插气管导管施行人工呼吸，再行手术整复。

4. 心肺复苏

当严重创伤或大出血引起心搏、呼吸停止时，需立即进行复苏术，主要措施：①胸外心脏按压，心腔内药物注射；②清理口腔咽喉，口对口人工呼吸；③迅速输入平衡液等；④插入气管内囊导管，接呼吸机人工呼吸；⑤开胸行心脏按压；⑥若出现心室纤颤，施行电除颤，配合药物注射。

（二）治疗

1. 伤口处理

对清洁伤口，可直接缝合达到一期愈合；第二类是污染伤口，有一定数量细菌进入伤口，但尚未造成感染，可能感染，也可能轻度炎症达到一期愈合。手术时应特别注意清创。第三类感染伤口，一般要经引流，直至肉芽形成，逐步达到瘢痕愈合。伤后已感染的伤口能否顺利愈合，取决于伤口自然因素和治疗是否适宜。①受伤至伤口处理时间是选择清创术的一个指示，可定为 6 小时、8 小时、12 小时或更长时间。事实上，有的清创术在伤口后 24 小时进行，伤口愈合仍很顺利，伤口清创一般规律是愈快愈少污染。②对清创术，顾名思义，清除伤口细菌异物和失活组织是关键步骤，特别是污染创口要彻底清创。③伤口止血要彻底，以免术后继续出血，又形成血肿影响愈合。④清创术的后阶段工作是修复伤口。各种器官修复方法不一：骨折用钢丝、钢板、钢针固定；血管损伤则用吻合式修补方法，修补时应注意分清组织层次，所缝组织有一定的张力和强度，缝合组织不应残留死腔。⑤为预防和减轻感染，一部分清创术完成时可施行伤口缝合加引流或延期缝合。

2. 防治感染

遵循无菌术操作原则，使用抗菌药物。开放性创伤需加用破伤风抗毒素。抗菌药在伤后 2 ~ 6 小时内使用可起预防作用，延迟用药起治疗作用，并需延长持续用药时间。对抗感染能力低下的伤员，用药时间也需延长，且常需调整药物品种。

3. 水、电解质和酸碱度的调整

创伤后脱水多系等渗性，表现为口渴、尿少等，有的可有血浓缩。一般给予等渗盐水、平衡液、葡萄糖等便可使脱水缓解。失血过多的给予血浆、全血静脉输液，输液时应注意监测血清钠、氯等。伤后血清钾浓度常有高低波动，血清中增多的钾可能来自细胞内或来自输血，如肾功能好，这类高血钾持续时间不会过长。高血钾持续时间过长可能引起心搏骤停。血钾浓度过低可出现肌无力、腹胀、腱反射减弱等，应及时补钾。伤后酸碱失衡有多方面原因，过度换气可引起呼吸性碱中毒，通气或换气不良可引起呼吸性酸中毒。对于较重的创伤，一般酸中毒比碱中毒常见或持续时间较长，因为低灌流缺氧，分解代谢加速等，加以临床上常用平衡液加碳酸氢钠调整创伤后体液酸碱度。应当维持正常的呼吸循环功能和胃功能，另一方面应当适当应用碱性或酸性药物。

4. 营养供给

一般较轻创伤病员应较早恢复饮食，进食易消化有营养食物。严重创伤者的分解代谢加速，且肠胃功能低下，营养补给更应注意。

5. 休克和器官衰竭的预防

伤后休克是创伤常见的并发症之一，创伤后可发生急性肾功能衰竭、应激性反应、成人呼吸窘迫综合征。器官衰竭与死亡率有着密切的关系。创伤性休克，与创伤刺激和失血相关，后期继发病多为脓毒症。休克的治疗，主要是解除致病原因，如减少伤后刺激，及时止血和补充血容量，解除呼吸道堵塞，使用镇痛药。

（李振华）

第二节 多发性创伤

多发性创伤（简称多发）不是机体遭受创伤的总和，它是指在同一机械因素作用下人体同时或相继遭受两种以上解剖部位或脏器的较严重的损伤。这种创伤按照伤情分类应属于重伤范围，处理不当可能迅速危及伤员的生命。

以往在创（战）伤分类中，不少人常把多部位伤、多处伤、复合伤与多发性创伤相混淆。一般意义上的多部位伤是指在同一解剖部位或脏器有两处以上的损伤，如由投射物所致的小肠多处穿孔。从致伤因素来讲，多处伤的致伤因素也常限制于机械因素的范围。而复合伤则不然，它是由两种以上不同致伤因素作用于机体造成的损伤，解剖部位可以是单一的，也可以是多部位、多脏器。如伤员在遭受冲击伤的同时又伴有烧伤。

现代社会多发伤发生率的增加主要由两方面因素所致。一是现代交通事故增多，高速车辆撞击人体后，巨大的能量释放可在短时间内造成人体多个解剖部位损伤。据一组由交通事故致死的 11 例多发病例报道，11 例伤员共损伤 73 个器官，人均损伤 6.6 个器官。二是现代化战争，大量高速小质量武器和爆炸武器的出现，也使战争的多发伤呈现增多趋势。因此，多发伤的诊断与治疗是现代创伤治疗中的重要问题。

一、病因

多发伤的病因多见于交通事故、工伤事故或地震及战争时。应当指出，平时多发伤的病因主要是交通事故。据统计，一半以上的多发伤是由车祸造成的。因此，努力改善交通设施和增强交通安全意识是降低多发伤病死率和致残率的主要因素。

二、分类

凡因同一伤因而致下列伤情两条以上者定为多发伤。

（1）颅脑损伤：颅骨骨折，伴有昏迷、半昏迷的颅内血肿，脑挫伤，颌面部骨折。

（2）颈部损伤：颈部外伤伴有大血管损伤、血肿、颈椎损伤。

（3）胸部损伤：多发性肋骨骨折，血气胸，肺挫伤，纵隔、心、大血管和气管损伤，膈疝。

（4）腹部损伤：腹内出血，内脏伤，腹膜后大血肿。

（5）泌尿生殖系统损伤：肾破裂，膀胱破裂，尿道断裂，阴道破裂，子宫破裂。

（6）骨盆骨折伴有休克。

（7）脊椎骨折伴有神经系统损伤。

（8）上肢肩胛骨、长骨干骨折。

（9）下肢长骨干骨折。

（10）四肢广泛撕脱伤。

三、诊断

（一）病史

迅速询问患者或护送人员、事故目击者，以了解受伤的机制、时间、部位、原因及受伤者的姿势。一些特定事故常会发生特定的损伤，如高空坠落足部着地，可引起踝足部及远位的膝关节、脊柱的单独或联合损伤。行人受汽车撞后，可引起膝部、小腿和髋部骨折，是由汽车车头、车身的直接损伤，同时患者还可能有头部和上肢的骨折，则为汽车撞翻摔出后坠落时的间接损伤。此外，还要询问受伤后的症状，如有无昏迷史，治疗后的情况及反应等。

（二）临床表现特点

1. 伤情复杂多变

多发伤伤情严重、变化快，其严重度不只是各专科损伤的简单相加。各部位创伤各有特点，且可相互掩盖，致某一部位的伤情表现不明显。如头部创伤后的神志变化可掩盖腹部创伤的腹部体征，以致漏诊腹内器损伤。

2. 休克发生率高

由于多发伤损伤范围广、创面大、失血多及隔离于第三间隙的液体量大，易发生低血容量休克和创伤性休克，有时可与心源性休克（由于胸部外伤、心脏填塞、心肌挫伤、创伤性心肌梗死所致）同时存在。

3. 严重缺氧

多发伤早期低氧血症发生率可高达90%，尤其是颅脑伤、胸部伤伴有休克或昏迷者，血氧分压（PaO_2）可降至4.0～5.3kPa（30～40mmHg）。

4. 感染发生率高

创伤后机体的免疫功能受抑制，伤口污染严重，缺血后肠道黏膜屏障功能减退导致肠道细菌移位，以及侵入性导管的使用，患者感染发生率很高。且感染多为混合感染，菌群包括革兰阳性菌、革兰阴性菌及厌氧菌。

5. 容易漏诊

漏诊的主要原因为：①未能按多发伤抢救常规进行；②专科医师满足于本专科的诊治，而不能进一步做系统检查；③被一些表现创伤或易于察觉的伤情左右，而忽视了隐蔽和深在的甚至更严重的创伤；④未能正确运用辅助检查；⑤某些症状和体征早期表现不明显而未被重视。四肢骨关节伤不危及生命，常被漏诊。脑挫伤、颅内小血肿早期MRI、CT表现不明显，易被漏诊，故应短期复查CT、MRI。胸腹联合伤交界处损伤易被忽视。腹部伤是最常见的漏诊、误诊部位，即使在剖腹探查中，若术者满足于一、二处伤的发现，亦会导致腹膜后脏器如胰、十二指肠、升降结肠损伤的漏诊。

（三）查体

应连续多次重复进行，以便及时发现新出现的症状及体征，如患者的一般情况、头颅五官、颈部、胸部、腹部、泌尿系统、脊柱四肢及神经系统等部位的异常变化，并要详细检查局部伤情，对开放性损伤要仔细检查伤口，注意其形状、出血、污染、异物、渗出物等。

（四）实验室及特殊检查

1. 实验室检查

化验血常规、血型、血气分析、血球比积等。

2. 穿刺和导管检查

如胸穿可诊断血气胸；腹穿或置管灌洗可诊断肝脾等脏器破裂引起的内出血；导尿管不仅可诊断尿道、膀胱和肾脏损伤，还可计时尿量判断血容量。

3. 其他

X线检查、B超、CT等有助于诊断骨折、气胸、血胸、心脏伤、气腹、腹腔内脏器破裂等。

四、治疗

（一）现场急救

现场急救的主要目的是去除正在威胁患者生命安全的因素，并使患者能耐受运送的"创伤"负担。在这一阶段容易犯的错误如不合理地使用止血带，以致出血控制不满意，甚至加重出血（一般现场急救用有效的加压包扎止血即可）；患者骨折没有得到固定或固定无效，患者全身情况极差，运送前未做初步纠正而仓促运送医院，均可加重患者的损害，并增加医院急救处理的困难。

1. 脱离危险环境

医护人员到达现场后，首先要使伤员迅速安全地脱离危险环境，如将伤员从倒塌的建筑物或炮火中抢救出来。搬运伤员时切忌将伤肢从重物下拉出来，动作要轻柔。

2. 保持呼吸道通畅

窒息是现场和输送途中伤员死亡的主要原因，急救时要用吸引器或用手将咽部呕吐物、黏痰迅速掏出，昏迷患者的舌后坠要向前托起下颌，把舌拉出并将头转向一侧，以解除呼吸道梗阻。

3. 正确止血

及时正确止血，是减少现场死亡的最重要措施。最有效的紧急止血法是指压法，但对止不住出血的四肢大血管破裂则可采用橡皮止血带或充气止血带。

4. 封闭开放性气胸

对于胸部开放性损伤应迅速用急救包外皮的内面（无菌面），紧贴于伤口，然后多层纱布棉花垫加压包扎或再用胶布固定，使其严密不透空气。对于张力性气胸，应首先行胸腔穿刺排气，可用粗型注射针头，在伤侧锁骨中线第二肋间，作胸腔穿刺排气，可立即挽救生命。

5. 抗休克

主要措施为迅速地临时止血、输液扩容和应用抗休克等。

6. 伤口处理

根据当时的条件，以无菌或清洁敷料包扎伤口，防止加重污染。创面中外露的骨、肌肉、内脏或脑组织都禁忌回纳入伤口内，以免将污染物带入伤口深部。有内脏脱出的腹部伤，应先用急救包中敷料覆盖保护脱出的内脏，再用较厚敷料或宽皮带（也可用饭碗）围在脱出内脏的周围，然后再进行包扎，但应避免压住脱出的内脏。对于伤员大块腹壁缺损，内脏大量脱出，为防止暴露时间过长而加重休克，应尽快用大块无菌敷料包扎，并迅速送往医院。对于有骨折的伤员要妥善包扎固定，但不要在现场复位。

7. 保存好断离肢体

有条件可装入塑料袋内，周围置冰块，低温保藏，切勿使冰水浸入断肢创面或血管腔内。断肢应随同伤员送往医院。

（二）急诊室救治

到医院急诊室后紧急处理主要为抗休克、解除患者窒息和止血等。

1. 休克的处理

补充有效的循环血量是成功的关键。如休克患者合并肢体或内脏的严重创伤，仍在继续出血，应在积极抢救休克的同时紧急手术。

2. 窒息的防治

应及早清除呼吸道的梗阻物，保持呼吸道通畅。必要时行气管插管或气管切开，还可应用呼吸机。同时作血气分析，指导给氧。

3. 各器官系统损伤的处理原则

对多发性创伤，应根据创伤对生命安全威胁的程度，依次进行处理，如各种手术、胸腔闭式引流、颈椎牵引、骨牵引及石膏固定等。一般以胸、腹、脑、四肢骨折的次序进行，具体情况须具体对待。

（1）胸部损伤、呼吸困难的处理：有气胸者应尽快穿刺、闭式引流，必要时开胸手术。对"浮动"胸壁者，可用厚棉垫压在"浮动"胸壁处或用巾钳肋骨悬吊等。

（2）颅脑损伤的处理：对于颅脑损伤而无休克者，予以 20% 甘露醇 250mL，在 20～30 分钟内输完。可与 50% 葡萄糖溶液交替使用。限制输液量，成人每日不超过 2 000mL。颅内血肿一旦诊断明确，应尽快钻孔减压。

（3）腹部内脏损伤：有手术指征者，应尽早剖腹探查。

（4）骨科处理：对开放性骨折、经关节的骨折或合并有神经和血管损伤的骨折，可在迅速纠正全身情况后尽早进行手术治疗。

4. 其他治疗

（1）使用抗生素、TAT 防治感染，维持水、电解质和酸碱平衡。

（2）经上述抢救以后，伤情趋于稳定，但因创伤、休克以及手术和再灌注均造成机体一系列打击和损害，故容易发生单一或多脏器功能衰竭以及感染等严重并发症，这可使伤情再度恶化，甚至造成死亡。因此伤员应在监护病房，进行全面、连续、系统的监护。

五、健康教育

（1）适当的体位和制动：一般应平卧，体位变化宜缓慢，防止体位性低血压。采取的体位应利于呼吸和静脉回流。伤处应用夹板、支架和石膏制动。

（2）预防感染：选用抗生素，开放性创伤应予破伤风预防注射。

（3）禁饮食：若有胃潴留或疑有急性胃扩张，应置鼻胃管减压，胃内容物送验。

（4）维持体液平衡和营养：据病情和血生化随时调整输液，严重腹部创伤等尽早使用静脉营养。

（5）镇静止痛：观察期应慎用。已确诊或准备急症手术者可在监视下给麻醉止痛剂。多发性创伤和循环功能不稳定时，一般不给止痛剂，特别是虚弱的老年人。

（6）病室要保持清洁、舒适，一般温度在 20℃ 左右，湿度在 60%。做好基础护理。

（7）防止压疮，每隔 3～4 小时应翻身或调整体位 1 次，骨突出处适当加以按摩并垫海绵、纱布等软物加以保护。同时做好口腔、大小便的护理，预防感染，减少肺部并发症的发生。

（8）现场救护时应根据不同的伤情，将伤员分为轻、中、重、危，并对受伤部位做出鲜明的标志，途中应严密观察体温、脉搏、呼吸、血压、尿量、神志、末梢循环及缺氧情况等变化。对大出血、呼吸道阻塞、内脏穿孔、骨折等危及生命的伤情，应在运送伤员前紧急处理，以保证安全转送到医院。颅脑损伤及昏迷患者，应将头转向一侧，防止舌后坠分泌物阻塞气道，必要时将舌牵出，恶心呕吐者，应取侧卧位，防止误吸。使用止血带的伤员，应每隔 1～2 小时松解 1 次，每次 5～10 分钟，松解止血带时可用力按压住出血的伤口，以防发生大出血。带有输液管、气管插管及引流管的伤员，还须专人观察及保护，保证管道通畅。为防止压伤和压疮发生，每隔 3～4 小时翻身或调整体位 1 次，骨突出处适当加以按摩并垫海绵、纱布等软物加以保护。注意防雨、防暑、防寒等。

（9）伤员入院后，护士应和医生一起问病查体，了解伤情。正确记录出入量，保持出入液体平衡，并准确恰当、系统、内容完整地做好监护记录，以利分析伤情，同时也为护理工作的总结提供珍贵的资料。此外，要遵医嘱掌握正确的给药时间和方法，了解各种药物的配伍禁忌、作用、不良反应，观察各种用药的疗效及反应。

（10）遵医嘱及时采集标本送检，如血、尿、粪常规，肝、肾功能，电解质等，并及时了解结果。

（11）对危重伤患者，要做好心电、中心静脉压、呼吸、尿量等监测，发现异常及时报告医生处理。

（12）对重症伤员放置的各种引流管，如导尿管、胃管、胸腔引流管等，要保持通畅，并注意观察引流液有无质、量、颜色的改变。

（13）保持呼吸道通畅，防止窒息及缺氧：如固定好人工气管插管，注意位置深浅，以保证充足的通气量。及时清除气道内分泌物，定期气道内湿化。气管切开者，还应定时消毒、更换气管套管。

（14）给伤员、家属以精神和心理支持：对突发性的意外创伤，不论伤情轻重，都需要对可能需立即手术或预测会发生死亡的伤员，应给家属精神支持的机会。伤员入手术室或 ICU 监护前，应陪同伤员并提供完整的书面记录，包括与家属谈话的情况和他们所了解的有关资料。若有必要，代为保管伤员的衣服和贵重物品，存单上要有两人以上的签名。可能与违法犯罪有关的物品应妥善保存并记录。帮助清醒患者增强战胜伤痛的信心。

（15）功能锻炼和健康教育：治疗创伤不仅要求修复损伤的组织器官，而且要尽可能恢复其生理功能。因此，在促进组织修复的前提下，应积极进行身体各部位功能锻炼，防止因制动引起关节僵硬、肌肉萎缩等并发症。向患者讲解创伤的病理、伤口修复的影响因素、各项治疗措施的必要性，鼓励其加强营养，以积极的心态配合治疗，促进康复。

（彭静）

第三节　创伤性休克

创伤性休克，是由于机体遭受严重创伤、重要脏器损伤等造成大出血或血浆丢失，使有效循环血量锐减。就其发病机制而言，是低血容量性休克。但创伤性休克除有大量的失血之外，尚有剧烈疼痛、恐惧，加上组织破坏后分解产物的释放和吸收等因素可加重休克的过程。因此，创伤性休克较失血性休克病因复杂得多，其器官衰竭并发症发生率亦高于单纯的失血性休克，故在治疗时应全面考虑，积极防治。

一、病因和发病机制

一般认为与下列因素有关：①剧烈疼痛，除皮肤痛觉敏感外，胸膜、腹膜、骨膜都是非常灵敏的内感受器，受刺激后产生的剧痛，可引起反射性血管扩张，使有效循环血量锐减，常导致创伤后原发性休克；②血容量丧失，伤后外出血、内出血、创面渗出，以及伤处肿胀（属"第三间隙异常"，肿胀部位聚集的体液，暂时不能加入有效循环），均可造成血容量减少；③组织坏死产物和细菌毒素的作用，受伤组织坏死和崩解后生成的组胺、缓激肽等，能引起微血管扩张及管壁通透性增加，有效循环血量因而进一步下降；加之机体抵抗力往往减退，一旦并发感染，特别是革兰阴性菌产生的内毒素直接损害，将使创伤后继发性休克易于发生或不断变深。

二、病理

创伤性休克的病理机制较为复杂，关系到血流动力学、免疫功能和组织代谢等多个领域，受累器官包括心、肺、肝、肾、胰腺、脑和胃肠道等。

（一）循环系统的变化

1. 血容量减少

在创伤伴有大出血或同时伴有血浆丢失时发生，如大血管破裂、脾破裂、大面积撕脱伤等。有效循环血容量急剧减少，引起神经内分泌系统的反应，发生一系列代偿性变化。

2. 血管床容量扩大

正常毛细血管是交替开放的，大部分处于关闭状态，休克时由于组织长期缺血、缺氧、酸中毒和组胺及一氧化氮等活性物质的释放，造成血浆张力低下，加上白细胞、血小板在微静脉端黏附造成微循环血液瘀滞，毛细血管开放数增加，导致有效循环血量锐减。

3. 心泵功能障碍

心肌收缩力增强，心率增加，加之周围血管阻力增加，使心肌耗氧增大，缺氧亦相应加重，导致心脏功能障碍。胸廓损伤可发生心脏压塞、血气胸使胸膜腔内压增高、心肌原发损伤等，可直接导致心泵功能障碍。

4. 微循环障碍

休克是一个以急性微循环障碍为主的综合征，分三期：

（1）微循环收缩期，是休克代偿期。

（2）微循环舒张期，是休克抑制期。

（3）微循环衰竭期，是休克失代偿期。

（二）免疫功能改变

机体免疫系统具有防止休克恶化的作用。休克时血供减少，免疫球蛋白和补体合成减少，消耗增加，中性粒细胞活性降低，引起不同程度的免疫功能抑制。免疫功能抑制的程度和持续时间与休克严重的程度成正比。

（三）组织代谢改变

主要表现为细胞代谢障碍和酸碱平衡紊乱。由于细胞膜钠-钾泵作用失效，细胞外液中 Na^+ 和水因而进入细胞内，造成细胞肿胀；细胞内 K^+ 外移，可使血 K^+ 升高，引起心肌损害；而 Ca^{2+} 减低，细胞内 Ca^{2+} 升高，抑制线粒体膜，使 ATP 的利用更加受阻。细胞功能障碍还表现为线粒体膜肿胀变形，高尔基复合体和内胞质网状结构膜受损，溶酶体膜破裂，释放大量溶酶体酶，可使多种无活性激肽活化，形成恶性循环。

此外，休克时组织缺氧，无氧酵解加强，乳酸不能很好地在体内代谢，高乳酸血症是代谢性酸中毒的主要原因。严重的酸中毒（血 pH < 7.2）会影响心血管功能，不利于休克的逆转。休克患者可有过度换气，造成呼吸性碱中毒；输血过多，枸橼酸盐代谢后形成碳酸氢钠；尿中钾过多引起低钾血症，均可引起代谢性碱中毒。严重的碱中毒（血 pH > 7.6）可促使脑血管发生痉挛，对患者极为不利。

（四）主要器官的改变

休克时可发生多器官功能障碍，若救治措施不及时，可导致不可逆性损伤，其发生机制主要是由于低灌流、缺氧和内毒素引起，死亡率很高。

1. 肾脏

为最易受休克影响的主要器官之一。休克时低血压和体内儿茶酚胺的增加，使肾小球前微动脉痉挛，肾血流量减少。肾内血流发生重分布，近髓循环的短路大量开放，使肾皮质外层血流大减，结果是肾皮质内肾小管上皮变性坏死，导致急性肾功能衰竭。

2. 肺脏

肺微循环功能紊乱，血管可致肺水肿、肺出血、肺泡萎缩和肺不张，使通气和血液灌注比例失调，低氧血症持续加重，呼吸困难，可进而发生急性呼吸窘迫综合征（ARDS），亦称休克肺。

3. 心脏

休克失代偿期，低血压、心肌内微循环灌流量不足，心肌因缺氧而受损害，可导致心力衰竭。

4. 肝脏及胃肠

休克时内脏血管痉挛，肝血供减少，引起缺血、缺氧、血液淤滞，肝血管窦和中央静脉内微血栓形成，引起肝小叶中心坏死，肝脏代谢和解毒功能不全，导致肝功能衰竭。胃肠道缺血、缺氧，引起黏膜糜烂出血。

5. 脑

对缺氧最敏感，缺氧5分钟即可发生不可逆损害。持续性低血压引起脑血液灌流不足，使毛细血管周围胶质细胞肿胀，毛细血管通透性增高，引起脑水肿，甚至发生脑疝。

三、诊断

（一）临床表现

创伤性休克的典型表现为机体内部组织灌注不足性低血压症，其特点是皮肤苍白，四肢湿冷，心跳增快，脉细数微弱，神志昏厥及全身虚脱。临床上按其发病过度和轻重程度分为三期。

1. 临床分期

按其发病的过程和疾病的轻重程度分为三期。

（1）休克代偿期：患者精神紧张，或有烦躁不安，面色、皮肤苍白，口唇和甲床发绀，前额及手足心出冷汗，四肢湿冷，脉搏增快，呼吸深而快，血压正常或偏高或稍偏低，脉压差减小，尿量少。这是由于机体的代偿作用，患者中枢神经系统兴奋性提高，交感神经活动增加的表现。

（2）休克抑制期：患者神志淡漠，反应迟钝，甚至可出现神志不清，口唇肢端发绀，出冷汗，脉搏细数，血压下降，脉压差更缩小。重度休克时，全身皮肤黏膜明显发绀，呼吸急促，脉搏扪不清，血压测不出，四肢冰冷，无尿，甚至昏迷。

（3）休克晚期：可发生 DIC 和广泛的内脏器质性损害。前者引起出血，可有皮肤、黏膜和内脏出血、消化道出血。后者可发生心力衰竭、急性呼吸衰竭、急性肾功能衰竭、脑功能障碍和急性肝功能衰竭等。

2. 检查方法

（1）一般监测：包括神志、表情、面色、肢体的温度、色泽、汗液、呼吸情况，以及损伤局部情况等。通过对患者一般监测，常可有助于判断休克是否存在及其演变情况。

（2）测量血压：应定期测量血压和进行比较。休克代偿期，因血管代偿性的收缩，可使血压保持或接近正常，若血压逐渐下降，收缩压低于 90mmHg，脉压小于 22mmHg 是休克存在的依据。血压回升，脉压增大，表明休克有好转。

（3）测量脉搏：脉细数常出现在血压下降之前，有时血压虽然仍低，但脉搏清楚，手足温暖，往往表示休克趋于好转。休克指数［脉率/收缩期血压（以毫米汞柱计算）］可以帮助判定有无休克及其程度。指数为 0.5，一般表示无休克，超过 1.0～1.5，表示存在休克，在 2.0 以上，表示休克严重。

（4）中心静脉压：中心静脉压是了解血容量多少的最理想的方法。切开上肢头静脉或颈外静脉、或经锁骨下静脉穿刺，将塑胶管置于上腔静脉内，可测定中心静脉压。中心静脉压的正常值为 6～12cmH$_2$O。如低于 6cmH$_2$O 时，表示血容量不足；如超过 15cmH$_2$O 时，常表示有心功能不全，静脉血管床过度收缩或肺循环阻力增加；高达 20cmH$_2$O 以上时，提示有充血性心力衰竭。如因条件不能测中心静脉压时，可观察颈外静脉，如有萎陷，亦说明血容量不足。

（二）诊断标准

1. 导致休克的外伤、失血等原因。

2. 临床症状和体征

脉搏、血压、尿量及中心静脉压和肺动脉楔压的测定具有重要意义。

（1）脉搏：增快是早期诊断的依据。由于周围血管收缩、皮肤血流减少，四肢冰冷。

（2）血压：休克指数 = 脉率/收缩压（mmHg），正常为 0.5 左右。如指数 = 1 表示血容量丧失 20%～30%；如果指数为 1～2 时，表示血容量丧失 30%～50%。

（3）尿量：正常人尿量约 50mL/h。休克时肾脏血流不良，尿的滤过量下降，尿量减少是观察休克的重要指标。可采用留置导尿，持续监测尿量、比重、电解质、蛋白和 pH。

（4）中心静脉压：中心静脉压（CVP）的正常值为 0.588～1.18kPa（6～12cmH_2O）。在输液过程中，除非 CVP 明显升高，否则应继续输液至血压、脉搏和尿量达正常水平，然后减速维持。如 CVP 高于 0.98～1.96Pa（10～20cmH_2O），血压低、尿少，除某些病理因素外，一般表示心功能有明显不良，如继续输液，会加重心脏负担，故应采用强心剂以改善心搏功能。

（5）肺动脉楔压（PAWP）测定：肺动脉及毛细血管楔压，其正常值为 0.8～1.6kPa（6～12mmHg），能正确反映肺循环的扩张或充血压力。此外，PAWP 与左心房平均压有密切关系，PAWP 比 CVP 更能准确地反映左心房舒张压的变化和整个循环功能。

3. 实验室及其他检查

（1）血液细胞计数：红细胞压积＞0.45，血红蛋白增高，白细胞和中性粒细胞计数增加。

（2）动脉血气分析：提示换气障碍、二氧化碳潴留，发生呼吸性酸中毒；若为换气过度，发生呼吸性碱中毒；pH 值降低多为组织灌注不良的指标。

（3）血小板减少（＜80×10^9/L）、纤维蛋白原减低（1.5g/L）、凝血时间延长。

（4）动脉血乳酸盐测定：反映体内热能利用和酸中毒原因。若高于 2mmol/L，提示预后不佳。

（5）中心静脉压（CVP）与肺动脉楔压（PAWP）的测定：CVP＜0.49kPa（5cmH_2O）或 PAWP＜0.80kPa（6mmHg），表示血量不足；＜1.47kPa15（cmH_2O）提示心功能不全或肺循环阻力增加；＞1.96kPa（20cmH_2O）则表示有充血性心力衰竭；PCWP＜2.67kPa（20mmHg）则为左室衰竭。

（6）实验室检查：实验室检查对指导早期抢救价值不大，但有助于判断休克的程度，并可作为病情变化的依据。

四、鉴别诊断

（一）感染性休克

有感染性病灶，出现中毒性临床表现，如寒战、高热等。白细胞计数和中性粒细胞显著增高，血培养、细菌培养有助于诊断。

（二）心源性休克

有急性心输出量减低的综合表现，如四肢厥冷、大汗淋漓、脸色苍白或发绀、呼吸困难、脉细数等；有心肌梗死、严重心肌炎、严重心律失常、心肌疾病等因素，体检可发现心脏异常体征。

五、治疗原则与方法

创伤性休克的治疗原则为消除创伤的不利影响，弥补由于创伤而造成的机体代谢紊乱，调整机体的反应，动员机体的潜在功能以对抗休克。在治疗时要将危及生命的创伤置于首位，如头、胸、腹腔脏器损伤等。一些骨折和软组织撕裂都可暂时包扎固定，待休克基本恢复后再行处理。

（一）及时有效地控制活动性出血

快捷有效的止血是治疗创伤性休克的重要措施，在紧急情况下，可用手压迫出血部位或出血的血管，也可加压包扎或应用止血带等。对于内脏破裂或大血管破裂出血很多时，不应等休克纠正后再进行手术。应边抢救边手术。终止造成休克的主要原因，是救治休克的重要步骤。

（二）补充血容量

创伤性休克早期为单纯性失血性休克。因此，及时快速地补足血容量是治疗这类休克的主要措施。一般应在中心静脉压的监测下进行，应尽早使组织供血得到恢复。全血是治疗创伤性休克最为理想的胶体溶液，但在急性出血时，尚需一定的配合时间，往往不能应急。故临床上一般先输右旋糖酐或平衡盐液。低分子右旋糖酐为一种血浆增量剂，能提高血浆渗透压，扩充血容量，在成人，每日总量不宜超过 1 000mL。近年来，临床上趋向使用低分子 706 代血浆，该药性能稳定，具有较好的扩容和减低血液黏稠度的效果。

1. 晶体液

休克补充血容量开始常用等渗盐水或平衡电解质液，随后选用胶体。平衡液即乳酸林格液，该液体由于电解质浓度、酸碱度、渗透压及缓冲碱均与细胞外液相近，其主要作用是扩充细胞外液、降低血液黏度、增加血液流速、改善微循环、预防和纠正酸中毒，故在创伤失血性休克中可作为首选药物。平衡液静脉输入后，保留在血管的时间不长，在 1 小时后约有 80% 转移到血管外，可以造成组织水肿和使肺间质含水量增多，因而它不能代替其他液体和全血的作用。

近十余年来研究结果表明高渗盐水具有明显的血浆增量效应，对回升血压、复苏休克有较强的作用，尤其适用于出血已控制的低血容量性休克，但不宜用于出血尚未被控制的出血性休克，因此在现场急救时应用受到限制。其用法是：7.5% NaCl 于 3 ~ 4 分钟内静脉注入 50mL，15 分钟后再重复 1 次，以后 30 分钟 1 次，4 小时内注入总量不超过 400mL。

2. 胶体液

一般情况下，输入一定量（约 1000 ~ 2000mL）的晶体液后，应考虑补充胶体液。胶体液有全血、血浆、白蛋白和血浆代用品等，创伤性失血性休克当以输全血为最好，如不能及时输血，可暂时用血浆代用品补充。

全血：有携氧能力，严重创伤失血性休克需要大量补充全血，输血量可以红细胞比容测定作为依据，一般将红细胞比容维持在 35% ~ 45% 为宜。输入库存血冷天应注意加热至接近体温，要尽量争取输新鲜血液。

血浆或白蛋白：无携氧能力，能扩张血容量，并能提供凝血因子。但在休克早期使用并无必要，在创伤休克后期或脂肪栓塞综合征患者，血浆蛋白偏低时可以适当补充。

右旋糖酐：是临床上应用较广的血浆代用品，由于低分子右旋糖酐的黏度和排泄速度较为适中，故为临床上所常用，具有扩充血容量，防止红细胞凝集，改善微循环的作用。在成人每日总量不宜超过 1000mL。近些年临床上用低分子右旋糖酐偶有引起过敏反应而趋向使用低分子 706 代血浆，该药性能稳定，无毒，无抗原性，过敏反应发生率低，具有较好的扩容和减低血液黏稠度的效果。

高渗盐水右旋糖酐液：为高渗盐水与中分子右旋糖酐的复合液，用于创伤失血性休克，其扩容效果明显优于单纯高渗盐水，且扩容的时间也增长，还能改善血流动力学及抗血栓的作用。

输入血液和液体的量与速度，可根据休克的轻重程度与临床表现，以及尿量等客观指标随时进行调整。必要时，应测定中心静脉压，根据其变化来调节补液量。

（三）血管活性药物的应用

补充血容量后，如血压仍不稳定，可使用血管活性药，以调整血管舒缩功能，改善微循环。

1. 血管收缩药

是一组具有收缩血管作用的药物，可以增加外周循环阻力，增加回心血量，使血压升高。在休克早期，由于血压骤降，可一面扩容，一面应用小剂量血管收缩药物维持血压，以保证心脏血液供应。但缩血管药物应用后，可加重组织的血液灌注不足，使其缺氧加重，对机体重要的内脏器官，尤其是肾脏易产生不良作用，因此不能反复使用。

常用的血管收缩剂有去甲肾上腺素和间羟胺（阿拉明）。去甲肾上腺素的剂量为 2～8mg 加入 5% 葡萄糖溶液 500mL 内静脉滴注，注意防止药液漏出血管外，以免引起组织坏死。间羟胺的剂量为 10～20mg 加入 5% 葡萄糖溶液 100mL 内静脉滴注。

2. 血管扩张药

是一组对微血管有明显扩张作用的药物，以扩张微血管改善微循环，提高组织器官的血液灌注量，使血压回升。血管扩张药物的使用，必须在没有大血管出血，补足有效血容量的基础上使用，否则将会加剧循环血量的不足，使休克恶化。常用的血管扩张药有：

（1）α - 受体阻滞药：①苄胺唑啉：作用快而短暂。一般用 5～10mg 加入 5% 等渗盐水或葡萄糖溶液 100～250mL 内静脉滴注。②苯苄胺：剂量为 0.5～10mg/kg，加入 5% 葡萄糖溶液 100～250mL 静脉滴注，40～60 分钟内滴完，作用可持续 48 小时。

（2）β - 受体兴奋剂：①异丙肾上腺素：常用量为 1mg，加入右旋糖酐或其他溶液 250～500mL 内静脉滴注。本药可引起心率增快和心律不齐，应予注意。②3 - 羟酪胺（多巴胺）：用量为 20mg 加入 5% 葡萄糖 500mL 内静脉滴注，每分钟约 20 滴。本药不宜大量使用，因可导致心律失常。

（3）抗胆碱药：①阿托品：每次 1～3mg 加入 5～10mL 葡萄糖液中静脉推注，根据病情可每 15～30 分钟一次。②山莨菪碱（654－2）：每次 10～20mg，每 15～30 分钟静脉推注一次。

（四）纠正酸中毒

休克常合并有酸中毒，而酸中毒存在时休克亦不易纠正，故须及时治疗。如休克患者经扩容及血管活性药物的应用，休克依然存在，均应考虑有代谢性酸中毒存在。应立即测定二氧化碳结合力或做血气分析。一般以保持血浆二氧化碳结合力不低于18mmol/L（40%容积）为原则。常用的碱性药物为5%碳酸氢钠溶液，一般按提高血浆二氧化碳结合力的0.45mmol/L（1容积）约需5%碳酸氢钠溶液0.51mL/kg，根据血浆二氧化碳结合力的测定值进行计算，开始先给1/3～1/2量，以后再按临床表现和重复化验检查的结果再酌情补给，以免过量。

（五）肾上腺皮质激素

抢救休克，是否常规应用激素，尚无统一意见。但主张用于感染性休克、过敏性休克等。

（六）防治并发症

休克的并发症往往是死亡的原因。主要的并发症是心功能不全、急性肾功能衰竭和呼吸衰竭，应及时识别，早期处理。

1. 心功能的维护

（1）改善心率，增强心肌收缩力：在足够补液和应用血管扩张剂后，中心静脉压高而动脉压低时，可考虑使用洋地黄制剂，如西地兰等。

（2）纠正心律失常：由于心肌缺氧，酸中毒或高、低钾血症等导致心律失常，应根据心电图做出诊断，消除病因，保证充分通气给氧，给予不同的处理。

2. 呼吸功能的维护

休克时输液过量，肺血管的痉挛，肺泡表面活性物质的减少以及肺血管栓塞，DIC等原因，使通气/灌流比例失调，易发生呼吸衰竭。休克患者呼吸频率超过每分钟35次，有缺氧的临床表现，特别是在体循环血流动力恢复，血压回升后，反而出现呼吸系统症状加重，应考虑呼吸衰竭的可能。当临床表现有呼吸急促，发绀和意识障碍者，应尽早采用机械辅助呼吸，注意保护呼吸道通畅，清除分泌物，避免输液过多，使用止痛药物时要防止中枢性呼吸抑制。

3. 肾功能的维护

休克患者皆应置入导尿管，记录每小时尿量，不断改善肾血流，若心输出量及血压正常后，尿量仍少，应考虑使用利尿剂，若再不能使尿量增加，则表明有肾功能衰竭发生，应及时处理。

4. 胃肠道功能的维护

近年来，研究发现胃肠道功能障碍在创伤后危重病患者中相当常见，胃肠道是人体内的重要防护屏障，是重要的免疫和内分泌器官。创伤性休克后机体发生缺血—再灌注损伤，毛细血管微循环障碍，组织缺血、缺氧，而胃肠道是最易受累的器官之一。正常人对胃肠道菌移位有很强的抵抗力，创伤性休克后肠道微生态、屏障功能和通透性均有改变，从而增加了机体对感染的易感性，促使细菌移位至血液中，细菌及其内毒素随血流扩散至全身可致脓毒血症。因此保护胃肠道黏膜屏障功能，防止肠腔内菌群平衡失调至关重要，应合理早期使用抗生素。在可能情况下，尽早肠饲或经口饮食，减少感染发生率。近年来研究结果发现，中药大黄对创伤性休克后胃肠功能障碍的治疗有显著的疗效，可减少多器官功能不全综合征（MODS）的发生率和病死率。具体的用法是生大黄粉制剂，剂量为3g鼻饲，每8小时一次，出现胃肠功能障碍即开始应用，并在以后的治疗过程中调整大黄剂量至每日大便 1～3 次。

5. 补充高能量

如三磷酸腺苷（ATP）、辅酶 A、细胞色素 C、葡萄糖加胰岛素，可纠正细胞代谢障碍，改善组织缺氧。

六、健康教育

（一）一般护理

1. 不同病因引起的休克患者有不同的心理状态，如突然发病或创伤引起的休克，起病突然、凶险，患者多缺乏心理准备，有强烈的求生欲望，同时也容易出现对急性起病转归不利的心理反应，因此，掌握休克患者心理护理的时机很重要。因为只有患者意识清楚时（休克早期）才有可能接受心理护理。要求护士在抢救休克过程中，做到情绪稳定，技术熟练，以取得患者的充分信赖，减轻患者心理压力，安定患者情绪。用通俗易懂的语言解释休克的可治性和采取各项护理措施的必要性，使患者克服依赖心理，以良好的心态安全度过休克兴奋期。

2. 及时清除气道分泌物，帮助翻身、叩背，鼓励深呼吸和咳嗽，呼吸道梗阻时，应及时行气管插管或气管切开。严重低氧血症（$PaO_2 < 60mmHg$）、高碳酸血症（$PaCO_2 < 50mmHg$）、合并颅脑伤患者宜及早在监护下应用机械辅助呼吸，并调整好呼吸机参数。

3. 饮食上可治高热量、高维生素的流质饮食，不能进食者可给予鼻饲。消化道出血休克时，应禁食，出血停止后给温流质。

4. 对神志不清患者应摘除义齿，防止误吸。每日做口腔护理，动作要轻柔，棉球蘸水不可过多，严防将溶液吸入呼吸道，对所用纱布或棉球要清点数目，防止遗留在口腔内。对长期应用抗生素患者，必须警惕口腔黏膜霉菌感染。

5. 保持床铺清洁、干燥，定时翻身，受压处可用气圈、棉垫等保护，防止发生压疮。

（二）病情观察与护理

1. 一般情况的观察

注意观察患者的神志变化，早期休克患者处于兴奋状态，烦躁而不合作，应耐心护理，并注意患者的安全，必要时加以约束。当缺氧加深，从兴奋转化为抑制，出现表情淡漠，感觉迟钝时，应警惕病情恶化。如经过治疗，患者从烦躁转为安静，由昏迷转为清醒，往往是休克好转的标志。

2. 观察体温

休克时体温大多偏低，但感染性休克可有高热。应每小时测量 1 次，对高热者应给予物理降温，一般要降至 38℃ 以下即可，不要太低。注意药物降温不宜采用，以防出汗过多，加重休克。体温低于正常应予保温，但不要在患者体表加温（如热水袋），因体表加温将使皮肤血管扩张，破坏了机体的调节作用，减少生命器官的血液供应，对于抗休克不利。

3. 观察血压与脉搏

根据病情每 15~30 分钟测 1 次脉搏，注意脉搏的频率、节律与强度。脉搏过快提示血中儿茶酚胺增多；脉搏快而细，血压低，表示心脏代偿失调，趋向衰竭。相反，脉搏由快变慢，脉压由小变大，说明周围循环阻力降低，表示休克好转。

血压应每 15~30 分钟测量 1 次，加以记录。休克最早表现之一为脉压缩小，如收缩压降至 90mmHg，或脉压降至 30mmHg 时，应引起注意。

4. 观察尿量的变化

尿量能正确反映组织灌流情况，是观察休克的重要指标。危重及昏迷患者需要留置尿管（注意经常保持通畅，预防泌尿系逆行感染），记录每小时尿量。成人尿量要求每小时 30mL（小儿每小时 20mL），如能达 50mL 则更好；若尿量不足 30mL 时，应加快输液；如过多，应减慢输液速度。若输液后尿量持续过少，且中心静脉压高于正常，血压亦正常，则必须警惕发生急性肾衰竭。

5. 观察周围循环情况

观察面颊、耳垂、口唇、甲床、皮肤，如患者皮肤由苍白转为发绀，表示从休克早期进入中期。从发绀又出现皮下淤点、瘀斑，则提示有弥散性血管内凝血可能；反之，如发绀程度减轻并转为红润、肢体皮肤干燥温暖，说明微循环好转。如四肢厥冷表示休克加重，应保温。

6. 血流动力学的监测

可帮助判断病情和采取正确的治疗措施。

（1）中心静脉压（CVP）：可作为调整血容量及心功能的标志，这对于指导输液的质和量以及速度，指导强心剂、利尿剂及以血管扩张剂的使用有重要意义。CVP 正常值为 5~12cmH$_2$O，CVP 降低常表明血容量不足，CVP 增高常见于各种原因所致的右心功能不全或血容量过多。由于 CVP 只能反映胸腔上下腔静脉和右心房的情况，而不能反映左心功能状态。对左心的监测现在采用肺动脉楔压（PAWP）测定，适用于心源性休克以及各型休克并左心衰者，指导输液、强心药及利尿剂的使用。方法是用一种特制导管，自右肘静脉插入，通过上腔静脉达右心，再到肺动脉，"楔入"肺动脉的分支，可以监测左心功能状态。由于设备条件的限制，目前还只限于大城市医院中使用。

（2）肺动脉楔压：中心静脉压不能直接反映肺静脉、右心房、左心室的压力，因此，可测定肺动脉压和肺动脉楔压，了解肺静脉和左心房的压力，以及反映肺循环阻力情况，根据测定压力的结果，可以更好地指导血容量的补充，防止补液过多，以免引起肺水肿，导管留在肺动脉内的时间，一般不宜超过 48 小时，在抢救严重的休克患者才采用此法，肺动脉楔压的正常值为 6~12mmHg，增高表示肺循环阻力增加。肺水肿时，肺动脉楔压超过 30mmHg。

（3）心排出量和心脏指数：休克时，心排出量一般降低，但在感染性休克时，心排出量可比正常值高，必要时，需测定，可指导治疗。心脏指数的正常值为 3.2 L/（min·m^2）。

（4）动脉血气分析：动脉血氧分压（PaO$_2$）正常值为 75~100mmHg，动脉血、二氧化碳分压（PaCO$_2$）正常值为 40mmHg，动脉血酸碱值正常为 7.35~7.45。休克时

$PaCO_2$ 一般都较低或在正常范围。如超过 46mmHg 或 50mmHg 而通气良好，往往是严重肺功能不全征兆。

（5）动脉血乳酸盐测定：正常值为 120mg/L。休克时间愈长，血液灌流障碍愈严重，动脉血乳酸盐浓度也愈高，乳酸浓度持续升高，表示病情严重。

7. 其他

根据休克类型及病情还需进行心电监测、电解质、肝肾功能以及有关 DIC 的各项检查，有些项目需动态才能及时了解病情，以指导治疗。

（三）用药护理

根据医嘱给药。因休克时用药较多，须注意配伍禁忌；由于循环不良，吸收障碍，为保证疗效及防止药物蓄积中毒，一般不宜采用肌内及皮下注射，而采用静脉给药法；及时记录输入药物的名称、输入通路、滴速及患者的情况。

1. 血管活性药物

使用时从小剂量、慢滴速开始；准确记录给药时间、剂量、速度、浓度及血压变化；保证液体的均匀输入，停药时要逐步减量，不可骤停以防血压波动过大；患者平卧，每 15 分钟观察一次血压、脉搏、呼吸，据此调整滴速；使用血管收缩剂时要防止药物外渗，以免引起局部组织坏死，尽量选择大静脉给药，外周给药时应经常更换静脉，一旦发生外渗，可用盐酸普鲁卡因或扩血管药物局部封闭。

2. 强心苷类药物

使用前了解患者近 2 周内是否有强心苷类药物服用史；准确把握药物剂量；密切观察心率和心律的变化；严防低血钾发生。

3. 抗生素

抗生素的选用须考虑对肾功能的影响；青霉素类药物使用前要询问过敏史并做过敏试验；严格按给药方法使用，保证药物在血液中的有效浓度以充分发挥疗效；注意观察使用过程中的不良反应。

（李振华）

第四节　创伤后呼吸窘迫综合征

创伤后呼吸窘迫综合征是严重创伤后常见的并发症之一。这种综合征并不具有独特的病因和病理改变，而是一种临床综合征。近年来统一称之为"急性呼吸窘迫综合征"（acute respiratory distress syndrome，ARDS）。凡严重创伤患者，在伤后出现呼吸功能障碍，以致不能维持正常的动脉血氧分压（PaO_2）和二氧化碳分压（$PaCO_2$），即使增加吸入的氧浓度，也不能改善发绀情况，而出现缺氧和二氧化碳潴留及肺顺应性进行性减低时，即称为急性呼吸窘迫综合征。

一、病因与发病机制

急性呼吸窘迫综合征的致病因素很多，各种严重损害都可引起肺功能和肺组织改变。临床上常见的有：严重创伤性失血性休克、伤后感染、输液过量、错型输血、脂肪栓塞、大手术后DIC、误吸、氧中毒等。

急性呼吸窘迫综合征的病理改变，初期主要是肺泡毛细血管膜的损害，毛细血管通透性增强，肺间质水肿。1~2日内，肺重量异常增加，轻度的可使肺重量较正常增加约50%以上，重度者可使肺重量增加达正常3~4倍。进入肺泡内的纤维蛋白原与肺泡内脱落的上皮细胞碎片结合形成"透明膜"，造成肺泡气体交换的严重障碍。另外，由于肺泡和肺血管内皮受到损伤后，肺泡表面的活性物质减少，引起广泛的肺泡萎陷，这更进一步加重了肺部的气体交换障碍。同时肺内往往有弥散性血管内凝血现象。在进展期肺间质炎症加重，可合并感染；后期肺实质纤维化，微血管闭塞。

二、诊断

（一）临床表现

急性呼吸窘迫综合征多在严重创伤、休克稳定后数小时至数日后才出现，临床表现如下：

初期：患者呼吸加快，有呼吸窘迫感，可无明显呼吸困难和发绀，但用一般的吸氧法不能得到缓解，肺部理学检查和X线摄片可无明显异常。

进展期：患者有明显的呼吸困难和发绀，呼吸道分泌物增多，肺部啰音，X线胸片有广泛性点、片状阴影。多数患者有意识障碍，如烦躁、谵妄或昏迷。体温可升高，白细胞计数增多。此时必须气管插管加以机械通气支持，才能缓解呼吸困难症状。

后期：患者陷入深昏迷，心律失常，心跳变慢乃至停止。此时实行心、肺、脑复苏术鲜有效果。

（二）实验室及其他检查

1. 胸部X线检查

初期可正常，随着病情的发展，出现多种改变，有间质性及肺泡性液体潴留。后期X线显示广泛肺实变，两肺野呈弥漫性肺泡浸润的磨砂玻璃阴影，有时可见大片斑状阴影。

2. 实验室检查

对本综合征的诊断和病情判断有重要意义。

（1）动脉血氧分压（PaO_2）：正常参考值为90mmHg，在吸入室内空气的条件下，$PaO_2 < 60$mmHg，可以判断有呼吸衰竭。

（2）氧合指数（PaO_2/FiO_2）：由于PaO_2可随所吸氧浓度（FiO_2）增加而增高，已用呼吸机支持时，应以PaO_2/FiO_2的数值表示呼吸衰竭的程度，有本综合征时，$PaO_2/FiO_2 \leq 200$mmHg。

（3）动脉血CO_2分压（$PaCO_2$）：正常参考值为40mmHg，本综合征早期呼吸率加快，或用呼吸机过度换气可使$PaCO_2$降低<36mmHg，进展后期$PaCO_2$增高，提示病变加重。

（三）诊断标准

凡可引起急性呼吸窘迫综合征的各种基础疾病或诱因，一旦出现呼吸改变或血气异常，均应警惕有本综合征发生的可能。由于本病发病急骤，病情发展迅速，临床诊断需综合临床表现、实验室及辅助检查进行动态观察，并排除其类似表现的其他疾病。1994年美国胸科学会和欧洲急救医学会共识会议提出诊断标准，并把急性肺损伤作为本综合征的早期阶段，主张 $PaCO_2/FiO_2 \leqslant 200mmHg$ 区别与急性肺损伤的指标。1999年中华呼吸学会参考上述指标准提出了诊断标准：①有发病的高危因素；②急性起病，呼吸频数和（或）呼吸窘迫；③氧合指数 $PaO_2/FiO_2 \leqslant 200mmHg$；④胸部 X 线检查双肺浸润阴影；⑤肺毛细血管楔压（PCWP）$\leqslant 18mmHg$ 或临床上能排除心源性肺水肿。

三、鉴别诊断

主要与急性肺水肿鉴别。急性肺水肿时，患者咳嗽，咳粉红色泡沫痰，双肺底可听到湿啰音，吸氧、强心剂、利尿剂治疗效果好。ARDS 时临床表现为进行性呼吸困难，咳稀血水样痰，急性呼吸窘迫，高流量吸氧，氧分压持续下降。

四、治疗

一旦确诊，处理必须及时果断，除继续治疗原发疾病或创伤外，应采取积极措施消除肺间质水肿，克服肺泡萎陷，使肺泡满意扩张，以增加肺功能残气量，改善与保护组织的灌注，还应积极防止危及生命的并发症的发生。

（一）呼吸治疗

主要的治疗方法是呼吸机和氧气，施行定容、定压的人工呼吸，以纠正低氧血症和改善肺泡换气功能。

发病初期，以鼻管或面罩吸入高浓度氧，对轻度缺氧可以改善症状。进展期需插入气管导管，使用呼吸机，常选用的方法有间断正压换气（OPPB）、呼气终末正压换气（PEEP）及间断换气通气（IMV）。

为了迅速纠正低氧血症，使用呼吸机开始时可用较高浓度的氧（约80%左右），逐步使氧浓度低在40%左右，以避免高浓度氧加正压对肺的损害。吸呼气的时间比例要掌握在1:2左右。

（二）改善微循环

ARDS 患者多有肺小静脉痉挛、组织灌注不良、组织缺氧等微循环障碍，故应使用血管扩张剂及改善微循环的药物。

1. 肾上腺皮质激素的应用

应用原则：早期、大量、早撤。具体方法：地塞米松每日 20~40mg 静滴，2~3 日为 1 个疗程或氢化可的松每日 300~500mg 静滴，疗程同前。

2. α 受体阻断剂

酚妥拉明 20~80mg 加入 10% 葡萄糖液 500mL 内，静滴，滴速每分钟 0.5~1.0mg；亦可小剂量静脉推注，每次 1mg，每 15~20 分钟重复 1 次。用药过程中应注意监测血压的变化以收缩压不低于 12kPa 为宜。

3. 胆碱能神经阻滞剂

东莨菪碱每次 40mg，必要时加大剂量静注或静滴，5~10 分钟后酌情重复使用。

主要适用微循环痉挛阶段，患者处于休克状态，四肢潮冷。

4. 肝素和低分子右旋糖酐

ARDS 患者，尤其合并感染病，DIC 发生率高，如 3P 试验阳性，或血小板减少至 70×10^9/L 以下，凝血时间少于 5 分钟应立即使用肝素。第 1 次用 50mg 静滴，以后每 6 小时用半量，直到血小板、凝血时间、3P 试验恢复正常，再维持 2～3 日。右旋糖酐有防止红细胞凝集的功能，与肝素并用有预防 DIC 作用。

5. 潘生丁

是较温和的防血小板聚集和黏附药，可抗血栓形成。可用 50mg 溶于溶液中静脉滴入，每 6 小时 1 次。与肝素合用可引起出血倾向。

6. 前列腺素 E_1（PGE_1）

PGE_1 可扩张肺血管，降低肺静脉及其阻力，抑制白细胞及血小板聚集，抑制氧自由基，防止溶酶体释放等。剂量为每分钟 1 00ng/kg，但目前意见尚未统一。

（三）消除肺间质水肿

1. 控制输液量，限制入水量

每日输液量不超过 1 500～2 000mL，保持液体轻度负平衡。早期以晶体为主，晚期可用胶体液，如白蛋白每日 100～200g。

2. 应用利尿剂

可提高动脉血氧分压，减轻肺间质水肿，尤适用于输液适量诱发 ARDS 及肺水肿而尿少者。一般用呋噻米 40～60mg，每日 2～4 次，静脉注射，以不减少心输出量为度。

（四）并发症的治疗

ARDS 的发病过程中，可发生脏器功能衰竭，最常见的并发症是肾、胃肠、中枢神经、肝、凝血等。

1. 控制感染

ARDS 患者的免疫功能低下，气道防卫功能降低，在气管插管、气管切开、频繁吸痰等因素易诱发肺部感染。可做痰、支气管肺泡分泌物、血、尿培养，寻找致病微生物。及时应用抗生素或相应治疗。

2. 氧中毒

避免持久吸入 50% 以上氧浓度的氧气。

3. 胃出血

由于应用激素及严重缺氧而引起消化道应激性溃疡，导致胃、十二指肠大出血，急诊临床多应用甲氰咪胍 1.0～1.2g，静脉点滴，或口服氢氧化铝凝胶，去甲肾上腺素加冰盐水口服等。

4. 纠正酸碱平衡紊乱

ARDS 早期可由于通气过度发生呼吸性碱中毒；继而可由于输入含枸橼酸的血、肾小球滤过率减少和肾排碱功能减退及低 K^+、低 Cl^- 等并发代谢性碱中毒；如有严重缺氧、创伤和休克可出现代谢性酸中毒；后期可由于呼吸衰竭导致高碳酸血症，出现呼吸性酸中毒和高乳酸血症的代谢性酸中毒。以上情况必须及时合理纠正，并注意血气监护。

5. 强心剂的应用

在无明显心功能不全时，不必常规应用洋地黄类药物。由于感染、休克可给心肌造成损害，大量输液也能加重心脏负担，故小剂量、短期应用，对治疗 ARDS 有效。

6. 纠正酸碱平衡紊乱

ARDS 早期可由于通气过度发生呼吸性碱中毒，继而可由于输入含枸橼酸的血、肾小球滤过率减少和肾排碱功能减退及低 K^+、低 Cl^- 等并发代谢性碱中毒；如有严重缺氧、创伤和休克可出现代谢性酸中毒；后期可由于呼吸衰竭导致高碳酸血症，出现呼吸性酸中毒和高乳酸血症的代谢性酸中毒。以上情况必须及时合理纠正，并注意血气监护。

7. 心律失常

因缺氧、酸碱失衡、水电紊乱等因素导致心律失常，应针对发生原因及时纠正。

8. 弥漫性血管内凝血（DIC）

血小板计数如逐日降低，要警惕 DIC 发生并做相应的抗凝治疗。

五、预后

ARDS 的死亡率在 50% 左右，与严重程度有关。常死于基础疾病、多器官功能衰竭和顽固性低氧血症。能康复者部分能完全恢复，部分留下肺纤维化，但多不影响生活质量。

六、健康教育

（1）对休克、严重创伤、感染等易发生 ARDS 的患者，在病程中应随时警惕本病的发生。对某些重症疾病、尤其意识不清的患者，应加强护理，防止误吸、休克等，以预防 ARDS 发生。

（2）对上述疾病过程中，呼吸频率有增加趋势（＞20 次/分），应认为有发生 ARDS 的可能，宜严密观察病情变化；如呼吸频率进行性加快，虽未达 28 次/分，或 PaO_2 虽 ＞8kPa，PaO_2/FIO_2 ＞300，但有进行性下降，应列为高度可疑病例，早期进行有关治疗，防止进展为治疗困难的典型 ARDS。

（马倩倩）

第五节　挤压综合征

挤压综合征为肌肉丰富的肢体和躯干部位受重物压榨，造成肌肉组织缺血坏死所致。由于较广泛的组织损伤，大量血液成分进入组织间隙可致休克；大量肌肉细胞破坏，肌红蛋白释放入血，经肾排泄时在酸性尿中沉淀并阻塞肾小管导致急性肾功能衰竭；同时细胞内钾离子游离入血，加之肾衰竭而引起高钾血症等。

一、病因和发病机制

挤压综合征多因直接暴力如压挤、碾轧及重物坠落打击所引起，偶见于昏迷与手术的患者，因长时间被固定体位的自压而致。挤压伤的局部损害一般不太严重，其主要表现多出现在解除对肢体的压迫以后数小时，而未解除外来挤压时却无此症状，这说明解除压迫后，受压肢体的一些毒性物质由于血流畅通而进入体内，从而发生一系列严重病症。

（一）肌肉缺血坏死

肢体受到重物挤压时，肌肉内的血液循环受阻或完全断绝，局部组织缺血、缺氧，缺血时间越长，组织损伤越重。当压力解除后，受压局部毛细血管通透性增加，大量电解质、血浆、红细胞渗入组织中，造成组织肿胀，局部压力迅速增高，肌肉组织的局部血液循环发生障碍，形成缺血 - 水肿恶性循环，随着时间的延长，小血管微血栓形成，缺氧急剧加重，继而发生肌纤维变性、断裂、坏死和崩解。现已发现组织缺血后再灌注会加重损伤，其中氧自由基起着重要作用。在缺血再灌注过程中会产生大量的氧自由基，这些氧自由基有极高的破坏性，尤其是与细胞膜磷脂的游离脂肪酸不饱和键，发生脂质的过氧化反应，引起细胞膜破碎、细胞肿胀和间质水肿，终致细胞死亡。

（二）肾功能障碍

随着肌肉的坏死，肌红蛋白、钾、磷、镁离子及酸性代谢产物等有害物质大量释放，在伤肢解除外部压力后，通过已恢复的血液循环进入体内，加重了损伤后机体的全身反应，造成肾脏损害。

肾缺血和组织破坏所产生的有害物质，是导致肾功能障碍的两大原因，其中肾缺血是主要原因，即使发生肌红蛋白血症，如果没有肾缺血，也不一定会导致急性肾功能衰竭。肾缺血可能由于血容量减少，但主要因素是损伤后全身应激状态下的反射性血管痉挛，肾小球滤过率下降，肾间质发生水肿，肾小管功能也因之恶化。由于体液与尿液酸度增加，肌红蛋白更易在肾小管内沉积，造成阻塞和毒性作用，形成尿少甚至尿闭，促进急性肾功能衰竭的发生。

综上所述，挤压综合征的发生主要是通过创伤后肌肉缺血性坏死和肾缺血两个中心环节。只要伤势足以使这两个病理过程继续发展，最终将导致以肌红蛋白尿为特征的急性肾功能衰竭。

二、诊断

（一）临床表现

1. 局部症状

受伤肢体有广泛压痕，疼痛，迅速肿胀，并持续增剧，皮肤发硬，有水疱，片状红斑及皮下淤血，远端皮肤发白发凉。受伤肢体感觉减退或麻木，被动伸展动作可引起疼痛加剧。

2. 肌红蛋白尿

肌红蛋白尿是诊断挤压综合征的一个重要依据，也是与单纯创伤后急性肾衰的重要区别点。患者在伤肢解除压力后 24 小时内，出现棕红色或褐色尿，或自述"血尿"，就应考虑为肌红蛋白尿。

3. 高钾血症及心脏问题

挤压综合征因有大量肌肉坏死而血中释出大量的钾，加上肾功能衰竭排钾困难，在少尿期，血钾可以每日 2mmol/L 的速度上升，甚至 24 小时升到致命水平。患者常可因高血钾所致严重心律不齐和心肌中毒死亡。

高血钾同时伴有高血磷、高血镁及低钙血症，可以加重对心肌抑制和毒性作用。因此，有时测定血钾浓度并不甚高（5mmol/L），也会造成严重的心脏功能紊乱。此外，挤压综合征可引起心肌充血、弥散性小出血灶、间质水肿，以及心肌实质出现大小不等的坏死灶等心肌损害。进行心电图检查，重点检查高血钾对心肌的损害。

4. 酸中毒及氮质血症

肌肉缺血坏死以后，可有大量磷酸根、硫酸根等酸性物质释出，使体液 pH 降低，引起代谢性酸中毒。严重创伤后组织代谢分解旺盛，大量中间代谢产物积聚体内，非蛋白氮、尿素氮迅速增高，出现急性肾功能不全。因此，临床上可有神志不清、呼吸深大、烦躁、烦渴、恶心等酸中毒、尿毒症的一系列表现。

（二）实验室及其他检查

1. 尿液检查

早期尿量少，比重在 1.020 以上，尿钠少于 60mmol/L。尿素多于 0.333mmol/L。在少尿或无尿期，尿量少或尿闭，尿比重低，固定于 1.010 左右，尿肌红蛋白阳性，尿液中含有蛋白、红细胞或见管型。尿钠多于 60mmol/L，尿素少于 0.1665mmol/L，尿中尿素氮/血中尿素氮小于 10:1，尿肌酐/血肌酐小于 20:1。至多尿期及恢复期一般尿比重仍低，尿常规可渐恢复正常。

2. 血常规检查

血红蛋白、红细胞计数、红细胞压积，以估计失血，血浆成分丢失，贫血或少尿期水潴留的程度。

3. 血钾测定

大量肌组织坏死，释放出大量钾离子，加之肾功能衰竭排钾困难，因而血钾浓度迅速增高。

4. 其他

如发生水中毒、高血钾、低血钠、低血氯、低血钙、酸中毒和氮质血症等。

（三）诊断要点

对于挤压综合征患者，诊断治疗的时机与转归关系密切，处理越早预后越佳。早期诊断的主要依据：①四肢的严重创伤史，特别是肢体有被重物挤压，扎止血带时间过久或有主要的血管损伤史。②伤后肢体损伤痕迹不明显，但休克症状逐渐加重。③患者出现全身中毒症状。④肢体出现肿胀、发硬、疼痛、麻木、瘫痪和皮肤肢体苍白发冷。⑤伤后 24 小时无尿或少尿，出现肌红蛋白尿。值得注意的是，临床上挤压综合征与骨筋膜室综合征的诊断常为混淆。根据骨筋膜间隔室综合征的实验研究报道，认为筋膜间压力超过 3.999kPa、时间持续 8 小时以上，引起肌肉缺血坏死和肾缺血者，诊断为挤压综合征。

三、鉴别诊断

挤压综合征应与肾前性氮质血症、肾后性肾功能衰竭相鉴别。

1. 肾前性氮质血症

患者有失血性休克或血容量不足的病史，尿比重高，常大于1.020，尿钠浓度低，尿沉渣无红细胞、白细胞及各种管型等。如患者中心静脉压低，表示血容量不足，可行补液试验，经静脉30分钟快速补液500mL，若尿量增加，则表示为肾前性氮质血症，否则应怀疑有肾后性急性肾功能衰竭。

2. 肾后性急性肾功能衰竭

主要借助影像学检查，发现是否存在泌尿道梗阻。通过适当的检查，不难排除肾后性因素造成的肾功能衰竭。

四、治疗

（一）现场急救处理

首先必须做好现场急救处理，减少并发症与本病发生机会；对于损伤肢体应早期切开减张，预防急性肾功能衰竭。

1. 在地震或战争时救护人员应迅速进入现场，争分夺秒，积极抢救伤员，尽早解除重物的挤压，减少本病的发生机会。

2. 伤肢要制动，尤其对尚能行动的病员要说明活动的危险性。

3. 伤肢用凉水降温或暴露在凉爽的空气中。禁止按摩与热敷，以免加重组织缺氧。

4. 伤肢不应抬高，以免降低局部血压，影响血液循环。

5. 伤肢有开放伤口和活动性出血者应止血，但避免应用加压包扎和止血带。

6. 凡受压伤员可一律服用碱性饮料，用8g碳酸氢钠溶于1 000～2 000mL水中，再加适量糖及食盐饮用，即可利尿，又可碱化尿液，避免肌红蛋白在肾小管中沉积。如不能进食者，可用5%碳酸氢钠150mL静滴。

（二）积极治疗休克

当伤肢解压后，可因大量水分和血浆渗入外伤局部组织间隙，患者常有低血压或休克表现，即使无休克的患者也应尽快补液，以加速排除毒素。可给予等渗盐水、5%葡萄糖盐水、平衡盐液、血浆等，如无大量失血应尽量避免应用全血。如已发生少尿者，应严格限制补液量，每日400～600mL基础量，外加显性排除量，日总量不超过1000mL，每日应输入高渗糖300～400mL，以减低蛋白消耗和控制血钾增长。

（三）保护肾功能

减少肌红蛋白在酸性尿液中分解及沉淀和纠正酸中毒，可静脉输入5%碳酸氢钠100～200mL。利尿方面，可输入20%甘露醇250mL，或呋噻米320mg加入适量液体静滴。使用足够的利尿剂之后仍少尿者，则按急性肾功能衰竭治疗。

（四）局部处理

早期切开减压。早期切开减压可避免肌肉缺血坏死或缓解其缺血受压过程，对肌肉已发生坏死者，切开后也可防止和减轻组织分解产物和有毒物质进入血流，因此早期切开对预防和减轻挤压综合征、恢复伤肢功能和减少残废有着重要意义。手术时沿肢体长轴方向切开皮肤及深筋膜，充分显露肌组织。在下肢作小腿部筋膜切开，但要切开大腿筋膜，在上肢仅作前臂筋膜切开术。坏死及失活的肌组织应予切除。伤口用温盐水敷料覆盖，每日换药2~3次，并选最合适的抗生素控制感染。仅当肢体已完全坏死时，才考虑截肢，截肢后残端一般不做一期缝合。

（五）全身治疗

对挤压综合征1~2周内少尿期的治疗为一重要环节，此期的危重并发症包括水中毒、高血钾、代谢性酸中毒及败血症。

1. 限制液体输入量

总的原则为"量出为入""宁少勿多"。计算公式为：每日补液量 = 显性失水 + 非显性失水 - 内生水。每日静脉输入量大多不超过700~800mL，输入速度以每小时30~40mL为妥。概括地说，补给的液量大约为"每日基础输液量500mL，加上前一日的尿量"。

2. 防止高钾血症

定时测定血清钾水平，持续监测心电图变化，停止含钾药及食物，及时纠正高钾血症。

3. 纠正代谢性酸中毒

挤压综合征代谢性酸中毒进展甚快，应注意及时纠正。

4. 透析疗法

挤压综合征在少尿期，尿素氮短时间可升到正常的4倍以上，血钾可升到正常的两倍。故一旦明确诊断为挤压综合征，特别是对全身中毒症状较严重者，应尽早进行腹膜或血液透析疗法，以迅速清除体内各种分解代谢产物，维持水、电解质平衡。

5. 继续防治感染

据统计，90%的肾功能衰竭患者死于感染。因此在挤压综合征时，特别要注意防治感染，应选用有效抗生素，避免使用对肾脏有毒性作用的药物。

（六）多尿期治疗

每24小时尿量超过1 500mL，是进入多尿期的表现。此时要注意维持水、电解质平衡，促进肾功能的恢复，加强营养，防治感染。恢复期还要注意伤肢功能锻炼，防止发生肾外并发症。

五、健康教育

1. 凡疑有挤压综合征可能者，均按重病对待，现场解压后立即以夹板制动，不宜热敷及按摩，亦不宜石膏管型固定。

2. 挤压伤员在解除重压后，因大量血浆渗出而可出现休克。因此，及时而有效地纠正血容量休克对预防挤压综合征有重要作用。已发生挤压综合征者，则应严格限制入水量。常规留置尿管观察并记录尿量或做中心静脉压测定，有助于适当掌握输液量。

3. 保护肾功能，在血容量基本补足且血压回升后应及时采用利尿措施，此外碱化尿液是阻止肌红蛋白或血红蛋白在酸性尿液中沉淀和堵塞肾小管的有效措施。

（袁吉惠）

第六节 脂肪栓塞综合征

脂肪栓塞综合征（fat embolism syndrome，FES）是创伤特别是骨折的严重并发症。长骨骨折后 PES 的发生率为 0.5% ~2%，在多发性骨折或骨盆骨折中为 5% ~10% 。但在骨折创伤的死亡病例中，病检脂栓发生率，最低为 24%，最高达 90% ~100%，本病发病突然，往往在伤后 1 ~2 日内发病。病情进展迅速，极为严重，若诊断治疗不及时，死亡率和病残率甚高，最高死亡率多见于股骨干骨折合并多发性骨折，或合并休克者，分别可达 50% 和 62% 。

一、病因和病理

脂肪栓子的来源，目前有机械学说和化学学说两种。

（一）机械学说

严重创伤，尤其是长管骨骨折时，以及创面大、髓腔操作多的人工关节置换手术后，被破坏的脂肪细胞及脂滴，在局部压力增高的情况下，经破裂的静脉侵入血流，引起不同程度的毛细血管床的堵塞，造成脂肪栓塞综合征。

（二）化学学说

认为机体在创伤、骨折后的应激反应血管内出现高凝状态，血中脂肪微粒的凝集状态发生改变，因而使微粒凝集成大的脂肪球，形成栓子。在脂酶的作用下，脂肪栓子水解出的脂肪酸刺激肺间质，形成肺间质水肿、肺泡内出血、肺不张和纤维蛋白沉积，形成化学性肺炎。

对于脂肪栓子的来源，尽管有机械说和化学说两种学说，但从病理上讲，最终是因为血流中形成了足够体积的脂肪滴，致使重要脏器血管栓塞。

二、诊断

（一）临床表现

主要发生在严重创伤、多发性骨折后，临床表现差异很大，可没有症状或症状轻微，或可表现暴死而无其他脂肪栓塞症状。根据其表现可分为三型：

1. 暴发型

特点是伤后早期出现脑部症状，迅速发生昏迷，有时出现痉挛，手足抽搐等，可于 1 ~3 日内死亡，由于无出血点和肺部症候出现，诊断十分困难。

2. 临床型

即典型的脂肪栓塞综合征的表现。一般在伤后 1 ~2 日内无症状，以后便出现严重的脑部症状，如谵妄、昏睡或昏迷等神经系统症状。呼吸症状为低氧血症：呼吸困难、咳嗽等，体温迅速升高，心动过速以及腋部、上胸部或黏膜下出血点出现。

3. 亚临床型

仅表现出部分脂肪栓塞的症状，且症状轻微，此型临床上最为多见：

（1）无呼吸症状者，脑部症状亦较轻微。主要有发热、心动过速及皮肤出血点。

（2）有呼吸症状而无脑部症状。表现为呼吸困难、低氧血症、发热、心动过速及皮肤出血点。

（3）无脑部症状及呼吸症状，无皮肤出血点，仅为发热、心动过速。

肺部 X 线拍片：可见双侧密度增高，表现为广泛的粟粒状、绒毛状、斑点状或所谓"暴风雪"状阴影。这些改变有时局限在肺的下叶或肺门附近。上述征象出现在脂肪栓塞病程的高潮期，数月后阴影消失。

低氧血症：为一重要的临床指标，若动脉分压低于 6.5kPa 或更低时，则提示有发生本病的可能。但由于临床出现的时间不一致，所以应进行多次检查。

活检：诊断脂肪栓塞最可靠的方法是经皮穿刺肾组织活检，可发现肾小球脂肪栓子。对在创伤后昏迷原因不明的患者，该法最有价值。

血小板急速减少，甘油三酯和 β-脂蛋白水平降低，对本病的诊断有一定的辅助作用。

脂肪栓塞的临床表现十分不稳定，最有诊断价值的当属出血点，而肺 X 线片的改变及低氧血症出现比较多见。对诊断本病有着重要的意义。

（二）诊断标准

脂肪栓塞和脂肪栓塞综合征是两个不同的概念，脂肪栓塞是病理诊断名词，指的是肺或外周血循环中存在脂肪滴，见于几乎所有的长骨骨折和髋、膝关节置换术中患者。脂肪栓塞综合征是继发于脂肪栓塞的一组临床综合征，临床上可根据病史、临床症状与体征、X 线表现及实验室检查综合分析作出诊断。1970 年 Curd 发表的脂肪栓塞综合征临床诊断标准，已为我国多数学者作为本病诊断的依据。

1. 主要指标

①皮下出血点；②非胸部外伤引起的呼吸困难等肺部症状和胸片；③非颅脑外伤引起的脑部症状。

2. 次要指标

①动脉血氧分压低于 60mmHg；②血红蛋白下降。

3. 参考指标

①脉快，心动过速；②高热；③血小板减少；④血沉快；⑤尿中脂肪滴及少尿；⑥血清脂肪酶上升；⑦血中出现游离脂肪滴。

脂肪栓塞综合征须主要指标两项以上，或主要指标 1 项及次要指标或参考指标 4 项以上方可确诊。

三、鉴别诊断

（一）休克

脂肪栓塞一般血压不下降，没有周围循环障碍，血液不但无休克时的浓缩，反而稀释，但有血红蛋白下降，血小板减少，晚期两者均有弥散性血管内凝血（DIC）现象。

（二）颅脑伤

有头部外伤史和典型临床表现，且腰椎穿刺、MRI、CT 等检查有阳性表现。

（三）呼吸窘迫综合征

脂肪栓塞是呼吸窘迫综合征的病因之一，当引起呼吸衰竭时，即可归纳为呼吸窘迫综合征。

（四）败血症

多见于开放性损伤，而脂肪栓塞多见于闭合性骨折，可有弛张热，白细胞上升或降低，血培养可发现致病菌。

四、治疗

脂肪栓塞综合征轻者有自然痊愈倾向，而肺部病变明显的病例经适当呼吸支持，绝大多数可治愈。

（一）支持呼吸、纠正低氧血症

本法是脂肪栓塞最基本的治疗措施。经过给氧和机械辅助通气，使动脉氧分压保持在 9.4～10.4kPa 水平，纠正或预防低氧血症发生。

（二）维持有效血容量，预防肺水肿

创伤后，补充血容量、纠正休克的同时，有条件者可补充血液和白蛋白，有利于提高血氧能力和保持血液的胶体渗透压，以预防和减轻肺水肿。

（三）药物治疗

1. 低分子右旋糖酐

能提高血浆胶体渗透压，增加血容量，降低血液黏稠度，改善微循环血流速度，并有利尿作用。常用量每日 500～1000mL，静脉滴注。有肺水肿、严重脱水、血小板减少、充血性心力衰竭和肾功能衰竭的患者禁用。

2. 肾上腺皮质激素

可减轻肺损害，对机体有保护作用。常用药物有氢化可的松 100～300mg/d，地塞米松 20～40mg/d。一般用药 3～5 日。目前多数学者主张早期大剂量用药，但以何种剂量为宜，尚缺乏科学对比观察。又由于脂肪栓塞综合征的发生难以预测，其诊断方法标准不一，大剂量应用激素可增加感染，骨坏死等不良作用，激素的脂肪栓塞的治疗作用开始受到质疑。

3. 抑肽酶

是一种蛋白酶抑制剂，影响脂肪代谢，可降低骨折创伤后一过性高脂血症，能防止脂栓对毛细血管的毒性作用，稳定血压。首剂可用每次 20 万 U。临用前用 5% 葡萄糖注射液稀释静脉滴注，以后，静滴，4 小时 10 万～15 万 U，治疗剂量为每日 80 万～100 万 U 抑肽酶。本药禁止与皮质激素、肝素、含氨基酸的营养液及四环素等配伍使用。

4. 利尿剂

当发生肺水肿时，用 20% 甘露醇 250mL 和呋噻米 40mL，每日 1～2 次。

5. 肝素

可刺激蛋白酶的释放，减少早期脂栓形成。剂量：2500U，6～8 小时一次。

（李振华）

第七节　骨筋膜间室综合征

骨筋膜间室是由骨、骨间膜、肌间隔和深筋膜形成的一个相对封闭的骨筋膜间区。室内容物有肌肉、血管与神经。筋膜间隙综合征是由于骨间隙内容物的增加、压力增高，致间隙内容物主要是肌肉与神经干发生进行性缺血坏死，最终形成瘢痕挛缩，失去功能，是肢体损伤的严重并发症。本病主要发生在四肢的骨筋膜间隙内。

一、病因和病理

骨筋膜间室综合征是由于骨筋膜室内压力增高所致，常见的原因有：

（一）骨筋膜室内容物体积骤增

①损伤炎性反应和广泛毛细血管损伤，使室内的肌肉发生严重水肿。②任何原因的肌肉缺血，都将使肌肉内的毛细血管内膜通透性增加，发生严重水肿，使室内肌肉的体积和组织压剧增，发生缺血-水肿恶性循环。

（二）骨筋膜室容积骤减

①敷料包扎过紧或包扎时不紧，但在损伤性水肿继续发展的情况下，早期不紧的包扎可以变得过紧而形成压迫。②严重的局部压迫，例如肢体长时间被重物压迫。

组织内压一般较动脉舒张压低 $1.3 \sim 4.0kPa$（$10 \sim 30mmHg$），当前臂或小腿组织压分别上升超过正常室内组织压时，则小动脉供血停止；若患者伤后血压低时，则血流闭塞的机会更多。当血流停止 30s 后，神经功能即出现异常；如持续缺血达 $12 \sim 14$ 小时，则其功能将会完全丧失。肌肉在缺血 $2 \sim 4$ 小时后可产生不可逆性功能丧失，最终导致肌挛缩。在肌肉缺血 4 小时后，可出现肌红蛋白尿，导致肾功能损害。此过程可形成恶性循环，如不及时进行处理，将发生一系列严重后果，最终导致缺血性肌挛缩及肌肉缺血坏死。

二、诊断

（一）临床表现

1. 全身表现

严重情况下可出现全身变化，可见体温升高，脉率增快，血压下降，白细胞增多，肌红蛋白血症及肌红蛋白尿等。

2. 局部表现

（1）疼痛：由于神经对缺血最为敏感，常为最早出现的症状，开始为麻木，异常感和疼痛。疼痛性质为深在、广泛、剧烈、进行性灼痛。至晚期神经功能完全丧失，感觉消失，再无疼痛。因此，局部疼痛常为最早或唯一的主诉，可视为一种信号，应十分警惕筋膜室综合征的出现。局部压痛明显，张力增高，缺乏弹性。

（2）肿胀：早期肿胀多不显著，但可见表皮稍红，温度稍高。

（3）感觉异常：检查受累神经支配区有异常感觉、过敏或迟钝，两点分辨觉消失，轻触觉异常。晚期则感觉消失，肌力减弱，逐渐消失。对受累肌肉做牵拉动作，可引起剧烈疼痛。

（二）常见辅助检查

1. 超声 Doppler 仪检查动脉血流声

明显减弱或消失。

2. 组织压力监测

可发现室内压力显著增高（正常时前臂约为 1.2kPa（9mmHg），小腿 0.8kPa（6mmHg）。

3. 实验室检查

可有血肌酐、血尿素氮、肌酸磷酸酶及血钾升高。肌肉缺血 3~4 小时后可能查出肌红蛋白尿。

三、治疗

骨筋膜间室综合征的后果是十分严重的，神经干及肌肉坏死致肢体畸形及神经麻痹，且修复困难。避免此种的后果的唯一方法，就是早期诊断、早期治疗。如治疗及时且措施正确，则筋膜间隙内的肌肉可免于坏死，神经功能不受损害而完全恢复。由于本病发展快，后果严重，多在伤后 24 小时即可形成，故应按急症治疗，不可拖延。

（一）非手术疗法

近年来有人应用非手术疗法治疗早期筋膜间隔综合征取得了一定疗效，但必须严格掌握适应证，并连续密切观察，一般在 3~4 小时无效即应立即放弃保守治疗而行切开减压术。

1. 适应证

适于伤后早期，肢体严重肿胀，剧烈疼痛，肢体远端牵扯痛，感觉障碍，脉搏搏动减弱或不能触及，微循环充盈时间正常或稍慢者。

2. 方法

（1）20% 甘露醇 250mL 加复方丹参注射液 16mL，静脉滴注。甘露醇有促进血管外液向血管内转移，降低组织内压及扩充血容量和改善微循环的作用，并对肾脏有保护作用。丹参能起到抑制血小板 TXA_2 等前列腺素类缩血管物质的形成，起到活血化淤，降低血液黏稠度的作用，同时可改善微循环，缓解组织缺氧。

（2）10% 葡萄糖 250mL 加 β - 七叶皂苷钠 20mg 静脉滴注。β - 七叶皂苷钠为抗渗出和增加静脉张力药，具有消肿、抗炎和改善微循环的作用。

（3）25% 当归静脉注射液 250mL，静脉滴注。当归"补血、活血、止血"，现代药理学研究证实有扩张外周血管，加速血流量，增加红细胞输氧功能，促进红细胞和血色素的恢复，并有抗血栓、抗炎、抗氧化、抗渗出等功能。

（4）低分子右旋糖酐 250mL，静脉滴注。低分子右旋糖酐可提高血浆胶体渗透压，增加血流量，降低外周循环阻力，改善微循环，并兼有预防血管内腔挫伤后引起的血栓形成的作用。

一般多主张联合协同用药，协同用药能有效地减轻肢体水肿，防止再灌注损伤。

（二）手术治疗

手术切开是防止肌肉和神经发生缺血性坏死的最有效手段。切开要彻底，一般选择受累筋膜间隔的长轴肿胀最严重且肌肉丰富部位做纵向切口或"S"形切口，筋膜切口与皮肤切口一致或略大，肌膜也应切开。

1. 切开减压方法

（1）切口位置，通常沿肢体纵轴方向做切口，深部筋膜切口应与皮肤切口一致或略大，以便充分暴露肌肉组织，上臂和前臂均在旁侧做切口；手部在背侧切口；大腿应在外侧切开，小腿应在前外侧或后内侧切开。

（2）应切开每一个受累的肌筋膜间隔区，否则达不到减压的目的。

（3）小腿部切开减压时，可将腓骨上 2/3 切除，以便将小腿 4 个筋膜间隔区充分打开。

（4）术中避免损伤重要的神经、血管。

2. 切开后的处理

（1）尽量彻底清除坏死组织，消灭感染病灶。

（2）如难以判断肌肉是否坏死时，可在每日更换敷料时密切观察，随时将已坏死的组织清除。

（3）术后不可加压包扎创口。

（4）注意观察伤口分泌物的性质和颜色，并做分泌物细菌培养，选用适当抗生素。

（5）严格无菌操作，预防破伤风及气性坏疽。

（6）切口创面可用凡士林纱布、生理盐水纱布或生肌橡皮膏加珍珠粉换药。如切口不大，可待其自行愈合或行二期缝合；若创面较大，肉芽新鲜，可采用植皮术以促进愈合。

（李建飞）

第八节　开放性骨折

开放性骨折是指骨折部有软组织伤口，使骨折端与外界相通，细菌有入侵门户，有发生感染的可能性。开放性骨折与闭合性骨折的主要不同在于有伤口的存在，并经常自伤口带入污染，由于暴力的作用，一般软组织的损伤较闭合性骨折为重，休克、感染、骨髓炎、骨延迟愈合与骨不连、残废率都大大多于闭合性骨折。因此，必须重视和掌握开放性骨折的诊断及处理方法。

一、病因和发病机制

开放性骨折无论平时和战时均是一种常见的损伤，其伤因大致可分为两类，一类为由外来暴力直接形成的创伤，如切割伤、压榨伤、绞轧伤、碾挫伤、撕脱伤以及枪弹投射伤等。另一类是由骨折移位及异常活动所造成由内向外的穿刺或撕裂伤，常伴有不同程度的细菌感染。

二、诊断

有创伤病史，应注意询问致伤原因、时间、经过和环境等。骨折部位软组织有开放性伤口，骨折断端暴露于伤口内并有假关节畸形。此外局部疼痛、出血及功能障碍，严重者可出现创伤性休克及失血性休克。

X线检查可确定骨折的部位、类型等。

三、治疗

（一）急救

是保证伤员安全，防止再损伤与再污染，为进一步治疗创造条件的重要前提。急救时应首先对伤员全面检查，注意身体重要脏器的合并损伤，对昏迷患者更应警惕。

1. 紧急止血

如有伤口出血，应迅速判明出血性质，利用加压包扎的方法进行止血是最为重要的处理。一般开放伤口可用无菌棉垫或干洁的布单局部加压包扎，即可止血，又可防止伤口再被污染。只有少数大血管损伤才采用止血带。一看到肢体出血就扎止血带的做法是错误的，因错误地应用止血带而造成伤残是屡见不鲜的。上止血带时一定要记录时间，一般不可持续1小时以上，过1小时者应每0.5~1小时松解1~2分钟，同时在伤口加压止血，以免肢体坏死。止血带松紧要适中，过紧过松都是有害的。过紧对局部组织损伤严重，过松不能制止动脉流血，反而会因静脉的回流受阻导致增加出血量。

2. 包扎伤口

伤口用无菌敷料包扎，愈早愈好，如现场无无菌敷料，可用干洁的布单包扎。穿出皮外的骨端，不应立即复位，以免污染的骨端再污染深部组织，应在其原位用无菌敷料包扎，待清创后再将骨折端还纳。

3. 制动

为减小伤员痛苦、防止骨折断端活动增加周围软组织、血管、神经损伤以及诱发休克的发生，患肢均需给予有效的临时制动。制动装置应就地取材，可用木板、树枝、硬纸壳等，如必须搬动而当时又确无适当的外固定物，应利用躯干或对侧肢体固定。

4. 镇痛

骨折后剧烈疼痛者，必须采取有效的止痛措施。吗啡、哌替啶等止血剂虽能达到镇痛目的，但对胸部、颅脑损伤昏迷者不宜应用。以免抑制呼吸，增加颅内压，影响瞳孔的改变或加深昏迷的程度。肢体近心端环套式封闭或2%奴佛卡因局部注射于血肿内是有效的镇痛措施，不但可止血，且可使血压上升。

5. 头低卧位

此法可保证脑部血液供应，但有颅脑损伤或胸部损伤后，宜取平卧位。

6. 输血输液

对出血较多或伴有休克者应立即输血输液，输入速度应根据病情及全身情况而定。严重休克者需采取紧急措施进行静脉加压输入，并采取抗休克治疗。

7. 转运

经上述处理后，应及时转运，转运力求迅速、舒适、安全。开放性四肢伤一般应采用担架和救护车等运送至医院进行处理。

（二）清创治疗

早期彻底清创是四肢开放伤处理的重要环节，在伤员全身情况允许条件下，应争取时间，尽早开始清创。

1. 6~8 小时内的新鲜伤口，应彻底清创，骨折复位内固定后，Ⅰ期缝合伤口。

2. 8~24 小时内的新鲜伤口，仍做清创术。伤口污染轻，彻底清创后，仍可做Ⅰ期缝合。若污染重，清创不彻底，可做Ⅱ期缝合。炎症严重者，不应清创缝合，按感染伤口处理。

3. 超过 24 小时的伤口，不做清创，敞开伤口，继续观察。根据伤口情况给予延期缝合或植皮。

4. 早期清创的要点，选择适当有效的麻醉，如伤口大、出血多可在止血带控制下进行，首先，应将肢体上的皮肤做清洁处理；剃毛、肥皂水及消毒盐水反复刷洗伤口周围皮肤，伤口中也可用 0.1% 新洁尔灭、洗必泰等冲洗。达到清洁目的后，皮肤再用 2.5%~3% 碘酒消毒和 70% 乙醇擦净。铺消毒单后，应根据伤口实际情况，酌情切开，使能充分显露伤口深部。应常规的对破损的皮创缘和皮下组织、肌肉、筋膜等由浅入深的尽量切除一切已失去活力的组织，特别注意伤口深部的角落和回缩断离的肌肉。对骨质的清除应尽量爱惜，保留一切有软组织和骨膜相连的骨片。如有大块的骨片已经游离，可以洗净放回原位；游离的小碎骨片因不影响骨的完整连续性，可以切除。骨髓腔中的污染和血凝块必须清除，不整齐碎裂的骨膜应予修剪，保留清洁健康的部分，只要骨周围保留的都是新鲜的有生活能力的软组织，骨折处就能重建血液循环，生长连接。骨折部的神经、血管、肌腱损伤，应力争做到较好的修复。软组织的出血，一定要彻底止血。伤口冲洗后，再整复骨折，平时的开放骨折，只要清创比较彻底，在伤后 8 小时内多数可以使用内固定，当然以简单有效，破坏血循环最少者为佳。对损伤较重较大的伤口，应该适当放置引流，于 48 小时左右拔除。伤口缝合的基础是建立有清创术的彻底性上，如果皮肤缝合有困难，应该设法用减张切口、皮瓣转移、植皮等方法闭合。实在无法缝合或不能缝合的伤口，可用细盐水纱布松松填塞，力争延迟一期缝合或二期缝合。清创术后，凡使用内固定的病例都应以石膏做外固定，少数伤口无法缝合者未用内固定者可施行骨牵引。

（三）抗生素的应用

合理使用有效抗生素对开放性骨折预防伤口感染有一定作用，但不应把防止伤口感染完全寄希望于大量使用抗生素，而应把主要力量放在伤口彻底清创、合理内固定及创面处理上。

（四）其他治疗

加强支持疗法，所有开放性骨折患者，应常规使用破伤风抗毒素 1 500U（皮试阴性后），预防注射。对伤口污染严重，伤后时间较长就诊者，或怀疑有气性坏疽感染者，应在皮试后使用治疗气性坏疽的抗生素。

（李建飞）

第七章 上肢骨、关节损伤

第一节 锁骨骨折

锁骨骨折较常见，好发于中 1/3 处，多为间接暴力引起。成人锁骨骨折多为短斜形，儿童多为青枝骨折。

一、病因和病理

锁骨骨折好发于青少年，多为间接暴力引起。常见的受伤机制是侧方摔倒，肩部着地，力传导至锁骨，以第 1 肋骨为支点，发生斜形骨折。也可因手或肘部着地，暴力经肩部传导至锁骨，发生斜形或横形骨折。更多的骨折发生于高能交通事故或竞技运动中。直接暴力常由胸上方撞击锁骨，导致粉碎形骨折，但较少见，若移位明显，可引起臂丛神经及锁骨下血管损伤。

根据暴力作用的大小、方向等，骨折可发生在外侧，中段和内侧，以锁骨中段为最多。锁骨中段骨折可分横形、斜形和粉碎形。骨折后，由于胸锁乳突肌的牵拉，近折端可向上、后移位，远折端则由于上肢的重力作用及三角肌的牵拉，使骨折端向前、下移位，并有重叠移位。锁骨外端骨折较少，常因肩部的重力作用，使骨折远端向下移位，近端则向上移位，移位程度较大者，应怀疑喙锁韧带损伤。锁骨外端骨折可分为三型：Ⅰ型，常因直接暴力引起，骨折位于喙锁韧带与肩锁韧带之间，多为移位不显著的骨折，常规前后位 X 线片有时不能发现骨折；Ⅱ型，常合并喙锁韧带损伤，骨折近端因胸锁乳突肌牵拉而向上移位，使复位、固定均较困难；Ⅲ型，主要表现为锁骨远端粉碎骨折，可有关节面骨折及合并肩锁关节脱位，喙锁韧带完整。

儿童锁骨骨折多为青枝骨折，成人多为斜形、粉碎形骨折。锁骨发生开放性骨折的机会较少。

二、诊断

患者有外伤病史，痛苦表情，头偏向伤侧以缓解胸锁乳突肌的牵拉作用，同时用健侧手托住伤侧前臂及肘部，以减少伤肢重量牵拉引起骨折移位的疼痛。

由于锁骨位于皮下，骨折后局部压痛及肿胀较明显，特别骨折移位严重者，骨折端局部畸形、压痛、肿胀特别明显，甚至骨折端可隆起于皮下，触摸即可发觉，有时可有骨擦音。伤侧上肢不能自主用力上举和后伸。合并锁骨下血管损伤者，患肢血循环障碍，桡动脉搏动减弱或消失；合并臂丛神经损伤者，患肢麻木，感觉及反射减弱。幼儿多为青枝骨折，局部畸形及肿胀不明显，但活动伤侧上肢及压迫锁骨时，患儿啼哭叫痛。根据外伤病史，检查的体征和 X 线照片检查，诊断是不困难的。

三、治疗

（一）非手术治疗

1. 儿童青枝骨折或不全骨折及成人无移位骨折

可用三角巾悬吊伤肢或采用两肩过伸以 "∞" 字形绷带固定 2 ~ 3 周即可。

2. 移位性骨折

（1）手法复位：局麻后，伤员坐于凳上，两手撑腰，尽量挺胸；术者立于伤员背后，一足踏于凳上，用膝顶住伤员肩胛间，两手握伤员双肩，慢慢向后扳拉，使伤员两肩向后上方，即可复位。必要时由另一人用手法捺正。维持上述姿势。

（2）固定方法：可采用双肩 "8" 字绷带固定法、单肩 "8" 字绷带固定法、双侧棉花绷带圈固定法等。锁骨骨折整复固定后，晚间平卧硬板床、肩胛间部垫高，使肩部后伸。一般儿童固定 3 周，成人固定 4 周，粉碎性骨折延长固定至 6 周左右。

（3）功能锻炼：固定后经常保持提肩、挺胸姿势，并作握拳、伸指及伸屈肘关节活动。解除固定后逐渐进行肩部抬举、收展、环转等各方向的练功活动。

（二）手术治疗

切开复位内固定主要适应证为：①合并有锁骨下神经血管损伤。②骨折端间有软组织嵌入，影响骨折愈合。③开放骨折。④多发骨折，尤其同一肢体多发骨折时，可选择性应用。⑤对畸形明显的成人病例，尤其对年轻妇女，为美容考虑，可选择性应用。

1. 髓内针固定

由骨折端逆行向外穿入一克氏针，通过肩峰穿出皮肤。骨折复位，再将克氏针穿入近骨折端内，克氏针外端留适当的长度，将针尾折弯、剪断、埋于皮下。

2. 钢板螺丝钉内固定

在臂丛麻醉下，患者仰卧位或半坐卧位，患肩垫高。以骨折部为中心沿锁骨走行做切口，长度根据钢板长度而定。切开皮肤及深筋膜，显露骨折端，清除血肿及肉芽组织，进行整复。将钢板置于锁骨上方，用持骨器做临时固定，然后钻孔，用丝锥攻丝后拧入合适长度的皮质骨螺钉。如遇斜形骨折或蝶形骨折片，则用拉力螺钉技术进行固定。

四、健康教育

（一）特殊护理

患者由于肩部固定后，卧位只可取半卧位和平卧位，不可侧卧位，因此不易保持正确卧位，被动姿势还给生活中带来许多不便，如初期对去枕仰卧位不习惯使睡眠受到影响，容易自行改变卧位，其结果影响骨折复位的效果造成骨折端短缩。因此，护士应对其关心、体贴，主动给予帮助，讲清治疗卧位的意义，可根据患者的喜好收听音乐等，使其以良好的心情克服初期卧床带来的不适及烦躁，晚间休息前做好晚间护理，使患者能舒适睡眠。

（二）指导功能锻炼

1. 指导患者局部固定后，应保持挺胸提肩姿势，督促患者坚持进行手部及腕、肘关节的各种活动，并叮嘱练习肩关节外展、后伸，如做挺胸、双手插腰动作，但禁忌做肩前屈、内收等动作。

2. 告知患者解除外固定后，立即开始肩关节活动。由于其肩关节本身并未损伤，因此恢复功能并不困难。但正因如此患者易出现两种倾向：一种是放任自流，不加强锻炼；另一种是过于急躁，活动幅度过大、力量过猛，造成软组织损伤。所以，护士应重视提高患者对功能锻炼的认识，在具体锻炼方法上给予其具体指导。护士可教患者按以下步骤进行锻炼：首先分别练习肩关节每个方向的动作，重点练习薄弱方面，如肩前屈；其次，活动范围由小变大，次数由少到多循序渐进地进行；最后各方向动作的综合练习，如肩关节的环转活动、两臂做划船动作等。

（李建飞）

第二节　肩锁关节脱位

肩锁关节脱位较常见，多见于年轻人。绝大部分由直接暴力引起，肩峰上方受打击，或患者侧位摔倒、肩下沉上臂内收患肩着地引起的最多见。间接暴力所致者，多由上肢向下过度牵拉引起。半脱位时仅肩锁关节囊和肩锁韧带撕裂，锁骨外侧端由于喙锁韧带的限制作用，仅有限度地向上移位。全脱位时，喙锁韧带亦撕裂，锁骨与肩峰完全分离，并显著向上移位，严重影响上肢功能。

一、诊断

（一）临床表现

1. 典型症状

有明显外伤史。受伤部擦伤、挫伤和肿胀、疼痛，肩关节功能障碍。

2. 重要体征

（1）半脱位者：肩锁关节部有压痛，锁骨外侧端向上移位，肩峰与锁骨不在同一水平面上，可触及高低不平的肩锁关节。双侧对比，被动活动时，患侧锁骨外侧端活动范围增加，肩关节功能障碍。

（2）全脱位者：锁骨外侧端隆起，畸形明显，患侧上肢外展、上举活动困难，肩锁关节处可摸到一凹陷沟，局部压痛并有明显弹跳征，如按琴键。

（3）辅助检查：X 线检查：可发现锁骨外侧端与肩峰端完全分离，锁骨向上移位明显。若诊断有困难时，则让患者两手分别提重物约 2.5kg，同时摄双侧肩锁关节正位片进行对比，常可发现患侧锁骨外端与肩峰间距离较健侧增大。

二、鉴别诊断

(一) 肩峰骨折

肩峰部出现疼痛、肿胀，触诊时发现骨折远移或局部浮动伴有触痛，肩外展时则疼痛加剧，肩峰部皮肤有挫伤和瘀斑。X 线检查可以显示骨折。

(二) 锁骨外端骨折

骨折处疼痛明显，肿胀、畸形明显，患肢不敢活动，触诊有明显压痛，有移位的骨折并可触及骨折断端及骨擦音。X 线检查可确诊。

三、治疗与健康教育

1. 第一型用三角巾悬吊患侧上肢一周，症状减轻后开始功能锻炼，避免剧烈活动至功能恢复和疼痛消失。

2. 第二型大多用非手术治疗。常用的制动方法是在锁骨外端和肘部放置保护垫，曲肘90°，用弹性绷带、专门设计的固定带或胶布固定，前臂用三角巾悬吊，上臂与胸壁固定。固定3~4周，2个月内免提重物或剧烈活动。

3. 第三型应尽早手术治疗。常用的有两种方法：肩锁关节切开复位张力带钢丝固定术和锁骨喙突拉力螺钉固定术。

肩锁关节面自外上向内下有一倾斜约50°的角度，肩关节的活动都有肩锁关节联动，故肩锁关节脱位后很不稳定，无论非手术治疗和手术治疗，远期效果不满意率都较高。因此，在治疗方法的设计及选择上争议很大。手术前要向患者如实交代预后。

老年人肩锁关节脱位固定时间过长容易引起肩周炎，应鼓励其早期活动。

（李建飞）

第三节 肩关节脱位

盂肱关节脱位好发于20~50岁男性，全身关节脱位中最多见。肩关节，是运动广泛的球凹关节，肱骨头大，肩胛盂小而浅，关节囊和韧带松弛薄弱，关节囊下方无韧带支持，故易发生脱位。

一、病因和分类

多由间接暴力引起，当身体侧位跌倒，上肢呈外展、外旋位，手或肘部着地，使肱骨头冲破关节囊。另一种情况，患者向后跌倒时，肱骨后方撞击于硬物上，肱骨头受到肩峰的阻挡，成为杠杆的支点，迫使肱骨头向前下方脱出。

肩关节脱位虽分前脱位、后脱位、下脱位、盂上脱位等，但是由于肩关节前下方组织薄弱，绝大多数为前脱位。前脱位根据脱出肱骨头的位置又分喙突下、盂下及锁骨下脱位。

二、诊断

（一）外伤史

有外伤病史，或为倾跌，手掌撑地，肩部出现外展外旋；或为肩关节后方直接受到撞伤。

（二）临床表现

1. 局部疼痛、肿胀，肩关节活动障碍。

2. 方肩畸形。肱骨头脱出于喙突下，三角肌塌陷，肩部失去圆形正常轮廓，原肩胛盂处空虚感。

3. 搭肩试验（Dugas 征）阳性。即患侧肘部贴胸壁时，手掌搭不到健侧肩部，或手掌搭在健侧肩部时，肘部无法贴近胸壁。

（三）X 线检查

X 线检查主要用来了解脱位的类型及有无骨折。

三、治疗

应尽早地行手法复位，新鲜脱位可不用麻醉，对时间较长，软组织肿胀明显，肌肉痉挛严重或伴有心血管疾病的患者，应行臂丛阻滞麻醉。

（一）手法复位

伤后早期复位容易成功，往往不需麻醉。对肌肉发达者、精神紧张者或伤后数日就诊者，可选用局部麻醉（肩关节血肿内注射 2% 普鲁卡因 10～20mL），颈丛加臂丛麻醉或全身麻醉。复位手法宜轻柔，勿粗暴。

1. 希氏（Hippocrates）法

患者仰卧，术者站于伤侧，将足抵至腋下（左肩用左足、右肩用右足），双手握住患肢腕部作持续对抗牵引，逐渐内旋上肢并内收即可复位。

2. 柯氏（Kocher）法

患者坐位或仰卧，以右肩为例，术者右手握肘部，左手握腕部，屈肘 90°，沿肱骨纵轴牵引，继而轻柔地将上臂外展外旋，直至外旋达 60°，然后将肘部内收，移向中线，最后内旋使手放到对侧肩部，表示复位成功。

（二）固定方法

单纯性肩关节脱位可用三角巾悬吊上肢，肘关节屈曲 90°，腋窝处垫棉垫。一般固定 3 周，合并大结节骨折者应延长 1～2 周。部分病例关节囊破损明显，或肩带肌力不足者术后摄片会有肩关节半脱位，此类病例宜用搭肩位胸肱绷带固定，即将患肢手掌搭在对侧肩部，肘部贴近胸壁，用绷带将上臂固定在胸壁，并托住肘部，这种体位可以纠正肩关节半脱位。

（三）功能锻炼

固定期间须活动腕部与手指，解除固定后，鼓励患者主动锻炼肩关节各个方向活动。最好配合做理疗，效果更好。锻炼须循序渐进，不可冒进，在麻醉下作推板动作容易引起再损伤。

（四）手术治疗

手法复位失败或有神经压迫症状，则行手术复位，对于习惯性脱位，应手术加强关节囊前壁，或关节盂前方骨阻滞，或人工韧带重建等。

四、健康教育

1. 护理人员应配合医师对患者及家属介绍脱位有关常识。帮助他们了解脱位的性质以及可能采用的治疗措施的必要性，以取得他们的理解和配合。

2. 脱位后，伤肢会发生一系列创伤后反应如肿胀、皮下淤血、疼痛等。护理人员应根据医嘱，将伤肢置于抬高位至少72小时。抬高姿势是患者平卧，伤肢悬吊于牵引床架上可用枕头抬高，使伤部超过心脏平面。

3. 单纯肩关节脱位，复位后用三角巾悬吊上肢，肘关节屈曲90°，腋窝处垫棉垫。关节囊破损明显或仍有肩关节半脱位的，应将患侧手置于对侧肩上，上肢贴靠胸壁，腋下垫棉垫，用绷带将患肢固定于胸壁前，以防外旋和外展。一般固定3周，注意勿过早去除外固定，否则损伤的关节囊修复不良，容易导致习惯性脱位的发生。

4. 向患者及家属宣教有关疾病治疗和康复的知识，尤其是注意保持有效固定和坚持功能锻炼，预防习惯性关节脱位发生。

5. 教会患者有关外固定护理及功能锻炼的方法。

6. 对于可能出现的并发症，应交代清楚，让患者了解在什么情况下需要立即来医院检查。

7. 根据发生脱位的原因，教育患者平时生活中注意安全，减少或避免事故发生。

（李建飞）

第四节　肱骨外科颈骨折

肱骨外科颈位于解剖颈下2~3cm，相当于大、小结节下缘与肱骨干的交界处，又为疏松骨质和致密骨质交界处，常易发生骨折，而肱骨解剖颈很短，骨折较罕见。紧靠肱骨外科颈内侧有腋神经向后进入三角肌内，臂丛神经、腋动静脉通过腋窝，严重移位骨折时可合并神经血管损伤。

一、诊断

（一）临床表现

1. 典型症状

明显外伤史，伤后疼痛，肩关节活动受限。

2. 重要体征

局部肿胀明显，肩部腋前可见到皮下瘀血斑。除无移位骨折外，均可出现畸形、骨擦音和异常活动。外展型骨折肩部饱满，肩下稍凹陷，在腋下可触到骨折断端。内收型骨折在上臂上段外侧可摸到突起的骨折远端和成角畸形。伴肩关节脱位者，肩部疼痛甚剧，青紫斑也较严重，肩峰下凹陷，在腋下可摸到肱骨头，但无弹性固定。

（二）辅助检查

摄肩关节正位和穿胸位 X 线片可明确骨折类型及移位情况。

二、鉴别诊断

本病应与肩关节脱位相鉴别：肩关节脱位有方肩畸形，弹性固定，搭肩试验阳性。而外科颈骨折则无此体征，临床可以此相鉴别。

三、治疗与健康教育

治疗原则在于早期恢复肩关节功能。

（一）非手术治疗

嵌插的外展型骨折及 50 岁以上的患者，可仅用三角巾悬吊患肢于屈肘位，早期活动手与肘关节，10～14 日开始活动肩关节。

对青壮年有移位的骨折，要用手法复位外固定。

1. 手法整复

对外展型骨折，经适当的手法牵引，纠正重叠移位后，内收牵引，术者用"端提捺正"手法使折端复位。应注意摄侧位 X 线照片，了解远折段向前或后移位，以便矫正。对内收型骨折，整复时应适当外展牵引。移位的肱骨外科颈骨折，一般都有前成角移位，整复时需要前屈，有时需要"用过顶法"才能矫正。肩关节脱位伴肱骨外科颈骨折，先整复脱位，后处理骨折。

2. 固定方法

小夹板固定需用超关节固定法。一般固定 4 周，骨折即临床愈合。

3. 功能锻炼　早期即让患者作握拳活动，一周后可以肩关节活动，但外展型骨折禁止外展，内收骨折禁止内收。

（二）手术治疗

对手法复位失败，骨折移位严重，骨折断端复位后不稳定，断端中嵌入软组织者需手术治疗。

手术方法取常规的肩关节切口，暴露骨折端，直视下复位后，用一根 8～10cm 克氏针弯成弧形，通过骨折线在骨折远近端的外侧骨皮质穿出，两针尾稍向内折拧，用细钢丝绕两针尾"8"字形缠绕数圈，拉紧后可使骨折固定牢固。

（李建飞）

第五节　肱骨干骨折

肱骨干上部粗，中 1/3 细，下 1/3 扁平。肱骨干中段后侧有桡神经紧贴骨干走行，故中 1/3 骨折易合并桡神经损伤。

肱骨干前侧有肱二头肌、肱肌、喙肱肌，后侧有肱三头肌。骨干上 1/3 的外侧有三角肌抵止，三角肌的牵拉常造成骨折端向外上移位。

一、病因和分类

肱骨干骨折可由直接暴力或间接暴力引起。直接暴力常由外侧打击肱骨干中段，致横形或粉碎型骨折，多为开放骨折。间接暴力常由于手部着地或肘部着地，力向上传导，加上身体倾倒所产生的剪式应力，导致中下 1/3 骨折。有时因投掷运动或"掰腕"，也可导致中下 1/3 骨折，多为斜形或螺旋形骨折。

根据 AO 组织推荐的分类方法，肱骨干骨折可分为三种类型。A 型：简单骨折，包括发生在近、中、远侧 1/3 部位的螺旋形、斜形、横形骨折；B 型：楔形骨折，为 A 型基础上有楔形骨折块；C 型：复杂骨折，有 2 个以上粉碎骨折块或多段骨折。每一类骨折又可分为 1、2、3 亚型，每一亚型又分为近、中、远三组，因此肱骨干骨折可分为 3 型、9 个亚型和 27 个组。A1 表示骨折预后较好，C3 预后最差。

骨折端的移位取决于外力作用的大小、方向、骨折的部位和肌牵拉方向等。在三角肌止点以上的骨折，近折端受胸大肌、背阔肌、大圆肌的牵拉而向内、向前移位，远折端因三角肌、喙肱肌、肱二头肌、肱三头肌的牵拉而向外向近端移位。当骨折线位于三角肌止点以下时，近折端由于三角肌的牵拉而向前、外移位；远折端因肱二头肌、肱三头肌的牵拉而向近端移位。无论骨折发生在哪一段，在体弱患者，由于肢体的重力作用或不恰当外固定物的重量，可引起骨折端分离移位或旋转畸形。肱骨干下 1/3 骨折的移位方向与暴力作用的方向、前臂和肘关节所处的位置有关，大多数有成角、短缩及旋转畸形。

二、诊断

伤后患臂疼痛、肿胀明显，活动功能障碍，患肢不能抬举，局部有明显环形压痛和纵向叩击痛。无移位的裂缝骨折和骨膜下骨折者，患臂无明显畸形。但绝大多数均为有移位骨折，患臂有缩短、成角或旋转畸形，有异常活动和骨擦音，骨折端常可触及。X 线正侧位照片可明确骨折的部位、类型和移位情况，并有助于鉴别是否为骨囊肿、骨纤维异常增殖症及成人非骨化性纤维瘤等所致的病理性骨折。检查时必须注意腕及手指的功能，以便确定是否合并有神经损伤。肱骨中、下 1/3 骨折常易合并桡神经损伤。桡神经损伤后，可出现腕下垂畸形，掌指关节不能伸直，拇指不能伸展，手背第 1、第 2 掌骨间（即虎口区）皮肤感觉障碍。

拍摄 X 线正侧位片、可明确骨折存在，了解骨折移位情况。

三、治疗

（一）非手术治疗

1. 手法整复

患者取坐位或平卧位，一助手用布带通过腋窝向上，另一助手握前臂在中立位向下对抗牵引，一般牵引力不宜过大，术者主要采用提按端挤与旋转屈伸手法纠正骨折端侧向、旋转移位。粉碎性骨折者，一般无须牵引，术者挤按骨折部，使断面与碎块接触即可。

2. 固定方法

骨折整复满意后，放置夹板并以四条布带固定。上 1/3 骨折及下 1/3 骨折，分别用超过肩夹板或超肘夹板，中段骨折用局部夹板固定，酌情超上、下关节固定。夹板固定后，前臂可用木板托起，再用吊带悬于胸前，或以三角巾将前臂吊于胸前，前臂处于中立位，肘关节屈曲 90%。

3. 功能锻炼

固定后患肢即可做伸屈指、掌、腕关节和耸肩活动，有利于气血通畅。前臂和手肿胀较甚者，应每日进行用力握拳及轻柔抚摩，促进肿胀消退。肿胀消退后，做患肢上臂肌肉舒缩活动，以加强两骨折端在纵轴上的挤压力，保持骨折部位相对稳定，防止骨折断端分离。若发现骨折断端分离时，术者一手按患侧肩部，一手托肘部，沿纵轴轻轻相对挤压，每日一次，使骨折断端逐渐接触，并相应延长带柱托板或三角巾悬吊日期，直至分离消失、骨折愈合为止。中期除继续初期的练功活动外，应逐渐进行肩、肘关节活动。练功时不应使骨折处感到疼痛，以免引起骨折重新移位或产生剪力、成角及扭转应力而影响骨折愈合。骨折愈合后，应加大肩、肘关节活动范围，如做肩关节外展、内收、抬举活动及肘关节屈伸活动等，并可配合药物熏洗、按摩，使肩、肘关节活动功能早日恢复。

（二）手术治疗

1. 适应证

①骨折合并血管损伤。②肱骨远端 1/3 斜形骨折合并神经损伤。

2. 手术方法

（1）钢板螺丝钉内固定：上臂前外侧切口，显露骨折端，使用 6 扎或 8 扎钢板将骨折固定，如有神经或血管损伤再将其修补。术后使用三角巾将患肢固定 4 周。

（2）髓内针内固定：适用于肱骨中上段骨折或多段骨折。

（3）螺丝钉内固定：对于长斜或螺旋形骨折也可用 1~2 枚螺丝钉内固定，术后再辅以外固定。

（4）加压钢板：适用于肱骨中段和下段的骨折。因对骨端有加压作用，使骨折端接触更为紧密，故可促进骨折愈合。

四、健康教育

1. 及时评估患者疼痛程度。遵医嘱给予止痛药物。

2. 用吊带或三角巾将患肢托起，以促进静脉回流，减轻肢体肿胀疼痛。

3. 指导功能锻炼，复位固定后尽早开始手指屈伸活动，并进行上臂肌肉的主动舒缩运动，但禁止做上臂旋转运动。2~3 周后，开始主动的腕、肘关节屈伸活动和肩关节的外展、内收活动，逐渐增加活动量和活动频率。6~8 周后加大活动量，并作肩关节旋转活动，以防肩关节僵硬或萎缩。

（俄立国）

第六节 肱骨髁上骨折

肱骨髁上骨折是肘部最常见的损伤，也是儿童最常见的骨折，又名臑骨下端骨折。肱骨下端较扁薄，髁上部处于松骨质和密骨质交界处，后有鹰嘴窝，前有冠状窝，两窝之间仅为一层极薄的骨片，故髁上部比较薄弱，该处又是肱骨自圆柱形往下转变为三棱状的形状改变部位，为应力上的弱点，故易发生骨折。肱骨内、外两髁稍前屈，并与肱骨纵轴形成向前30°~50°的前倾角，骨折移位可使此角发生改变。肱骨滑车关节面略低于肱骨小头，前臂伸直，完全旋后时，上臂与前臂纵轴呈10°~15°的外翻的携带角，骨折移位可使携带角改变而呈肘内翻或肘外翻畸形。肱动脉、静脉和正中神经从上臂的下段内侧逐渐转向肘窝部前侧，由肱二头肌腱膜下通过而进入前臂。桡神经通过肘窝前外方并分成深浅两支进入前臂，深支与肱骨外髁部较接近。尺神经紧贴肱骨内上髁后方的尺神经沟进入前臂。肱骨髁上部为接近松骨质的部位，血液供应较丰富，骨折多能按期愈合。

肱骨髁上骨折多见于3~12岁儿童，尤多见于5~8岁；成年和老年人亦可发生，但较少见。男多于女，左侧多于右侧。

一、病因和分类

（一）伸直型骨折

跌倒时伸肘或半伸肘位，手掌着地，暴力经前臂传导至肱骨下端，在肱骨髁上部引起骨折，骨折线多为后上前下斜型骨折。骨折远端因肱三头肌牵拉作用向后上移位，骨折近端向前下移位。移位严重的可损伤正中神经、肱动脉、肱静脉及桡神经。伸直型中，又有桡偏移位和尺偏移位。伸直尺偏型：暴力作用于肱骨前外侧，骨折远端向尺侧，向后侧移位，使骨折的内侧骨皮质部分被压缩，这类骨折易发生肘内翻畸形，整复时需注意；伸直桡偏型：暴力作用于肱骨内髁，使骨折远端向桡侧后侧移位，这类骨折不易发生肘内翻，若损伤重、移位大，可造成肘外翻，但这种畸形少见。

（二）屈曲型骨折

较少见，跌倒时肘部着地，骨折移位与伸展型相反，骨折线由后下方斜向前上，骨折远端向前上移位，骨折近端相对向后下移位，此型骨折很少合并神经血管损伤。

二、诊断

肘关节明显肿胀，功能障碍，压痛明显，有时可出现皮下瘀血和皮肤水泡。伸直型骨折鹰嘴与远侧骨折段向后方突出，近折端向前移，外形上似肘关节脱位，但可从骨擦音、反常活动及保持正常的肘后三角等体征与脱位鉴别。必须检查桡动脉搏动和正中、桡、尺神经功能。肱动脉挫伤或压迫后发生血管痉挛、前臂缺血，早期症状为剧痛，手部皮肤苍白、发凉、麻木，被动伸指疼痛，然后桡动脉搏动弱至消失，应及时做出判断。

1. 肘关节正侧位 X 线照片可显示骨折类型和移位方向。无移位骨折的 X 线征象较细微，必须仔细观察，有时可见肱骨髁上部一侧骨皮质有轻微成角、皱折，或呈小波浪状改变，同时还往往有较厚的脂肪垫阴影显影，关节囊外脂肪垫向上推移，向后移位。正位 X 线照片上，如两骨折端不等宽，或有侧方移位而两侧错位的距离不相等，则说明骨折远端有旋转移位。根据受伤史、临床表现和 X 线照片可做出诊断。

2. 儿童可有青枝型骨折，或在肱骨髁上一侧或双侧皮质见到轻微隆起或喙嘴样皱折，应仔细辨认。

3. 1 岁以内儿童肱骨远端骨骺分离与肘关节脱位在 X 线上难以鉴别。但幼儿时肘关节脱位发生率很低，应首先考虑为肱骨远端骨骺分离，必要时可做关节造影以明确诊断。

三、治疗

（一）非手术治疗

1. 无移位骨折

可用超肘夹板或石膏托将肘关节固定于屈曲 90°位。一般固定 2~3 周，再开始练习肘伸屈活动。

2. 有移位骨折

（1）手法整复：患者仰卧，肩外展，伸肘（屈曲型）或屈肘（伸直型），牵引中逐渐将前臂旋后以矫正重叠与旋前移位，然后矫正尺偏（桡偏一般不需矫正）至轻度桡偏，再矫正前后方移位。

（2）固定方法：应用超肘小夹板两垫法固定，伸直型固定于屈肘 90°，而屈曲型固定于伸直位、略桡偏及前臂旋后位。术中、术后需密切注意患肢循环，随时调整捆扎松紧度。

（3）功能锻炼：固定期间应多作握拳及腕部屈伸活动，解除固定后应积极主动锻炼肘、肩关节，如做托手屈肘、双手推车及大小云手等活动。

（4）骨牵引整复法：对骨折时间较长、软组织肿胀严重或已有水泡形成不能手法整复或整复后固定不稳的病例，可用大号巾钳夹住鹰嘴突下方骨质，进行悬吊牵引。重量 1~2kg 为宜，待消肿后改用手法复位。

（二）手术治疗

1. 手术内固定

有血管神经损伤者，可依前述之指征，行手术探查，对血管痉挛或损伤之神经作妥善处理后，再在直视下整复骨折，用细钢针作内固定。

2. 肱骨下端楔形截骨术

适用于肘内翻畸形。

肘内翻为肱骨髁上骨折的重要后遗症，其原因诸说不一：①损伤而影响肱骨下端骨骺发育不均衡；②远段内旋两断端形成交叉，远段受重力牵引向内倾斜的结果；③尺侧皮质骨被压挤而产生一定的缺陷或嵌插所致。

预防措施为：①对尺偏型应矫枉过正，复位时造成断端桡侧皮质骨嵌插，对桡偏型切勿过度矫正；②尺偏型之尺侧纸压垫要低，作用于肱骨内髁部，以便推远段向外，桡侧纸压垫应置于骨折线部并略偏高；③若固定一周后，发现远段仍向尺侧倾斜时，可在麻醉下伸直肘关节作外展压挤，直至内翻位纠正为止。

根据 D'Ambrosia 在尸体上的研究，若原来远骨折端曾向内侧移位，复位后置前臂于旋前位可使内侧韧带和骨膜拉紧，外侧骨折端靠拢，可避免发生肘内翻畸形。若远端曾向外侧移位，则可于复位后置前臂于旋后位，使外侧韧带和骨膜拉紧，内侧骨折端靠拢，可免产生肘外翻畸形。

3. 陈旧性肱骨髁上骨折

畸形愈合，肘内翻角度大于 15°者，作肱骨髁上截骨术矫正。因重叠移位，近侧骨端突出妨碍肘关节屈曲者，可作骨突切除术，以改进屈肘功能。

（三）并发症的治疗

1. 肱动脉损伤

（1）麻醉下整复骨折，解除断端对血管的压迫。若桡动脉搏动仍不能恢复则应立即进行手术探查。

（2）血管吻合术，用于血管断裂。

（3）配合使用血管舒缓素、罂粟碱等血管解痉药物。

2. 神经损伤，保守治疗，一般在 3 个月内多可恢复。

3. 肘内翻畸形，可行楔形截骨矫形术。

四、护理措施

1. 因儿童多见，体检时要耐心，在患儿哭闹时要细心查明原因，仔细检查伤肢情况。

2. 密切观察有无血管痉挛、肌肉供血不足的症状。如桡动脉搏动减弱或消失，患肢被动伸指有疼痛、手指苍白、发凉、麻木，应考虑有血管损伤，及时告知医生，以便采取减压措施，挽救肢体，防止由于动脉损伤或肢体肿胀压迫而造成缺血性肌挛缩等并发症。

3. 行外固定患者，要注意夹板有无移动，石膏松紧度是否合适，固定是否可靠。做好石膏、夹板患者护理。

4. 行骨牵引患者，要注意维持有效牵引，冬天注意保暖。做好牵引护理。

5. 行手术复位者，按骨科术后常规护理。

6. 功能锻炼，1 周内可作手指和腕关节的伸屈活动和肩关节的主动活动锻炼，当达到临床愈合后拆除石膏托，作肘关节伸、屈活动锻炼。

（俄立国）

第七节　肱骨髁间骨折

肱骨髁间骨折是青壮年严重的肘部损伤之一，但 50～60 岁的伤者也时常可见。肱骨髁间前部有冠状窝，后有鹰嘴窝，下端内侧的肱骨滑车内、外两端较粗，中段较细。肱骨小头与肱骨滑车之间有一纵沟，该处为肱骨下端的薄弱环节，遭受暴力时可发生纵形劈裂。肱动脉和正中神经从肱二头肌腱膜下通过，桡神经和尺神经分别接近肱骨外髁和内髁，骨折移位时可被损伤。肱骨髁间部为骨松质，局部血液供应丰富，骨折容易愈合，但伤后出血、肿胀较甚，软组织损伤严重，局部皮肤常易产生张力性水疱，同时骨折块粉碎，骨折线侵犯关节面，不但整复困难，且要求较高，固定亦不稳。若治疗不当，常造成创伤性关节炎或遗留肘关节活动功能障碍。

一、病因和病理

肱骨髁间骨折受伤机制与肱骨髁上骨折相同，但暴力更大，在造成髁上骨折的同时，尺骨鹰嘴半月切迹将骨髁劈成两半。

二、诊断

有肘部外伤史。肘部肿胀，关节活动障碍，骨性标志紊乱，有明显骨擦音。检查时应注意有无血管神经损伤表现。

X 线摄片可明确诊断。

三、治疗

（一）非手术治疗

1. 髁上骨折远、近端有移位，而两髁尚未分离，关节面基本平整的一、二度骨折，可用单纯手法复位，纸压垫及木板作超关节固定。方法基本同髁上骨折，使关节面平整，然后在保护两髁稳定性的情况下再将髁上骨折复位，最后再扣紧两髁，按髁上骨折固定。

2. 髁上骨折远、近端有重叠移位，髁间分离者，可用手法复位纸压垫超关节夹板固定，并结合尺骨上端骨牵引。肘部肿胀严重两髁旋转分离的三、四度骨折，在复位后需加用骨牵引以防止骨折再重叠移位。夹板纸压垫可制止内外髁在牵引中的旋转分离，让患者早期活动；利用肌肉收缩活动产生的动力，夹板及纸压垫的压力及尺骨半月状切迹对破裂滑车面的模造力，来保持骨折复位，维持关节面平整，防止关节囊粘连及韧带、肌肉的挛缩。4 周后解除牵引，夹板继续固定两周。

复位和固定方法：肩外展 70～80°，前臂中立位。

（1）抱髁：两手掌由肘内、外侧向中心挤压。

（2）牵引：半屈肘时徐徐牵引拉开重叠。

（3）矫正侧方移位：抱外髁之手徐徐移到髁上，抱内髁之手慢慢将两髁向外推挤，然后再恢复抱髁，对向挤压，矫正两髁近端之侧方分离。

（4）矫正前后移位：移动拇指至鹰嘴处，推远端向前，其余手指拉近端向后，牵引助手同时将患肘屈曲90°。

（5）向中心挤压：为使滑车关节面平整，术者一手抱髁，另手在髁上向中心挤按。

整复后用纸压垫夹板超关节固定。若稍留有重叠，可借尺骨上端牵引慢慢复位，若一侧髁骨块仍向外移位时，可用拇指挤压，若两髁均有移位，须再行复位。

选用上窄下宽木板4块，后侧板自腋下至鹰嘴下2cm，并烤弯成15°弧形；内侧板自腋下至内髁下3cm；外侧板自肩峰至肱骨外髁，平齐肘关节平面；前侧板自大结节至肘窝，向前烤成15°弧形。各木板距下端以上1.5cm处置一铝钉突出板面，以备布带结扎固定。塔形垫2个，放于两侧，内侧者置于髁面突出部，将远段向外挤压，外侧者置于外髁稍上方，推挤近骨折段向内，防止发生肘内翻。平垫一个，置于肘窝上前方。梯形垫一个，置于尺骨鹰嘴部。绷带一卷，布带三条。

在维持牵引下，屈肘90°，放好纸压垫及夹板，作超关节固定，布带卡在铝钉上以防滑动。若原来骨折移位很大，可再配合鹰嘴骨牵引，重量1.5～2kg，仰卧时，患肢与躯干呈70～80°外展，前臂中立位，屈肘90～120°，前臂作皮牵引，重量0.5kg。

术后每日调节布带松紧度，若两髁仍有移位，可向中心推挤，结合骨牵引，对残余移位可得到复位。早期可练习握拳，做10～20°伸屈肘活动，逐渐加大范围，3～4周后如位置良好，可解除牵引，继续用夹板固定1～2周。待临床检查伸屈肘部骨折稳定有连续骨痂出现时，即可解除外固定，做轻手法按摩。

注意事项：①复位时勿用暴力，以防加重移位；②髁间骨折块向内外张口而关节面平整者，由两侧挤压，残余移位在固定中可持续复位；③要早期功能锻炼，解除夹板后作轻手法按摩；④严格掌握指征。

（二）手术治疗

1. 手术适应证

骨折块旋转移位。关节面粉碎伴有两髁分离。

2. 手术方法

切开复位内固定，多用螺丝钉、螺栓、克氏针做固定物。

3. 术后处理

肘后石膏托外固定，1周后主动间歇性肘关节功能锻炼。3周后去除石膏托进一步功能锻炼，同时用三角巾保护患肢。

（俄立国）

第八节　肱骨外髁骨折

肱骨外髁骨折是儿童较常见的肘部损伤，发病率仅次于肱骨髁上骨折，好发于10岁以下的儿童，尤以5～6岁为多见。骨折远端往往包括肱骨外上髁、肱骨小头骨骺、部分滑车骨骺及干骺端的骨质。

一、病因

多因儿童跌倒时手撑地所致。

根据骨折块移位方向和程度分为三型：

无移位型：骨折块无移位，仅有骨折线。

侧方移位型：骨折块向上、外、后移位，常为外展型骨折移位。

旋转和翻转移位型：常为内收型骨折。骨折块受前臂伸肌牵拉而发生向下、外、前移位，并发生旋转和翻转，可旋转和翻转 90°～180°。

二、诊断

当儿童发生肱骨外髁骨折后，肘部外侧肿胀，并逐渐扩散，以至达整个肘关节。局部肿胀的程度与骨折类型有明显的关系。骨折脱位型肿胀最严重。肘外侧出现皮下瘀斑，逐渐向周围扩散，可达腕部。伤后 2～3 日发生皮肤水疱，水疱可感染。肘部外侧有明显压痛，若发生 Ⅳ 型骨折，肘内侧亦有明显压痛，甚至可发生肱骨下端周围性压痛。

若发生移位型骨折，肘外侧可扪及活动的骨折块，并可触及骨擦音。肘关节稳定性丧失，可发生肘外翻畸形、肘部增宽，肘后三点关系改变。肘关节活动丧失，患儿将肘关节保持在稍屈曲位，被动屈伸活动局部疼痛加重。前臂旋前、旋后功能一般不受限。干骺端的骨尖可刺破皮肤造成开放性骨折。肘部肿胀严重者，需要检查桡动脉的搏动情况，注意有无肘部筋膜下血肿压迫肱动脉的情况。对 Ⅲ、Ⅳ 型骨折者要注意检查有无桡神经或尺神经牵拉损伤后的症状。

三、治疗

（一）非手术治疗

对于无移位的骨折用石膏托固定 1～2 周即可，解除固定后加强肘关节功能练习。对侧方移位者，屈肘后旋情况下挤按复位，术后夹板或石膏固定 3 周。有旋转或翻转移位者，处理较为困难，但多数经手法复位获得满意效果。

（二）手术治疗

对于手法复位不成功者均应切开复位。麻醉下，肘外侧弧形切口，暴露骨折端，矫正翻转移位，用 2 枚克氏针交叉固定。术后用石膏托固定，屈肘 90°。3 周后拔针，解除石膏托，练习肘关节活动。术中应注意尽可能保留骨折块上附着物。

（俄立国）

第九节　尺骨鹰嘴骨折

尺骨鹰嘴的关节面为半月切迹，其中间为隆起之嵴，恰与肱骨滑车沟相吻合，对肘关节的稳定性起主要作用。尺骨鹰嘴骨折以成年人为多见，是肘部常见的损伤之一，占全身骨折的 1.17%。

一、病因

（一）传递暴力造成的骨折

跌倒时肘关节在微屈位，手掌触地，身体重力和地面反作用力使肘关节突然屈曲，这一刺激使肱三头肌强力收缩。使前臂屈曲和肱三头肌收缩的力将造成鹰嘴的撕脱骨折。近端骨折块受肱三头肌牵拉，往往发生不同程度的向上移位。骨折线多发生在半月切迹关节面平面；造成关节内骨折。

（二）直接暴力造成的骨折

跌倒时肘关节在屈曲位，肘后方触地，地面撞击尺骨鹰嘴；或棍棒、石块等打击鹰嘴部，均可造成鹰嘴骨折。直接暴力造成的骨折，多系粉碎性骨折。且肱三头肌腱及其周围的软组织尚保持一定的连续性，故直接暴力造成的鹰嘴骨折往往移位不大。但常致皮肤损伤，造成开放性骨折。

二、诊断

伤后尺骨鹰嘴部疼痛，限局性肿胀，肘关节屈伸活动障碍。骨折分离移位时，肘部肿胀较严重，鹰嘴两侧凹陷处隆起，可扪及骨折端的间隙和向上移位的骨折片，有时尚可扪及骨擦音或骨擦感，肘关节不能主动伸直或对抗重力。严重粉碎性骨折或骨折脱位，可伴有肘后皮肤挫伤或开放性损伤，或尺神经损伤等。

拍摄肘后正侧位 X 线照片可了解骨折类型和移位程度。X 线侧位片较容易确定骨折情况，正位片可帮助了解骨折、脱位等合并损伤；此骨折有时需与青少年的骨骺线未闭合者相鉴别。对骨折诊断有怀疑时，应做健侧对照摄片，有助于诊断。

三、治疗

尺骨鹰嘴骨折系关节内骨折，要求解剖对位，以达到保持肱三头肌的肌力，恢复关节面的光滑，保持肘关节的稳定等目的。

（一）非手术治疗

1. 对无移位骨折可用石膏托或肘关节半伸直夹板外固定 3～4 周，逐步练习功能活动。

2. 有移位的骨折，可在臂丛神经阻滞麻醉下行手法复位。

（1）手法整复：先将鹰嘴处血肿抽吸干净，术者一手扶持前臂，一手拇、示指捏住鹰嘴突向远侧推按，同时伸肘、闻及骨擦音，则骨折端已对合。

（2）固定方法：可用弧形夹板，硬纸壳或石膏托固定肘关节半屈伸位（135°左右）2～3 周。有明显移位者，固定于肘伸直位 2 周，以后逐渐屈肘 90°位 1～2 周。

（3）功能锻炼：外固定 2～3 日后开始前臂旋前、旋后练习，2 周时开始肘关节屈、伸运动练习。

（二）手术治疗

对移位的尺骨鹰嘴骨折，手法复位失败，可切开复位内固定。肘关节伸直位固定，

3 周后去固定，功能锻炼。

（俄立国）

第十节　桡骨头骨折

桡骨头骨折包括桡骨头部、颈部骨折和桡骨头骨骺分离，桡骨小头骨化中心出现于 5~6 岁，至 15 岁骨骺线闭合。桡骨头和颈的一部分位于关节囊内，环状韧带围绕桡骨头的 4/5，故桡骨头骨折属于关节内骨折，桡骨头骨折临床上易漏诊和误诊。若未能及时治疗，将造成前臂旋转功能障碍或创伤性关节炎。跌倒时肘伸直，前臂旋前位手掌触地，暴力由桡骨下端向上传达，使肘关节过度外展，桡骨头冲击肱骨头被挤压而发生骨折。

桡骨头骨折临床上分为 6 种类型。

（一）青枝骨折

桡骨颈外侧骨皮质压缩或皱折，内侧骨皮质被拉长，骨膜未完全破裂，桡骨头颈向外弯曲，仅见于儿童。

（二）裂缝骨折

桡骨头部或颈部呈裂缝状的无移位骨折。

（三）劈裂骨折

桡骨头外侧劈裂，骨折块约占关节面的 1/3~1/2，且常有向外下方移位。

（四）粉碎骨折

桡骨头呈粉碎状，骨碎片有分离，或部分被压缩而使桡骨头关节面中部塌陷缺损。

（五）嵌插骨折

桡骨颈骨质嵌插，在颈部有横形骨折线，无明显移位。

（六）嵌插合并移位骨折

桡骨颈骨折或桡骨小头骨骺分离，骨折近端向外移位，桡骨关节面向外倾斜，呈"歪戴帽"式移位。

一、诊断

伤后肘部疼痛，外侧明显肿胀，桡骨小头部明显有压痛，前旋转功能受限。

X 线检查可以明确诊断，根据 X 线表现可将桡骨小头骨折分为以下类型：

Ⅰ 型：裂纹骨折，骨折无移位或移位小于 1mm。

Ⅱ 型：桡骨头纵行骨折，骨折块移位大于 1mm。

Ⅲ 型：桡骨头粉碎，但骨折无明显移位，仍保留关节面外形者。

Ⅳ 型：桡骨头粉碎，且有明显移位。

Ⅴ 型：桡骨颈部骨折或桡骨头骨骺损伤，骨折线未通过关节面。

二、治疗

（一）非手术治疗

1. 对无移位或移位不多而不影响旋转功能的桡骨头骨折，如嵌插性骨折，关节面倾斜度在 30°以内，塌陷性骨折占周径 1/3 以内者在局麻下采用手法复位，石膏托固定，三角巾悬吊前臂即可。

2. 桡骨头骨骺分离有移位者，应在麻醉下整复。肘伸直，一助手牵引上臂，术者一手牵前臂在肘关节内收位来回旋转，另一手的拇指用力从桡骨头的下外方向上及向尺侧推挤，使其复位。复位前先用手指在桡骨头外侧进行按摩，迫使局部肿胀消退，准确地摸到移位的桡骨头。复位成功后，按 Monteggia 骨折的固定方法进行固定，或者用石膏托固定。2~3 周拆除固定，练习活动。若复位不满意，应考虑受伤治疗。

（二）手术治疗

1. 切开复位

肘外侧皮肤切口从肱骨外髁开始沿伸指总肌后缘向下延长 4~5cm。将伸肌向前分离，肘后肌向后分离，即可显露肱桡关节囊及一部分旋后肌。应避免损伤桡神经深支。切开关节囊即可见骨折部。将骨骺复位，一般不用内固定，若不稳定，用一根细克氏针固定，针最好自远折段穿入至桡骨头关节面以下。分层缝合，术后石膏托固定。

2. 桡骨头切除术

只适用于成人的粉碎性骨折，塌陷性骨折超过周径 1/3 者，嵌插性骨折关节面的倾斜度在 30°以上者。

一般主张在伤后 3 日内施行桡骨头切除术。切口显露同上，切除桡骨头 1~1.5cm 左右，不能低于桡骨结节平面。切除后应将断端修平，骨碎片清除干净，并将袖状骨膜缝合覆盖于桡骨颈的粗糙面上。术后用三角巾悬吊肘关节于功能位，2 周即可开始活动。

（俄立国）

第十一节　尺桡骨骨折

前臂骨由尺骨及桡骨组成。尺骨近端的鹰嘴窝与肱骨滑车构成肱尺关节。桡骨小头与肱骨小头构成肱桡关节。尺桡骨近端相互构成尺桡上关节。尺骨下端为尺骨小头，借助三角软骨与腕骨近侧列形成关节。桡骨下端膨大，与尺骨小头一起，与近侧列腕骨形成桡腕关节。桡尺骨下端又相互构成下尺桡关节。

尺桡骨之间由坚韧的骨间膜相连。由于尺骨和桡骨均有一定的弯曲幅度，使尺、桡骨之间的宽度不一致，最宽处为 1.5~2.0cm。前臂处于中立位时，骨间膜最紧张，在极度旋前或旋后位时最松弛。骨间膜的纤维方向呈由尺侧下方斜向桡侧上方，当单一尺骨或桡骨骨折时，暴力可由骨间膜传达到另一骨干，引起不同平面的双骨折，或发生一侧骨干骨折，另一骨的上端或下端脱位。

尺、桡骨干有多个肌肉附着，起、止部位分布分散。当骨折时，由于肌肉的牵位，常导致复杂的移位，使复位时十分困难。

一、病因和病理

（一）直接暴力

多为重物砸伤，撞击伤和压轧伤。两骨多在同一平面骨折，呈横断、粉碎或多段骨折。软组织损伤较重，骨折不稳定，愈合慢，功能恢复差。

（二）间接暴力

跌倒时手掌着地，地面的反作用力上传，在桡骨中或上 1/3 部发生横断或锯齿状骨折。残余暴力通过骨间膜转移到尺骨，在较低平面产生尺骨斜形折断，骨折移位虽多，但软组织伤不重，处理易，预后好。

（三）扭转暴力

在遭受传达暴力的同时，前臂又受到一种扭转外力，如前臂极度旋前或旋后扭转，造成两骨的螺旋形骨折。

按 AO 分类法，尺桡骨干骨折分为 A 型：简单骨折：A1 型为单纯尺骨骨折，桡骨完整；A2 型为单纯桡骨骨折，尺骨完整；A3 型为尺桡骨干双骨折。每一亚型又根据不同情况各分为 3 级，其中 A1 型合并桡骨头脱位（即孟氏骨折）为 A1③组；A2 型合并下尺桡关节脱位为 A2③组。B 型：楔形骨折；B1 型为尺骨楔形，桡骨完整；B2 型为桡骨楔形，尺骨完整；B3 型为尺或桡骨中一骨为楔形，另一骨为简单骨折或楔形骨折。与 A 型一样，每一亚型又各分为 3 组。C 型：复杂骨折；C1 型为尺骨复杂骨折，桡骨完整；C2 型为桡骨复杂骨折，尺骨完整；C3 型为尺、桡骨干均为复杂骨折。与 A、B 型一样，又各分为 3 组。

二、诊断

受伤后，前臂出现疼痛、肿胀、成角畸形及功能障碍。检查局部明显压痛，可扪及骨折端骨摩擦感及假关节活动。在临床工作中，可不检查骨折端的摩擦感及假关节活动，以免增加创伤及患者痛苦。听诊发现，骨传导音减弱或消失。正位及侧位 X 线照片检查应包括肘关节或腕关节，可发现骨折的准确部位、骨折类型及移位方向，以及是否合并有桡骨头脱位或尺骨小头脱位。尺骨上 1/3 骨干骨折可合并桡骨头脱位，称为 Monteggia 骨折。桡骨下 1/3 骨折合并尺骨小头脱位，称 Galeazzi 骨折。

严重尺、桡骨干骨折可合并神经血管损伤，或因严重肿胀发生骨筋膜室高压，应仔细检查手的血液循环及神经功能。

三、治疗

桡尺两骨骨折后，在骨折远、近段之间可发生重叠、旋转、成角及侧方移位四种畸形。治疗时需将桡尺两骨远、近段正确对位，四种畸形均得到矫正，恢复两骨的等长及固定有生理弧度，才能恢复前臂的旋转功能。这种骨折的复位很困难，复位后很容易变位。以往，对成人前臂双骨折多数人主张切开复位内固定。现多数病例可用"分骨"

手法复位。复位时由掌背两侧夹挤"分骨"，使上下两骨折段各自分开，悬张于两骨间的骨间的骨间膜在紧张的情况下，牵动桡尺骨骨间嵴相互对峙。远、近骨折端会自动地旋转到中立位。难以控制的旋转移位，就比较容易地得到矫正。在"分骨"力的作用下，桡、尺两骨远、近骨折段相互稳定，骨折断端间距自然等，各自成为一个单位，双骨折就能像单骨折一样同时对位。骨折复位成功后，利用前臂的这个解剖特点，以分骨垫和局部夹板外固定，将前臂固定在中立位，分骨垫承受夹板在布带捆紧后所形成的压力继续发挥分骨作用，防止远、近两骨折段再靠拢，也有效地控制了不利于骨折愈合的旋转活动。

（一）非手术治疗

1. 无移位骨折

前臂石膏托固定 3~6 周。

2. 移位骨折

1）手法整复：采用臂丛麻醉，根据桡骨近端的旋转位置，将前臂置于相应的旋转位置，采用牵引、分骨手法纠正短缩侧方移位，使骨折端的移位变为单一的掌背侧移位，再采用折顶、提按和回旋手法纠正掌背侧移位，然后根据骨折部位不同，采用不同的旋转手法。

2）固定方法

（1）小夹板固定：整复满意后，在维持牵引下，如肿胀较重，可敷以消肿膏，而后用绷带松缠 3~4 层，掌背侧骨间隙各置一分骨垫，其放置部位，掌侧在掌长肌与尺侧屈腕肌之间；背侧放在尺骨背面的桡侧缘，放妥后用胶布固定，再放纸垫，一般上及中 1/3 骨折在前臂掌侧面（相当于骨折部）放一小纸垫，在前臂背侧各置一纸垫，施行三点加压法维持桡、尺骨于背曲的生理弧度。背侧板上端达鹰嘴窝，下端超过腕关节 1cm，掌侧板上达肘横纹、下齐腕关节；桡侧板上齐桡骨头，下达桡骨茎突平面；尺侧板上齐鹰嘴突，下达第五掌骨颈部。肘屈 90°，前臂中立位，用三角巾悬挂胸前。

（2）石膏固定：上肢石膏，在上石膏的同时，要在尺桡骨前后加压塑形使尺桡骨向两侧分开，以免骨折端发生再移位。石膏固定后立即纵行剖开，以防发生血液循环障碍。

3）功能锻炼：早期做握拳动作，一周后开始肩、肘关节活动，如托手屈肘、双手推车、大云手、小云手等。解除固定后，可作前臂旋转锻炼，如反转手等。

（二）手术治疗

对软组织损伤较重的开放骨折、尺桡骨干多处骨折，以及难以手法复位或难以外固定的骨折，应切开复位，行钢板或髓内针、钢针、螺钉内固定。

（三）并发症

桡尺骨双骨折可发生以下并发症：

1. 前臂骨-筋膜室综合征

在前臂的发生率仅次于小腿，发生的原因可能是原始创伤造成严重的肿胀；切开复位时止血不善，未引流而将深筋膜缝合，使骨-筋膜室内压力升高；外固定过紧，又未密切观察患者，固定后注意事项也未告知患者及家属等。肌肉和神经缺血的早期症状是肢端感觉迟钝、严重疼痛，手指僵硬、不敢活动，稍一拨动，疼痛难忍。桡动脉虽可触及，但不应据此而忽略本症的发生。关键在于密切观察，早期发现，及时处理。否则将造成严重的后果。一旦发现，应立即拆除外固定。若血液循环无改善，应立即行深筋膜和肌外膜切开术。

2. 感染

一旦发生，除全身治疗外，将线拆除，充分引流，伤肢固定，防止感染扩散及内固定松动，如无骨髓炎，骨折多可愈合。

3. 不愈合

已确定骨折不愈合者，应手术植骨内固定。

4. 畸形愈合

明显且功能严重障碍者，需行手术矫正。

5. 交叉愈合

多因严重骨间膜损伤或粗暴手术操作，使两骨间血肿相通，日后血肿机化，骨化形成骨桥。若功能尚好，不需进一步治疗，必要时可行截骨术，将手改置于功能位。若切除骨桥，利用肌肉或筋膜隔离，异位骨将再形成，重新交叉连接。

6. 前臂旋转受限

由于肌肉或其他软组织挛缩和瘢痕化所致。如有桡尺上、下关节的骨折和脱位，也可以影响旋转功能，可行桡骨头或尺骨小头切除术。

（刘建玉）

第十二节　尺骨干骨折

较少见。骨折多发生在下 1/3 部，因桡骨完整，有骨间膜相连，骨折很少移位。由于外力的方向及旋前方肌的牵拉，骨折端常向掌、桡侧倾斜。

一、病因和发病机制

直接暴力和间接暴力均可造成尺骨干骨折，但绝大多数为直接暴力所致。直接暴力所致者多为前臂背侧遭受打击、撞击或挤压而引起。常为横断或粉碎性骨折。偶可由间接暴力所致，如跌倒时手掌着地，前臂突然极度向前扭转，致使尺骨遭受扭转暴力，在中、下 1/3 交界处发生螺旋形骨折。

尺骨干骨折后，因为有完整的桡骨支撑，又有骨间膜相连，骨折一般移位较少。骨折近端因受肱肌的牵拉而向前移位；由于外力的作用方向和旋前圆肌、旋前方肌的牵拉作用，骨折远端可向桡、掌侧轻度侧方移位。由于尺骨略向背侧突出，同时因肌肉附着于尺骨的前方，故虽在背侧遭受暴力，但仍可向背侧轻度成角移位。

二、诊断

伤后局部疼痛、肿胀、瘀斑，部分患者骨折处可有轻度向背侧成角畸形。检查时，局部有明显压痛和纵向叩击痛，前臂旋转时疼痛加重。因尺骨位置表浅，在皮下易摸到两骨折断端有异常活动和骨擦音。

拍摄 X 线正、侧位片可了解骨折类型和移位情况，摄片时应包括腕、肘关节。若早期的 X 线片未发现骨折，但临床症状和体征明显者，则应在伤后 1 周再摄片，此时往往因骨折断端间骨质吸收，骨折线可清楚地显示出来。若尺骨干上 1/3 骨折，有明显成角或缩短畸形，应注意是否合并桡骨头脱位，拍摄 X 线片时，应包括肘关节；若尺骨干下 1/3 骨折，伴有严重的成角和重叠移位者，应注意是否有下桡尺关节脱位，拍摄 X 线片时，应包括腕关节，以免漏诊。

三、治疗

（一）非手术治疗

单纯尺骨骨折，应用手法闭合复位，夹板或石膏固定 8 周。

（二）手术治疗

手法复位困难或复位后不稳定者，可根据骨折情况行切开复位钢板内固定术和髓内针内固定术。术后石膏固定 8~10 周。

（刘建玉）

第十三节　桡骨干骨折

较尺骨干骨折多见。因有尺骨支持，骨折重叠移位不多，主要是旋转移位。

直接暴力和间接暴力均可造成桡骨干单骨折，但多见于间接暴力造成。直接暴力多为打击或重物压砸于前臂桡侧所致，以横断或粉碎骨折较多见。儿童骨质柔软，多为青枝骨折或骨膜下骨折。

桡骨干骨折后，因有尺骨的支撑，且上、下桡尺关节多无损伤，一般骨折断端无重叠移位。因受骨间膜的牵拉可向尺侧成角，但主要是由于肌肉牵拉而发生旋转移位。桡骨干上 1/3 骨折，即骨折线位于旋前圆肌止点以上时，由于肱二头肌和旋后肌的收缩牵拉，骨折近端常向后旋转移位；由于旋前圆肌和旋前方肌的收缩牵拉，骨折远端尚向前旋转移位。桡骨于中 1/3 或中下 1/3 骨折，即骨折线位于旋前圆肌止点之下时，因肱二头肌与旋后肌的旋后倾向力，与旋前圆肌的旋前力量相抵消，故骨折近端处于中立位，骨折远端因受旋前方肌的牵拉而向前旋转移位。

一、诊断

局部肿胀、压痛，前臂旋转功能障碍，可触及骨擦音。

X 线摄片可明确骨折类型与移位情况，但应包括腕关节和肘关节。注意有无上、下尺桡关节脱位。

二、治疗

(一) 非手术治疗

1. 手法整复

臂丛麻醉下复位，骨折在中或下 1/3 时，前臂置中立位；在上 1/3 时置旋后位。对抗牵引下先纠正重叠畸形，用分骨法纠正尺侧移位，折顶法纠正掌背侧移位。一旦重叠牵开，听到"咔嗒"声，表示骨折复位。

2. 固定

整复后，先临时固定，经 X 线检查对位满意后，正确固定。外固定 5 ~ 7 周，根据 X 线摄片及临床检查情况，决定是否去固定。

3. 功能锻炼

早期作握拳活动，1 周后开始肩、肘关节活动，如托手屈肘、双手推车、大云手、小云手等。解除固定后，做前臂旋转锻炼。

(二) 手术治疗

1. 手术适应证

闭合复位失败；不稳定骨折，闭合复位后外固定困难。

2. 手术方法

切开复位钢板螺丝钉内固定术，桡骨远端骨折，采用 Henry 入路，显露骨折断端，清除凝血块，骨折复位后，钢板置于背侧螺丝钉固定。如骨折位于近端 1/2，采用背侧 Thompson 入路，钢板置于掌侧螺丝钉固定。位于中 1/3 的骨折，两种入路均可以采用。术后石膏托外固定。

（刘建玉）

第十四节　尺骨上 1/3 骨折合并桡骨头脱位

由 1914 年 Monteggia 首先报告两例尺骨上 1/3 骨折合并桡骨头向前脱位的病例而得名。1976 年 Bado 将尺骨骨折合并桡骨头脱位者总称为 Monteggia 损伤。依受伤机理分成四型：①伸直型，多为儿童，特点时尺骨上中 1/3 骨折向掌侧成角。并有桡骨头前脱位。多由前臂旋前位跌倒间接暴力所致，外力直接打击尺骨背侧亦可造成伸直型骨折；②屈曲型，主要是成年人肘关节屈曲，前臂旋前位跌倒，手掌着地，尺骨上中段骨折，向背侧成角，桡骨头向后脱位；③内收型，见于幼儿，骨折发生于干骺端，横断、纵裂，骨折向桡侧成角，桡骨头向桡侧脱位。伸肘的上肢处于内收位跌倒，肘内侧受直接外力都可造成此种骨折；④特殊型，多数为成人，其特点是尺桡、骨干双骨折，桡骨头向前脱位。

一、病因

直接暴力和间接暴力均能引起此骨折，但以间接暴力多见。关于骨折发生机制，认识尚不统一，有先脱位后骨折和先骨折后脱位两种观点。幼儿发生孟氏骨折时，可以仅见尺骨骨折而无桡骨头脱位，似乎更支持后一种观点。

二、诊断

有明确外伤史，各型孟氏骨折临床上的共同特点，是肘部和前臂肿胀及疼痛，压痛局限于尺骨骨折处及桡骨头部位。有时可以触及脱位的桡骨头，尺骨骨折处有异常活动，可闻及骨擦音，肘关节屈伸及前臂旋转活动均受限。在内收型中因桡骨头向外侧脱位，而使桡神经损伤发生率更高。

X 线照片检查可以明确骨折的类型和移位的方向。拍摄 X 线片时应包括肘、腕关节，注意有无合并上、下尺桡关节脱位。尺骨上 1/3 骨折合并桡骨头脱位，若不注意临床检查，常易发生漏诊。必须根据受伤史、临床症状和体征，并认真阅读 X 线片，以做出正确诊断。凡有明显重叠或成角移位的尺骨上、中段骨折，X 线照片必须包括肘、腕关节，以免遗漏桡骨头脱位的诊断。正常桡骨头与肱骨头相对，桡骨干纵轴线向上延长，一定通过肱骨小头的中心。肱骨小头骨骺一般在 1～2 岁时出现，因此，对 1 岁以内的患儿，最好同时拍摄健侧 X 线片以便对照。如患侧尺骨上 1/3 骨折出现桡骨干纵轴线有向外或向上移，应诊断为尺骨上 1/3 骨折合并桡骨头脱位。如 X 线片上仅有尺骨上、中段骨折而无桡骨头脱位者，应详细询问病史，认真检查桡骨头处有无压痛，注意对桡骨头脱位由于伤者的活动或检查而自动还纳者，亦应按照尺骨上 1/3 骨折合并桡骨头脱位处理。

三、治疗

（一）非手术治疗

一般孟氏骨折均可用手法整复、小夹板或石膏外固定治疗，多次整复失败及陈旧性孟氏骨折应切开复位内固定。

1. 整复手法

（1）牵引：患前臂置中立位。伸直型骨折，肘关节屈曲 90°；屈曲型骨折，肘关节伸直位。两助手对抗牵引 3～5 分钟，矫正重叠或成角。

（2）推挤：术者双拇指分别推挤脱位的桡骨头，使之复位。伸直型骨折，向尺背侧推挤；屈曲型骨折，向尺掌侧推。

（3）挤按：远端助手将牵引力量移至小鱼际，重点牵引尺骨。术者双掌根分别置于尺骨折端的掌背侧，对向用力挤按，矫正尺骨掌背侧成角及侧方移位。

（4）分骨：术者双拇指置于掌侧骨间隙，其余四指置背侧骨间隙。协同用力，向尺侧分骨，远端助手配合桡偏腕关节，矫正尺骨桡成角及向桡侧的侧方移位。

2. 固定方法

可用前臂夹板或石膏托外固定。在维持牵引下，桡骨头及骨折处放置葫芦垫或平垫，以四块夹板超肘固定，伸直型和内收型骨折肘关节屈曲 90°位；屈曲型则肘关节置于伸直位 2 周，其后改为屈曲位固定。

3. 功能锻炼

早期做握拳与腕关节屈伸活动，2～3周后逐渐做肘关节屈伸活动，骨折临床愈合后方可练习前臂旋转活动。

（二）手术治疗

1. 手术适应证

儿童骨折闭合复位失败；成人 Monteggia 骨折。

2. 手术方法

尺骨骨折可用髓内针或钢板固定，桡骨小头手法复位后修复环状韧带。陈旧性骨折者，对尺骨可行切开复位内固定，桡骨头可行切除术，但儿童最好不切除桡骨头，以免影响桡骨的生长发育而引起尺桡关节的变化，故应将桡骨头复位，重建环状韧带。术后前臂旋后位固定6周，然后开始主动功能锻炼。当骨折愈合后，去除保护性石膏托。

（刘建玉）

第十五节　桡骨下1/3骨折合并桡尺下关节脱位

桡骨干中下1/3骨折合并桡尺下关节脱位称 Galeazzi 骨折脱位。Galeazzi 于1934年首先报告18例。近年有人将桡骨干骨折和桡尺骨双骨折伴桡尺远侧关节脱位者均归于此类损伤。以作用于前臂过度旋前的直接暴力和腕关节背屈、手掌桡侧着地摔倒而发生的间接暴力致伤最常见。暴力通过桡腕关节作用于桡骨产生骨折，同时撕裂三角纤维软骨或将尺骨茎突撕脱，致桡尺远侧关节脱位。脱位方向有三：①桡骨远端向近侧移位，最常见；②尺骨小头向掌或背侧移位，背侧移位多见；③尺桡分离。一般三个方向的移位多同时存在。

一、病因和病理

可以发生于跌倒时，手部桡侧撑地，前臂旋前，腕背伸位，也可由于暴力直接作用于前臂的桡背侧所致。下尺桡关节脱位可轻可重，同时损伤三角软骨或撕脱尺骨茎突。骨稳定性较差。

二、诊断

伤后前臂中下段及腕部疼痛、肿胀，桡骨干下1/3部向掌侧或背侧成角，尺骨小头常向尺侧、背侧突起，腕关节呈桡偏畸形。桡骨下1/3部压痛及纵叩痛明显，有异常活动及骨擦音，下尺桡关节松弛，按压尺骨小头有弹跳感，并有挤压痛，前臂旋转功能障碍。桡骨干骨折有明显成角或重叠移位，而尺骨未见骨折或弯曲畸形时，应考虑合并下尺桡关节脱位。临床检查时，若只注意骨折征象，而忽略下尺桡关节的体征，则容易漏诊。

X线检查时，应拍正、侧位片，必须包括腕关节，以确定骨折类型和移位情况，并可观察下尺桡关节是否有分离及分离程度，以及是否伴有尺骨茎突骨折。侧位片示桡尺骨骨干正常应相互平行重叠，若桡、尺骨干下段发生交叉，尺骨头向背侧移位，则为下尺桡关节脱位。正位片示，桡尺骨骨间隙变宽，成人若超过2mm，儿童若超过4mm，则为下尺桡关节脱位。桡骨干骨折单纯成角而无重叠移位，尺骨远端向背侧或掌侧脱位时，尤其容易漏诊。因此，拍摄X线片时，必须包括腕关节，并必须认真进行临床检查和仔细观察正、侧位片，以免漏诊，影响治疗效果。

三、治疗

（一）非手术治疗

1. 手法整复

患者平卧，肩外展、肘屈曲、前臂中立位，两助手行拔伸牵引3~5分钟，将重叠移位拉开。然后整复下桡尺关节脱位，术者先用手将向掌或背侧移位的尺骨远端按捺平正，再用两拇指由桡、尺侧向中心紧扣下桡尺关节。关节脱位整复后，将备妥的合骨垫置于腕部背侧，由桡骨茎突掌侧1cm处绕过背侧到尺骨茎突掌侧半环状包扎，再用4cm宽绷带缠绕4~5圈固定。然后嘱牵引远段的助手，用两手环抱腕部维持固定，持续牵引。桡骨远折端向尺侧掌侧移位时，一手作分骨，另一手拇指按近折端向掌侧，示、中、环三指提远折段向背侧，使之对位。桡骨远折段向尺侧背侧移位时，一手作分骨，另一手拇指按远折段向掌侧，示、中、环三指提近折段向背侧，使之对位。骨折整复后，再次扣挤下桡尺关节。如合骨垫松脱，则重新固定。经X线透视检查，位置满意，再正式固定。

2. 固定方法

复位后，在维持牵引和分骨下，捏住骨折部，可敷消肿药膏，再用绷带松包扎3~4层，掌、背侧骨间隙处各放一个分骨垫。桡骨远折端向尺侧偏移者，分骨垫在骨折线远侧占2/3，近侧占1/3。用手捏住掌、背侧分骨垫，各用2条胶布固定。再根据骨折远段移位方向，加用小平垫。然后放置掌、背侧夹板，用手捏住，再放桡、尺侧夹板，桡、背侧板下端稍超过腕关节，以限制手的桡偏，尺侧板下端不超过腕关节，以利于手的尺偏。借紧张的腕桡侧副韧带牵拉桡骨远近端向桡侧，克服其尺偏倾向。对于桡骨骨折线自外上方斜向内侧下方的患者，分骨垫置骨折线近侧，尺侧夹板改用固定桡、尺骨干双骨折的尺侧夹板（即长达第5掌骨颈的尺侧夹板），以限制手的尺偏，有利于骨折以对位。成人固定于前臂中立位6周，儿童则为4周。

（二）手术治疗

对不稳定性骨折，应行手术切开内固定。因桡骨干下部髓腔宽，髓内针固定不稳，多数人主张用加压接骨板。粉碎型骨折进行植骨，术后用前臂"U"型石膏固定5~6周。对陈旧性骨折，如骨折已愈合，畸形不明显，但有前臂旋转、受限及疼痛者，可将尺骨小头切除以改善功能。畸形严重者，必须矫正桡骨畸形用接骨板内固定，同时植骨。尺骨小头一般不同时切除，待桡骨愈合后，再酌情而定。

（刘建玉）

第十六节　桡骨远端骨折

桡骨远端骨折是指距桡骨下端关节面 2.5cm 以内的骨折。Colles 骨折是最常见的骨折，为伸直型桡骨远端骨折，骨折常涉及桡腕关节和下尺桡关节，常合并尺骨茎突骨折。Smith 骨折也称为反 Colles 骨折。Barton 骨折是桡骨远端掌侧缘或背侧缘通关节骨折，常伴脱位或半脱位；也有学者将背侧 Barton 骨折归入 Colles 骨折，将掌侧 Barton 骨折归入 Smith 骨折中。

这个部位是松质骨与密质骨的交界处，为解剖薄弱处，一旦遭受外力，容易骨折。桡骨远端关节面呈由背侧向掌侧、由桡侧向尺侧的凹面、分别形成掌倾角（10°~15°）和尺偏角（20°~25°）。桡骨远端尺侧与尺骨小头桡侧构成下尺桡关节，与上尺桡关节一起，构成前臂旋转活动的解剖学基础。桡骨茎突位于尺骨茎突平面以远 1~1.5cm。尺骨小头环状关节面与桡骨的尺骨切迹构成下桡尺关节。尺、桡骨远端共同与腕骨近侧列形成腕关节。

一、病因与分类

多为间接暴力引起。跌倒时，手部着地，暴力向上传导，发生桡骨下端骨折。多发生于中、老年，与骨质量下降因素有关。直接暴力发生骨折的机会较少。

桡骨远端骨折有多种分类方法，AO 的分类法是将尺桡骨下端均包含在内：A 型为关节外骨折，A1 型为尺骨骨折，桡骨完整；A2 型为桡骨简单骨折或嵌插骨折。若伴有背侧旋转，即为 Colles 骨折，伴有掌侧旋转即 Smith 骨折；A3 型为桡骨粉碎骨折，可以是楔形、嵌插、复杂粉碎骨折。B 型为部分关节内骨折，B1 型为桡骨矢状面部分关节内骨折；B2 型为桡骨背侧缘部分关节内骨折，即 Banon 骨折，伴腕关节向背侧脱位；B3 型为桡骨掌侧缘部分关节内骨折，即反 Barton 骨折，伴有腕关节向掌侧脱位。C 型为完全关节内骨折，C1 型为桡骨干骺端及关节内简单骨折；C2 型为桡骨干骺端粉碎骨折，关节内简单骨折；C3 型为桡骨关节面粉碎骨折，伴有干骺端简单骨折或粉碎骨折。临床上习惯于依据受伤机制的不同，将桡骨下端骨折分为伸直型、屈曲型及粉碎型骨折。

二、病理分型

（一）无移位型

裂纹、线形、嵌插骨折。

（二）伸直型

远端向背桡侧移位，近端向掌侧移位。可伴掌成角或嵌插移位。

（三）屈曲型

常由于跌倒时，腕关节屈曲腕背侧着地受伤引起。更容易发生该型骨折的机制是摔倒时手掌伸直旋后。也可因腕背部受到直接暴力打击发生。骨折两段向背侧成角，远折段向掌侧移位，腕背侧为张力侧，骨膜断裂，掌侧为压力侧，软组织铰链完整。额状位上远折段向桡侧移位。

三、诊断

1. 腕关节明显肿胀，压痛和功能障碍。

2. 畸形，因远折端向背侧移位，所以侧面可见典型的"银叉"畸形。又因远折端向桡侧移位，在移位显著时，尺骨下端可特别突出，手掌正面观，呈"枪刺刀"状畸形。

3. X线片有以下表现：桡骨远端骨折块向背侧移位；桡骨远端骨折块向桡侧移位；桡骨远端骨折块向掌侧成角；桡骨远端短缩，骨折远端背侧骨皮质与近端嵌插；桡骨远端骨折块旋后。上述表现组合成为典型的餐叉样畸形，使正常掌倾角及尺偏角减少，或呈负角。

X线片上还常见有尺骨茎突骨折，严重者尺骨茎突分离并向桡侧移位。如无尺骨茎突骨折而桡骨远端向桡侧移位或桡骨茎突与尺骨茎突处在同一水平位，甚至尺骨茎突较桡骨茎突更向远端突出者，说明有下尺桡关节分离，三角纤维软骨盘破裂。

四、治疗

对无移位骨折或不全骨折不需要整复，仅用掌、背侧夹板固定 2~3 周即可；新鲜移位骨折，要尽早进行手法复位，并以小夹板或石膏托固定。绝大多数病例通过手法复位外固定，可获得满意的治疗效果。个别病例如果复位不能维持，或手法整复不能恢复关节面平整及正常的生理倾斜度，可考虑切开复位内固定。

（一）非手术治疗

新鲜骨折应急行手法复位。等待肿胀消退后再复位的方法是错误的。Colles 骨折手法复位分 3 个步骤进行：①利用牵引及反牵引力量克服骨折段重叠。持续牵引后，餐叉畸形程度减少，表示骨折重叠部分已到骨折平面，牵引要缓而有力，一般 5~10 分钟即可达到要求。如骨折端有嵌插，符合功能要求时，可用加重畸形手法，分开嵌入部分，再持续牵引。②骨折端牵引到骨折线平面时，仍持续牵引，同时用力将前臂旋前，使旋前方肌松弛，屈腕使屈肌松弛才便于压背侧移位的远折段向掌侧移位。③在持续牵引下，术者一手固定骨折近端，另一手拇指压在远骨折段，将手掌向下旋转，屈腕并在牵引同时下压远折段，可达到复位目的。

骨折复位的标志是餐叉畸形消失，桡骨表面平正，X 线透视骨折对位良好。由于 Colles 骨折多为横型骨折，复位后保持屈腕位，即使旋后前臂，也不易再错位。

固定方法：石膏固定法：复位后石膏托固定腕于功能位。待肿胀消退后再换短臂石膏管形（亦可用石膏托固定至愈合为止）。

夹板固定：取夹板 4 块（掌背侧板与前臂等宽，背侧板较掌侧板长、桡侧板较尺侧板长），纸垫两个横挡置于骨折远端，以能包绕远段的背、桡两侧面为妥。在维持牵引下，先将横挡置于桡骨远段的背侧桡侧，以尺骨头为准，但不超过尺骨茎突，掌侧垫侧置于骨折近端的掌侧，然后放夹板固定，桡、背侧板应超过桡腕关节，限制手腕的桡偏或背伸活动,保持骨折对位。将前臂置于中立位,悬挂于胸前。

功能锻炼:固定期间可做握拳及肩、肘关节活动;解除固定后,做腕关节屈伸锻炼。

(二)手术治疗

切开复位内固定的适应证为:青壮年患者,手法整复未能恢复关节面的平整及正常的生理倾斜度,可考虑切开复位内固定。内固定可选用克氏针和钢板。

1. 克氏针内固定

术中沿桡骨下端外侧缘做纵行切口5cm,将拇短伸肌及拇长展肌向掌侧牵开,显露骨折端予复位后,以2~3枚克氏针从桡骨茎突上方向上内钻入,以针尖刚通过对侧骨皮质为宜,术后以短臂石膏托外固定。

2. 钢板内固定

AO组织采用小型直角或斜行T型钢板固定桡骨远端骨折。手术采用桡骨远端背侧或掌侧入路,钢板根据骨的解剖外形预先予以塑形,可牢固固定折端。

五、健康教育

1. 护理人员应配合医师对患者及家属介绍骨折的有关常识。结合患者受伤部位帮助其了解骨折的性质和可能将要采用的治疗措施,以取得患者的理解和配合。

2. 利用和患者交谈促使其倾诉自己的苦恼和顾虑,以减少其心理压力。帮助解决具体问题。如争取家属或单位同事照顾其生活,协调好关系。妥善解决存在的工作上、学习上、家庭生活上及经济收入上的种种困难,更重要的还要建立良好的护-患关系。以自己的言语、表情、态度和行为去影响患者,使患者树立起对护理人员的信任感、依赖感和安全感,树立起战胜疾病的信心。同时,优美舒适的环境、合理安排的生活和细微周到的基础护理也是消除患者焦虑的重要措施。

3. 为了减轻创伤后反应,患肢应有效抬高。下肢骨折往往需较长时间牵引,护理人员应经常关心和检查伤肢位置是否正确,使患者感到舒适。

4. 脂肪栓塞是股骨干骨折患者多发且较严重的一种并发症,应引起足够重视。预防措施:①注意观察。脂肪栓塞多以肺部为主,临床表现为烦躁不安,呼吸困难,神志障碍,皮下淤血点,血压下降,进行性低氧血症等。②一旦发现以上症状,立即通知医生,同时给患者吸氧。③患肢的早期固定也是预防脂肪栓塞的有利措施。此外,最常见的晚期并发症是关节僵直,由于患肢长时间固定,未能及时进行功能锻炼,关节腔内浆液渗出和纤维蛋白沉积,关节内外逐渐发生纤维粘连,造成不同程度的关节活动障碍。因此关节僵直的预防主要在于早期的功能锻炼,应鼓励患者在容许范围内尽可能早期进行功能锻炼,常见的晚期并发症还有骨不连、骨折延迟愈合、骨折畸形愈合等。

5. 为防止患者因肢体活动少产生肌肉萎缩、关节僵硬,或因静脉回流迟缓而造成肢体远端肿胀,应鼓励患者做肢体功能锻炼。一般分3个阶段进行:早期(伤后1~2周),进行伤肢肌肉舒缩活动;中期(伤后3~6周),除继续做肌肉舒缩运动外,活动范围可扩大到各大关节;后期(伤后6~8周),应加强全身部位肌肉及关节活动。

(刘建玉)

第十七节　腕舟骨骨折

诸腕骨中最易发生骨折的是腕舟骨，而且常因漏诊和治疗不当造成舟骨骨折延迟愈合或不愈合。

一、病因

舟骨骨折可发生于舟骨的远端、腰部或近端，腰部骨折最为常见。远端骨折若仅涉及舟骨结节，属于关节外骨折，骨折两端都有血运，愈合多无困难；腰部骨折仅少数伤及近侧骨折块的血运，而近端骨折约有 1/3 的近侧骨折块血液供应会受到损伤，出现缺血性坏死。

二、诊断

（一）病史

有外伤史，多因坠堕或失跌时手掌着地所致。

（二）症状及体征

伤后腕桡侧肿胀、疼痛。"鼻烟窝"处凹陷变浅或消失，局部压痛。腕关节活动时疼痛，第一、二掌骨头处纵向叩痛阳性。

（三）X 线检查

应包括正位与蝶位（即腕尺倾斜位）拍片，骨折多无明显移位。早期裂痕往往不易辨认，若有怀疑时，可于两周后重复拍片，此时骨折端的骨质被吸收，骨折线较容易显露。

三、治疗

腕舟状骨骨折的治疗方法不一，但总的方针是根据临床制定治疗方法。无移位骨折，可仅做前臂超腕关节夹板固定，或用包括拇指近节的短臂石膏固定，一般固定 8 ~ 12 周。有移位骨折则必须行手法复位。

（一）非手术治疗

1. 无移位骨折

前臂石膏管形外固定。前臂中立位，腕关节轻度背伸，桡偏 20°，拇指对掌位。固定时间 8 ~ 12 周，通常需要 12 周或更长时间。

2. 移位骨折

腕舟骨骨折很少移位，如出现移位，争取闭合手法复位，固定方法同无移位骨折。

3. 功能锻炼

早期可做肩、肘关节的活动，屈伸范围不限，亦可做手指的屈伸活动，但禁忌做腕关节的桡偏动作。中期以主动屈伸手指的握拳活动为主。后期解除固定后，可做握拳及腕部的主动屈伸，及前臂的旋转活动。骨折迟缓愈合者，暂不宜做过多的腕部活动。

（二）手术治疗

1. 手术适应证

移位骨折闭合复位失败；陈旧性骨折不愈合；舟状骨部分坏死；舟状骨骨折后；腕关节创伤性加重；舟状骨骨折延迟愈合。

2. 手术方法

有切开复位内固定自体骨植骨术、舟状骨切除术、腕关节融合术。

（刘建玉）

第十八节　掌骨骨折

掌骨骨折是常见的手部骨折之一，亦称骨骨折、骨骨折。指骨骨折是手部最常见的骨折，其发病率之高，占四肢骨折之首位，亦称竹节骨骨折。掌骨为短小的管状骨，共5块。第1掌骨短而粗，第2、3掌骨长而细，第4、5掌骨既短且细。指骨共14块，除拇指为2节指骨外，其他四指均为3节。掌骨近端与远排腕骨形成掌腕关节；远端与第1节指骨形成掌指关节。其中以拇指的掌腕关节和掌指关节最为重要，是手部的关键性关节。抓握活动是手的最重要功能活动，拇指对掌是完成精细抓握和强力抓握不可少的动作。

一、病因

常见于工伤事故中，如打击、撞击、碾压等。也可因跌倒时用手着地互相挤压等所致。

二、诊断

（一）病史

有明确外伤史。

（二）症状及体征

骨折后局部疼痛、肿胀，手指功能障碍，有明显压痛及纵轴叩击痛。掌骨和指骨均可在皮下触摸清楚，骨折的畸形、移位一摸便知，诊断不难。

掌骨骨折若有重叠移位，则该掌骨短缩，可见掌骨头短缩，握拳时尤为明显。第1掌骨基底部骨折或骨折脱位，则拇指内收、外展、对掌等活动均受限，握拳无力，并伴有疼痛。掌骨颈和掌骨干骨折，可扪及骨擦音，掌指关节屈伸功能障碍。指骨骨折若有明显移位时，近节、中节指骨骨折可有成角畸形。末节指骨基底部撕脱骨折可有锤状指畸形，末节指间关节不能主动伸直。有移位骨折可扪及骨擦音，有异常活动。

X线检查应拍摄手部的正位和斜位片，因侧位片2～5掌骨互相重叠，容易漏诊。第1掌骨骨折或骨折脱位，应拍摄以拇指为准的正、侧位片，因为一般手正位片拇指和第1掌骨是倾斜的。指骨骨折应单独拍摄手指正、侧位或正、斜位片。

三、治疗

（一）非手术治疗

1. 无移位骨折　可用金属夹板或石膏托固定即可。

2. 移位骨折

（1）第一掌骨基底骨折脱位：在外层位牵引拇指，同时在掌骨基底部加压，易使骨折复位，复位后使用弓形夹板或石膏将掌骨固定于外展位。

（2）掌骨干骨折：对于有移位的斜形、螺旋形及粉碎性骨折，以手法复位，短臂管型石膏固定功能位4～6周。

（3）掌骨颈骨折：在整复此类骨折时，应将掌指关节屈曲90°，使两侧副韧带紧张，将掌骨头推向背侧，再于背侧骨折处向下压即可复位，用金属夹板或石膏托固定掌指关节屈曲90°位4～6周。

（二）手术治疗

1. 第一掌骨基底骨折

如闭合复位失败，也可切开复位，使用两根细克氏针将骨折片交叉固定。

2. 掌骨干骨折

对于多发不稳定骨折，可切开复位内固定，术中使用螺丝钉钢板或髓内针固定。

3. 掌骨骨折

手法复位不满意或陈旧性骨折畸形愈合者，在臂丛麻醉下，于掌骨背侧做"S"形切口，将伸肌腱游离，切开骨膜，显露骨折部，避免损伤掌指关节囊，用小骨膜剥离器撬开骨折远端，骨折复位后，用克氏针自掌骨头部偏侧钻入髓腔内固定，外用石膏托固定，6周后拔针开始功能锻炼。

（刘建玉）

第十九节　指骨骨折

指骨骨折较常见的有骨干的骨折、基底部脱骨折、末节指骨末端骨折。手是人的劳动器官，故不能以为骨折轻微而马虎从事。

一、病因

多由传达暴力所致。

二、诊断

（一）病史

有外伤史。

（二）症状及体征

局部肿胀、压痛，可有畸形，活动受限，末节指骨骨折时，有甲下淤血。检查时应注意有无肌腱及指神经伤。

（三）X 线检查

X 线摄片可明确骨折情况。

三、治疗

指骨骨折的处理原则：远节指骨骨折多无移位，可按软组织伤处理，若背侧基底部撕裂骨折，做远侧指间关节过伸、近侧指间关节屈曲位固定；指骨干骨折如为间接暴力所致者，多无移位，用夹板固定 3 周即可，如有移位者，手术复位不稳定者，可选用克氏针内固定，钢针切忌穿过关节面。

（刘建玉）

第八章 下肢骨与关节损伤

第一节 髋关节脱位

髋关节是由股骨头和髋臼组成的杵臼关节，倒杯形的髋臼开口朝向前下处，连同纤维盂唇可包容股骨头的2/3，被覆关节软骨的马蹄形关节面位于臼的外前部。周围有坚强的韧带和肌肉组成，只有在强大的暴力下才会发生髋关节脱位。常见者为后脱位和中心脱位，其中后脱位最常见。

一、病因和病理

（一）髋关节后脱位

临床上引起髋关节后脱位的常见原因有：撞车事故，患者坐位时，膝前方顶撞于硬物上；患者屈髋位自高处坠落；患者在弯腰姿势下房屋或矿井倒塌等。髋关节后脱位发生时，由于髋关节屈曲的角度不同，股骨头冲破关节囊后所处的位置也有不同。例如，髋关节在屈曲小于90°时，发生髋骨部脱位（后上方脱位）较多；髋关节屈曲90°时，发生臼后方脱位（后方脱位）较多；髋关节屈曲大于90°时，发生坐骨结节部脱位（后下方脱位）较多。

髋关节后脱位时，股骨头圆韧带断裂；关节囊后上方各营养血管支可发生不同程度的损伤；坐骨神经也可能发生挫伤、挤压伤、撕裂伤等损伤。髋臼后缘或后上缘，股骨头亦可发生不同类型、不同程度的骨折，而骨折块往往是损伤坐骨神经的常见原因。髋关节的短外旋肌，如闭孔内外肌、上下孖肌及梨状肌等，均可受到不同程度的损伤。这些组织的严重损伤，延迟了髋关节的修复过程，增添了并发症，使治疗复杂化，也是后期形成股骨头缺血性坏死的病理基础。

髋关节后脱位时，髂股韧带仍可保持完整，并具有强大拉力，使脱位的股骨头抵于髋臼后方，形成髋关节后脱位特有的畸形，即屈髋、内收、内旋和缩短畸形。

（二）髋关节前脱位

髋关节前脱位多数是因强大的间接暴力所致。当髋关节处于过度外展外旋位时，遭到强大外展暴力，使大粗隆顶端与髋臼上缘撞击，并以此为支点形成杠杆作用，迫使股骨头突破关节囊前下方薄弱处，形成前脱位。少数情况下，也可在髋过度外展时，大粗隆后方遭受向前的暴力，造成前脱位。股骨头突破关节囊裂口，停留于不同的位置。如停留于髋臼前上方的耻骨部位，称为耻骨部脱位；如停留于髋臼前方，称为前方脱位。如停留于髋臼下方的闭孔部脱位，称为闭孔部脱位。闭孔部位脱位可引起闭孔神经受压，耻骨部脱位可使股动、静脉和股神经受压或损伤，并因此引起相应的临床表现。

（三）髋关节中心型脱位

髋关节中心型脱位多因传达暴力所致。当骨盆受到挤压而发生骨盆骨折时，骨折线通过臼底，股骨头连同骨折片一同向盆内移位；或髋关节处于轻度外展屈曲位时，暴力从大粗隆外侧或沿股骨纵轴方向，使股骨头向髋臼底冲击，引起臼底骨折，股骨头连同臼底骨片一起凸向骨盆内，形成髋关节中心型脱位。由于暴力强度不同，股骨头向盆内脱位的程度也不相同，有轻度移位和完全凸入骨盆脱位。严重的脱位，股骨颈可被臼底骨折片卡住，造成复位困难。有时，发生脱位的同时，股骨头发生压缩骨折。

二、分型

（一）髋关节后脱位

最为多见，根据汤普森（Thompson）的分型法，又可以分为 5 型。①Ⅰ型：单纯髋关节后脱位或伴有髋臼缘裂纹骨折。②Ⅱ型：后脱位伴有髋臼后唇单处骨折。③Ⅲ型：后脱位伴有髋臼后唇粉碎骨折。④Ⅳ型：后脱位伴有髋臼后唇和髋臼底骨折。⑤Ⅴ型：后脱位伴股骨头骨折。

（二）髋关节前脱位

髋关节前脱位较少见，可分为：

1. Ⅰ型

耻骨部脱位，又可分为：

Ⅰ$_A$：单纯脱位，不伴有骨折。

Ⅰ$_B$：伴有股骨头骨折。

Ⅰ$_C$：伴有髋臼脱骨折。

2. Ⅱ型

闭孔部脱位，又可分为：

Ⅱ$_A$：单纯脱位，不伴有骨折。

Ⅱ$_B$：伴有股骨头骨折。

Ⅱ$_C$：伴有髋臼骨折。

（三）髋关节中心脱位并发髋臼底部骨折

卡内塞尔（Carnesale）根据髋臼的分离和移位程度分为 3 型：

Ⅰ型：中央型脱位，但未影响髋臼的负重穹隆部。

Ⅱ型：中央型脱位伴骨折，影响髋臼的负重穹隆部。

Ⅲ型：髋臼有分离伴髋关节向后脱位。

三、诊断

（一）髋关节后脱位

1. 病史

有暴力外伤史。

2. 典型症状

髋关节疼痛，活动受限。

3. 重要体征

患肢具有典型的短缩、内旋、内收畸形。坐骨神经合并损伤的发生率为 10% ~ 14%。有时合并同侧膝关节韧带损伤、股骨头骨折及股骨干骨折。髋关节后脱位合并股骨干骨折的漏诊率较高。主要原因是股骨干骨折后，典型的髋关节后脱位的肢体短缩表现不明显。因此，仔细体检及仔细全面的 X 线片检查十分重要。

4. 辅助检查

1）X 线检查：常规 X 线检查即可诊断髋关节后脱位。但正侧位 X 线片尚不足以判断髋臼骨折、股骨头骨折及股骨颈骨折。许多学者建议常规加摄髋关节斜位 X 线片，以了解髋臼损伤情况。

2）CT 检查：CT 检查对判断合并骨折非常重要。

闭合复位后需立即拍 X 线片或行 CT 检查，以了解：①复位情况。②关节间隙内有无骨块嵌顿。③合并骨折是否复位。如果复位后髋关节间隙较对侧增宽，往往提示有骨块或软组织嵌入，此时应考虑切开复位。

（二）髋关节前脱位

1. 病史

髋关节脱位多为强大暴力所致，有暴力外伤史。因此，全面系统的体格检查十分重要，以避免漏诊危及生命的创伤。

2. 典型症状

局部疼痛，关节活动障碍，外侧臀部隆起。

3. 重要体征

髋关节脱位后，肢体的畸形对诊断很有帮助。向上方脱位时，髋关节呈伸直、外展、外旋畸形。腹股沟或髂前上棘下可触及股骨头。向下方脱位时，髋关节呈屈曲、内收、外旋畸形。可在闭孔区域触及饱满。要仔细检查神经血管的情况，有许多报道在髋关节向上方脱位时，合并股动、静脉及股神经损伤。

4. 辅助检查

常规 X 线片即可明确显示脱位。应该仔细阅读 X 线片以了解有无合并骨折，如髋臼骨折。

（三）髋关节中心脱位

1. 病史

有强大暴力外伤病史。一般为交通事故，或自高空坠下。

2. 典型症状

后腹膜间隙内出血甚多，可以出现出血性休克。伤处肿胀、疼痛、活动障碍。

3. 重要体征

大腿上段外侧方往往有大血肿；肢体缩短情况取决于股骨头内陷的程度。合并有腹部内脏损伤的并不少见。

4. 辅助检查

X 线检查可以了解伤情，CT 检查可以对髋臼骨折有三维概念的了解。

四、鉴别诊断

应与股骨颈骨折相鉴别：两者都有患髋部疼痛、肿胀、下肢功能障碍，但髋关节脱位有各种畸形，在臀部或闭孔附近或腹股沟部可触及异位股骨头；而股骨颈骨折有纵轴叩击痛，掌跟试验阳性等体征。

五、治疗

新鲜髋关节脱位在麻醉下手法整复，复位后下肢皮套牵引 3 周，3 个月内不负重行走，以避免股骨头坏死的发生。手法复位多次未能整复者，宜早期开放复位。

（一）一般性措施

早期脱离事故现场，保持肢体的适当位置。检测四大生命体征，注意有无创伤性休克或其他部位合并伤。如有休克者应制动、止痛、输液输血或升压治疗，待血压稳定后送放射科照片检查。

（二）手法复位

1. 单纯后脱位

应及时在全麻或腰麻下行手法整复。常用方法有：

1）屈髋90°提拉法：患者仰卧在已垫褥毯的地板上，助手双手固定骨盆两髂前上棘处，术者一手握踝，另手托腘窝部，将髋关节屈曲 90°，在向上牵引的同时做内外旋转活动，当出现骨骼间突然滑动感时即为复位。复位后髋部畸形消失，活动自如。

2）回旋法：伤员仰卧于地上，助手固定骨盆，术者一手握伤肢踝部，用另侧肘部勾起伤肢的腘窝向上牵引，同时操纵伤肢做回旋运动，即由畸形位→经反对位→而达中立位。如为后脱位，回旋法整复是内收、内旋（增大畸形，使股骨头脱离异位）→外展、外旋（与畸形相反方向，使股骨头复位）→伸直（中立位）。如此，回旋法整复的过程，膝关节在空间划出一个"?"形曲线，所以又称为问号法。如为前脱位，则回旋法整复的方向与后脱位的相反。

3）重力复位法：适用于年老体弱者。患者仰卧于床上，患肢下垂在床边，术者一手握患肢踝部，待 10～20 分钟髋部肌肉疲劳后，用术者的膝部压患者腘窝部，即可复位。

复位后，行患肢皮牵引 3～4 周，以防髋关节屈曲和内收。

2. 后脱位伴髋臼后缘大片骨折

该型脱位如有可能，应尽快闭合复位。复位后检查髋关节的稳定性，如髋关节屈曲

30°~70°，轻度内收并向后方施加压力，如髋关节再次脱位，则表明髋关节不稳，应行手术治疗。方法是通过髋关节后侧途径进入，显露关节后，去除关节内所有碎片，将骨折片复位后，使用松质骨螺丝钉固定。对于粉碎性骨折，使用多根针或小的钢板固定。术中注意避免剥离股骨颈和股骨头上的任何软组织，以免影响血液循环。术后皮牵引3周，牵引时髋关节后伸和轻度外展位，如内固定坚强，3周后保护性负重3个月；如固定不牢固，牵引时间为8周，然后保护性负重3个月。

3. 前脱位

1）手法复位：硬膜外麻醉后，患者平卧在木板或硬板床上，屈膝90°，一助手固定骨盆，另一助手握在膝下方沿股骨纵轴牵引，同时做轻度旋转、摇晃；术者用手推移股骨头，使其复位。

2）手术治疗：对于手法复位失败，或并发有血管、神经损伤、骨折，以及陈旧性脱位者，应及时行切开复位固定。术后牵引与后脱位大致相同，但应保持患肢于内收、内旋伸直位。

4. 中心脱位

同股骨髁上牵引，重量为6~12kg，必要时可增加大粗隆的侧方牵引。复位后用4~6kg维持4周，3个月内髋关节不负重。

闭合复位失败并且髋臼及股骨头破坏严重，关节功能障碍者，可考虑切开复位，如髋臼钢板螺丝钉固定，或后期行髋关节融合术、全髋置换术。

5. 陈旧性脱位

手法不能复位或合并神经血管损伤应切开复位。术前骨牵引2~3周，术后骨牵引3~4周，牵引期间可进行髋关节屈伸功能锻炼。

（三）其他治疗

新鲜髋关节后脱位的手术切开复位指征：

1. 经多次反复闭合手法整复不成功，可能有关节囊或其他软组织嵌夹在臼内，或股骨头被破裂的关节囊裂口夹卡住，妨碍闭合复位者。

2. 并发股骨头、股骨颈、髋臼缘或粗隆间骨折，并有明显移位者。

3. 并发坐骨神经损伤，而不易判断其损伤性质，带有探查性手术者。

4. 合并有同侧股骨干骨折，闭合整复不成功者。

手术切开复位时，采用后外侧切口为宜。如并发股骨干骨折时，可选用前侧或外侧切口。股骨头复位后，应尽量将关节囊及周围软组织修复完整，以增强髋关节稳固性，缩短愈合时间。

股骨头缺血性坏死是髋关节脱位常见的晚期并发症。早期复位可缩短股骨头血液循环受损时间，是预防股骨头坏死的最有效方法。髋关节脱位患者一般3个月内患肢不允许完全负重，以免缺血的股骨头受压而塌陷，脱位后每隔2个月摄髋部X线片1次，大约在1年或1年以上证明股骨头血液供给良好、无股骨头坏死情况，方可离拐，逐渐恢复正常活动。

六、健康教育

1. 协助医生及时复位，并保持复位后的有效固定。

2. 及时采取措施给患者以精神安慰，减轻紧张心理，并适当应用镇痛剂，缓解疼痛，解除痛苦。

3. 脱位早期局部冷敷，超过 24 小时后局部热敷以减轻肌肉的痉挛。

4. 在移动患者时需托扶患肢，动作轻柔，避免因动作剧烈引起疼痛。

5. 采用超声波疗法、电疗法等方法帮助患肢改善血液循环，促进渗出液的吸收。

6. 向患者讲述关节脱位复位后牵引的重要性和必要性，指导正确有效的牵引，这样可以加快软组织愈合，防止关节再脱位。

7. 在持续的皮牵引下保持患肢于外展位，防止髋关节屈曲、内收、内旋，严禁坐起。

8. 髋关节脱位复位后，用持续皮牵引固定患肢，保持患肢于伸直、外展位，防止髋关节屈曲、内收、内旋，禁止患者坐起。一般固定 3 周，3 周后开始活动关节。

9. 定时检查患肢末端的血液循环状况，若发现患肢苍白、冰冷、大动脉搏动消失，提示有大动脉损伤的可能，应及时通知医生处理。

10. 对皮肤感觉功能障碍的肢体要防止烫伤。

11. 注意随时观察患肢的感觉和运动，以了解神经损伤的程度和恢复的情况。髋关节脱位合并坐骨神经损伤者，多系挫伤或牵拉所致，可自行恢复。

12. 髋关节脱位可损害股骨头血供，延迟复位更会加重血液循环障碍，而导致股骨头缺血性坏死。股骨头坏死的发生率文献报道不一致，一般为 10% ~ 20%。因此，早期急诊复位是预防股骨头缺血性坏死的重要措施。另外，复位后不宜过早负重。股骨头坏死塌陷并引起明显疼痛和功能障碍时，可行全髋关节置换术。

13. 向家属及患者宣传医疗科普知识，使其对该病发生的原因、机制有所了解，能有效地进行预防。

14. 让患者及家属对自身疾病的痊愈过程有所了解。对今后的治疗工作既不盲目乐观，也不悲观失望，能正确理解治疗意图和注意事项，主动配合完成以后的各项治疗护理工作。

（李岩）

第二节　股骨颈骨折

股骨颈骨折是指股骨头下至股骨颈基底部之间的骨折。是老年人常见的骨折，但也可见于青壮年及儿童，约占全身骨折的 3.6%。随着人们平均寿命的延长，老年人口的增多，其发生率有增高的趋势，成为骨伤科学和老年医学的重要课题之一。

股骨颈骨折绝大多数发生在关节囊内，故称其为股骨颈囊内骨折。与其他骨折相比，股骨颈骨折具有一些明显的特点：患者多为老年人，部分患者伤前可能患有高血压、心脏病、糖尿病或偏瘫等疾病，因而死亡率较一般骨折患者为高。由于解剖部位的特点，骨折部位常承受较大的剪力，影响内固定的效果和骨折的愈合，不愈合率高，老年人常因骨质疏松而使内固定失效，儿童可因内固定穿入骨骺导致骨骺提前闭合。又由于股骨头血供的特殊性，骨折后导致主要供血来源阻断，不仅影响骨折愈合，而且可能发生股骨头坏死，发生率为 20% ~ 40%。以上特点表明，股骨颈骨折是临床上处理相当复杂的一种损伤。

一、解剖概要及股骨头的血液供给

股骨颈的前方和后方的下半都在髋关节的关节囊内，只有后上半远端在关节囊外。股骨颈基底部骨折为关节囊外骨折，其他部位骨折均属囊内骨折。股骨头颈血液的主要来源有：由股深动脉发出的旋股内、外动脉分支，在股骨颈基底滑膜反折处，分 3 束即骺外侧动脉、干骺端上动脉、干骺端下动脉进入股骨头，是股骨头血液供给的主要来源；通过圆韧带的小凹动脉尚有少量血液存在；臀下动脉和闭孔动脉吻合到关节囊附着部，分为上、下股骨干的滋养动脉。

二、病因和分类

老年人，特别是女性，由于骨质疏松使股骨颈脆弱，加之髋周肌群退变，在平地滑倒、床上跌下、下肢突然扭转，甚至无明显外伤的情况下就可发生骨折。青壮年股骨颈骨折一般由于严重损伤，如车祸或高处坠落等所致。

1. 按骨折线部位分类

可分成：①头下骨折。②经颈骨折。③基底骨折。

头下骨折和经颈骨折属于关节囊内骨折，由于股骨头的血液循环大部分中断，因而骨折不易愈合和易造成股骨头缺血坏死。基底骨折由于两骨折段的血液循环良好而较易愈合。

2. 按骨折线角度（X 线片表现）分类

1）内收骨折：远端骨折线与两髂嵴连线的延长线所形成的角度（Pauwels 角）大于 50°，属于不稳定骨折。

2）外展骨折：Pauwels 角小于 30°，属于稳定骨折。

3. 按骨折移位程度（Garden）分类

1）不完全骨折：骨的完整性仅部分中断，股骨颈的一部分出现裂纹。

2）完全骨折：骨折线贯穿股骨颈，骨结构完全破坏。完全骨折又可分成：①无移位的完全骨折。②部分移位的完全骨折。③完全移位的完全骨折。

三、诊断

（一）病史
有相应的外伤史。
（二）典型症状
老年人外伤后诉说髋部疼痛，不敢站立和行走，应想到股骨颈骨折的可能。

（三）重要体征

1. 疼痛

髋部除自发疼痛外，移动患肢疼痛更为明显。患侧跟部纵向叩击及大转子部叩击时髋部也感疼痛加剧。此外，患髋前方有压痛。

2. 畸形

患肢多有轻度屈髋屈膝及外旋畸形。转子间骨折为囊外骨折，外旋畸形较之更为显著。若移位严重，远端受肌肉牵拉而向上移位可显患肢短缩畸形。

3. 肿胀

股骨颈骨折多为囊内骨折，出血量不大，加之关节囊及丰厚肌肉包裹，肿胀及瘀斑不明显。

4. 功能障碍

骨折有移位者，伤后不能坐起或站立，但也有些不完全骨折、线状骨折或嵌插型骨折患者伤后仍可行走、骑车。对此类患者应特别注意，不要因遗漏诊断使无移位、稳定骨折变成移位、不稳定骨折。

5. 患侧大转子高位

大转子在 Nelaton 线之上；大粗隆与髂前上棘水平线间距离缩短。

（四）辅助检查

摄患髋正侧位 X 线片能确诊股骨颈骨折。不仅能显示线形、嵌插骨折，对骨折分类和指导治疗也不可缺少。但有些无移位的骨折伤后立即拍片，X 线片不能显示骨折线，2~3 周骨折端部分骨质吸收，骨折线才清楚地显示出来。因此，凡临床上怀疑股骨颈骨折，虽然 X 线片暂时未见骨折线，仍应按骨折处理。卧床 2~3 周摄 X 片复查，观察 X 线片时还应注意股骨头的旋转及其程度；外后方有无蝶形骨片，其大小、位置，髋关节有无病变，有无骨质疏松及其程度；X 线侧位片上应注意有无骨折端错位、张开、碎片及凹陷情况。

四、股骨颈骨折的并发症

（一）骨折不愈合

股骨颈骨折的常见并发症之一，其主要原因有：①年龄过大，骨质疏松显著，有其他内脏疾病如高血压、糖尿病等并存。②手术或复位不及时。③复位手法过重。④移位太大，周围软组织损伤严重。⑤固定的稳定性不足。⑥负重过早。

（二）畸形愈合

主要是因为复位欠佳使骨折在畸形位愈合。

（三）股骨头缺血坏死

股骨头缺血坏死是股骨颈骨折最常见亦最严重的并发症。由于股骨头血液供应的特殊性，骨折时易使供血来源阻断而发生股骨头缺血坏死。

（四）创伤性关节炎

多继发于上述三种并发症。

五、治疗

股骨颈骨折的治疗方法很多，效果不一，治疗方法除了应根据骨折的时间、类型、患者的年龄和全身情况外，还要充分考虑患者及家属的意愿，对日后功能的要求、经济承受能力、医疗条件和医生的手术技术以及治疗经验等，进行综合分析后采取切实可行的治疗措施。在积极地进行骨折局部治疗的同时，还应注意防治伤前病变或治疗过程中可能发生的并发症，争取做到既能保证生命的安全，又能使肢体的功能获得满意的恢复。

（一）非手术治疗

1. 复位

1）骨牵引逐步复位法：患者入院后，在外展中立位行骨牵引，重量 4 ~ 8kg，牵引 2 ~ 3 日，将患肢由中立位改为轻度内旋位，以便纠正骨折的向前成角，使复位的骨折端紧紧扣住，并在床边拍摄髋关节正侧位 X 线片，如尚未复位，则调整内收或外展角度，或适当调整牵引重量。此时移位应大有改善，若仍有残余移位，则采用手法整复纠正。一般情况下，复位在 1 周内完成。此法的优点是不会加重原有损伤，且无须麻醉，故近来被广泛采用。

2）屈髋屈膝法：患者仰卧，助手固定骨盆，术者握其腘窝，并使膝、髋均屈曲 90°，向上牵引，纠正缩短畸形，然后伸髋内旋外展以纠正成角畸形，并使骨折面紧密接触。复位后可做手掌试验，如患肢外旋畸形消失，表示已复位。

2. 固定

1）无移位者或嵌插骨折可穿"丁"字鞋或轻重量皮肤外展位（10° ~ 15°）牵引 6 ~ 8 周。

2）有移位骨折可选用持续牵引维持固定或闭合三颗钉内固定，并保持患肢外展中立或稍内旋位。

3. 功能锻炼

骨折经复位外固定或内固定后，即可让患者多做深呼吸运动，可改善肺及胃肠功能。固定早期可做踝、足关节轻度活动，逐步做股四头肌的舒缩活动，但应嘱患者做到"三不"，即不盘脚、不侧卧、不下地。保守疗法一般在 3 ~ 6 个月逐渐增加髋膝关节活动范围。在内固定牢固的情况下，一般让患者在术后 3 ~ 4 周扶双拐下地活动，患肢避免负重。术后 3 ~ 6 个月经 X 线摄片证实骨折已愈合，方可弃拐行走。但在伤后 3 年内，应避免患肢过度负重。定期摄 X 线片复查，以排除后期可能出现的股骨头缺血性坏死。

（二）手术治疗

指征：①内收型骨折和有移位骨折；②头下型骨折，股骨头缺血坏死率高，高龄患者不宜长期卧床者。③青壮年及儿童的股骨颈骨折要求达到解剖复位。④陈旧性股骨颈骨折及骨折不愈合，股骨头缺血坏死或并发髋关节骨关节炎。

1. 新鲜股骨颈骨折

1）三翼钉内固定：方法简便实用，但近年来疗效不佳及股骨头坏死率高，主要原因是适应证选择不当，技术欠佳，后者是主要因素。如复位不理想，三翼钉过长或过短，打钉位置不合适，进钉处骨皮质劈裂，导针变弯或折断，股骨头有旋转，骨折端有分离等。

2）多针内固定：主要优点是操作简便，能消除两骨折端剪力，并有明显的防止股骨头旋转功效，因而固定牢固可靠，如可折断螺丝钉内固定等。

3）滑动式鹅头钉内固定：此类装置由固定钉与一带柄套筒两部分构成，固定钉可借助周围肌肉的收缩在套筒内滑动，以形成加压。当骨折面有吸收时，固定钉则向套筒内滑动缩短，以保持骨折端的密切接触，术后早期负重可使骨折端更紧密嵌插，利于骨折愈合。此类钉更适合于低位的股骨颈骨折，乃至转子间骨折。

4）加压螺丝钉内固定：其优点是可使骨折两端紧密接触，且固定牢固，有利于骨折愈合，钉子不易滑出。

5）弧形髓内钉（Ender 钉）内固定：应用 3～4 枚 Ender 钉在 X 线监视下经股骨内上髁上方切口开窗，打入固定，该法最多用于固定转子间部骨折。但固定得当，也可用于股骨颈骨折的治疗。

2. 陈旧性股骨颈骨折

主要是骨折不愈合和股骨头无菌性坏死。根据患者年龄、健康状况和股骨颈局部病理变化，选择合适的治疗方法。

1）转子间截骨术：亦称麦氏（Mcmullay）截骨术。适用于健康状况良好，股骨头无坏死，股骨头颈未吸收、硬化不明显，髋臼正常，骨折远端向上移位不多，小转子还在股骨头下方的陈旧性骨折患者。

操作：由大转子下斜向小转子上截断股骨，将截骨远端推向内侧，托住股骨头。术后用髋人字石膏固定 6～8 周，或使用转子截骨板内固定并辅以牵引 6～8 周。

此种方法，术后患髋关节稳定有力，一般能伸 170°～180°，屈曲到 90°，但内收、外展和旋转活动受限。

2）股骨头切除转子下外展截骨术：亦称白彻勒尔（Batckelsl）截骨术，适用于健康状况良好，股骨头已坏死、碎裂或骨折移位患者。很多患者术后关节活动功能良好，但患肢短缩跛行。

3）带缝匠肌蒂髂前上棘骨瓣移植术：腰麻或硬膜外麻醉。平卧，患臀下垫薄枕。髋关节前入路切口即 Smith – Petersen 切口。切断臀中肌、阔筋膜张肌在髂嵴上的附着，骨膜下剥离至髋臼上部，距股直肌附着点 1.5cm 处切断股直肌，并向下翻转。保留缝匠肌在髂前上棘的附着。将股外侧皮神经牵向内侧避免损伤。切断腹外斜肌、髂肌在髂前上棘和髂嵴前部的附着，暴露部分髂骨内板和髂前上棘。倒"T"形切开关节囊，牵引下股骨颈骨折复位，转子下 2～3cm 处拧入加压螺丝钉，跨骨折线在股骨颈头部凿 2.5cm×2cm×1.5cm 骨槽内大外小，并向头部刮除 1cm 深洞，清除骨折线部瘢痕组织。用薄骨刀切 3cm×2cm 大小缝匠肌髂骨瓣，提起缝匠肌髂骨瓣由两侧向远端游离、松解缝匠肌 6～8cm。游离时，注意保护缝匠肌表面阔筋膜上的血管网，并勿使阔筋膜与缝匠肌分离。将缝匠肌髂骨瓣牢固而紧密地镶嵌在股骨颈骨槽内，不需做内固定，缝匠肌髂骨瓣蒂部可与关节囊缝合 1～2 针。术后穿带木板中立位鞋或皮牵引 3～4 周。4 周后可扶拐下床不负重活动。2～3 个月拍片 1 次，直至骨折愈合后方可弃拐行走。

有条件时可做带旋髂深血管蒂髂骨移植，方法与效果大致相同。不过，此术式要具备一定的显微外科技术和设备。

4）股外侧肌骨瓣移植与加压螺丝钉内固定术：患者仰卧位，患侧臀部适当垫高。做髋关节外侧切口，亦称 Watson – Jones 切口。倒"T"形切开关节囊，显露骨折断端，清除骨折断端间瘢痕组织及硬化骨质，修整骨折面。直视下对位满意后，由大转子下 2～3cm 拧入适当长度加压螺丝钉。而后于大转子前部股外侧肌前束起点处凿下一长约 2.5cm、宽 1.5cm、厚 1.2cm 带肌蒂骨块，并在股外侧肌起点的前束和外侧束之间稍做游离备用。于股骨颈中部跨骨折线，凿一长 1.5cm、宽 1.5cm、深 1.5cm 骨槽。再在骨槽的近端，即股骨头部位潜行刮一1cm 深的洞，嵌入骨块，无须固定，将骨块肌蒂与关节囊缝合 1～2 针即可。注意缝合关节囊时不使肌蒂受压，以保留其血运。术后穿带木板中立位鞋或皮牵引 3～4 周即可持拐下床不负重行走。

5）股方肌蒂骨瓣移植术：股方肌蒂骨瓣为一有肌蒂和血管网双重血液供应的骨瓣，可用于填补股骨后方骨缺损，为缺血的股骨头、颈提供充足的血液供应。术中患者取半俯卧位，取髋关节后侧切口，逐层切开，暴露出外旋肌和坐骨神经，游离股方肌至股骨转子部后侧的止点，在止点处凿取一长方形骨块。显露关节囊后壁，沿股骨颈方向切开关节囊，暴露股骨颈和股骨头，将骨折复位，沿股骨颈长轴凿一骨槽约 1.5cm × 3cm，深 1.5cm，在骨槽的近端向股骨头内挖一骨穴约深 1cm，备用。在大转子下的股骨外侧，直视下打入加压螺丝钉或加压空心钉，检查固定牢固后，将带股方肌的骨瓣插入股骨颈骨穴内，骨瓣嵌入骨槽内，锤击嵌紧。

6）人工关节置换术：对全身情况尚好的高龄患者的股骨头下型骨折，已合并骨关节炎和股骨头坏死者，可选择单纯人工股骨头置换术或全髋关节置换术治疗。

正常老年人首先应注意骨质疏松的治疗，手杖协助行走，以减少跌倒造成骨折的情况。骨折卧床期间应加强护理，包括定时翻身，保持骶尾部干燥，经常按胸叩背，鼓励咳嗽排痰和饮水排尿、功能锻炼等。骨折稳定后尽早下床做不负重锻炼活动，以防止或减少压疮、坠积性肺炎、尿路感染、下肢静脉血栓、便秘等卧床并发症。同时还应注意心、脑等内科疾病的护理和治疗。骨折内固定后，鼓励早期活动但应避免过早负重行走，定期复查，以减少股骨头坏死的发生。

六、健康教育

1. 患者应卧床休息，睡硬板床，保持正确的位体与卧位，床铺清洁、干燥、平整。

2. 给高热量、高蛋白、高维生素、易消化饮食，以利骨折愈合及组织修复。鼓励患者多饮水，预防泌尿系统结石。

3. 鼓励患者在可能范围内多做上肢活动，并教会患者利用拉手柄和床头栏板抬起上身及臀部，以预防压疮，同时做好皮肤护理。

4. 注意保暖，鼓励患者深呼吸或咳嗽，预防肺部并发症。

5. 向患者及家属讲解有关骨折的知识，尤其是骨折发生的原因，如暴力、车祸、高处坠落、跌倒、骨病及骨质疏松等。加强锻炼，进食含钙丰富的食品或适当的补充钙剂，预防骨质疏松，以减少骨折发生的可能性。

6. 教育患者保持健康良好的心态，以利于骨折的愈合。

7. 告知患者出院后要坚持按计划进行肢体功能锻炼，并且学会使用助步器，预防骨折后期并发症，使关节功能得到最大限度的恢复。

8. 非手术患者了解牵引 6 ~ 8 周，可去除牵引，进行床上活动患肢，并练习抬腿，增强下肢肌力；可使用双拐下地行走，但不能负重。3 ~ 6 个月根据病情决定是否去拐行走。

9. 假体置换手术患者应了解 6 个月内避免做内收、内旋、外旋，避免屈髋大于 90°的动作，如不宜坐低凳，不宜用蹲式厕所，不宜做下蹲拾物动作，不宜做盘腿动作，不宜做两腿重叠交叉动作（俗称"二郎腿"）。

10. 指导患者应健侧方向翻身，健肢在下，患肢在上，两下肢间放置海绵垫或枕头，始终保持肢体外展位。协助患者制订逐步弃拐行走计划：双拐行走 6 周，单拐行走 6 周（使用单拐时，指导患者拐杖应握于健侧）。

11. 行三枚加压空心螺丝钉固定术的患者，卧床时间为 3 ~ 6 个月。

12. 告知患者出院后，倘若出现患侧局部胀痛，肢体爆裂声、感觉关节脱臼或局部切口出现红肿、痛、热，应及时就诊。

13. 鼓励肥胖患者减肥，以减轻对下肢的负重。

14. 患者及家属了解出院后定期随访的意义，按时复诊。

（于红）

第三节　股骨转子间骨折

股骨转子间骨折是指股骨颈基底以下，小转子下缘水平以上部位的骨折，是老年人常见损伤，患者平均年龄较股骨颈骨折高。老年人的转子间骨折常在骨质疏松基础上发生，股骨上端的结构变化对骨折的发生与骨折的固定有较大的影响。转子部血液供应丰富，骨折时出血多，但愈合好，很少有骨不连发生。

股骨大转子呈长方形，罩于股骨颈后上部，它的后上面无任何结构附着。因其位置较浅，直接暴力引起骨折的机会较大。大转子的内面下部与股骨干及股骨颈之骨松质相连。上部则形成转子间窝。小转子在股骨干之后上、内侧，在大转子平面之下，髂腰肌附着其上。两转子间之联系，在前面有转子间线，在后有转子间嵴，转子间线比较平滑，是关节囊及髋关节韧带附着处；转子间嵴显得隆起，关节囊并不附着其上，但有很多由骨盆出来的小外旋肌附着其上。股骨转子部的结构主要是骨松质，周围有丰富的肌肉层，血液供应丰富，骨的营养较股骨头优越得多。治疗上多可通过非手术治疗而获得骨性愈合，较常见的后遗症是髋内翻。

一、病因和病理

具有与股骨颈骨折类似的发病原因，可为跌倒或直接暴力撞击所致，根据骨折线的形态、位置或走行分为顺转子间型、反转子间型和转子下型。

（一）顺转子间型骨折

骨折线从大转子顶点开始，斜向内下方走行，到达小转子。依据暴力的方向及程度不同，小转子或保持完整，或成为游离骨片。但股骨上端内侧的骨支柱保持完整，骨的支撑作用还比较好，髋内翻不严重，移位较少。由于骨折线在关节囊和髂股韧带附着点的远侧，因而骨折远端处于外旋位。粉碎型则小转子变为游离骨块，大粗隆及其内侧骨支柱亦破碎，髋内翻严重，远端明显上移、外旋。

（二）反转子间型骨折

骨折线自大转子下方斜向内上行走，达小转子的上方。骨折线的走向与转子间线或转子间嵴大致垂直。骨折近端因外展肌与外旋肌的收缩而外展、外旋，远端因内收肌与髂腰肌的牵拉而向内、向上移位。

（三）转子下型骨折

骨折线经过大小转子的下方。

顺转子间型骨折最常见，约占本病的85%。反转子间骨折和转子下骨折均属不稳定型骨折，髋内翻的发生率最高。

二、诊断

患者多为老年人，青壮年少见，儿童更为罕见。

（一）病史

有明确的外伤史，如突然扭转、跌倒臀部着地等。

（二）典型症状

伤后髋部疼痛，拒绝活动患肢，患者不能站立和行走。局部可出现肿胀、皮下瘀斑。

（三）重要体征

骨折移位明显者，下肢可出现短缩，髋关节短缩、内收、外旋畸形明显，检查可见患侧大转子上移。无移位骨折或嵌插骨折，虽然上述症状较轻，但大转子叩击和纵向叩击足跟部可引起髋部剧烈疼痛。一般说来，股骨转子间骨折和股骨颈骨折的受伤姿势、临床表现及全身并发症大致相同。因转子间骨折局部血液循环丰富，所以一般较股骨颈骨折肿胀明显，前者压痛点在大转子部位，愈合较容易而常遗留髋内翻畸形。后者压痛点在腹股沟韧带中点下方，囊内骨折愈合较难。

（四）辅助检查

髋关节正侧位X线片可以明确骨折类型和移位情况，并有助于与股骨颈骨折相鉴别，对骨折的治疗起着指导作用。

三、治疗

粗隆间骨折因局部血液循环良好，很少发生不愈合。治疗中主要矫正和防止髋内翻及肢体缩短畸形。

（一）持续牵引治疗

为常用的治疗方法。骨折移位较大及不稳定骨折，宜用股骨髁上或胫骨结节骨牵引；骨折移位较小，或轻度髋内翻以及患者年龄较大不适应骨牵引者，宜用皮肤牵引。牵引时，外旋及内翻型骨折患肢应置于 40°~60°外展位，内旋型骨折应保持在轻度外展或中立位。牵引重量根据患者体重及肌肉强弱而定，一般为 4~6kg。牵引后 24 小时行 X 线摄片检查，根据骨折整复情况调整外展角度及重量，直到复位满意为止。牵引时间为 8~12 周，待骨折愈合后去除牵引，练习活动。

（二）手术复位内固定治疗

手术的主要目的是尽可能达到解剖复位，采用坚强内固定，以早日活动避免并发症的发生。在牵引复位后，选择内固定器械固定。内固定方法很多，如鹅头钉、钢板或角状钢板，目前动力髋钢板内固定已将上述方法淘汰。

1. 滑动加压螺钉加侧方钢板固定

如 Richards 钉板、DHS、DCS 等。其基本原理是将加压螺钉插入股骨头颈部以固定骨折近端，在其尾部套入一侧方钢板以固定股骨远端，固定后股骨颈干角自然恢复骨折端特别是股骨矩部分可产生加压力，目前已经成为标准固定方法。应用动力加压螺钉钢板系统最主要的并发症是拉力螺钉从股骨头内穿出，为了减少此并发症的发生，术中需使尖顶距（TAD）≤27mm。

2. 髓内固定

常用的髓内固定装置有 Ender 针、带锁髓内针、Gamma 钉、PNF 等。Ender 针有手术时间短、创伤小、出血量小、感染率低、骨折延迟愈合或不愈合率很低等优点，但它的缺点也同样突出，如术后关节疼痛、髓内针脱出、术后外旋畸形愈合等，所以它在转子间骨折中的应用越来越少。Gamma 钉的应用近年来有了很大的发展，已逐渐成为股骨转子间骨折特别是粉碎性、不稳定骨折的首选固定方式。有如下优点：由于有固定角度的螺栓固定可使股骨颈干角完全恢复，有效防止旋转畸形，闭合复位对骨折端血液循环破坏小益于愈合，内固定物断裂发生率低。适用于转子间骨折、高位转子下骨折等。

（三）外固定架治疗

外固定架具有手术时间短、损伤小等优点。

四、健康教育

与股骨颈骨折基本相同。例如骨质疏松的治疗、预防跌倒、卧床护理、早期锻炼等。对持续牵引患者，要注意观察患肢体位，保持外展、中立位。骨折愈合前，要避免过早、过多负重运动，并定期复查，防止髋内翻。

（于红）

第四节　股骨干骨折

股骨干骨折包括股骨小粗隆下 5cm 至股骨髁上 5cm 之间的骨折。约占全身骨折的6%，男多于女，约 2.8:1。多发于青壮年。

股骨干是人体最长和最坚强的骨，除病理性骨折外，多由强大的直接或间接外力造成骨折。出血量较大，在 1 000 ~ 1 500mL。因血液循环良好，包裹的肌肉组织丰厚，故多数患者骨折能快速愈合。

一、病因和分类

（一）病因

直接暴力打击、挤压或间接暴力的杠杆、扭转作用，以及由高处跌落等外力皆可引起股骨干骨折。骨折形状可为横断、斜形、螺旋形或粉碎性，儿童的股骨干骨折可能为不全或青枝骨折。

（二）分类

根据骨折后的移位，受暴力方向、肢体重力和肌肉牵拉影响，可分为以下 3 种类型：

1. 股骨上 1/3 骨折

股骨上 1/3 骨折近折端受髂腰肌、臀中、小肌及外旋肌的作用，产生屈曲、外展及外旋移位，而远折段则向上、向后、向内移位。

2. 股骨中 1/3 骨折

股骨中 1/3 骨折常为重叠移位，或因断端因外力的直接作用造成向内或向外成角。

3. 股骨下 1/3 骨折

股骨下 1/3 骨折由于附着在大腿后侧内、外髁的腓肠肌牵拉，导致骨折远断端向后倾斜移位，可能压迫或损伤行经其后的血管、神经。

二、诊断

（一）病史

有严重的外伤史，比如交通伤、坠落伤。

（二）典型症状

伤处疼痛剧烈，搬动时尤其明显。患肢功能障碍，活动不能。伴有胸腹损伤时可有胸腹疼痛、呼吸困难。

（三）重要体征

患肢局部肿胀明显，成角及短缩畸形，骨擦音、骨擦感阳性，假关节形成，触痛，纵向叩击痛。肢体功能障碍。肢端的血液循环不良、感觉麻木往往提示有血管、神经的损伤。

（四）辅助检查

X 线摄片可明确骨折类型和移位方向。

根据患者的病史、临床症状、体征及 X 线所见，诊断不难。

三、治疗

（一）急救处理

一旦出现股骨干骨折，先就地行外固定，固定时略加牵引，即可减轻疼痛，又可部分复位。如无合适的材料，可与健侧下肢捆在一起，对出现休克的患者应先抗休克治疗，抢救生命。

（二）儿童股骨干骨折

1. 外展板固定法

适用于1周岁以内儿童或无移位的股骨骨折。方法：患肢用小夹板固定后，外侧用一外展板固定2～3周。因幼儿骨折愈合快，自行矫正能力强，有移位成角均能自行矫正。

2. 水平皮牵引法

适用于1～8岁儿童，用胶布贴于患股内、外两侧，再用螺旋绷带包住，患肢放于垫枕上，牵引重量为2～3kg，牵引时间为4～6周。

3. 骨牵引法

适用于8～12岁的患者，因胫骨结节骨骺未闭合，为避免损伤，可在胫骨结节下2～3横指处的骨皮质上穿牵引针，牵引重量为3～4kg，牵引时间为6～8周。

（三）成人股骨干骨折

1. 骨牵引法

对远端向前移位的下1/3骨折，宜行胫骨结节牵引，其余均可用股骨髁上牵引，患肢置放于Thomas架、Braun架或板式架上牵引，牵引重量开始稍大些，成人可达12kg，牵引1日后，应及时床旁摄X线片，若已无重叠，可配合手法整复，复位后用夹板固定，牵引重量减至5～6kg维持，并开始股四头肌及踝足部功能锻炼，6周后去牵引扶双拐下地患肢渐负重锻炼。

2. 切开复位内固定

1）适应证：非手术疗法失败后，合并神经血管伤者，陈旧性骨折畸形愈合。

2）内固定方法：髓内针，用于股骨中上段骨折。钢板，用于中下1/3骨折。

术前准备应包括：摄股骨全长正、侧位X线片（各含一侧关节）。研究X线片，分析骨折类型，估计髓内钉固定后的稳定程度，若稳定性差则采用静力型固定，否则可采用动力型固定。动力型固定因为具有动力压缩增加应力刺激的作用，利于骨折早日愈合。同时，应了解患者患侧髋关节及膝关节的活动度，有无影响手术操作的骨性关节病变，比如髋关节的僵硬会影响手术的进行。术前一日开始应用预防性抗生素。常用连续硬膜外麻醉，亦可采用气管插管全身麻醉。手术体位一般采取患侧垫高的仰卧位，或使用骨科手术牵引床。仰卧位时插钉较困难，需将患肢尽量内收，以充分暴露梨状窝。侧卧位使得插钉相对容易，适用于肥胖患者及股骨近端骨折；但对术中复位、摄X线片有影响，远端锁钉的置入也比较困难。摆体位时需注意防止会阴部压伤及坐骨神经牵拉伤等。

（1）闭合复位交锁髓内钉内固定技术：闭合复位髓内钉固定具有损伤小、失血少、血供破坏小、愈合快等优点，并且皮肤表面无瘢痕，感染率低，仅约0.8%。但需要骨科专用手术床及影像增强透视机等特殊设备。

操作时先在大粗隆顶端沿着股骨轴线做1个5cm长的切口，然后在大粗隆内后的梨状窝处，用开路器锥子开路，插入导针，透视下闭合复位骨折使导针顺利通过骨折端，然后通过导针用可弯曲的髓腔锉扩大髓腔至所需要大小，选择相应长度和直径大小的髓内钉顺导针顺行插入。先置入远端锁钉，再置入近端锁钉。

髓内钉近端应与大粗隆顶点平齐，远端应距离股骨髁 2～4cm。直径应比使用的最大号扩髓器小一号或 1mm，以避免髓内钉嵌顿于髓腔内。术中可能会因为偏心扩髓而加重骨折，钉穿过骨折端时可由于复位欠佳而穿入软组织或嵌入内外侧骨皮质，均应注意。

术后常规使用抗生素。动力型固定者可用石膏托保护 2～3 周，防止旋转畸形。能配合的患者可早期下地活动，扶拐，逐渐负重直至临床愈合。积极功能锻炼，早期注重髋膝关节活动范围的恢复，一般预计 4～6 周恢复正常，后期恢复肌力。

（2）开放复位交锁髓内钉内固定术：与闭合复位插钉比较，可以直视下复位，更易于达到解剖复位及改善旋转移位的稳定性；容易发现影像上所不能显示的骨折块及无移位的粉碎性骨折；易于处理陈旧性骨折；可以不需要骨科专用手术床及影像增强透视机等特殊设备；对粉碎性骨折和斜形、螺旋形骨折可以加用环行钢丝固定以增加固定的牢固性。但切口大、失血多、瘢痕大、愈合时间较长。通常在闭合复位失败时使用，或没有影像增强透视机等特殊设备条件下使用。手术操作和术后处理与闭合复位内固定没有明显差别。

（3）开放复位钢板螺丝钉内固定：钢板固定是偏心固定，是一个负荷装置，与髓内钉相比，力臂长 1～2cm，内植物吸收更多的应力（多于 70%），所以增加了内固定失效的风险，以及取出钢板后再骨折的可能。20 世纪 80 年代始，随着髓内钉技术的改进，已逐渐被髓内钉取代成为首选方法。

钢板固定的作用有时有其特殊性，比如多发创伤的患者，患者在手术台上的体位使其难以使用髓内钉固定。另外钢板固定适用于儿童股骨骨折，因钢板固定不须通过骨骺线，不影响生长发育。此外，钢板内固定往往不需要特殊的设备和术中拍片，这也是其优点。

多选择直外侧切口，把骨外侧肌向前牵开，自外侧肌间隔前显露股骨干。钢板固定一般选择动力加压钢板，放置在股骨的后外侧，也即其张力侧，从不同角度拧入螺丝钉。钢板对侧有骨缺损时必须植骨。骨折两端需各有 4～5 枚螺丝钉。术后处理与髓内钉相似，只是负重时间适当延迟。一般来说，钢板应在一年后取出，取出后 3～6 月避免重体力劳动或体育活动。

四、健康教育

1. 护理人员应配合医生对患者及家属介绍骨折的有关常识。结合患者受伤部位帮助其了解骨折的性质和可能将要采用的治疗措施，以取得患者的理解和配合。

2. 利用和患者交谈促使其倾诉自己的苦恼和顾虑，以减少其心理压力。帮助解决具体问题。如争取家属或单位同事照顾其生活，协调好关系。妥善解决存在的工作上、学习上、家庭生活上及经济收入上的种种困难，更重要的还要建立良好的护患关系。以自己的言语、表情、态度和行为去影响患者，使患者树立起对护理人员的信任感、依赖感和安全感，树立起战胜疾病的信心。同时，优美舒适的环境、合理安排的生活和细微周到的基础护理也是消除患者焦虑的重要措施。

3. 为了减轻创伤后的反应，患肢应有效抬高。下肢骨折往往需较长时间牵引，护理人员应经常关心和检查伤肢位置是否正确，使患者感到舒适。

4. 脂肪栓塞是股骨干骨折患者多发且较严重的一种并发症，应引起足够重视。预防措施：

（1）注意观察。脂肪栓塞多以肺部为主，临床表现为烦躁不安、呼吸困难、神志障碍、皮下瘀血点、血压下降、进行性低氧血症等。

（2）一旦发现以上症状，立即通知医生，同时给患者吸氧。

（3）患肢的早期固定也是预防脂肪栓塞的有利措施。此外，最常见的晚期并发症是关节僵直，由于患肢长时间固定，未能及时进行功能锻炼，关节腔内浆液渗出和纤维蛋白沉积，关节内外逐渐发生纤维粘连，造成不同程度的关节活动障碍。因此关节僵直的预防主要在于早期的功能锻炼，应鼓励患者在允许范围内尽可能早期进行功能锻炼，常见的晚期并发症还有骨不连、骨折延迟愈合、骨折畸形愈合等。

5. 为防止患者因肢体活动少产生肌肉萎缩、关节僵硬，或因静脉回流迟缓而造成肢体远端肿胀，应鼓励患者做肢体功能锻炼。一般分 3 个阶段进行：早期，进行伤肢肌肉舒缩活动；中期，除继续做肌肉舒缩运动外，活动范围可扩大到各大关节；后期，应加强全身部位肌肉及关节活动。

（彭静）

第五节　股骨髁上骨折

股骨髁上骨折虽有伸展与屈曲两型之分，但由于腓肠肌附着于股骨内、外髁的后方，收缩时往往使下骨折段后倾，不易复位及维持。

一、病因

1. 直接暴力，少见。偶可因车祸引起开放性粉碎骨折。

2. 间接暴力，高处跌落，足或膝部着地，暴力传递至股骨髁上部，引起骨折。足部着地，引起伸直型骨折，较少见；膝部着地，可引起屈曲型骨折，较多见。

二、诊断

（一）病史

有严重的外伤史。

（二）典型症状

伤后大腿中下段疼痛、严重肿胀。患肢活动障碍。

（三）重要体征

患肢严重肿胀，缩短畸形。功能活动障碍，有异常活动和骨擦音。屈曲型骨折：可扪及在髌骨上方突出的骨折端；伸直型骨折：患处前后径增大。

（四）辅助检查

膝关节正、侧位 X 线片，可确定骨折类型及移位情况。

三、治疗

1. 嵌插及稳定骨折多用长腿石膏前后托板或超关节夹板外固定于膝关节屈曲 40°～50°位，6～8 周去除石膏外固定，扶双拐不负重活动，而局部用夹板继续外固定。

2. 屈曲型骨折可用股骨髁部骨牵引，伸直型用胫骨结节骨牵引。

3. 牵引失败者或合并神经血管伤者，复位后用钢板内固定。若为骨骺分离则用骨圆针交叉内固定。

四、健康教育

骨牵引时应注意及时观察并调整牵引体位、牵引重量、牵引方向、夹板松紧度，防止针眼感染和压疮，注意末梢血液循环。对股骨髁上骨折，更应鼓励并指导患者在保证骨折稳定固定前提下的膝关节功能锻炼，包括股四头肌收缩活动和膝关节屈伸活动等。骨折临床愈合后可辅助按摩、理疗和中药熏洗等治疗，以促进关节功能恢复。

（彭静）

第六节　髌骨骨折

髌骨骨折占全部骨折的 10%，大部分髌骨骨折由直接及间接暴力联合所致。髌骨骨折造成的重要影响为伸膝装置连续性丧失及潜在性髌股关节失配。

髌骨略呈三角形，尖端向下，被包埋在股四头肌腱内，其后方是软骨面，与股骨两髁之间软骨面成关节。其下极为粗糙面，在关节外。髌骨后方之软骨面有两条纵嵴，中央嵴与股骨髁滑车的凹陷相适应，并将髌骨后软骨面分为内外两部分，内侧者较厚，外侧者扁宽。内侧嵴又将内侧部分为内侧面及内侧偏面，髌骨下端通过髌腱连于胫骨结节。

髌骨是人体中最大的籽骨，它是膝关节的一个组成部分。切除髌骨后，在伸膝活动中间使股四头肌力减少 30% 左右，因此，髌骨能直接保护膝关节、增强股四头肌肌力、伸直膝关节最后 10%～15% 的滑车作用。除不能复位的粉碎性骨折外，应尽量保留髌骨。髌骨后面是完整的关节面，其内外侧分别与股骨内外髁前面形成髌股关节。在治疗中应尽量使关节面恢复平整，减少髌股关节炎的发生。横断骨折有移位者，均有股四头肌腱扩张部断裂，至股四头肌失去正常伸膝功能，治疗髌骨骨折时，应修复肌腱扩张部的连续性。

一、病因

髌骨骨折，多为间接暴力所致，如行走失足滑倒时，膝关节突然屈曲，股四头肌强烈收缩引起髌骨骨折，这类骨折多为横断性，移位较大，直接暴力如撞击、踢伤等引起

·199·

的髌骨骨折，多为粉碎性骨折。

根据受伤暴力性质和骨折后移位情况，可分为无移位骨折和有移位骨折两型。

（一）无移位骨折

约占20%，一般是直接暴力打击或屈膝跪倒于地而引起。骨折可呈粉碎性或星状，间有纵裂或边缘骨折。髌骨周围筋膜和关节囊保持完整，少数因伤及股骨髁关节面而影响膝关节功能。

（二）移位骨折

约占80%，大多由间接暴力所致。骨折线多呈横断，且常发生在中、下1/3交界部。亦可见直接暴力剧烈造成髌骨粉碎性骨折，偶有髌骨上段（或上极）粉碎性骨折、髌骨下段（或下极）粉碎性骨折。

有移位骨折，往往髌骨周围筋膜和关节囊破裂或断裂，断端之间相互分离达数厘米。常见近端或远端骨折块较大，另一端呈粉碎状。此类骨折软组织损伤严重而出血较多，关节腔内有大量积血。

二、诊断

多见于青壮年男性。膝前肿胀、皮下瘀血、压痛、关节活动受限。有的新鲜骨折可触及髌骨凹陷；继而肿胀明显，不能触清髌骨轮廓，膝关节不能伸直；常伴有关节内积血。

根据病因、临床表现及X线片可明确诊断。

三、治疗

治疗原则是尽量恢复髌骨整齐的关节面，缩短外固定时间，加强功能练习。

（一）非手术治疗

1. 无移位骨折

可用膝后木板、抱膝圈或石膏伸膝位固定4~6周。如关节内有积血，尽量抽净。

2. 横断骨折

若分离小于0.5cm可按无移位骨折处理，超过0.5cm可行切开复位，钢丝或张力带内固定，术后石膏托伸直位固定3周。

（二）手术治疗

1. 切开复位内固定

横断骨折复位困难或粉碎性骨折，应尽早切开复位内固定。常用膝前横弧形切口，凸面向下。对横断骨折可用螺丝钉固定，或用细钢丝纵向或横向穿孔固定，粉碎性骨折用丝线或钢丝环绕髌骨缝合固定，注意修补髌前及髌两侧腱膜和关节囊。术后用长腿石膏托固定膝关节于伸直位，4~6周去除外固定，进行功能锻炼。

2. 髌骨部分切除术

1）手术适应证：①髌骨上半或下半粉碎性骨折，完整部分大于髌骨一半。②髌骨中部粉碎性骨折，而上、下部分大于髌骨一半。

2）手术方法：手术中切除粉碎性髌骨的上半或下半，将髌韧带或股四头肌腱与剩余髌骨缝合固定。同时修补股四头肌扩张部筋膜。术后长腿石膏托固定 6 周。对于中部粉碎性骨折，切除粉碎部分，上、下两骨折块以张力带钢丝内固定。

3. 髌骨全切术

适用于不能整复又不能部分切除的严重粉碎性骨折。尤其是 50 岁后，可将髌骨全部摘除，缝合修复股四头肌腱和关节囊。术后 2～3 周进行股四头肌收缩及伸屈膝关节功能锻炼。

胫骨髁骨折是关节内骨折，既不易整复，又难以固定。治疗特点是早期活动，延迟负重。若固定较稳定，建议使用关节恢复器（CPM 机）进行膝关节功能锻炼，以减轻肢体肿胀，改善关节软骨营养，避免发生关节僵硬。在骨折后期应避免过早负重，否则，可引起骨折块再移位或塌陷，严重影响关节功能。一般在 3 个月左右允许负重。

四、健康教育

1. 告知患者术后感觉恢复后即刻活动足趾对促进血液循环，减轻肿胀，防止深静脉血栓具有重要意义。指导其用力、缓慢地、尽可能大范围地活动。

2. 术后 24 小时后指导其进行股四头肌等长收缩练习、腘绳肌（大腿后侧肌群）等长练习、后抬腿练习，在不感觉疼痛的前提下尽可能多做。之后可扶拐下地行走，但是仅做必要的日常活动，如上洗手间等。

3. 患者术后 3 周去除夹板后由专业人员或经医生许可后在康复医生指导下自行进行膝关节伸屈练习。因早期练习尚有一定危险性，故不得擅自盲目练习，否则可能造成不良后果。患者屈曲练习后，护士即刻给予冰敷 20 分钟左右。如平时有关节内明显发热、发胀的感觉，可每日冰敷 2～3 次。

4. 术后 4～6 周开始指导患者进行伸展练习（坐位悬吊）。于足跟处垫枕，使患肢完全离开床面，放松肌肉，使膝关节自然伸展。协助患者 6 周后脱拐行走、负重及平衡练习。在护士的搀扶下分离双足，在微痛范围内左右交替移动重心，争取可达到单腿完全负重站立，每次 5 分钟，每日 2 次；双足前后分离，移动重心，争取可达到单腿完全负重站立。平时患者可保持无痛角度屈曲位，以轻微牵伸组织，提高灵活性。

（彭静）

第七节　膝关节韧带损伤

膝关节由股骨下端和胫骨上端的关节面与其前方的髌骨所构成，杠杆作用强，为容易损伤的不甚稳定的屈戍关节，股骨外髁扁平，关节面较大，其矢状面和关节的横轴几乎呈垂直位，而内髁的关节向前、下、内侧突出，故膝关节伸屈活动伴有少许旋转活动。

股骨两髁及胫骨两平台之间，各有一圆纤维软骨，称半月软骨或半月板，内侧板为"C"形，其后半部连于内侧副韧带，前半部松弛，后半部较固定。外侧副韧带起于股骨外上髁，与半月板之间无联系，伸至 150°时开始紧张，可防止小腿内收及旋转活动。

交叉韧带在股骨内、外髁之间互相交叉，故又名十字韧带。当膝关节完全伸直时，该二韧带完全紧张，将膝关节拉紧，达到最后稳定。前十字韧带防止胫骨向前移位，后十字韧带则防止胫骨向后移位。膝关节的韧带坚强柔韧，在功能活动中，总有一个或一个以上维持紧张，以维护膝关节的稳定。膝关节借关节内前、后交叉韧带及侧副韧带以维持其稳定性，其中任何一条韧带断裂或松弛，均可影响膝关节的稳定。

膝关节侧副韧带损伤

膝关节的内、外侧各有一条侧副韧带。内侧副韧带起于内收肌结节的远端，在关节平面以下 4cm 处止于胫骨的内侧面；外侧副韧带起于股骨外上髁，止于腓骨小头，比较薄弱，内侧副韧带是膝关节稳定的主要支柱。在侧副韧带损伤中，内侧副韧带损伤较多见。当膝关节外侧受到直接暴力，膝关节猛烈外翻，导致内侧副韧带部分或完全撕裂。严重者可合并膝关节囊、半月板或交叉韧带的损伤。外力作用于膝内侧，膝过度内收造成外侧副韧带损伤，但较少见。

一、诊断

多有明确外伤史，局部疼痛、肿胀，有时有皮下瘀血，关节处于强迫体位，或屈曲或伸直。检查局部压痛明显，内侧副韧带损伤压痛点在股骨内上髁，偶尔也可在胫骨内髁下缘处；外侧副韧带损伤压痛点在腓骨小头或股骨外上髁处。韧带损伤部位很少在关节间隙处。侧方应力试验有助于诊断；膝关节伸直位，检查者一手握住患肢踝部，另一手顶住侧方关节上方，若手掌放在外侧，小腿外展，如有剧痛或内侧关节间隙略有分离者，表明内侧副韧带损伤或断裂；若手掌放在内侧，小腿内收，如有剧痛或外侧关节间隙略有分离者，表明外侧副韧带损伤或断裂。合并半月板、交叉韧带损伤时，常有关节血肿，浮髌试验阳性。

膝关节应力位平片对膝关节侧副韧带损伤的诊断有意义。一般认为内外侧间隙相差 4～12mm 为部分断裂超过 12mm 为完全断裂。

二、治疗及健康教育

（一）部分断裂

局部封闭，弹力绷带加压包扎，踝上长腿石膏托固定膝关节于稍屈位3～4周。

（二）完全断裂

早期手术修复韧带，韧带体部断裂可直接缝合，骨附部撕脱者采用钢丝贯穿法固定，如有撕脱骨片则用钢丝或螺丝钉固定。

（三）其他

合并前交叉韧带和内侧半月板损伤者，手术同时修复前交叉韧带，切除半月板。对于陈旧性损伤的治疗，应先积极做股四头肌锻炼，以增加关节的稳定性，如仍有关节不稳症状，可用股薄肌腱或半腱肌腱重建内侧韧带。1968 年 Slocum 提出用鹅趾（缝匠肌、股薄肌和半腱肌的联合腱膜附着部状如鹅趾）移位术，增加胫骨内旋力以稳定膝关节。手术时应先摘除破裂的半月板。

膝关节交叉韧带损伤

膝关节前交叉韧带可防止胫骨上端向前移动和旋转移位，后交叉韧带可防止胫骨上端向后移动和旋转移位。暴力若直接撞击胫骨上端后部，可造成前交叉韧撕裂，并可伴有胫骨隆突骨折、内侧副韧带和内侧半月板损伤。当膝关节半屈位，暴力直接作用于胫骨上端的前面，可致后交叉韧带损伤，并可将该韧带在胫骨和股骨的附着处撕脱。

一、诊断

（一）前交叉韧带损伤

这是运动员常见的损伤，受伤时关节内有撕裂感，随即关节松弛无力，不稳定。关节血肿明显，疼痛，关节活动障碍，不能伸直。前抽屉试验：屈膝90°，胫骨上端前移增加为阳性，有助于诊断。

（二）后交叉韧带损伤

关节明显肿胀和疼痛，关节腔内积血，腘窝血肿较明显，膝关节有后脱位倾向。后抽屉试验：屈膝90°，胫骨上端能推向后方为阳性，是后交叉韧带损伤的重要体征。

X线检查可确定有无撕脱骨折。MRI检查可显示出交叉韧带有否损伤。关节镜检查对诊断交叉韧带损伤十分重要，还可确定有无合并半月板或关节软骨损伤。

二、治疗及健康教育

（一）前交叉韧带损伤

单纯前交叉韧带不全断裂，可用长腿石膏托屈膝30°固定3~6周，新鲜前交叉韧带断裂应争取早期在关节镜下做韧带修复手术。陈旧性前交叉韧带损伤需行关节功能重建术。

（二）后交叉韧带损伤

单纯的后交叉韧带损伤，可先将血肿抽净，加压包扎，用长腿管形石膏固定6周。若合并撕脱骨折，应手术探查修复或在关节镜下修复。

（三）其他

避免下肢过度或持久的外展，患膝关节应限制内、外翻动作。

（李岩）

第八节　膝关节半月板损伤

股骨两髁与胫骨平台之间，两侧各有一个半月形的软骨即半月板。它附于胫骨内外髁的边缘，边缘厚，中央薄，与股骨两髁半球面相适应，有稳定膝关节的作用。

一、病因

造成半月板损伤必须有四个因素：膝的半屈、内收外展、挤压和旋转。不同类型的半月板撕裂由不同的暴力产生。

二、诊断

有外伤史，多于膝半屈位、足部固定、身体突然扭转致伤。

（一）局部损伤症状

伤后膝关节肿胀、疼痛、关节积血、活动受限。

（二）骨关节功能障碍

关节交锁及弹响；股四头肌萎缩，行走无力，打软腿。

（三）关节间隙压痛

压痛点固定而局限，多位于髌韧带和侧副韧带之间。

（四）麦氏征（McMurray 征）

患者仰卧，检查者尽量使其屈髋屈膝，将小腿外展外旋（或内收内旋、外展内旋、内收外旋），在逐渐伸直过程中出现弹响和疼痛为阳性。

（五）重力试验

患者仰卧，患肢抬起，作膝关节自主伸屈活动，出现弹响及疼痛者为阳性。

（六）研磨试验（Apley 征）

患者俯卧，屈膝 90°，检查者握足跟，旋转小腿挤压膝部，出现疼痛者为阳性。

（七）其他

膝关节过伸试验或过屈试验阳性。

（八）X 线检查

X 线平片可排除膝关节的其他疾病。膝关节空气造影、碘溶液造影有一定的参考价值。

（九）膝关节镜检查

可确定损伤的部位及程度，并可经关节镜行半月板部分切除术。

三、治疗

1. 急性损伤需保守治疗，膝关节用小夹板制动 2 周，同时进行股四头肌锻炼。单纯半月板边缘撕裂有可能自愈。也可辅以中药活血化瘀，方药舒筋活血汤。

2. 膝关节半月板破裂诊断明确者，以往都行半月板切除术。虽然手术后症状消失，在术后 3 个月内还能在原半月板再生一个三角形薄层纤维板，但切除了半月板的膝关节很容易产生骨关节炎。因此目前不主张将半月板完全切除。如果确有半月板损伤，目前主张在关节镜下进行手术，边缘分离的半月板可以缝合，容易交锁的破裂的半月板瓣片可以局部切除，有条件缝合的亦可以予以修复。破碎不堪的半月板亦可以在镜下全部摘除。内镜下手术创口很小，对关节干扰小，术后恢复快，可以早期起床活动，已成为常规处理方法。

四、健康教育

一旦出现半月板损伤，应减少患肢运动，避免膝关节骤然的扭转、伸屈动作。若施行手术治疗，术后1周开始股四头肌舒缩锻炼，术后2~3周如无关节积液，可下地步行锻炼。若出现积液则应立即停止下地活动，配合理疗及中药治疗等。

（李岩）

第九节　胫骨平台骨折

胫骨内外两侧平台关节面呈鞍形。侧位观，平台关节面略呈凸形。正位观略呈凹形，胫骨隆突位于内外两侧平台之间，为非关节面区。此处由前向后顺序附有内侧半月板前角、前交叉韧带，外侧半月板前角，胫骨棘，外侧半月板后角，内侧半月板后角和后交叉韧带。胫骨上端周围皮质较薄弱，具有纵向骨小梁，向上至同侧平台软骨下皮质骨，在平台皮质骨下方，有横行联合形骨小梁，与纵行骨小梁交叉状排列。外侧平台骨小梁分布密度不及内侧平台密集，骨支撑力相对较弱。胫骨平台的关节软骨下皮质骨较股骨髁薄弱。暴力使胫骨平台和股骨髁相互撞击时，常引起胫骨平台骨折，膝外侧容易遭受侧方暴力，故多见发生外侧平台骨折。

股骨内髁呈半圆形，股骨外髁的前部略呈方形，后部呈圆形。膝关节完全伸直时，股骨髁的前部与胫骨平台相接触，股骨内髁和内侧平台的关节面吻合，相反由于股骨外髁前部狭窄，外侧平台的外缘与股骨外髁无接触，约超出0.5cm，因此，内侧平台骨折以整块劈裂或塌陷移位多见，外侧平台骨折以中部塌陷及边缘劈裂移位多见。

由胫骨平台解剖特点及膝外易受外伤，外侧胫骨平台不仅易发生骨折，同时易合并内侧副韧及前交叉韧损伤。且有30%病例伴有半月板损伤。平台劈裂骨折以半月板边缘撕裂较多见，半月板前、后角撕裂少见，平台塌陷或劈裂塌陷骨折，可引起严重半月板损伤，甚至半月板随骨折片向下塌陷移位，嵌入骨折间隙。另外，此骨折可并发腓总神经、血管等严重损伤。

一、病因和病理

造成胫骨平台骨折，有间接暴力。造成胫骨棘撕脱和胫骨平台骨折，而胫骨髁又由于受内翻、外翻、垂直力等不同方向力的作用，可造成胫骨内髁、外髁、双髁、边缘以及劈裂、下陷、粉碎等多种部位及类型骨折。常用分类方法有AO分型法。Ⅰ型：有移位的内髁或外髁骨折；Ⅱ型：无移位的内髁或外髁骨折；Ⅲ型：一侧平台塌陷，关节面断裂；Ⅳ型：波及双侧胫骨髁的骨折，且常伴有韧带及半月板的损伤。

二、诊断

伤后膝部明显肿胀、疼痛、功能障碍，局部瘀斑明显，可有膝内、外翻畸形。膝部有明显的压痛、骨擦音及异常活动。有侧副韧带断裂时，侧向试验阳性；若交叉韧带断裂时，则抽屉试验阳性。如有腓骨小头骨折，腓骨小头处出现相应骨折表现；如腓总神经损伤，可出现小腿前外侧及足背皮肤感觉减弱或消失，小腿前侧及前外侧肌群肌力减弱或消失。

膝关节 X 线正、侧位片可显示骨折类型和移位情况。疑有侧副韧带断裂者，可在被动内翻或外翻位拍摄双膝关节正位应力 X 线片，与健侧对比关节间隙的距离。

对疑有十字韧带或半月板损伤者，可拍摄断层 CT 片。

膝关节镜检查：除观察关节腔内各种情况外，还可进行电灼、切断粘连、松解滑膜皱襞，切除损伤的半月板，摘除关节内游离体，搔刮关节软骨面及修复前十字韧带等治疗。

三、治疗

胫骨平台骨折的骨折块既不容易整复又不容易固定。而胫骨平台骨折又是关节内骨折，治疗应尽可能恢复平整光滑的平台关节面，保证膝关节的稳定性和活动功能。故胫骨平台骨折的治疗比较困难。因此，胫骨平台骨折的治疗应根据患者年龄、全身情况、皮肤条件、合并损伤、骨折类型及其严重程度来选择治疗方法。

（一）超关节小夹板固定或长腿石膏固定

适用于无移位的骨折病例。在无菌操作下抽出关节腔内积血，超膝关节小夹板或长腿石膏固定。固定后可进行有计划的股四头肌锻炼，患肢不负重的情况下持拐下地，4～6 周去除固定做膝关节伸屈锻炼，10～12 周如股四头肌坚强有力，患肢逐渐锻炼负重。

（二）手法整复及局部外固定

适用于单髁压缩骨折或压缩粉碎性骨折。以胫骨外髁骨折为例：在麻醉下患者仰卧，抽净关节腔内积血。助手一手推住膝关节内侧，一手握住踝关节向内牵拉，使膝关节内翻，膝关节的外侧间隙变宽，术者将骨折块向上、向关节中线推挤，并借侧副韧带张力增加使骨折块复位。复位满意后，超膝关节小夹板或长腿石膏固定，其他处理同前。

（三）撬拨复位法

常规无菌操作下，用合适细钢针（一般选用直径 2～3mm 为宜）撬拨，以外髁为例：保持膝关节内翻位，在外侧平台前外侧的下方，离关节面 3cm 处，将钢针穿过皮肤，向后上方进针。在 X 线透视下，用针前端抵住平台塌陷骨折块，做撬拨复位，并在撬拨同时，在胫骨上端内、外两侧，配合手法，向中部推挤，整复平台周围劈裂骨折。复位经 X 线透视满意后，用另一钢针穿过皮肤，沿塌陷骨折片下面击入，至胫骨平台内侧骨皮质下做固定用，然后包一长腿管形石膏。

（四）持续骨牵引复位

适用于移位严重的粉碎性骨折，尤其是关节面破碎严重无法复位者。先在局麻下行跟骨或胫骨下端骨牵引，在牵引下可运用双手掌在膝内、外侧向中心挤压，促进骨折复位。经照片显示临床愈合，解除牵引，改用超膝关节小夹板或长腿石膏固定，处理同前。

（五）切开复位及内固定术

适用于单髁或双髁骨折移位严重并合并压缩畸形或手法不能整复的病例。用长螺丝钉、骨栓钉和接骨板内固定，复位后骨折远端有空隙时，应自胫骨前嵴取合适的移植骨块充填。手术时发现骨折严重粉碎内固定困难者，日后可考虑行人工关节置换或膝关节融合术。

胫骨内髁骨折的发生机制、复位手法与胫骨外髁骨折相反。

四、健康教育

1. 嘱患者要保持正确体位，即平卧、患肢抬高、足尖朝天，严禁肢体外旋，以免发生腓总神经损伤。

2. 密切观察患肢足趾血液循环、皮肤温度、神经感觉、踝及足趾活动、末梢循环的充盈度、伤口渗血、患肢足背动脉搏动情况，警惕并发腘动脉损伤。一旦出现患肢苍白、皮温降低，足背动脉摸不到时，应立即报告医生，必要时协助医生行紧急探查。

（李岩）

第十节　胫腓骨干骨折

胫腓骨干骨折是较常见的骨折。胫骨的中下 1/3 交界处最易发生骨折，而此处骨折易伤及滋养动脉，致骨折延迟愈合或不愈合。挤压伤所致胫腓骨骨折易发生骨筋膜隔室综合征。腓总神经绕过腓骨颈，所以腓骨上端骨折易伤及腓总神经。

一、应用解剖

胫骨和腓骨两端由近侧和远侧的胫腓关节连接。两骨间有骨间膜，为十字交叉纤维所形成，可传导两骨干所受的暴力。胫骨是一个比较坚硬有力的长管骨，是小腿主要负重的部分，其上段呈三棱形，下段呈四棱形。中下段较上段细而脆弱，故骨折多发生于这一部分。胫骨的前面为胫骨嵴，其前、内侧面仅为皮肤及皮下组织所覆盖，故骨折端易穿破皮肤，造成开放性骨折。胫骨干有轻度向外隆凸的生理弯曲，治疗骨折时，应注意恢复这一生理弧度。胫骨的滋养动脉在胫骨干上、中 1/3 段交界处的后方，由骨皮质上的滋养孔进入骨干而下行。胫骨干中、下 1/3 骨折后，可使此滋养动脉断裂，影响骨折局部血液供给，容易发生骨折延迟愈合或不愈合。

腓骨细长，不直接负重，仅有辅助加强胫骨的作用。腓骨头下方有腓总神经绕过，当腓骨上段骨折时，应注意有无腓总神经损伤。

二、病因与分类

胫腓骨干骨折最多见，占人体骨折的 10.0% ~ 13.7%。其特点是：损伤暴力大，骨折移位和粉碎骨折多，软组织损伤重，开放性骨折多，常合并软组织及骨缺损，增加骨折治疗的复杂性。

胫腓骨干骨折多由直接暴力损伤所致。在损伤暴力中，高能量损伤最多，约占55%，多见于交通事故；其次是中等能量损伤，如坠落伤等；低能量损伤较少，如直接打击伤等。骨折的部位以下1/3骨折和中1/3骨折较多见，上1/3骨折相对较少。

分类：①胫腓骨干双骨折。②单纯胫骨干骨折。③单纯腓骨骨折。其中以胫腓骨干双骨折为最多见。

三、诊断

骨折多由强大暴力造成，伤后局部肿胀明显，疼痛严重，畸形及功能障碍。对患者的检查除骨折体征外，特别要注意软组织损伤的严重程度。注意有无血管及神经的损伤，有无急性筋膜隔室综合征，X线检查以明确骨折的类型及移位情况。

四、治疗

（一）非手术治疗

主要适合于稳定型骨折，手法复位后，用长腿石膏外固定，能维持骨折的对位、对线。在骨折固定期间，如石膏松动要及时更换，并密切观察肢端血循环，以防石膏固定过紧发生肢体血循障碍。早期鼓励足趾活动和股四头肌锻炼。石膏外固定常常发生骨折对线不良愈合，尤其是应用在不稳定骨折的治疗时，常需要再次手术矫正畸形。

（二）外固定器固定

适用于多段骨折和肢体伴有烧伤，严重脱套伤的病例，它便于观察和处理软组织损伤。外固定器还有能早期负重活动，早期进行大幅度功能锻炼的优点。

（三）手术治疗

切开复位内固定应慎重使用，仅适用于用上述疗法后，骨折未能达到功能对位，或合并有血管、神经损伤的病例。

1. 螺丝钉内固定

适用于长斜形和螺旋形骨折，螺丝钉内固定后，还应配合石膏外固定，确保稳固固定。

2. 钢板螺丝钉固定

适用于斜形、横断或粉碎性骨折。虽然胫骨的张力侧在胫骨的内侧，但由于胫骨前内侧皮肤及皮下组织较薄，易使钢板外露，因此，钢板最好放在胫骨外侧胫前肌的深面。近年来加压钢板已被大多数骨科医生应用于此骨折。

3. 髓内针固定

胫骨髓内针有多种，如梅花型髓内针、"V"钉、Eeder钉和矩形弹性髓内钉，但由于它们控制旋转能力均差，所以多用于多段胫腓骨骨折。

（四）开放性骨折的治疗

伤口应尽早彻底清创，酌情行内固定或骨牵引等。

（五）陈旧性骨折的治疗

对于陈旧性骨折不愈合或畸形愈合，可酌情行植骨内固定、切骨矫正等。

（六）其他

对于闭合或开放性骨折，如有筋膜隔室综合征者，应尽早切开深筋膜彻底减压。

五、健康教育

1. 参见骨科患者的一般护理。

2. 复位固定后尽早开始趾间和足部关节的屈伸活动，做股四头肌等长舒缩运动以及髌骨的被动运动。有夹板外固定者可进行踝关节和膝关节活动，但禁止在膝关节伸直情况下旋转大腿，以防发生骨不连。去除牵引或外固定后遵医嘱进行踝关节和膝关节的屈伸练习和髋关节各种运动，逐渐下地行走。

（李岩）

第十一节　踝部骨折

踝关节由胫骨远端、腓骨远端和距骨体构成。胫骨远端内侧突出部分为内踝，后缘呈唇状突起为后踝，腓骨远端突出部分为外踝。外踝与内踝不在同一冠状面上，较内踝略偏后，外踝远端较内踝远端和后方低 1 cm 左右。由内踝、外踝和胫骨下端关节面构成踝穴，包容距骨体。距骨体前方较宽，后方略窄，使踝关节背屈时，距骨体与踝穴适应性好，踝关节较稳定；在跖屈时，使距骨体与踝穴的间隙增大，因而活动度亦增大，使踝关节相对不稳定，这是踝关节在跖屈位容易发生骨折的解剖因素。与踝穴共同构成关节的距骨滑车其关节面约有 2/3 与胫骨下端关节面接触，是人体负重的主要关节之一。在负重中期，关节面承受的压力约为体重的 2 倍；在负重后期则可达 5 倍，这也是踝关节容易受伤、发生退变性关节炎的原因之一。正常情况下，以足外缘与小腿垂直为中立位 0°，踝关节有背屈 20°～30°，跖屈 45°～50°的活动度。踝关节的内翻及外翻活动主要发生在距下关节，内翻 30°，外翻 30°～35°。

一、病因与分型

（一）病因

此种骨折多由间接暴力造成，如足于内翻或外翻位时负重，由高处坠落足于内翻、外翻或跖屈位着地。根据暴力的大小、方向和受伤时足所处的位置，可产生不同类型的骨折。

（二）分型

分型方法较多，但尚无理想分型方法。一般分为 4 型。Ⅰ型：内翻（内收）型；Ⅱ型：外翻（外展）型；Ⅲ型：外旋型；Ⅳ型：垂直压缩型。

二、诊断

踝部肿胀，有皮肤瘀斑和功能障碍，踝关节活动受限。体征：踝部肿胀，有内翻或外翻畸形，严重者可出现开放性骨折脱位。根据其损伤类型和机制，畸形表现可不同。

踝关节损伤的患者均须摄正侧位片，首先分析距骨的位置和踝关节间隙是否正常，向何方倾斜移位或脱位。而后观察骨折类型及其移位程度和方向，以便选择正确的治疗方案。如 X 线未见骨折、患者局部肿胀明显，且有皮下瘀血斑，应在患部局麻下做内翻应力摄片，正常情况下距骨倾斜面与胫骨下端关节面一般不超过 5°，大于 15°表明外侧韧带损伤，后者如胫骨下端关节面的后下缘至距骨滑车关节面最近点之间的距离大于 6mm 或与健侧比较超过 2.5mm 则为阳性，说明外侧韧带一束或一束以上发生断裂，借此可与单纯踝关节扭伤鉴别。

三、治疗

踝关节结构复杂，暴力作用的机制及骨折类型也较多样，按一般的原则，先手法复位，失败后则采用切开复位的方式治疗，如果不对损伤机制、移位方向、踝关节稳定性等多种因素进行仔细分析，则可能加重骨折移位，导致新的损伤，为今后的治疗及功能恢复带来困难。治疗的原则是在充分认识损伤特点的基础上，以恢复踝关节的结构及稳定性为原则，灵活选择治疗方案。

（一）非手术治疗

1. 无移位骨折

"V"形石膏托外固定 3～4 周，去除石膏后开始踝关节活动，伤后 2～3 个月开始负重。

2. 有移位的骨折

手法整复后按受伤机理相反方向用"V"形石膏夹板固定，如判断不明，宁可置于中立位。

3. 骨牵引治疗

适用于垂直压缩型骨折，当胫骨前唇或后唇关节面骨折时，可行跟骨牵引，3～4 周去除牵引，开始踝关节运动练习。

（二）手术治疗

对于闭合复位失败，不稳定骨折、关节内游离骨片、开放性骨折或已失去闭合复位时机的陈旧性损伤，可行手术切开复位，用螺丝钉或钢针内固定。

踝关节为全身负重最大的关节，踝部骨折属关节内骨折，应予良好复位和早期活动锻炼。踝部损伤后，肿胀出现早且较广泛，重者可有水疱，故伤后应尽早行闭合复位。若估计闭合复位难以成功，可一期手术切开复位内固定，以免延误时机，增加手术难度及感染机会。踝部软组织较少，复位后用夹板或石膏外固定时，注意勿压伤皮肤。

四、健康教育

对于踝关节骨折要求尽可能解剖复位，否则易发生创伤性关节炎。整复固定后，早期应卧床休息并抬高患肢，以减轻肿胀。进行功能锻炼时，主要进行背伸和跖屈活动，不做旋转和翻转活动，尤其是固定早期，以防发生骨折移位。踝部肿胀一般于固定 4～6 日逐渐减退，应注意及时调整扎带松紧度，以免扎带松脱，骨折移位。

（李岩）

第十二节 踝关节扭伤

踝关节扭伤是日常生活中最易发生的外伤，尤以外侧副韧带扭伤最为多见，严重的损伤可使韧带断裂，骨折撕脱，治疗不当可后遗关节不稳定，容易反复扭伤，久之可继发关节粘连或创伤性关节炎，造成功能障碍。

一、病因

在下台阶时，或在高低不平的路上行走，踝关节处于跖屈位，遭受内翻或外翻暴力时，使踝韧带过度牵拉，导致韧带部分损伤或完全断裂，也可导致韧带被拉长、撕脱骨折、踝关节或胫腓下关节半脱位、全脱位。若急性韧带损伤修复不好，韧带松弛，易致复发性损伤，导致踝关节慢性不稳定。

二、诊断

有踝关节过度内翻或外翻的外伤史。伤后踝关节肿痛，活动功能障碍，并有跛行。检查早期踝关节明显肿胀、皮下瘀血明显、伤筋部位明显压痛。韧带不全断裂者，韧带牵拉试验阳性；若完全断裂，除压痛外有超正常范围活动、关节间隙增宽。

X线摄片可见到外侧关节间隙增宽及撕脱的骨片。

三、治疗

（一）非手术治疗

韧带轻度挫伤时，初期冷敷，外用活血化瘀消肿止痛药物。用绷带缠绕制动，早期活动；应用泼尼松加普鲁卡因局部封闭，疼痛严重者，部分韧带撕脱者，可用胶布固定法。完全撕脱并有距骨暂时性脱位时或合并撕脱性骨折者均按内翻型骨折处理。可用"U"形石膏或超关节小夹板将踝关节固定于外翻位，逐步下床活动。6～8周解除。

（二）手术治疗

外侧副韧带完全断裂者，可行手术治疗。方法：腓骨下端后方垂直切口，牵开深筋膜，将腓骨短肌腱从腱膜处切断，肌腹缝合至腓骨长肌，游离远端肌腱。从外踝后缘向外踝前缘钻孔，从距骨颈外缘靠近关节面的部位由上而下钻孔至距骨突的顶部，将肌腱穿过两孔，缝合至外踝尖端的骨膜上。术后石膏固定3～4周。

四、健康教育

同踝部骨折。

（李岩）

第十三节 跟腱断裂

跟腱由腓肠肌肌腱与比目鱼肌肌腱合成，是人体最强有力的肌腱之一，止于跟骨结节，能使踝关节做跖屈运动，承重步行、跳跃奔跑等的强烈牵拉力量而不易被拉伤。一般地说跟腱的完全性断裂临床并不多见，然而一旦损伤，则严重影响功能。多发生于20～40岁男性，临床上可分为完全性断裂与不完全性断裂伤。

一、病因和病理

直接暴力伤多为刀、铲、斧等锐器的直接切割伤，多数造成跟腱开放性断裂伤。皮肤与跟腱的断裂都位于同一水平，断裂口较整齐，腱膜也多同时受损伤。

间接暴力伤多由跟腱本身存在病理改变，如职业性运动伤造成的小血管断裂，肌腱营养不良，发生退行性改变，跟腱钙化等，再受到骤然牵拉，如从高处跳下前足着地，剧烈奔跑等均可造成跟腱受过度牵拉产生部分，甚至完全性的跟腱断裂。但断端可参差不齐，一般损伤在跟腱的附着点以上2～3cm处，腱包膜可以完整，多见于演员、运动员。

直接与间接暴力的联合损伤及足跟腱处于紧张状态时，足部受到垂直方向的重物砸伤，加之三头肌的突然猛力收缩造成跟腱的断裂。局部皮肤挫伤严重，周围血肿较大，跟腱断裂亦可参差不齐。较常见于产业工人。

二、诊断

跟部有被踢伤或打击感，伤后足跟疼痛、无力，局部触痛、跟腱部出现裂隙，抗阻跖屈无力，在断裂处从两侧向中央挤压时缺乏坚实感，Thomposon 征阳性（俯卧，捏小腿三头肌时踝关节不动）。X线侧位片可见跟腱连续性中断。CT 及 MRI 可使误诊率明显减少。

三、治疗

闭合性部分跟腱断裂可在踝关节悬垂松弛位，用石膏靴固定4～6周。然后加强功能训练，可自行修复。完全断裂者应早期手术，直接缝合或修补断裂跟腱。术后在屈膝和踝关节跖屈位用石膏固定4～6周开始功能训练。开放性跟腱损伤原则上应早期清创，修复跟腱。若皮肤缝合有张力，不可勉强在张力下直接缝合，有皮肤坏死致跟腱暴露的危险，可采用皮瓣转移覆盖跟腱。陈旧性跟腱完全断裂应手术治疗。由于小腿三头肌处于松弛位而发生挛缩，很难直接缝合跟腱，一般均要采用成形术修复跟腱。

四、健康教育

固定期间应抬高患肢以利消肿，禁止踝部背伸活动。解除固定后，要逐步锻炼踝关节伸屈功能，半年内不做足踝部剧烈运动。

（李岩）

第十四节 跟骨骨折

跟骨骨折在临床较为常见，约占跗骨骨折的 60%，多为高处跌落足跟着地所致。亦可因下方反冲击力作用于足跟导致骨折。因骨折多为坠落伤，并且可能合并有胸、腰椎骨折，故对每一跟骨骨折患者，应注意摄胸腰段脊柱正侧位片，以免漏诊。

一、病因和病理

从高处跌下后足跟着地，可使跟骨体发生压缩骨折；跟腱骤然收缩，可使跟骨结节发生横断骨折；足强度内翻可造成载距突骨折。跟骨骨折可分为损及跟距关节和不损及跟距关节两类。

二、诊断

局部疼痛、肿胀、瘀血，有压痛，步行困难，足内外翻运动受限。X 线摄片可确定骨折类型，需摄跟骨侧位、轴位和特殊斜位片。正常跟骨后上部与距骨关节面构成 30°~45°角（跟骨结节关节角，又称 Böhler 角）。根据从高处坠落的外伤史、临床表现及 X 线片显示跟骨结节角的变化不难诊断。

三、治疗

跟骨骨折的治疗原则是恢复距下关节的对位关系和跟骨结节关节角，维持正常的足弓高度和负重关系。在不波及距下关节的骨折中，由于跟骨前端骨折、结节骨折和载距突骨折常移位不大，仅用绷带包扎固定，或管形石膏固定 4~6 周即可开始功能锻炼。

对于跟骨结节鸟嘴状骨折，由于减少了关节角，导致足弓塌陷，可采用切开复位，松质骨螺丝钉固定，并早期活动踝关节。

波及距下关节的跟骨粉碎性骨折，治疗困难，结果不良。患者年龄在 50 岁以下者，应用钢针牵引矫正结节上升移位，同时用跟骨夹矫正两侧膨大畸形，尽可能恢复跟骨的解剖位置。日后距下关节僵硬疼痛者，可行关节融合术。年老者，骨折移位不多，可局部加压包扎抬高患肢，并进行早期功能活动，2~4 周，肿胀消退，用弹力绷带包扎，足底加厚棉垫逐渐负重活动，可减轻跟骨周围粘连引起的疼痛。

四、健康教育

由于跟骨骨折后并发症和后遗症较多，如创伤性跟距关节炎、腓骨长（短）肌腱鞘炎、跟痛症、畸形（扁平足、跟骨外翻、跟骨体增宽）等，所以骨折早期的预防及调护至关重要。当骨折复位固定后，要每日检查固定物，注意保持固定的可靠性，固定后的体位要保证踝关节的跖屈位和膝关节的屈曲位，有利于骨折复位后的稳定性。

由于跟骨的松质骨成分多，骨折后出血较多，复位固定后要注意观察伤足的肿胀及血液循环情况。对于利用钢针牵引复位的患者，在牵引期间，要避免针孔感染、钢针松动及牵引力线歪斜等情况的发生。由于跟骨是人体承载最重要的骨骼，早、中期应避免负重，待骨折愈合后才能够指导患者练习步行，同时后期的足部理疗、手法按摩等对于足踝关节功能的恢复有一定的帮助，尽量减少跟骨骨折后的并发症和后遗症。

（李岩）

第九章　脊柱和骨盆骨折

第一节　脊柱骨折

脊柱骨折又称脊椎骨折，占全身各类骨折的 5%～6%。脊柱骨折可以并发脊髓或马尾神经损伤，特别是颈椎骨折—脱位合并有脊髓损伤时能严重致残甚至丧失生命。

脊柱分成前、中、后三柱。中柱和后柱包裹了脊髓和马尾神经，该区的损伤可以累及神经系统，特别是中柱损伤，碎骨片和髓核组织可以突入椎管的前半部而损伤脊髓。胸腰段脊柱（T_{10}～L_2）处于两个生理弧度的交汇处，是应力集中之处，也是常见骨折之处。

一、病因

主要原因是暴力，多数由间接暴力引起，少数因直接暴力所致。当从高处坠落时，头、肩、臀或足部着地，地面对身体的阻挡，使身体猛烈屈曲，所产生的垂直分力可导致椎体压缩性骨折，水平分力较大时则可同时发生脊椎脱位。直接暴力所致的脊椎骨折，多见于战伤、爆炸伤、直接撞伤等。

二、分类

（一）根据受伤的暴力作用方向分类
①屈曲型损伤，最常见。如单纯椎体压缩性骨折，骨折合并椎体向前脱位，多数发生在胸腰段脊柱。②伸直型损伤，极少见。椎体横行裂开，棘突互相挤压而断裂，或椎体向后脱位。③屈曲旋转型损伤，可发生椎间小关节脱位。④垂直压缩型，可发生胸、腰椎粉碎压缩性骨折或寰椎裂开性骨折。

（二）根据损伤程度和部位分类
1. 胸、腰椎骨折与脱位
①椎体单纯压缩性骨折；②椎体粉碎压缩性骨折；③椎体骨折脱位。
2. 颈椎骨折与脱位
①颈椎半脱位；②椎体骨折；③椎体骨折脱位；④寰椎骨折与脱位。
3. 附件骨折
附件骨折常与椎体压缩性骨折合并发生，如关节突骨折，椎弓根、横突、棘突骨折等。

（三）根据骨折的稳定程度分类

1. 稳定性骨折

椎体压缩不超过 1/2，无附件骨折，伤后搬动或脊柱活动不发生移位者。

2. 非稳定性骨折

椎体压缩 1/2 以上，伴有附件骨折，脊柱的稳定因素受到破坏，在伤后搬运或活动脊柱时，易造成脱位、损伤脊髓或马尾神经。

3. 伴有脊髓损伤型

在其损伤平面下，呈完全性或不完全性瘫痪。

三、诊断

详细了解患者受伤的时间、原因和部位，受伤时的体位、症状和体征，搬运方式、现场及急诊室急救的情况。有无昏迷史和其他部位的合并伤。

（一）全身

①生命体征与意识：评估患者的呼吸、血压、脉搏、体温及意识情况。包括呼吸形态、节律、频率、深浅、呼吸道是否通畅，患者能否有效咳嗽和排除分泌物；有无心动过缓和低血压；有无出汗，患者皮肤的颜色、温度；有无体温调节障碍。对伴有颅脑损伤的患者，可用 GCS 量表评估患者的意识情况。②排尿和排便情况：了解患者有无尿潴留或充盈性尿失禁；尿液颜色、量和比重；有无便秘或大便失禁。

（二）局部

①评估受伤部位有无皮肤组织破损、局部肤色和温度、有无活动性出血及其他复合性损伤的迹象。②感觉和运动情况：患者的痛、温、触及位置觉的丧失平面及程度；肢体感觉、活动和肌力的变化，双侧有无差异。③有无腹胀和麻痹性肠梗阻征象。

（三）辅助检查

评估患者的影像学检查和实验室检查结果有无异常，以助判断病情和预后。

四、治疗

（一）治疗原则

脊柱损伤的治疗应在不加重损伤的前提下积极恢复脊柱正常解剖关系，不排除必要适时的整复及手术，但更应重视患者自身利用体位姿势及练功活动而达到逐渐复位及功能恢复。治疗的着眼点是解剖与功能并重，稳定与活动兼治，正确处理好局部与全身，骨与软组织的关系。在临床工作中，必须认真检查，明确诊断，细心搬运，稳妥处理，以防在搬运及检查治疗过程中加重损伤。

（二）治疗方法

1. 急救搬运

用木板或门板搬运。先使患者两下肢伸直，两上肢也伸直放身旁。将木板放在患者一侧，2～3 人扶患者躯干，使成一体滚动移至木板上，注意不要使躯干扭转，对颈椎损伤的患者，要有专人托扶头部，沿纵轴向上略加牵引。使头、颈随躯干一同滚动，躺到木板上后，用沙袋或折好的衣物放在颈部两侧加以固定。

2. 颈椎损伤的治疗

颈椎活动性大，单纯压缩性骨折少见，常为骨折脱位，单纯脱位或半脱位。

1）寰椎骨折：无神经症状时，颈部用 Minerva 石膏固定 3 个月。当伴有神经症状时，先用头颅环牵引数周后，再改用 Minerva 石膏固定。如果存在颈椎不稳定应行手术治疗。术中使用移植骨块和钢丝将第 1、2 颈椎棘突或椎突或椎板相融合。术后在围领或支具保护下卧床 2～4 周。围领和支具使用至融合部位骨性愈合。

2）齿状突骨折：齿状突骨折合并寰椎向前脱位，用颅骨牵引使之复位后，于颈过伸位维持牵引，6 周后改用颈轻度后伸位石膏固定 6～8 周。合并寰椎向后脱位，可颅骨牵引下使颈椎屈曲，复位后维持牵引 6 周，换用石膏固定。对移位明显或有神经症状者，经以上治疗无效，可在牵引下早期行手术复位及枕颈融合术，后期若神经症状加重，应行枕颈融合术。

3）第 2 颈椎骨折：保持颈椎中立位常可以使骨折复位，复位后 Minerva 石膏或头颅环固定 3 个月，牵引时可产生过牵，导致骨折不愈合和韧带不稳。

4）第 3 颈椎、第 7 颈椎骨折和骨折脱位

（1）单纯压缩性骨折：无神经损伤者，颈椎后伸位石膏固定 3 个月，有神经症状者，多因椎间盘破裂，压迫神经根或脊髓，应行前路颈椎手术。

（2）颈椎棘突骨折：在排除颈椎其他严重损伤后，使用颈部围领制动 3～6 周即可。

（3）颈椎过屈型骨折脱位：行头颅环牵引，当骨折脱位完全复位后，患者病情平稳行后路棘突植骨融合术或前路椎体间植骨融合术。术后围领制动半年至 1 年。

（4）颈椎关节半脱位：颈椎置于伸展位，使半脱位复位，石膏固定 2～3 个月。

（5）颈椎关节脱位：于颈微屈位行颅骨牵引，牵引重量酌情渐增至 10kg，每隔半小时摄 X 线片复查一次，当跳跃的关节被牵开后，在肩下垫薄枕，使颈部逐渐后伸以达复位，复位后牵引重量减至 2～3kg 维持，6～8 周改用石膏固定。颈椎不稳定者可行融合术。牵引复位失败及伴神经症状者，可行手术切开复位钢丝内固定植骨融合术。

（6）颈部扭伤：避免颈部活动，用颈托保护 3～4 周。

（7）颈椎过伸损伤：保持颈椎直线方向或稍前屈位行颅骨牵引，4～6 周改用颈托固定。

3. 胸腰椎骨折的治疗

1）单纯胸腰椎压缩性骨折，可仰卧于硬板床上，在骨折部垫厚枕，使脊柱过伸，同时嘱患者于 1 或 2 日后逐渐进行背伸锻炼，使脊柱过伸，可使压缩的椎体自行复位。

2）椎体后部有压缩，椎板、关节突有骨折者，宜用双踝悬吊法复位。

3）骨折脱位有关节交锁者可在局麻下切开复位，无截瘫做后侧植骨融合术，有截瘫者做内固定。

4. 脊柱骨折合并截瘫的治疗

伤后要尽快整复骨折脱位，以恢复椎管内径，解除脊髓及马尾神经受压。损伤早期，脊髓及马尾神经充血水肿，可应用肾上腺皮质激素及脱水剂，并配合高压氧治疗，

以利于神经功能恢复。此外，应加强护理，积极防治压疮、肺部及泌尿系感染等。

对于 X 线检查或 CT、MRI 显示椎管内有骨片、椎间盘等物压迫脊髓或马尾神经，应根据情况，选择前方、侧方或后方减压，神经断裂后可予吻合，并酌情复位、内固定及植骨融合。

5. 功能锻炼

功能锻炼包括医疗体育、物理治疗、矫形术、职业训练等。因此，截瘫患者的康复治疗是长期的，多方面的。他们虽然失去下半身的自主能力，但他们有健康的上肢和智力。经过治疗和训练，使之能对社会有所贡献。

五、健康教育

1. 执行骨外科一般康复护理。

2. 患者应取平卧位，安置在木板床上，颈椎骨折应防止头部活动，以保护脊髓不再受损伤，并测量血压、脉搏、呼吸。

3. 给予高热量、高蛋白、富含维生素、富含粗纤维饮食。协助患者进食，按时喂饭、喂水等。应注意避免呛咳，以防加重伤情或发生并发症。特别是颈椎骨折者，因为在损伤早期，任何活动头颈部的动作，均可引起血肿扩散，有压迫延髓而突然死亡的危险。

4. 注意保暖，勿使患者着凉，以避免打喷嚏、咳嗽等剧烈活动。

5. 加强心理护理，尤其对生活不能自理、截瘫的患者，生活上需特别照顾。精神上比较苦闷，易产生悲观失望情绪。医护人员应及时了解其思想情况，给予关心及安慰，消除悲观失望等不良情绪，积极配合治疗。

6. 对长期卧床的患者，瘫痪肢体应给予按摩及被动运动，防止肌肉挛缩及关节强直。

7. 注意观察体温、脉搏、呼吸、血压情况，有休克者应按休克护理，及时输血、输液、补充血容量，保持呼吸道通畅，呼吸困难者立即吸痰。如不能改善，需配合医师行气管切开，同时给予氧气吸入。

8. 患者剧烈头痛者需给予吗啡或其他止痛药物。合并胸部、颅脑损伤昏迷者不宜使用吗啡、哌替啶，以免抑制呼吸、增加颅内压等。

9. 鼓励和协助患者进行功能锻炼。压缩性脊柱骨折伤后早期，按医嘱进行躯干和肢体锻炼。先以伤椎为中心，背部垫以薄枕，逐日增高，使被压缩的椎体逐渐复原。单纯压缩性骨折，于伤后 2～3 日病情稳定、疼痛减轻时，即可开始仰卧位功能练习。

1）五点支撑练功法：仰卧位，以头、两肘及两足支撑，抬起腰部。如此反复进行锻炼。

2）三点支撑练功法：伤后一周，在五点支撑练功的基础上，改为头及两足支撑，双臂环抱在胸前，抬前腰部进行练功。

3）俯卧位练功法：受伤 2 周以后，改为俯卧位练功。俯卧，两手放在背后，腰背肌肉用力使头颈、胸部和下肢同时翘起离开床面，躯体呈弓形，又称"飞燕式功能练习"。

4）被动练功法：截瘫患者自动练功有困难，可在医护人员或家属的协助下，进行被动练功。按摩肌肉、活动关节，以促进血液循环，防止肌肉挛缩、关节僵硬或强直。

10. 健康教育

1）不断向患者和家属宣传医学知识，介绍有关治疗、护理和康复的方法和意义，以取得配合。

2）截瘫患者的病程长，甚至伴随人的一生，遗留形态、能力、社会适应力等方面的缺陷或下降。

3）患者出院时必须确认患者的自理能力，便于在回归家庭、回归社会前，做相适应的康复指导。

4）继续功能锻炼，使残存的功能得以最大限度的发挥，培养日常生活动作的自我能力，预防并发症的发生。

5）定期返院检查，以获得功能康复、心理康复、社会能力恢复的指导。

（崔伟）

第二节　骨盆骨折

骨盆骨折是现代创伤骨科中较为严重，同时也是较为重要的骨折，随着社会的发展，现代的高能量损伤越来越多，骨盆骨折的发生概率也逐年提高，其中交通伤、重物的砸伤和高处的坠落伤是主要的原因。往往骨盆骨折合并较为严重的内脏并发症和出血，危及患者的生命。

一、应用解剖

骨盆是由骶骨、尾骨及两侧髋骨（耻骨、坐骨和髂骨）构成。两侧髂骨与骶骨构成骶髂关节，并借腰骶关节与脊柱相连；两侧髋臼与股骨头构成髋关节，与双下肢相连。因此，骨盆是脊柱与下肢间的桥梁，具有将躯干重力传达到下肢，将下肢的震荡上传到脊柱的重要作用。骨盆的两侧耻骨在前方借纤维软骨连接构成耻骨联合，因此，骨盆呈一环状，其前半部（耻、坐骨支）称为前环；后半部（骶骨、髂骨、髋臼和坐骨结节）称为后环。骨盆的负重支持作用在后环部，故后环骨折较前环更为重要；但前环是骨盆结构最薄弱处，故前环骨折较后环多。骨盆对盆腔内脏器，如泌尿和生殖器官、肠管、神经和血管等，有重要保护作用。但当骨折发生时，也容易损伤这些器官。盆腔内有骶神经丛，盆腔的血管主要是髂内动脉，在骶髂关节前方由髂总动脉分出，静脉分为壁静脉与脏静脉，前者与同名动脉伴行，后者构成静脉丛，最后都注入髂内静脉。由于盆腔内血管丰富，骨折时易造成血管破裂而出血。

二、病因

骨盆骨折多由强大的直接暴力所致，如车辆碾扎、坑道或房屋倒塌、机械挤压等。此外，坐位跌倒可发生骶尾骨骨折；肌肉强烈收缩可引起髂前上棘或坐骨结节撕脱骨折。

暴力可来自骨盆的侧方、前方或后方，骨折既可发生在直接受力部位，也可通过骨盆环传导而发生在他处。将骨盆骨折的稳定性作为判断适应证和治疗方法的依据。

三、分类

分类方法较多，命名不一，但均分别依据骨盆骨折的部位、损伤暴力的方向及骨盆环的稳定性而进行分类。目前较常用的分类方法有如下几种：

（一）按骨折部位与数量分类

1. 骨盆边缘撕脱性骨折

其发生于肌猛烈收缩而造成骨盆边缘肌附着点撕脱性骨折，骨盆环不受影响。

2. 骶尾骨骨折

①骶骨骨折：可以分成三个区，Ⅰ区在骶骨翼部，Ⅱ区在骶孔处，Ⅲ区在正中骶管区。Ⅱ区与Ⅲ区损伤分别会引起骶神经根与马尾神经终端的损伤。②尾骨骨折：往往连带骶骨末端一起骨折，一般移位不明显。

3. 骨盆环单处骨折

此类骨折一般不会引起骨盆环的变形，包括：①髂骨骨折；②闭孔处骨折；③轻度耻骨联合分离；④轻度骶髂关节分离。

4. 骨盆环双处骨折

此类骨折为较大暴力（如交通事故）所致，导致骨盆变形，骨盆环失去稳定性。包括：①双侧耻骨上、下支骨折；②一侧耻骨上、下支骨折合并耻骨联合分离；③耻骨上、下支骨折合并骶髂关节脱位；④耻骨上、下支骨折合并髂骨骨折；⑤髂骨骨折合并骶髂关节脱位；⑥耻骨联合分离合并骶髂关节脱位。

（二）按损伤暴力的方向分类（Young 分类）

1. 暴力来自侧方的骨折（LC 骨折）

侧方的挤压力量可以使骨盆的前后部结构及骨盆底部韧带发生一系列损伤。此类骨折包括：①LC - Ⅰ型，耻骨支横形骨折，同侧骶骨翼部压缩性骨折；②LC - Ⅱ型，耻骨支横形骨折，同侧骶骨翼部压缩性骨折及髂骨骨折；③LC - Ⅲ型，耻骨支横形骨折，同侧骶骨翼部压缩性骨折，髂骨骨折，对侧耻骨骨折，骶结节和骶棘韧带断裂以及对侧骶髂关节轻度分离。

2. 暴力来自前后方（APC 骨折）

可分为三型：①APC - Ⅰ型，耻骨联合分离；②APC - Ⅱ型，耻骨联合分离，骶结节和骶棘韧带断裂，骶髂关节间隙增宽，前方韧带已断，后方韧带仍保持完整；③APC - Ⅲ型，耻骨联合分离，骶结节和骶棘韧带断裂，骶髂关节前、后方韧带都断裂，骶髂关节分离，但半侧骨盆很少向上移位。

3. 暴力来自垂直方向的剪力（VS 骨折）

通常暴力较大。在前方可发生耻骨联合分离或耻骨支垂直性骨折，骶结节和骶棘韧带均断裂，骶髂关节完全性脱位，半侧骨盆可向前上方或后上方移位。

4. 暴力来自混合方向（CM 骨折）

CM 骨折通常为混合性骨折，如 LC/VS 或 LC/APC。各类骨折中以 III 型骨折与 VS 骨折最为严重。

（三）按骨盆环的稳定性分类（Tile 分类）

Tile 分类分为 A、B、C 三型，每型又分为若干亚型。

1. A 型

稳定性骨折，轻度移位。①A_1 型：骨盆边缘骨折，不累及骨盆环；②A_2 型：骨盆环有骨折或有轻度移位，但不影响骨盆环的稳定；③A_3 型：骶骨和尾骨的横形骨折，不波及骨盆环。

2. B 型

这类损伤的骨盆后侧张力带和骨盆底仍然保持完整无损伤。髋骨旋转不稳定，但无垂直不稳定。①B_1 型：骨盆翻书样损伤，为外旋损伤。②B_2 型：骨盆侧方挤压损伤或髋骨内旋损伤，这种损伤又可分为两个亚型，即 B_{2-1} 型，骨盆侧方挤压损伤（单侧型）。B_{2-2} 型，骨盆侧方挤压损伤，对侧型（桶柄样）。③B_3 型：双侧 B 型损伤。

3. C 型

不稳定性骨折，骨盆在旋转和垂直方向均不稳定。①C_1 型：为骨盆单侧损伤。骨盆后部的损伤可能是髂骨骨折，骶髂关节无损伤（C_{1-1} 型）；也可能是骶髂关节骨折脱位或单纯脱位（C_{1-2} 型），或骶骨骨折（C_{1-3} 型），半侧骨盆向上移位。②C_2 型：骨盆双侧不稳定，多为侧方挤压损伤。③C_3 型：为骨盆两侧损伤。

四、诊断

需从 3 个方面来观察，即骨盆骨折本身、骨盆骨折的并发伤与同时发生的腹腔脏器伤，后者更为重要。因此有局部症状及全身症状。

（一）骨盆骨折本身（局部）症状

1. 骨盆边缘骨折

有外伤史。骨折部疼痛、肿胀，局部压痛明显。患侧下肢活动受限。

2. 骨盆环单弓断裂无移位骨折

有外伤史。骨盆前侧或后侧疼痛，活动受限。患者不能站立及行走。

3. 骨盆环双弓断裂移位骨折

有外伤史。骨盆前侧或后侧疼痛。活动受限。患者不能站立及行走。

4. 稳定性骨折

单纯耻骨支骨折（单侧或双侧）疼痛在腹股沟及阴部，可伴内收肌痛。髂前部撕脱性骨折常有皮下溢血及伸屈髋关节时疼痛。骶骨、髂骨的局部骨折表现为局部肿痛。

5. 不稳定性骨折

耻骨联合分离时，可触到耻骨联合处的间隙加大及压痛。在骶髂关节及其邻近的纵形损伤，多伴有前环损伤，骨盆失去稳定，症状重，除疼痛外，翻身困难甚至不能，后环损伤侧的下肢在床上移动困难。由于骨盆至股骨上部的肌肉（如髂腰肌、臀肌等）收缩时，必牵动稳定性遭到破坏的骨盆环，使脱位或骨折处疼痛，致该下肢移动困难。

在分离型损伤中，由于髂翼外翻，使髋臼处于外旋位，即该下肢呈外旋畸形。

（二）骨盆骨折重要体征

1. 骨盆边缘骨折

有时可触及骨折异常活动及骨擦音。

2. 骨盆环单弓断裂无移位骨折

骨折部压痛明显，骨盆分离或挤压试验阳性。

3. 骨盆环双弓断裂移位骨折

骨折部压痛明显或挤压试验阳性。

4. 脐棘距

由肚脐至髂前上棘的距离。正常两侧相等，在压缩型骨盆后环损伤，伤侧髂翼内翻（内旋或向对侧扭转），其脐棘距变短，短于对侧。在分离型，伤侧髂骨外翻（外旋或向同侧扭转），其脐棘距增大，长于对侧。

5. 髂后上棘高度

患者平卧，检查者双手插入患者臀后，触摸对比两侧髂后上棘的突出程度及压痛，除髂翼后部直线骨折对髂后上棘无影响外，对于压缩型，由于髂骨内翻，伤侧髂后上棘更为突出且压痛。对于分离型，髂翼外翻，伤侧髂后上棘较对侧为低平，亦有压痛。如有明显向上移位，可感到髂后上棘位置高于对侧。

其他一些检查例如4字试验、扭转骨盆、骨盆分离试验等。急性严重骨盆骨折病例，由于疼痛均不便应用。

（三）并发症

骨盆骨折常伴有严重并发症，而且常较骨折本身更为严重，应引起重视。

1. 休克

骨盆由松质骨组成，骨折后出血较多，加以盆壁静脉丛多无静脉瓣阻挡回流，且不稳定性骨折可加重活动性出血，出血量常在 500～5 000mL，在腹膜后形成较大的血肿，患者可表现为不同程度休克以及因腹膜后血肿而产生的腹胀、腹痛、腹肌紧张等症状。因此，对骨盆骨折患者，要先检查生命体征的变化，以便及时发现及救治休克。

2. 尿道或膀胱损伤

尿道或膀胱损伤为常见并发症。尿道损伤远较膀胱损伤为多见。当有双侧耻骨支骨折以及耻骨联合分离时，尿道损伤的发生率较高，患者排尿困难，尿道口可有血流出。膀胱损伤可出现尿外渗而产生腹膜刺激征及会阴部肿胀，注水试验可明确诊断。

3. 直肠损伤

多为骶骨的骨折直接刺伤所致，少数可因骶骨、坐骨骨折移位使之撕裂。表现为肛门出血，下腹部疼痛和里急后重感，肛门的指诊可以发现手套上的血迹或可以触及刺入直肠的骨折端，腹膜外破裂常发生肛周感染，腹膜内破裂常在早期就出现弥漫性腹膜刺激征。处理不当者死亡率高，应当急诊手术治疗，修补裂口，常规结肠造瘘，直肠周围引流，使用有效的抗生素。

4. 神经损伤

骨盆骨折并发神经损伤并不少见，但是早期容易被骨折的症状掩盖，而不能得到及时的诊断。损伤多为神经走行部位的骨折脱位牵拉、挫伤或者是血肿机化压迫所致。临床表现为该神经支配区不完全的感觉和运动的障碍，男性可以有阳痿。一般的症状比较轻微，可以自行恢复，少数遗留永久的症状。以处理骨折脱位，消除神经的压迫为主。

5. 女性生殖道损伤

女性骨盆内脏器拥挤而固定，子宫及阴道位置隐蔽，只有在严重骨盆骨折移位时才能造成子宫阴道及周围脏器联合损伤。主要表现为下腹部会阴区疼痛、非月经期阴道流血、阴道指诊触痛明显、触及骨折端及阴道破裂伤口等。治疗上应及时有效控制出血，手术探查修复破裂的子宫和阴道。

（四）诊断

患者有明确的外伤史，伤后局部有疼痛、肿胀、淤斑，不能起坐、站立和翻身，下肢活动困难。损伤局部压痛明显，骨盆挤压（术者两手掌置两侧髂前上棘外侧向内对向挤压）和分离试验（术者在两侧髂前上棘处向外推压）阳性，若尾骨有压痛可进行肛门指诊检查。

X线骨盆正、侧位像可明确骨折部位和类型。髂骨翼内旋时，其宽度变小，耻骨联合向对侧移位或耻骨支发生架叠，闭孔变大；髂骨翼外旋时，其宽度增加，闭孔变小，耻骨联合向同侧移位或耻骨支骨折端发生分离。必要时可摄骶尾椎正侧位或骶髂关节斜位片。

五、治疗

骨盆骨折常为高能量损伤，可伴有严重的合并伤，死亡率相当高。对患者的急诊评估必须包括可能即刻威胁生命的并发症。例如患者合并脑外伤、胸部外伤、腹部外伤以及更加严重的腹膜后血管损伤。询问受伤史可了解能量来源和强度以及可能存在的并发症，低能量损伤并发症少见，但高能量损伤常合并严重并发症。有学者报道：75%的患者有出血，12%合并尿道损伤，8%合并腰骶丛损伤，高能量骨盆骨折合并其他部位骨折常见。严重骨盆骨折死亡率为15%～25%。对于这类损伤，最好由多科医师进行抢救。骨科医师参与初次抢救并尽可能早期恢复骨盆骨折的稳定性，根据骨折不稳定类型，在急诊室以最快速度予以外固定支架固定。应立刻监测循环系统，对于低血容量休克马上进行抗休克治疗，应尽快选择上肢或颈外静脉穿刺（因为下肢静脉通路可能存在盆腔静脉损伤而造成输液无效），建立2条通畅静脉快速补液通道，扩容抗休克，首选平衡液。可根据失血1mL补充3mL晶体液的原则给予补液，20分钟内至少补充2L的晶体液，然后立即输血。

（一）并发症的治疗

1. 有休克者应立即抢救，如果是腹膜后大出血所致，经积极的非手术治疗无好转者，应在抗休克的同时，行髂内动脉结扎或栓塞术。

2. 尿道断裂者，应先放置导尿管，防止尿液外渗。导尿管插入困难者，可行耻骨上膀胱造瘘及尿道会师术。

3. 膀胱破裂者应及时行手术修补。

4. 直肠破裂者应立即剖腹探查，修补裂口，近端造瘘。

（二）骨折的处理

1. 髂骨翼骨折

骨折多无明显移位，患者仰卧于床上休息 4~6 周，即可逐渐离床活动。

2. 一侧耻骨单支骨折

骨折移位不多，骶髂关节的位置也没有改变。不需特殊治疗，卧床休息 2~3 周，即可开始起床和下床活动。

3. 髂前上、下棘和坐骨结节的撕脱性骨折

骨折有不同程度的向下移位。髂前上、下棘撕脱性骨折，患者屈髋、屈膝位卧床休息 3~4 周；坐骨结节撕脱性骨折，伸髋、伸膝位卧床休息 3~4 周，即可下地练习活动。两个月后即可恢复功能。

4. 骶骨横形骨折

骨折片无移位者，可用气圈保护卧床休息 4~5 周，即可逐渐起床活动，如骨折远端向前移位明显，可用手指从肛内向后方推挤，使其复位。

5. 尾骨骨折脱位

骨折端无移位者，不需特殊治疗，仅卧床休息 2~3 周即可。休息期间注意避免大便秘结，坐位时垫气圈 1~2 个月。有移位者，可用肛诊手法整复，把骨折远端或脱位向后推挤，使其复位。经治疗"尾骨痛"仍不减轻者，可考虑手术切除尾骨。

6. 盆弓 1 处或 2 处断裂的骨折

对于单纯的耻骨联合分离，可用骨盆悬吊或骨盆兜夹板复位、固定；骨折片移位明显或因骶髂关节分离移位造成一侧上移短缩，可在硬脊膜外隙阻滞下手法复位或采用骨牵引复位；错位严重造成畸形和功能损害者，待伤情稳定后行切开复位和内固定术。

7. 髋臼骨折合并股骨头中心性脱位

大多数可用闭合整复治疗。复位的主要目的是恢复髋臼穹隆部与股骨头负重部位的正常关系。在硬脊膜外隙阻滞下，于股骨大转子和股骨髁上各行一骨牵引。股骨大转子牵引方向与股骨颈长轴一致，重 7~10kg；股骨髁上牵引重 15~18kg。1~2 日摄片检查，如复位不满意可适当增加牵引重量，直至满意后可逐步减少牵引重量。当髋臼在 X 线片显示复位良好时，大转子牵引维持 4~6 周，髁上牵引维持 6~8 周。在 X 线片显示骨折线愈合前不宜过早负重行走。髋臼骨折的切开复位因手术范围较大，粉碎性骨折又不易做到良好的内固定，故切开整复要慎重。

骨盆骨折的损伤机制有一定的特殊性，治疗首先应处理其并发症，如骨盆骨折合并大出血、尿道损伤、膀胱损伤、直肠损伤及并存的其他损伤，这些并发症常致患者死亡或发生严重后果。即使在良好条件下，有时也能做到早期活动。对骨盆的生物力学有更多了解，改进固定方法，缩短卧床时间，早期功能锻炼，应该成为今后骨盆骨折的研究方向。

六、健康教育

1. 将患者安置于木板床上，平卧，减少不必要的搬动与检查，防止骨折移位而使骨折端更多地刺伤软组织、血管、神经等引起大出血和剧烈疼痛。

2. 应首先抢救休克及对内脏损伤进行手术治疗，而骨盆损伤待休克症状解除后再行处理。

3. 调节饮食，加强营养，保持大便通畅。

4. 对于长期卧床的患者，应做好皮肤护理，防止压疮发生。

5. 单纯骨盆骨折的患者，骨折无移位者，一般只需卧床 2～3 周即可持拐杖下床活动。

6. 加强心理康复治疗，需长期卧床的患者，生活不能自理，易产生悲观失望情绪，医护人员应给予安慰及鼓励，消除悲观等不良情绪，积极配合治疗。

7. 血管损伤，出血性休克

（1）密切动态观察血压、脉搏变化，要定时复查血红蛋白，及时发现大出血，早期处理。

（2）迅速建立静脉通路，快速输入平衡盐溶液等，并立即合血、输血等。

（3）备好各种抢救物品及药物。做好手术的准备工作。

8. 腹膜后血肿

（1）动态观察血压、脉搏及临床表现。

（2）随时观察腹部肿块大小，注意有无扩大，有无腹膜刺激症状。

（3）腹胀严重行肛管排气，轻度按摩腹部以协助排气。

（4）必要时禁食，留置胃管行胃肠减压。

9. 泌尿系统损伤

（1）观察排尿情况，注意有无排尿困难、血尿或尿道口流血。

（2）膀胱胀满，耻骨上、会阴部及下腹部压痛等均应给予留置尿管，定期开放。

（3）观察下腹部及腹股沟、会阴部皮下有无肿胀，及时发现膀胱破裂，及时处理。

10. 直肠损伤

（1）观察肛门，注意有无血液流出。

（2）了解患者有无直肠刺激症状，必要时做肛门指诊。

（3）做好随时手术的准备工作。

11. 神经损伤

注意观察有无神经感觉障碍和运动障碍，如足下垂等。

12. 对于牵引患者

应按牵引常规康复治疗，防止长期卧床引起的肺部、泌尿系统及压疮三大并发症。如有肌力减弱和足下垂等情况出现，应指导患者做抗阻力肌肉锻炼，踝关节应用软枕衬垫支撑，保持踝关节功能位，防止跟腱挛缩、踝跖屈畸形。

13. 卧床期间，可在床上做上肢伸展运动、下肢的肌肉等长收缩和足踝活动。

14. 1～2 周可进行半卧位及坐位练习，同时可做双下肢、髋关节、膝关节的伸屈运动。

15. 骨盆环完整的骨折患者，3～4 周可下床缓慢行走，4 周后就可练习正常行走及下蹲。骨盆环完整受影响的骨折患者，6～8 周拔除牵引，扶拐行走，12 周后逐渐弃拐负重行走。

16. 帮助患者及家属了解疾病的有关知识，介绍有关治疗、护理和康复的方法和意义，以积极配合治疗。

17. 因治疗周期长，患者情绪波动大，应在整个治疗进程中根据患者的心态，用美好的语言，切实的医疗护理知识，友善的态度，对患者进行精神上安慰、支持、疏导等。

18. 辅导患者逐步地按计划进行康复并指导患者提高自我护理、自我照顾的能力。

（崔伟）

第三节　脊髓损伤

脊髓损伤为脊柱骨折或脱位的严重并发症。随着交通事故逐渐增加，脊髓损伤者日渐增多。因此，对脊髓损伤的急救显得更为重要。

脊髓损伤常由脊柱的震荡、压缩致椎体后部的畸形或附件碎片压迫、挫裂、穿刺或切割而引起。损伤的结构各有不同，损伤的程度轻重不一。按照不同的损伤结构，可有损伤节段以下的躯干和肢体的感觉、运动、反射和交感神经的功能障碍。胸段或腰段脊髓损伤者可有躯干和下肢的神经功能障碍，称为截瘫；颈段脊髓损伤者则引起上下肢和躯干的神经功能障碍，称为四肢瘫痪；圆锥体或马尾损伤，则仅有会阴部的感觉障碍和大小便失禁。

一、病因和分类

脊髓损伤有开放性与闭合性之分。开放性脊髓损伤多由战时火器外伤所致；闭合性脊髓损伤多见于高处坠下、重物压砸、翻车撞车等工矿、交通事故或地震灾害。其是脊椎骨折脱位的严重并发症。

（一）根据其功能障碍程度分类

此分类分为暂时性、不完全性和完全性 3 种。

（二）根据脊髓损伤平面的高低分类

此分类分为高位与低位两种。损伤在颈膨大或其以上者，则出现高位截瘫；损伤在颈膨大以下者，不论损伤平面在上胸段或腰段，则仅出现下肢瘫痪，称低位截瘫。高位截瘫上肢和下肢均瘫痪。

（三）根据其由轻到重的程度和临床表现分类

1. 脊髓震荡

脊髓震荡是指脊髓的功能性损害，无器质性改变。脊髓实质在电镜下无明显改变或有少许渗出甚至点状出血。损伤后早期表现为完全或不完全截瘫，24 小时内开始恢复且在 3~6 周可完全恢复，不留后遗症。其早期表现与脊髓实质损伤相似，均称为弛缓性瘫痪，两者的鉴别点为：脊髓震荡导致的瘫痪为不完全性，在数小时内可逐渐恢复；若损伤后经过一段时间，感觉和运动完全消失，则可能为脊髓实质损伤或脊髓完全断裂。如疑有脊髓断裂，可在 24 小时后做阴茎反射及肛门反射试验，其中之一恢复者，提示为不完全损伤。

2. 脊髓受压

脊柱骨折或脱位合并脊髓损伤的部分患者，其脊髓在受到挫裂伤的同时，还可被碎骨片、脱出的椎间盘组织、血肿、椎体或椎板及紧张的硬膜所压迫。这些压迫因素都存在于脊髓之外，故称之为外在的压迫因素。若脊髓内部发生出血坏死，或因伤后水肿，脊髓增援，使软脊膜内压力增高，软脊膜紧张，为内在的压迫因素。外在和内在的压迫因素，均可导致受损伤的脊髓组织进一步缺血、缺氧，最后使残余的神经组织进一步坏死、液化，导致瘢痕组织的形成。

3. 脊髓挫裂伤

脊髓挫裂伤可分为完全和不完全挫裂伤，一般是由于脊柱骨折或脱位所致。若系钝性损伤，则损伤范围较广泛，所引起的截瘫也较严重。挫裂伤可导致硬膜、脊髓和脊髓血管发生病理改变。病变的轻重与暴力的大小有直接关系，暴力强大者可导致局部脊髓完全被挫裂，上下相邻数节的脊髓组织也可能因牵拉、水肿、压迫或血运障碍而受到不同程度的损伤。根据脊髓内部损伤的部位不同，可将脊髓不全挫裂伤分为以下几种情况：

1）脊髓前角损伤综合征：前角损伤是因前角内出血或空洞形成所致，可为单侧或双侧，可累及多个节段。临床表现为受累肌群呈弛缓性瘫痪。

2）脊髓前部损伤综合征：脊髓前部损伤多累及脊髓侧角、前角、侧束和前束，甚至可损伤部分后束。临床表现为损伤平面以下痛觉、温度觉、运动、大小便功能、血管舒缩功能部分或完全丧失，但后束功能大部分或全部正常。

3）脊髓半横贯损伤综合征：多发生于颈段脊髓或上段胸段脊髓。临床表现为损伤侧平面以下神经元瘫痪及各种感觉丧失，对侧痛、温度觉丧失。

4）脊髓中央损伤综合征：脊髓灰质血供丰富，对损伤敏感，因而脊髓挫伤后易发生中央出血性坏死，临床常见于颈段脊髓损伤，其特点为上肢瘫痪较重，而下肢瘫痪较轻。

4. 马尾神经损伤

第2腰椎以下的脊柱骨折或脱位，可损伤马尾神经，脊髓损伤较少见。部分或全部马尾神经可被挫伤、撕裂、撕脱或横断，硬脊膜也常同时受损。表现为损伤平面以下的感觉、运动和反射均消失，大小便及性功能也可能障碍。不全损伤患者可合并持久的神经痛。若为半侧损伤，则损伤侧运动和感觉功能多同时丧失。

各种较重的脊髓损伤后，均可立即发生损伤平面以下弛缓性瘫痪，这是失去高级中枢控制的一种现象，为脊髓休克。2～4周后，发生损伤平面以下程度不同的痉挛性瘫痪。脊髓休克与脊髓震荡是完全不同的两个概念。

二、诊断

患者常有部分遭受外力或高处跌坠史。

（一）脊髓震荡

脊髓震荡与颅脑损伤中的脑震荡相似，也是各类脊髓损伤时都可能有的早期症状。

表现为损伤平面以下脊髓功能，包括运动、感觉和反射等完全消失伴有大小便潴留，数小时或数日后即可恢复正常。如脊髓实质性损伤，持续时间则较长，一般 3~4 周。

（二）脊髓损伤程度

在脊髓损伤度过无反射期后，则转入反射增强期，出现肌张力增高，反射亢进和锥体束征阳性，此时才出现典型的脊髓损伤的临床表现。脊髓损伤可分为完全性和部分性损伤两种：

1. 完全性损伤

完全性损伤呈脊髓横断综合征，损伤平面以下的运动、感觉功能完全丧失，永不恢复。伤后早期出现肛门反射（刺激会阴部出现肛门括约肌收缩）及阴茎反射（刺激阴茎头引起阴茎球海绵体肌收缩）和跖伸反射，可作为脊髓完全性横断的依据。

2. 部分性损伤

部分性损伤按脊髓横断面损伤的部位不同有：

1）脊髓半横断综合征：常出现在锐器直接刺伤某一侧的一半脊髓所致。表现伤后出现同侧运动和深感觉障碍，对侧痛觉和温度觉障碍。

2）脊髓中央损伤综合征：表现为痛觉和温度觉消失而触觉保存的浅感觉分离，如发生在颈段脊髓，出现四肢瘫，以上肢为重，下肢较轻，伴括约肌功能障碍。

3）脊髓前部损伤综合征：表现为损伤平面以下完全性瘫痪及浅感觉（痛温觉）迟钝或消失，但因后索完整，故深感觉尚保存。有括约肌障碍。

4）脊髓后部损伤综合征：以深感觉障碍为主，痛觉、温度觉仍存在。

5）脊髓内出血：产生节段性症状，受伤节段分布区痛温觉消失、触觉基本正常的分离性感觉障碍。肌肉呈下运动神经元瘫痪，与脊髓空洞症的神经损害症状相似。

（三）脊髓压迫

早期常由碎骨片、移位椎体、异物、椎间盘突出、硬脑膜外血肿和硬脑膜下血肿等引起，晚期可由硬脊膜增厚、慢性血肿等所致。脊髓各节段受压损伤的症状亦有所不同。

（四）脊髓各节段损伤的特点

1. 颈段和上胸段损伤

1）高颈段（$C_{1~4}$）损伤：部分病例也可能合并脑干损伤。$C_{1~2}$ 段损伤患者可立即死亡。$C_{2~4}$ 段因有膈神经中枢，无论直接挫伤或下部挫伤，水肿向上扩延，可使膈肌和其他呼吸肌瘫痪，患者呼吸困难，但也很快致命。损伤水平以下四肢瘫均为痉挛性瘫痪。括约肌功能和性功能也完全丧失。感觉障碍方面，由于三叉神经脊髓束损伤，面部感觉丧失，而口唇和其周围、鼻尖、鼻翼的感觉保留（此部感觉纤维终于延髓下端的三叉神经脊束核，故不受损），呈"洋葱皮型"感觉障碍（Dejerine 型脊髓损伤综合征）。此外，自主神经功能障碍明显，由于排汗和血管运动功能障碍而出现高热 Guttmann 征（鼻腔因黏膜血管扩张、水肿而出现鼻塞），由丘脑下部下降至睫状脊髓中枢（C_8 ~ 胸外侧角）的自主神经纤维受损，出现单侧或双侧的 Horner 征。

2）颈膨大（C_5 ~ T_1）损伤：此部损伤可引起肋间神经麻痹，严重地影响呼吸，四肢瘫痪。两上肢表现为弛缓性瘫痪，两下肢呈痉挛性瘫痪。损伤平面以下感觉消失。如

C_{5-7}节尚未受损时，上肢运动功能仍有部分保存，肘关节能屈曲，此时应争取手术，可能挽回$1\sim2$个神经根，使四肢瘫痪在某种程度上转化为截瘫。括约肌功能和自主神经功能障碍与高颈段脊髓损伤相同。

所有颈髓损伤的患者，在度过脊髓休克期后可出现集合（或总体）反射，表现为刺激下肢时立即出现肌肉痉挛，即引起膝和髋关节屈曲，踝部跖屈，两下肢内收，腹肌强力收缩，反射性排尿（或伴直肠排空），阴茎勃起甚至射精，并有出汗立毛反射。一般在损伤后$7\sim8$周可建立反射性膀胱。

2. 胸中下段（T_{3-12}）损伤

除有下肢截瘫及损伤平面以下感觉消失外，可因肋间神经部分麻痹致呼吸功能不全。脊髓休克期度过后可有集合反射，并出现反射性膀胱、阴茎勃起及射精等症状。T_6节段以上（包括颈段脊髓）的损伤，在脊髓休克期中可出现交感神经阻滞综合征，表现为血管张力丧失、血压下降、脉搏徐缓、体温随外界的温度而变化，并可呈嗜睡状态。在晚期也可出现自主神经反射过度综合征，表现为严重头痛、头晕、心悸、恶心，偶有呼吸困难。

3. 腰膨大（$L_2\sim d_2$）损伤

第10胸椎与第1腰椎髓节相对应，此部以下损伤的特征为下肢呈弛缓性瘫痪，提睾、膝腱反射均可消失，腹壁反射存在，而跟腱反射保留甚至可能增强并出现踝阵挛。此部损伤时须注意腰神经有无损伤，保留腰神经就可以保留髋和膝关节的运动，有利于患者站立及步行。

4. 脊髓圆锥（d_{3-5}）及马尾损伤

正常人脊髓终止于第1腰椎体的下缘，因此，第1腰椎骨折可发生脊髓圆锥损伤。脊髓圆锥内有脊髓排尿中枢，损伤后不能建立反射性膀胱，只能形成自律性膀胱，出现大小便失禁，并有阳痿、直肠括约肌松弛及臀肌萎缩，会阴部皮肤鞍状感觉缺失。膝腱和跟腱反射存在，肛门和阴茎反射消失。如果损伤仅在圆锥部可无肢体瘫痪。第2腰椎以下的椎骨骨折及脱位，仅能损伤马尾神经，且多为不完全性损伤。表现为平面以下下肢弛缓性瘫痪，腱反射消失，感觉障碍不规则，括约肌和性功能障碍明显，没有病理性锥体束征。

三、脊髓损伤的检查方法

（一）全身检查

要注意有无其他脏器复合伤存在。做任何检查及搬动患者时，注意勿加重脊髓损伤。

（二）局部检查

清醒患者在脊髓损伤的局部有压痛、肿胀、畸形及棘突分离等现象。

（三）神经系统检查

脊髓损伤患者的神经系统检查所见一般与相应部位的脊髓肿瘤相同，只在病理改变及其临床经过有不同而已。

（四）X 线检查

骨 X 线摄片检查可以判断脊柱损伤的部位、类型、程度、移位方向以及有无骨片刺入椎管等，可根据 X 线片估计脊髓损伤平面及其程度。骨 X 线检查需拍摄标准前后位、侧位和双斜位片，尤其是颈椎损伤。若结合临床神经系统检查结果，可以进一步判断脊髓和神经损伤的程度和平面。

损伤时的骨折或脱位的移位情况，有时不一定在 X 线片中正确显示，因为外力作用消失之后，移位的骨折端有时可自行复位，"所谓瞬间脱位"，同样引起神经损伤。此外，也可因患者在被搬运过程中出现骨折端的移位增加或部分获得纠正，甚至完全复位。如颈椎高位瞬间脱位，引起严重的脊髓损伤，但在 X 线片中却不存在骨折或脱位，反之有的在侧位像上显示明显椎体移位，可能没有脊髓神经完全横断症状，只表现为部分损伤。这种情况多发生在下腰部，由于该部位椎管直径较大，相对马尾神经较细，神经不易被压迫。因此 X 线检查必须与临床检查相结合，才能做出正确的诊断。

（五）CT 检查

CT 检查可以了解骨折部位、移位情况以及椎间盘、黄韧带对硬膜、脊髓及神经根的压迫情况，对治疗方案的选择也有一定的参考价值。

（六）MRI 检查

MRI 能较好地显示椎管内及神经根内软组织的成像。能通过冠状面和矢状面的成像，并根据硬脊膜外或神经根周围脂肪的减少、消失等差异来判断硬脊膜或神经根是否受压，尤其对椎管侧隐窝狭窄，较 CT 成像更清晰。MRI 的优势在于显示椎管内病变分辨力强。对神经根、硬脊膜压迫程度，对椎间盘突出物的形成和它对后纵韧带骨化类型以及椎管狭窄程度和脊髓是否受到压迫，都比 CT 检查显示得完整。在观察脊髓和椎管损伤以及确定其部位和脊髓损伤的性质是水肿、血肿、压迫或萎缩等方面也优于 CT。

（七）电生理检查

最主要的目的是确定截瘫程度。完全性脊髓损伤时 SEP 无 EP 波形出现，不完全损伤时，则可出现 EP，但波幅降低及（或）潜伏期延长，其中尤以波幅降低意义更大。

（八）腰椎穿刺及压迫颈静脉试验

观察椎管是否阻塞，脑脊液是否含血等，对进一步诊断处理有帮助。但必须注意患者体位，防止加重骨折脱位造成的症状。

四、鉴别诊断

（一）脊椎结核

脊椎结核可引起截瘫，但无明显外伤史，病程进展缓慢，可见椎体破坏，椎间隙变窄，且有椎旁脓肿，并伴有低烧、消瘦、血沉增快等临床表现。

（二）脊椎肿瘤

脊椎肿瘤可引起截瘫，无外伤史，病程缓慢，椎体有破坏，但椎间隙一般不变窄，无椎旁脓肿，伴有恶病质表现。

（三）颈椎病

颈椎病可引起截瘫，多见于中老年人，无明显外伤史，椎体前后缘及小关节均有增生，钩椎关节变尖，椎间隙可变窄等。

五、治疗

（一）正确的急救与运送

必须采用防止脊柱脊髓损伤加重的搬运方法和器具，最好快速直达有相应救治条件的医院。瘫痪发生率的高低与有无急救训练及运送工具有显著关系，故应加强宣传教育，提高全民急救防瘫的意识和能力。

（二）早期治疗

脊髓损伤发生后，局部将出现由出血→水肿→细胞变性→脊髓坏死的一系列进行性的病理变化，只有在脊髓发生坏死之前进行有效治疗，才能对保存脊髓结构的完整和促进功能的恢复发挥作用。脊髓损伤后 6～10 小时是治疗的黄金时期，如伤后入院已超过 24 小时，也应积极创造条件尽早手术。

（三）手术治疗

手术处理包括脊柱骨折处的减压、不稳定性骨折的内固定以及应用大网膜脊髓血运重建等。

1. 手术指征

①符合脊柱骨折的手术指征者，如损及中柱或后柱的不稳定性骨折，以及脊柱骨折脱位；②不完全性脊髓损伤，或脊髓恢复过程突然中止，需做脊髓探查者；③影像学证实有椎间盘突出、椎体或椎板突入椎管压迫脊髓者。对完全截瘫及患者条件甚差以及局部有感染者，不宜手术或宜慎重考虑。

2. 手术入路

常选用后路减压探查并同时经椎弓根行复位固定；亦有人提倡用经前路切除后凸的椎体，同时植骨融合，并行椎体钢板固定；亦可对胸腰椎骨折经侧前方切除部分椎板及椎弓根，并行环形或半环形减压。手术入路应根据病情及部位而定，颈椎椎体爆裂骨折或骨折脱位，可经前路椎间盘及椎体切除，植骨融合。

3. 脊髓探查

软膜对脊髓有较大约束力，脊髓肿胀出血时，需切开软膜才能使脊髓得到减压。有肿胀感或囊肿感者，可切开硬膜，并经后中线切开软膜减压；有囊肿或血肿表现者，可在后中线避开血管，以利刀刃沿后中线切开脊髓，引流出血液及坏死组织，利于改善局部血液循环，保护白质不受损伤。

（四）药物治疗

药物治疗脊髓损伤的作用在于停止或逆转损伤后病理生理改变，包括防止神经组织进一步破坏，减轻病变周围的水肿和炎症，抑制胶质屏障形成和胶原瘢痕组织，刺激纤维再生并穿过病变部位，构成完整的突触，以恢复正常的功能。实验证明，一些药物对脊髓损伤有明显的治疗作用。

1. 脱水剂

各种急性脊髓损害中，组织的水肿反应是一种重要的病理改变，由于软脊膜的包裹，使脊髓组织受压而发生坏死，易导致不可恢复的瘫痪，故积极处理病变组织的水肿，有相当重要的作用。由于有些患者因条件限制不能立即手术，因此选用较强的脱水剂，如尿素、甘露醇、甘油等，可减轻脊髓水肿，达到一定治疗效果，但脱水剂使用时间不宜过长，否则有引起低血钾和肌无力症等潜在危险。在治疗时要密切观察肾功能情况。此外，脱水剂仅能减轻脊髓病变的水肿，但不能阻止缺血或出血和防止瘫痪进展。

2. 肾上腺皮质激素

地塞米松 5~10mg 或氢化可的松 100mg，静脉滴注。脱水药和肾上腺皮质激素一般使用 1 周左右。此外，甲泼尼龙可增加脊髓血流量，减少脊髓类脂质过氧化和组织变性，促进脊髓冲动的产生。Mean 报告脊髓损伤后 1 小时使用大剂量甲泼尼龙可保持脊髓微血管灌注，明显增强脊髓伤后功能的恢复。

3. 甲状腺素

文献报道，在动物和患者脊髓损伤后均有甲状腺功能受抑制。国外有人用实验证明，甲状腺素能促进脊髓损伤的功能恢复。机理推测可能是增加了脊髓的血流。

4. 纳洛酮

脊髓损伤后可释出内啡肽使自动调节丧失，从而引起局部血流降低，纳洛酮可阻断内啡肽的这种病理生理反应，增加局部血流，减轻脊髓损伤。实验证明纳洛酮对脊髓损伤早期（伤后 1 小时）和后期（伤后 4 小时）均有治疗作用，功能恢复比对照组明显。

5. α-甲基酪氨酸

研究认为，脊髓伤后去甲肾上腺素含量增加，是灰质出血坏死的直接因素。α-甲基酪氨酸是去甲肾上腺素的抑制剂，可减少病变处去甲肾上腺素的堆积。在损伤后 15 分钟给药，可防止出血性坏死。

6. 胰蛋白酶

机理可能与胰蛋白酶有助于脊髓神经再生抗炎和减少胶原、结缔组织瘢痕有关。苏联学者用胰蛋白酶和弹性蛋白酶的实验观察，同对照组比较，显示出酶治疗的效果，且以两种酶合用者为著。

7. 可乐定

可乐定是一种 α_2 受体激动剂，对中枢神经系统的 α_2 受体有高度选择性，并能影响在脊髓回路中相互密切联系的 5-羟色胺能及多巴胺能神经元，故被试用于脊髓损伤而取得显著效果。有人报告脊髓损伤（胸段）后用可乐定处理者，原已消失的皮质感觉 EP 均重新出现，肢体的感觉运动及自主神经功能均完全恢复，即使伤后数周才用药也一样出现功能恢复，但以伤后立即进行治疗效果为好。

8. 二甲亚砜

二甲亚砜（DMSO）是一种特殊的化学药品，兼有脂溶性和水溶性，易透过血脑屏障，许多实验显示 DMSO 以脊髓损伤的疗效较肾上腺素为高，恢复运动功能更为迅速。机制相当复杂，归纳起来有稳定溶酶体膜，保护细胞膜和神经组织的作用，增加中枢神经系统的血流，可能同抑制血小板聚集，防止产生血栓及阻塞血管有关。此外还可增加组织的氧代谢、利尿以减轻或消除水肿，包括消除脊髓水肿，抗炎和抑菌作用。

9. 其他

文献报道氨茶碱、α-甲基多巴、6-羟基多巴胺、双硫醒、异丙肾上腺素、胍乙啶及溴苄胺等均有减轻脊髓病变的作用。

（五）高压氧治疗

高压氧可提高脊髓损伤段的氧张力及弥散率，改善其缺氧，从而保存脊髓白质神经纤维，免于退变坏死而使截瘫恢复。

对完全性脊髓损伤与较重不完全性脊髓损伤患者，只要全身情况许可，应于伤后6~8小时进行，每次高压氧治疗用2个大气压，2小时治疗，每日2~3次，两次间隔6个小时，共进行1~3日。

（六）预防和治疗并发症

除上颈段脊髓损伤可致患者很快死亡外，脊髓损伤后呼吸肌麻痹，呼吸道及泌尿系感染、压疮等，都是截瘫早期的常见并发症和死亡的主要原因。因长期截瘫导致的心肺肾功能不全、慢性消耗营养不良等则是截瘫后期的主要死因。从受伤发生截瘫的急救运送之时起，直至其恢复期中，都应积极预防及治疗并发症，尤其强调预防重于治疗的积极作用，才能使患者顺利康复。

（七）康复

功能锻炼可促进全身气血流通，加强新陈代谢，提高机体抵抗力，防止肺部感染、压疮和尿路感染等并发症。早期功能锻炼，应在保护脊柱稳定性的同时，鼓励患者对未受累的肌肉和肢体进行主动锻炼，以防止肌肉萎缩，并可为功能重建打下基础。患者应在医护人员的指导下每日定时锻炼，主动锻炼，重点是颈部、上肢和腰脊部的锻炼。也可以借助器械进行锻炼，如扩胸器和握力器等，以增强上肢肌肉和胸大肌的肌力。对瘫痪的下肢，亦应在医护人员的指导下进行被动活动，防止肌肉萎缩和关节僵直。活动由足趾开始，循序锻炼踝、膝、髋关节的屈伸运动，预防爪形趾及足下垂的发生。3个月后可练习抓住床上支架坐起，或坐轮椅活动，然后练习站立位所需的平衡动作。站立时，应注意保护膝部，防止摔倒，亦可采用靠墙手推双膝法，或用下肢支架保护，在双杠扶手中学习站立。站稳后，再练习前进和后退步行动作。最后练习扶双拐行走，达到生活自理，到户外活动的目的。

在整个功能活动期间，可配合针灸、理序和按摩。针灸和理疗可提高瘫痪肌肉的肌力，帮助肢体功能重建。早期按摩可以预防肌肉萎缩和关节僵直。

功能锻炼期间，应根据截瘫的平面和功能恢复情况，做好职业训练，如写字和画图等，使患者学会技术和专业知识，以增强战胜疾患的信心。

六、健康教育

1. 截瘫患者由于突然失去了独立生活的能力，对个人生活、婚姻、工作、前途等会有许多顾虑，表现为抑郁、愤怒、内疚。针对患者的心理情况应做好精神护理，给予安慰与鼓励，帮助患者树立战胜疾病的信心，积极配合治疗。

2. 脊髓损伤平面以下截瘫，痛觉失去，可在椎体骨折部位仍有疼痛感觉存在。为此，必须保持局部的稳定，方可止痛。翻身时勿扭转躯干，搬运颈椎骨折的患者，应注意保持颈椎的生理曲度，颈椎双侧可置沙袋固定，防止头部转动。

3. 反复多次地由远端至近端地测定感觉平面，并做好记录，可明确病情变化和治疗的效果。若感觉平面逐渐上升，应考虑椎管内出血、血肿压迫，应及时手术探查。同时也要检查肢体的活动范围，不能自主活动的部位应给予按摩及被动活动，能自主活动的部分，必须指导功能活动，防止关节畸形。

4. 截瘫患者易发生呼吸道梗阻及感染，也是截瘫患者早期死亡的主要原因，因此，应鼓励、帮助患者排出呼吸道的分泌物，如拍打胸背部，定时翻身、体位引流，通过运动促进肺部的血液循环，帮助痰液排出。痰液不易排出时，可给予超声雾化吸入，如用糜蛋白酶、庆大霉素等药，使痰液稀释、松动易于咳出。高位截瘫患者出现呼吸困难时可行气管插管并用呼吸机辅助呼吸，而气管切开对改善呼吸困难无多大意义。此外，应适当应用抗生素，防治肺部感染。

5. 瘫痪患者泌尿系统可出现多见的三种并发症：感染、结石、尿失禁。护理应注意以下几点：

1）尿潴留应留置导尿，操作注意无菌，引流瓶每日更换，尿管每周更换。

2）为防残留尿引起感染、结石，应用呋喃西林液（1:6 000）或生理盐水冲洗膀胱，鼓励患者多饮水，每日在 1 500mL 以上为宜，以便冲出尿中沉渣，预防结石。

3）保持尿道口清洁，每日用新洁尔灭棉球擦洗尿道口 2 次。

4）伤后 6 周可以训练排尿功能，管道夹闭定时开放，每次放尿后用双手挤压耻骨联合上端以排出残余尿。一旦反射性膀胱建立，可拔除尿管。

6. 患者体温常高达 40℃，要注意以下几点：调节室温、保持通风；鼓励患者多饮水；物理降温，可采用冷敷、擦浴等方法。

7. 截瘫患者皮肤失去感觉，自主神经功能紊乱，局部缺血，容易发生压疮，好发部位为骨突起处。间歇性解除压迫是有效预防压疮的关键，在早期应每 2～3 小时翻身一次，分别采用仰卧、左右侧卧，有条件的可使用特制翻身床、小床垫、明胶床垫、分区域充气床垫、波纹气垫等。特别要注意保护骨突部位，可使用气垫或棉圈等，使骨突部位悬空，每次翻身对受压的骨突部位进行按摩。压疮的早期征象是受压皮肤呈暗红色，弹性降低，继而出现水泡。此时，如能加强护理，使局部不再受压，将水泡抽空，保持皮肤干燥，并在周围轻轻按摩，可望恢复。对面积较大，组织坏死较深的压疮，则应按外科原则处理创面。

8. 患者的饮食及消化道护理

1）截瘫患者消化功能紊乱，多有食欲缺乏和便秘。伤后一周内为避免腹胀可适当限制食量，用输液等方式补充营养。2～3 周病情稳定后，消化功能逐步恢复，应给高热量、高蛋白、高脂肪、高维生素饮食，多食新鲜水果。及时了解患者进餐及消化的情况。

2）鼓励患者自行排便，便秘者按医嘱服用液状石蜡等润肠缓泻药物，必要时用灌肠或手法清除粪块。

3）如有肠管胀气，可行腹部按摩、胃肠减压、肛管排气或灌肠等。

9. 肢体护理

1）早期被动活动关节，防止萎缩，按摩肌肉，每日 4 次，每次按摩要有顺序，捏起要有力，同时要注意手法。

2）急性期 2 个月后，视病情让患者由轻到重，由坐到起，由近到远，循序渐进地进行功能锻炼，疗效比较好。

10. 不断向患者和家属宣传医学知识，介绍有关治疗、护理和康复的方法和意义，以取得配合。

11. 截瘫患者的病程长，甚至伴随人的一生，遗留形态、能力、社会适应力等方面的缺陷或下降。

12. 患者出院时必须确认患者的自理能力，便于在回归家庭、回归社会前，作相适应的康复指导。

13. 继续功能锻炼，使残存的功能得以最大限度的发挥，培养日常生活动作的自我能力，预防并发症的发生。

14. 定期返院检查，以获得功能康复、心理康复、社会能力恢复的指导。

（尹洁）

第十章　扭挫伤

第一节　肩部扭挫伤

肩部筋肉受到外力的打击或扭捩而受伤，称之为肩部扭挫伤，以肩部上方或外侧损伤为多。

一、病因和病理

外力直接打击肩部或肩部碰撞硬物，多伤及肩的上方及外侧的皮肉；肩部受到过度牵拉，常可导致周围肌肉、肌腱、关节囊等组织的扭伤甚或部分撕裂。

二、诊断

有明显外伤史。伤后肩部疼痛、肿胀、压痛，肩关节活动受限，其受限多为暂时性。如肩部肿痛范围较大者，要查出肿痛的中心点，根据压病最敏感的部位，判定受伤的准确位置。

冈上肌腱断裂时，冈上肌肌力消失，无力外展上臂。如果帮助患肢外展至60°以上后，就能自动抬举上臂。

应注意除外肱骨外科颈嵌入性骨折、肱骨大结节撕脱性骨折，注意与肩关节脱位及肩锁关节脱位相鉴别。如外伤暴力不大，但引起严重肿痛者，应排除骨囊肿、骨结核等病变。必要时拍摄 X 线片，可进一步明确诊断。

三、治疗

（一）推拿疗法

1. 揉搓弹拿

在颈项、背部施用揉、搓等手法，以缓解肌肉的痉挛，通利筋络。如肩胛骨周围肌肉有疼痛，可用弹拨、捏拿手法解痉舒筋。

2. 屈伸旋转

患者取坐位，术者一手置于患者肩部，进行揉按，另一手握住其肘部，将肩关节按一定的顺序徐徐活动，幅度由小至大，肩关节的各种运动方式均应活动到。

（二）固定治疗

患侧上肢屈肘90°，掌心向胸，以三角巾悬挂于胸前1～2周。

（三）药物治疗

1. 内服药

1）损伤初期：治宜行气活血，用桃红四物汤加减。

2）损伤后期：治宜温经通络，补益气血，用独活寄生汤加减。

2. 外用药

1）初期：用跌打万花油、正骨水等外擦，亦可用消瘀止痛膏敷局部。

2）后期：以上肢熏洗方做局部熏洗。

（四）功能锻炼

目的在于恢复肩部肌肉的力量及韧带、肌腱、关节囊等组织的弹性，改善和恢复肩关节的功能。练功以主动活动为主，被动活动为辅。肩部运动包括外展、内收、前屈、后伸、内旋、外旋及环旋等各个方向，可反复进行，每次3～5分钟。

（李岩）

第二节　肘部扭挫伤

肘关节扭挫伤是常见的肘部闭合性损伤，凡使肘关节发生超过正常活动范围的运动，均可导致肘部筋的损伤。

肘关节是复合关节，由肱尺关节、肱桡关节、桡尺近侧关节组成，有共同的关节囊包绕。肘关节的关节囊前后壁薄而松弛，尤以后壁为甚。两侧壁增厚并有桡侧副韧带和尺侧副韧带加强，桡骨头有桡骨环状韧带包绕。肘关节前后的肌肉相当强大，屈伸运动有力，屈伸运动范围约为140°，屈曲时主要受到上臂和前臂的限制，伸直时主要受关节前部的关节囊和肌肉的限制。肘关节做旋转运动时，桡尺近侧关节必须与桡尺远侧关节联动，旋前和旋后运动的范围为140°～150°。由于肘关节活动较多，所以扭挫伤的机会亦多见。

一、病因和病理

多因跌挫、扭转等外力引起。如跌仆滑倒、手掌撑地时，肘关节处于过度外展、伸直或半屈位，均可致肘关节扭挫伤。由于关节的稳定性主要依靠关节囊和韧带的约束，而侧副韧带又有防止肘关节侧移的作用，所以肘关节扭挫伤常可损伤侧副韧带、环状韧带、关节囊和肌腱，造成肘关节尺、桡侧副韧带，关节囊及肘部肌肉和筋膜的撕裂。

二、诊断

1. 有明显的外伤史。

2. 活动受限。

3. 重者关节伤侧肿痛明显，皮下瘀斑。

4. 肘关节正、侧位 X 线摄片，以排除撕脱性骨折等。

三、鉴别诊断

（一）网球肘

有职业劳损史，病变局限于肱骨外上髁处，不涉及肱尺关节，伸肌腱牵拉试验（Mill）征阳性。

（二）肘关节脱位自行复位

肘关节脱位自行复位者，只有肘部明显广泛性肿胀，而无脱位征，易误诊为单纯肘部扭挫伤，如仔细询问患者伤后有无肘部畸形，不难鉴别。

四、治疗

（一）手法治疗

适用于中后期的治疗，手法宜轻柔，切忌粗暴。

在触摸到肘部压痛后，以两手掌环握肘部，轻柔按压数次，再以患侧为中心，术者用大拇指顺侧副韧带行走方向理顺筋络。为防止关节囊反折于关节间隙，可将肘关节在牵引下被动屈伸活动数次，以纠正细微的关节错缝，同时能逸出脱嵌入关节间隙内的软组织。

（二）固定治疗

早期可在肘关节屈曲 90°位以三角巾悬吊，或采用屈肘石膏托外固定 1～2 周。

（三）药物治疗

1. 内服药

根据损伤轻重不同，选用活血化瘀，消肿止痛之药，如桃红四物汤加减。

2. 外用药

早期外敷消肿止痛膏，后期用中药熏洗。

（四）功能锻炼

早期不宜行强力的主动或被动的肘部活动，中、后期应行肘关节的屈伸活动。

（五）手术治疗

肘关节侧副韧带的损伤多见于尺侧副韧带的损伤，当尺侧副韧带完全断裂时，两断端之间存在裂隙，被动活动时肘外翻畸形明显，有时可见异常的侧向运动，甚至有小片撕脱骨折，此种情况宜采用手术治疗。如不行手术，必将形成瘢痕以维持肘关节侧向稳定性，常常会减慢肘关节功能恢复。手术修复侧副韧带取肘关节内侧切口，手术常需切断前臂屈肌抵止点，将屈肌翻开显露尺侧副韧带进行修补或重建。亦有学者主张从内上髁至尺骨结节 1cm 之间劈开肌肉，显露尺侧副韧带进行修补。术后屈肘石膏托固定 2 周后，改用颈腕带悬吊 1～2 周。

（李岩）

第三节 腕部扭挫伤

腕部扭挫伤是指外力作用造成的腕关节部的韧带、筋膜等筋伤。

一、病因

由于跌仆时手掌或手背着地，或用力过猛，迫使腕部过度背伸、掌屈及旋转活动，超出腕关节正常活动范围，引起腕部韧带、筋膜、关节囊的扭伤或撕裂。直接暴力打击可致腕部挫伤。

二、诊断

在扭挫伤腕部相应或相反部位出现肿胀、疼痛，局部有明显的压痛，腕关节功能受限。一般挫伤较扭伤症状要重，常伴有血肿，伤后皮下瘀斑。

腕关节正、侧位 X 线摄片无明显异常改变。

三、鉴别诊断

（一）腕关节盘损伤

疼痛、压痛局限于尺骨头、桡骨尺侧缘，尺骨头常向背侧移位，行腕关节造影检查以明确鉴别。

（二）腕舟骨骨折

疼痛、压痛局限于"鼻烟突"处，肿胀较局限，X 线摄片可以确诊。

（三）桡骨远端骨折

疼痛、压痛局限于桡骨远端，移位者可现畸形、骨擦音、异常活动等典型骨折征，X 线摄片显示桡骨远端骨折征。

四、治疗

（一）手法治疗

损伤早期肿胀压痛不明显者，在腕部先做摩、揉等理筋手法，然后拿捏拇指及第一掌骨，自外向里摇晃 5~7 次。然后拔伸，再屈腕。按上法依次拔伸摇晃 2~5 次。最后再将腕关节背伸，并快速向尺侧屈。术毕再理顺筋络 1 次。

（二）固定制动

扭挫伤早期可用石膏托或夹板固定患腕于功能位 2~3 周，去除固定后用弹力绷带或护腕保护。

（三）药物治疗

初期治宜消瘀止痛，可内服七厘散或新伤一号，外敷活血散或消肿散。后期治宜和营通络，可内服补筋丸或正骨紫金丹，并配合熏洗，熏洗可用上肢损伤洗方或海桐皮汤。

（四）功能锻炼

由手腕部皮下组织结构松弛，伤后肿胀明显，手背皮肤张力增加，牵拉掌指关节及拇指使之过度背伸，有时很难一时将受伤腕部控制在功能位上。后期容易发生掌指关节侧副韧带挛缩，出现掌指关节僵硬，故桡腕关节扭挫伤后应以主动活动为主。如用一宽度适当的木板握于手掌内，以控制拇指及手指的掌指关节，也利于指骨间关节做屈曲位锻炼。或揉转金属球、核桃，以锻炼手腕部屈、伸和桡、尺侧偏斜及环转运动。

（五）其他疗法

1. 理疗

桡腕关节扭挫伤后期可用超声波治疗，以缓解疼痛和肌痉挛，加强局部组织代谢。

2. 局部封闭疗法

泼尼松龙 12.5～25mg 加 1% 普鲁卡因 4～6mL，做压痛点及其周围封闭。

（李岩）

第四节　掌指、指间关节扭挫伤

人类的劳动与运动，均需通过手指的活动来完成。因此，掌指、指间关节的筋伤较为常见，尤以青壮年容易发生。

一、病因和病理

掌指关节与指间关节两侧有副韧带加强，限制以上两关节的侧向活动。当掌指关节屈曲时，侧副韧带紧张，而指间关节的侧副韧带则在手指伸直时紧张、屈曲时松弛。因此手指受到弹击压轧，或间接暴力而过度背伸、掌屈和扭转等均可引起损伤。如各种球类运动员，当手指受到侧向的外力冲击，迫使手指远端向侧面过度弯曲，则可引起关节囊及对侧副韧带的撕裂，使掌指、指间关系发生错缝、脱位或扭挫伤。

二、诊断

1. 受伤后，关节剧烈疼痛，继之迅速肿胀。患指呈现于近伸直位，但不能伸直，手指活动受限。

2. 指间关节侧副韧带损伤时，可在一侧有疼痛，并有侧向活动。

3. X 线摄片有时可见有侧方移位或指骨基底部撕脱骨折。

三、治疗

（一）手法治疗

对无侧方移位及骨折者（X 线片示）。术者左手握住患手，右拇指及食指握住患指末节做正反向牵引，用手法将弯曲的患指伸直，使筋膜舒顺，关节滑利，并同时做轻柔推拿、按摩。

（二）固定治疗

带有撕脱小骨片者，可用铝板、夹板，将患指近侧指间关节尽量屈曲、远侧指间关节过伸位固定4~6周，当骨片愈合时，末节指骨无力背伸的症状即可消失。若伸指肌腱断裂，可行手术缝合。

（三）练功活动

解除固定后即开始锻炼手指屈伸功能，练功前可先做局部的热敷或熏洗，锻炼应循序渐进，以不引起疼痛为限，禁止做被动猛烈的屈伸活动。

（四）药物治疗

1. 内治法

初期宜活血祛瘀，消肿止痛，内服七厘散。后期宜调理气血，养筋通络。可强筋通筋活络，内服补筋丸。

2. 外治法

初期伤指可敷贴消肿止痛药膏或三色药膏。后期用海桐皮汤熏洗。

（五）其他疗法

对陈旧性掌指、指间关节损伤的患者，关节活动受阻，应先行主动锻炼，药物熏洗。以后可行手术治疗，如有骨折片妨碍关节运动，可行切除与韧带修补术。

（李岩）

第五节　髋部扭挫伤

髋部扭挫伤是指髋关节姿势不正受到扭挫损伤，致使髋部周围的肌肉、韧带和关节囊发生撕裂、水肿等现象，而出现一系列症状。

一、病因

间接暴力扭伤多见，直接暴力挫伤少见。青壮年多因摔跤或高处坠下时，髋关节在过度屈曲、伸直、内收或外展的姿势下扭挫，其肌肉、韧带和关节囊或有撕裂、断裂伤，或有嵌顿现象。

二、诊断

多有外伤史或过度运动史或上呼吸道感染史。损伤后患侧髋痛、肿胀、功能障碍。患肢不敢着地负重行走，呈保护性姿态，如跛行、拖拉步态、骨盆倾斜等。查体时髋关节内侧之内收肌处于腹股沟处有明显的压痛和肿胀，髋膝微屈，患肢取外展外旋半屈曲位，骨盆向病侧倾斜，病肢呈假性变长，患髋各方向运动受限并现疼痛加剧，托马斯（Thomas）征阳性。X线检查多无异常表现。

三、鉴别诊断

（一）急性化脓性髋关节炎

局部症状和体征与本病相似，但全身症状较为突出，局部肿胀、压痛明显，体温常超过 39℃，白细胞计数及中性粒细胞显著增高，血沉加快，关节抽出液为脓性或镜下检查出大量的脓细胞。

（二）滑膜性髋关节结核

早期表现为无原因的髋关节疼痛，跛行，慢性起病，病史较长，并表现出结核的全身症状，X 线摄片可见骨质破坏等征。

四、治疗

（一）手法治疗

患者取仰卧位，术者在髋部痛点处做按摩揉拿等理筋活络法，然后一手固定骨盆，一手握膝在屈膝屈髋下边摇转边下压，并外展外旋伸直下肢数次，可使嵌顿的圆韧带或关节囊松解，解除肌肉痉挛，恢复髋活动度。

（二）固定治疗

一般不用严格的固定，但患者应卧床休息，或患肢不负重。对于小儿不愿卧床者，可令坐凳上，屈膝屈髋，脚上踩一个粗圆柱，来回滚动，以活动下肢，有助于症状与功能恢复。

（三）药物治疗

治宜活血祛瘀，消肿止痛，内服桃红四物汤，外贴消肿止痛膏。也可服用芬必得、氯唑沙宗片。后期患者可选用海桐皮汤外洗、热敷，以促进血液流通，解除肌肉挛缩。

（四）封闭治疗

用泼尼松龙 0.5mL 加 1% 普鲁卡因 5～10mL 做局部封闭，有助于病情之恢复。

（李岩）

第六节　股四头肌损伤

股四头肌损伤是指股四头肌遭受直接暴力打击或因扭挫所致的肌纤维的撕裂伤，严重的撕裂伤有时可致肌肉完全断裂，多见于中老年人。

股四头肌覆盖在股骨的前方，分为四部分，由股内侧肌、股外侧肌，股中间肌和股直肌组成。股直肌呈梭形，它起于髂前下棘，而腱的弓状部起于髋臼上缘，是股四头肌群中唯一越过髋关节而具有屈髋功能的肌肉。其他三肌的起点均始于股骨上端，在下部四肢互相融合成一坚强的股四头肌腱，总腱包绕髌骨，向下止于胫骨结节，肌腱的髌以下部分称为髌韧带。

一、病因和病理

任何年龄均可发生，多由于大腿前侧受到强有力的直接暴力打击，如在屈膝摔跌时造成损伤。直接暴力损伤重，组织挫伤重，甚至断裂。也可由于在用力踢球或猛伸小腿时，肌肉突然强力收缩而伤。骤然收缩可致其附着处或肌腱交界处部分撕裂，或完全断裂。股骨干骨折也可使股四头肌撕裂或断裂。股四头肌断裂较为常见，在所有肌肉、肌腱断裂中占第 2 位，其发生部位多在肌腱附着髌骨部分，或在肌肉与肌腱交界处；相反，单独在肌性部分或腱性部分的断裂则很少见。

二、诊断

外伤后，局部突然发生疼痛，甚至肿胀，伤肢的功能活动受限。伸小腿，屈大腿时疼痛加重，久之可使股四头肌无力甚或有萎缩。若发生股直肌断裂时，在股骨上端或髌上缘处可扪到凹陷痕迹。

检查时，伤处可触到凹陷，主动伸膝功能消失。抗阻力伸膝试验阳性，患者仰卧，检查者一手托住腘窝部使膝关节处于半屈曲位，另一手压于踝前方，嘱患者用力伸直膝关节，若伤处疼痛加重或伸膝无力，即为阳性。

X 线检查，鉴别有无髌骨骨折和髂前下棘的撕脱骨折，病程长者可出现血肿机化的改变。

三、鉴别诊断

主要与髌骨骨折相鉴别。股四头肌猛烈收缩或直接暴力常可致髌骨骨折，其主要症状在膝关节，如关节肿胀，功能障碍，髌骨处压痛明显并可有异常活动和骨擦音，关节穿刺常为血性液体，X 线检查可确定诊断。

四、治疗

（一）手法治疗

中后期可适当对伤肢进行理筋手法。患者仰卧床上。术者立于患侧，面向患侧髋关节，近侧手扶髂骨，远侧手握踝上，牵引下肢，并由下外向上内旋转、摇晃 5～6 次。然后改用上臂夹住小腿远端，手扶膝下后方，使其屈髋；同时移动近侧手，四指在外，拇指腹按在股直肌向近端推以顺筋，重点在肌腱处。每次屈髋关节可顺筋 2～3 次，每次治疗可施上法 2～3 次。

（二）药物治疗

1. 内服药

治宜消肿止痛，舒筋通络，方选活血舒筋汤或舒筋丸。

2. 外用药

可用海桐皮汤湿热敷或熏洗。

（三）功能锻炼

早期以适当主动练功为主，以预防股四头肌废用性萎缩，练功方式以主动收缩股四头肌活动为主。

后期做主动伸膝练功。肌肉完全断裂和肌腱附着完全断裂者，术后 3 周加强主动练功，防止股四头肌萎缩。

（四）其他治疗

1. 局部封闭、理疗

可用于损伤后期。

2. 手术疗法

完全断裂或有附着处撕脱分离者，早期可行修复缝合术。晚期修补可利用阔筋膜缝合或行股四头肌延长术。

（石雷）

第七节　股内收肌群损伤

大腿内侧肌肉由浅入深由股薄肌、长收肌、耻骨肌、短收肌和大收肌组成。内收诸肌除耻骨肌系由股神经，大收肌坐骨部受坐骨神经支配外，余均由闭孔神经支配。其功能是使大腿内收。耻骨肌、长收肌、短收肌、大收肌能屈髋及外旋髋，股薄肌并能使小腿屈曲和内旋。过去内收肌损伤，以骑马者常见，又称为，"骑马者扭伤"。因为骑马时骑者股内收肌收缩夹往马鞍，当马跳起落地尤其是在跳沟、跳木栏落地时，马鞍向上撞击臀部使两腿分开，结果使股内收肌群受到很大的牵扯力量而损伤。

一、病因和病理

股内收肌群损伤多由于间接外力所致，如在练习劈腿、骑木马等动作时，使大腿过度外展将内收肌群扭伤，发病较急。少数由于长时间弯腰工作，造成股内收肌群经常处于内收的短缩位，使其起止点持续性的受牵拉，日久形成局部无菌性炎性反应。前者多见于舞蹈演员和运动员，后者多见于部队队列训练及长期久坐办公室的人群。由于劳累复受风寒引起者，发病较缓。

二、诊断

1. 典型表现为大腿内侧疼痛和抗阻力疼痛，大腿内收、外展受限。

2. 急性损伤后，局部可有明显肿胀和皮下瘀斑。

3. 在耻骨上支或肌腹上常有明显压痛。

4. 完全断裂者在肌肉抗阻力收缩时有异常隆起，并可触及断裂时凹陷和肌张力降低。

5. 部分股内收肌群扭伤，大腿内侧疼痛，足尖着地疼痛。

6. X 线检查早期多无异常表现。

三、治疗

（一）手法治疗

损伤初期嘱患者站立，两足跟着地，两脚分开，或稍搀扶。术者蹲下，用两手拇指或单手四指按压疼痛的肌肉或隆起的肌束。用分筋法左右分拨，然后顺肌肉走行方向自上而下疏通两次，以达顺筋归位，筋络舒展。

（二）药物治疗

1. 内服药

损伤初期，气滞血瘀，治宜行气止痛，活血化瘀。方药：祛瘀止痛汤或内服三七伤药片。后期治宜舒筋通络，活血化瘀。方药：舒筋活血汤、舒筋丸等。

2. 外用药

早期以消炎止痛膏外敷，加压包扎外固定；后期外用海桐皮汤熏洗或湿热敷。

（三）功能锻炼

部分肌肉断裂者，早期下肢外展位拉长受伤肌肉，主动练功，防止疼痛性瘢痕挛缩形成，促进后期功能恢复。

（四）其他疗法

1. 局部封闭疗法

如患者出现痉挛性疼痛，用泼尼松龙 12.5～25mg 加 1% 普鲁卡因 4～6mL 做闭孔神经封闭。

2. 手术疗法

肌肉完全断裂者，或有血肿形成时，应手术治疗，术后 2～3 周逐步做外展内收活动。

（石雷）

第八节　踝部扭挫伤

踝部扭挫伤是日常生活中极易发生的外伤，由于踝关节骨骼、韧带和足部肌群的特点，临床以内翻型扭伤为多见。踝部扭伤的实质是韧带的损伤，较轻者为踝关节侧副韧带部分撕裂，重者为韧带断裂伤。

一、病因和病理

踝关节扭挫伤甚为常见，可发生于任何年龄，但以青壮年较多。多因踝关节突然受到过度的内翻或外翻暴力引起，如行走或跑步时踏在不平的地面上，上下楼梯、走坡路时不慎失足踩空，或骑车、踢球等运动中不慎跌倒，使踝关节突然过度内翻或外翻而产生踝部扭伤。

临床上分为内翻扭伤和外翻扭伤两类。内翻扭伤中以跖屈内翻扭伤多见，因踝关节处于跖屈时，距骨可向两侧轻微活动而使踝关节不稳定，容易损伤外侧的距腓前韧带；单纯内翻扭伤时，容易损伤外侧的跟腓韧带；外翻扭伤，由于三角韧带比较坚强，较少发生，但严重时可引起下胫腓韧带撕裂。

直接的外力打击，除韧带损伤外，多合并骨折和脱位。

二、诊断

有明显的踝关节扭伤史。伤后踝部立即疼痛，活动功能障碍，损伤轻者仅局部肿胀，损伤重时整个踝关节均可肿胀，并有明显的皮下瘀血，皮肤呈青紫色，跛行步态，伤足不敢用力着地，活动时疼痛加剧。

内翻损伤时，外踝前下方压痛明显，若将足部做内翻动作时，则外踝前下方疼痛；外翻扭伤者，内踝前下方压痛明显，强力做踝外翻动作时，则内踝前下方剧痛。严重损伤者，在韧带断裂处，可摸到有凹陷，甚至摸到移位的关节面。

X线片：摄踝关节正侧位片，可以帮助排除内外踝的撕脱性骨折，若损伤较重者，应做强力内翻、外翻位的照片，可见到距骨倾斜的角度增大，甚者可见到移位现象。

三、鉴别诊断

（一）踝部骨折、脱位

局部压痛明显，可有畸形、骨擦音等，X线摄片有骨折、脱位征象。

（二）跟骨骨折

肿胀、压痛位于跟骨部位，X线摄片有跟骨骨折征象。

四、治疗

（一）手法治疗

损伤严重，局部瘀肿较甚者，早期不宜行重力理筋手法。

对踝部韧带部分撕裂者可行理筋手法治疗。患者平卧，术者一手托住患侧足跟，另一手握住足尖，缓缓做踝关节的背伸、跖屈及内、外翻运动；然后用双手掌心紧贴内、外踝骨突，轻轻用力挤压，理顺筋络；再在商丘、解溪、昆仑、太溪等穴按摩，以通经络之气。

中后期踝关节功能障碍者，可用理筋手法牵引摇摆、屈伸摇晃踝关节，解除粘连，恢复关节功能。

（二）固定治疗

手法治疗之后，将踝关节固定于损伤韧带的松弛位置，即外翻损伤固定于内翻位，内翻损伤固定于外翻位。若为韧带撕裂伤可用胶布固定，外加绷带包扎，时间一般为2~3周。若为韧带断裂，可用石膏固定，一般为6周。

（三）药物治疗

内服药早期治宜活血化瘀，消肿止痛，方用活血止痛汤之类；后期治宜温经通络，养血壮筋，内服麻桂温经汤或补肾壮筋汤加减。

（四）功能锻炼

外固定之后，应尽早练习跖趾关节屈伸活动，进而可做踝关节背屈、跖屈活动。肿胀消退后，可指导做踝关节内、外翻的功能活动，以防止韧带粘连，增强韧带的力量。

（五）其他疗法

外侧副韧带完全断裂者，可行手术治疗。方法：腓骨下端后方垂直切口，牵开深筋膜，将腓骨短肌腱从腱膜处切断，肌腹缝合至腓骨长肌，游离远端肌腱。从外踝后缘向外踝前缘钻孔，从距骨颈外缘靠近关节面的部位由上而下钻孔至距骨突的顶部，将肌腱穿过两孔，缝合至外踝尖端的骨膜上。术后石膏固定3~4周。

（石雷）

第九节 落 枕

落枕，古称失枕，是颈部软组织常见的损伤之一。落枕好发于青壮年，以冬春季多见。本病多由于睡眠时枕头高低或睡眠姿势不当，以致入睡前虽无任何症状，但晨起后即感到项背部酸痛、颈项僵直、活动受限。这说明本病与睡枕及睡姿有密切关系。落枕病程较短，1周左右即可痊愈，及时治疗可缩短病程，不经治疗者也有可能自愈，但容易复发。

一、病因和病理

落枕多因睡觉时枕头高低不当，或头颈姿势不正，头颈过度偏转，使颈部肌肉长时间受到牵拉，而发生静力性损伤；另有患者感冷受风，使颈部的肌肉、血管等组织痉挛，产生类似肌筋膜炎的病变。落枕受累的肌肉有胸锁乳突肌、颈斜角肌、颈长肌、斜方肌等。

二、诊断

本病多无明显的外伤史。常在睡醒后突然感到颈项强硬，颈部一侧肌肉紧张、疼痛，颈部歪斜，头歪向一边，活动受限。严重者疼痛可以向头部、背部及上肢放射。

受损肌肉可因痉挛而紧张，有明显压痛，亦可出现于肌肉起、止点处。颈部前屈或向健侧旋转可牵拉受损肌肉疼痛加重。

三、鉴别诊断

（一）急性颈项部软组织损伤

本症临床症状和体征上与落枕相似，但多数患者有典型外伤史，如体育运动员在前后滚翻时，动作技巧不协调，或者颈椎挥鞭样损伤，出现胸锁乳突肌、前斜角肌、斜方肌、头颈夹肌及颈项带的牵拉伤、扭伤等。其症状多比较严重，局部的肌痉挛与压痛非常明显。

（二）颈椎骨折、脱位

颈椎骨折、脱位的患者往往有严重的外伤史，临床表现一般比落枕严重，多伴有脊髓损伤或神经根压迫刺激症状。通过X线检查，可以进一步明确诊断。

（三）颈椎病

患者多为中老年人，病史较长。患者多伴有神经根、脊髓、椎动脉或交感神经的压迫刺激症状。X线检查有颈椎退行性改变。

（四）颈项肩部软组织慢性损伤

该病发病缓慢，颈项肩部酸胀疼痛，症状绵延，反复发作，时轻时重，并与天气变化和劳累有关，颈项部可触及结节状和条索状物，局部肌痉挛和压痛较轻，活动受限不明显。

四、治疗

落枕一般均能自愈。理筋手法、热敷、理疗、牵引制动外治法有效；症状较重者，可配合内服中、西药物。

（一）手法治疗

1. 按摩

患者取坐位，医者立于其后，一手扶患者头部，另一手用拇指揉捏颈部痉挛肌肉数次。然后按压风池、风府、天柱、肩井等穴。医者用鱼际或掌根推揉患侧肩部肌肉，提捏斜方肌，被动运动肩关节。松弛肌肉。再按摩两侧颈部肌肉使其放松，并逐渐按压头部使其屈曲。

2. 旋转

术者一手持续提起下颌，一手扶后枕部，使颈略前屈，下颌内收，做颈项牵引，慢慢旋转、屈伸，使颈部肌肉放松；然后旋转至肌肉感到最紧张时，趁其不备，用力将下颌向一侧做稳妥斜扳，即可听到清脆的响声，立感颈项部舒适。但用此手法时动作要轻柔，用力要适当，绝不能使用暴力强扳，以免加重损伤，引起不良后果。

（二）药物治疗

1. 内治

治宜疏风散寒，舒筋活血，可用羌活胜湿汤、蠲痹汤、葛根汤，也可配合口服消炎镇痛的西药，如吲哚美辛、布洛芬等。

2. 外用药

外用伤湿止痛膏、风湿跌打膏等。

（三）颈椎牵引

颈部疼痛较重者，可行颈椎枕颌带牵引，牵引重量一般为 3～5kg。

（四）针刺疗法

1. 治疗原则

疏筋活络，行气止痛。

2. 处方

大椎、阿是穴、后溪、悬钟、落枕穴。

病及督脉、太阳经可加风府、天柱、肩外俞；病及少阳经者可加风池、肩井；向肩胛区放射痛加天宗、秉风穴等。

3. 操作方法

针灸并用，泻法。诸穴均常规针刺，同时嘱患者在行针中，前、后、左、右活动颈项部；由风寒所致者局部加灸。

（五）指针疗法

取患侧承山穴。医者以拇指重掐至局部酸胀，边指压边让患者活动颈部。适宜于病证初起时。

（六）皮肤针疗法

叩刺颈项强痛部位及肩背部压痛点，使局部皮肤潮红。

（七）拔罐疗法

取大椎、肩井、天宗、阿是穴。疼痛轻者直接拔罐；疼痛较重者可先在局部用皮肤针叩刺出血，然后再拔火罐，可行走罐法。

（八）耳针疗法

取颈椎、神门。毫针浅刺，捻转泻法，留针 30 分钟，同时嘱患者活动颈项部。

（石雷）

第十节　尾部挫伤

尾部为脊柱的最终点，常因不慎跌倒而致局部软组织的损伤。

一、病因和病理

尾部挫伤，一般为直接暴力所致。常见的受伤方式，如失足后仰坐倒，臀部先着地，骶骨背侧或尾骨斜行触地；或骶尾部撞击于硬物上，以及骶尾部被踢致伤等，使尾部软组织挫伤，或尾骨骨膜损伤，严重者可导致尾骨骨折或脱位。

二、诊断

1. 患者有明显的外伤史。
2. 伤后即感骶尾部疼痛，坐凳时及坐位起立时疼痛更甚。
3. 触摸时有明显疼痛，挤压尾骨尖时疼痛加剧。肛门指检可触及疼痛部位。
4. X 线片（一般照尾椎侧位片）检查无阳性发现，但对鉴别是否有尾椎骨折、脱位及其他骨疾病有帮助。

三、鉴别诊断

尾骨骨折、脱位 X 线摄片可确诊尾骨骨折、脱位。

四、治疗

（一）手法治疗

患者取侧卧位，髋、膝关节屈曲。术者戴手套，以食指伸入肛门内，直接放至尾骨、骶骨下部。然后手指向左右方向按摩骶尾骨两侧，及附着于尾骨两侧的肌肉，对缓解其肌肉痉挛很有帮助。

（二）固定方法

可适当休息 1~2 周，避免剧烈活动。

（三）练功疗法

加强臀部肌肉的功能活动，防止发生慢性尾骨疼痛。

（四）药物治疗

药物治疗宜舒筋活血，消肿止痛为主，可用桃红四物汤加减，或内服骨折挫伤散、跌打丸等。同时，可用伤科洗方煎水熏洗尾骨部或进行坐浴。每日两次，每次半小时。

（五）其他疗法

用 1% 普鲁卡因 10~20mL 加氢化可的松 25mg，注射于骶尾部压痛明显处，常可收到较好的效果。注意进针不宜过深，以免刺伤直肠。

（石雷）

第十一章　周围神经损伤

第一节　概　述

周围神经损伤在战争时期极为常见，约占全身各种损伤的8%。在四肢创伤中神经损伤发病率为16%～35%，以弹片致伤最多，其次为枪伤。和平时期以暴力打击、挤压、牵拉、切割等外力直接或间接作用于周围神经多见，有些代谢性疾病、皮肤病，如糖尿病、麻风病等，可以导致周围神经损害。其次一些医源性疾病如止血带、石膏绷带的用法不当，产伤及注射药物于神经干或附近等，亦可引起周围神经损伤。

一、病理

周围神经单纯性断裂伤后，其近、远端神经纤维将发生瓦勒（Wallerian）变性。表现为：远端轴索及髓鞘伤后数小时即发生结构改变，2日后逐渐分解成小段或碎片，5日后吞噬细胞增生，吞噬细胞清除碎裂溶解的轴索与髓鞘。施万（Schwann）细胞增生，约在伤后3日达到高峰，持续2～3周，使施万细胞鞘形成中空的管道，近端再生的神经纤维可长入其中。近端亦发生类似变化，但仅限于1～2个郎飞节。神经断裂伤后其胞体亦发生改变，称为轴索反应，即胞体肿大，胞浆尼氏体溶解或消失。损伤部位距胞体愈近反应愈明显，甚至可致细胞死亡。

伤后1周，近端轴索长出许多再生的支芽。神经两断端相连接时，再生的支芽可长入远端的施万细胞鞘的空管内，并继续以1～2mm/d的速度向远端生长，直到终末器官恢复其功能，其余的支芽则萎缩消失，施万细胞逐渐围绕轴索形成再生的髓鞘。如神经两端不连接，近端再生的神经元纤维组织迂曲呈球形膨大，称为假性神经瘤。

周围神经内含有感觉神经和运动神经纤维，两者在神经内相互交叉，修复神经时需准确对合，各自长入相应的远端才能发挥功能。近年研究证明周围神经损伤修复后神经纤维具有定向生长的作用，即伤后神经远端分泌释放一些神经活性物质，可吸收、引导近端再生的感觉纤维和运动纤维分别长入相应的神经远端。神经断伤后其终末器官肌纤维和感觉小体发生萎缩，时间久后运动终板亦同时发生变性、消失而影响功能恢复。如将运动神经植入失神经的肌肉内，可通过再生的运动终板而重建新的神经肌肉连接，恢复其功能。感觉神经亦可植入皮下而恢复良好的感觉功能。

神经修复后，要经过变性、再生、跨越神经缝合口及终末器官生长成熟等过程，而后逐渐恢复其功能。

二、分类

周围神经可因切割、牵拉、挤压等而致损伤，使其功能丧失。按损伤程度可分为三类：

（一）神经传导功能障碍

神经暂时失去传导功能，神经纤维不发生退行性变。临床表现运动障碍明显而无肌萎缩，痛觉迟钝而不消失。数日或数周功能可自行恢复，不留后遗症，如术中止血带麻痹。

（二）神经轴索中断

仅神经轴索断裂，神经内膜仍保持完整。临床表现为其支配区的运动、感觉功能丧失，肌肉萎缩和神经营养性改变。一般多能自行恢复，不恢复者需行神经松解术。

（三）神经断裂

神经完全断裂，神经功能完全丧失，需经手术修复，方能恢复功能。

三、诊断

（一）病史

周围神经损伤往往与开放性创伤、骨折、关节脱位或软组织损伤合并存在。神经损伤的症状、体征有时会被掩盖，或在伤后一段时间逐步表现出来，因此，要求临床医生在处理骨折、出血、脱位等情况时要特别注意有无周围神经损伤的征象存在。另外，除伤后即刻出现的周围神经损伤表现外，由于肢体肿胀、感染、缺血，以及夹板、止血带、石膏固定，如使用不当，都可造成继发性周围神经损伤。所以，要求临床医生在了解病史过程中需特别注意以下几点：

1. 任何肢体创伤都可能伴有周围神经损伤，要注意了解肢体有无运动、感觉障碍，这种障碍出现的时间以及有无缓解或逐渐加重。

2. 应了解创伤暴力大小、方向，神经功能障碍是伤后即刻出现还是逐渐产生，伤后处理如使用止血带、小夹板或石膏固定后有无周围神经功能障碍的表现。对开放性创伤要了解伤口深度、范围，早期处理的情况以及有无感染发生；伤后有无异常性疼痛，疼痛分布的区域、性质以及影响因素。

（二）临床表现

1. 运动功能障碍

即受损伤神经支配的肌肉呈弛缓性瘫痪，肌张力及腱反射消失。

2. 感觉功能障碍

即受损伤神经支配区的深浅感觉减弱或消失。

3. 自主神经功能障碍

即受损伤神经支配区的皮肤早期因血管扩张而温度升高、潮红、干燥无汗；后期因血管收缩而温度降低、苍白、皮肤萎缩变薄、无汗。若皮肤已能出汗，说明神经功能有恢复。

4. 神经干叩击试验（Tinel 征）阳性

即叩击神经干，局部出现针刺性疼痛，并有麻痛或向该神经支配区放射为阳性，表示为神经损伤部位；或从神经修复处向远端沿神经干叩击，Tinel 征阳性则是神经恢复的表现。

5. 肌电图和神经传导速度检查

肌电图和神经传导速度检查异常。

（三）体格检查

1. 伤部检查

应检查有无开放性伤口，伤口范围、深度及走行方向，周围软组织损伤情况及有无感染发生，有无骨折及关节脱位；如伤口已愈合则应根据瘢痕力争判明伤道大致走行，以及有无血管损伤形成的动脉瘤及动静脉瘘存在。

2. 肢体姿势改变

周围神经干损伤后，可产生有特征性的肢体姿势改变，如桡神经损伤出现垂腕，尺神经损伤出现"爪状指"，腓总神经损伤出现足下垂等。

3. 运动功能检查

周围神经损伤后，在特定的支配区域出现相应肌肉的急性瘫痪。根据肌肉瘫痪的部位及数目，可以追溯受损神经的范围、程度与部位，从而做出神经损伤的定性与定位诊断。因此，应对肢体各肌群肌力、肌张力及肌紧张度进行详细检查。

1）肌力检查：临床工作中将肌力分为 6 级进行评价。

0 级：肌肉无任何收缩。

Ⅰ级：有肌纤维收缩，但不能产生关节运动。

Ⅱ级：肌肉收缩可产生关节运动，但不能抵抗重力。

Ⅲ级：肌肉收缩可抵抗重力，但不能抵抗阻力。

Ⅳ级：肌肉能对抗部分阻力并带动关节运动，但肌力较正常差。

Ⅴ级：正常肌力。

进行肌力检查应注意如下几点：①应对各个肌肉依次检查，而不应按肌群检查，这样方可准确判断神经损伤平面。②检查肌力要求肢体近端固定，将阻力加之于肌肉远端进行检查，且应注意，不同年龄、性别及体位的患者，其正常抗阻力能力有区别。③同一患者的肌力情况应与健侧同一肌肉力量对照检查。④需排除重力因素、代替动作以及肌张力因素等对肌力的影响。

2）肌张力与肌容积检查：周围神经损伤后受累肌肉的肌张力低下，且于伤后 3 ~ 4 周出现肌萎缩。可通过对肌张力、肌容积的检查及根据肌萎缩程度及范围判定周围神经损伤的程度及水平。

4. 感觉功能检查

每条感觉神经在皮肤分布区域占据一定范围，但各感觉神经的皮肤分布区又有部分重叠，因此，某一特定神经的皮肤分布区未被重叠的部位称为该感觉神经的绝对支配区，或称之为单一神经分布区。由于上述的解剖特点，当某一感觉神经受损初期，感觉丧失区较大，数日后由于邻近神经分布的代偿使感觉丧失区范围逐步缩小，但只要受损神经功能无恢复，则单一神经分布区的感觉障碍依然存在。如正中神经损伤后，桡侧3个半手指中，只有其单一神经分布区示、中指远端一节半手指感觉完全丧失，而其他区域仅有感觉减退。因此，要求临床医生在检查中注意这种现象和对周围神经绝对支配区皮肤的感觉检查，以准确判定受损神经的类别与作用。

感觉功能检查包括触觉、痛觉、两点分辨觉与实体觉检查，其中实体觉与浅触觉为精细感觉，痛觉与深触觉为粗感觉。

皮肤感觉改变也分为6级：既S_0：各种感觉完全丧失；S_1：深痛觉存在；S_2：痛觉及部分触觉存在；S_3：痛、触觉均存在；S_4：痛、触觉存在，并有两点鉴别感觉，但距离较大；S_5：各种感觉完全正常。

感觉功能检查过程中应注意下列几点：

1）应向患者解释检查的过程与可能出现的感觉障碍的表现，并力求消除其紧张情绪，以更好地配合检查。

2）应从感觉异常区向正常区逐点移行进行检查，并反复对照，以最终确定感觉缺失范围及程度，且应与健侧同一区域进行反复对比。

3）检查不同类型感觉应使用恰当的工具，且刺激力量应尽量保持恒定，对确定的感觉改变范围应在皮肤相应位置上明确标记。

5. 反射检查

周围神经损伤后，其支配的肌肉肌力及肌张力均降低，故而出现相应的腱反射减退甚至消失。

6. 神经干叩击试验

神经损伤后及其修复过程中，于损伤相应平面轻叩神经，在其分布区可出现放射痛及触电感，这种现象称为Tinel征。根据叩击点有无向远端延伸及叩击反应的强弱，可以粗略判定浅部神经受损后的再生情况。如Tinel征在沿神经走行的前进过程中出现停滞，表明神经纤维再生受阻；若远端反应微弱，说明神经再生不良；如远端反应也很敏感，且越来越明显，则说明神经正在良好生长。

Tinel征检查只适用于对浅部感觉神经修复的大致判断，不适用于运动神经及深部感觉神经。也无定量观察意义。

7. 自主神经功能检查

自主神经末梢的体表分布与感觉神经分布区相同，故周围神经损伤后，自主神经功能障碍的表现为感觉缺失区皮肤温度降低、无汗、干燥、脱屑、纹理变平，相应部位指（趾）甲失去光泽、变脆，皮肤颜色变紫，寒冷及肢体下垂时更为明显。该部位伤口不易愈合，且易于出现压迫性溃疡。

1）碘淀粉试验：在检查区皮肤涂以碘酒，干燥后再涂布一层淀粉，然后通过局部烘烤、饮热水或运动促使出汗，出汗区皮肤将呈现蓝色。

2）茚三酮试验：以手指为例，在出汗后将指印按于洁净纸面，并画出指印范围，将其浸泡于茚三酮溶液后取出烤干，因汗液中氨基酸遇茚三酮后呈紫色，故如有汗渍，相应部位指印将呈现紫色。

（四）电生理学检查

周围神经的电生理学检查是通过电极将神经肌肉兴奋性电信号加以放大和记录，根据电位变化的波形、波幅及传导速度来判断神经、肌肉系统的功能状态。检查方法包括肌电图和诱发电位检查。

1. 肌电图检查

以同心圆针电极刺入被检肌肉，通过对该肌肉静止及自主收缩时产生的动作电位变化进行放大和记录，判断肌肉、运动终板及其支配神经的生理和病理状况。其临床意义为：①神经完全损伤时，相应肌肉无自主收缩，因此记录不到收缩电位，或只记录到纤颤电位、正锐波等；如为神经部分损伤，则平均时限有所延长，电位波幅及电压降低，且变化程度与神经损伤程度有关。故可判定神经有无损伤及损伤程度。②自发电位的出现是神经源性损害的特征，可与肌源性损害相鉴别。③受损神经再生过程中出现一系列相应肌电图波形、电压改变，定期检查可判断神经再生的质量及进展，如再生电位数量逐渐增多，波型渐趋正常，纤颤波逐渐减少，提示预后良好，否则预后不佳，或需及时手术治疗。

2. 诱发电位检查

以一定形式的脉冲电流对神经干进行刺激，在该神经的相应中枢部位、支配区及神经干上均可记录到相应的动作电位，目前临床常用的检查项目有：感觉神经动作电位、肌肉动作电位以及体感诱发电位，运动诱发电位也是近年来逐步开展的检查。

各电位的观察指标有波形、波幅、潜伏期和传导速度，其中传导速度因测量稳定而成为最常用的观察指标。

诱发电位检查作用如下：

1）确定有无神经损伤。完全性神经损伤时，诱发电位仅表现为一条直线或少许干扰波，但对于感觉神经诱发电位来说，有时并非阴性即为神经完全损伤；对于肌肉诱发电位来说，极少数完全损伤仍可测出动作电位。

2）对于部分性周围神经损伤，诱发电位可出现波形改变、波幅降低、潜伏期延长或传导速度速度减慢。

四、治疗原则

周围神经损伤的治疗可分为非手术治疗与手术治疗。一般而言，选择非手术治疗或手术治疗，以及手术治疗的时机，应遵循下列原则：

1）对于闭合性损伤如冷冻、缺血、止血带压迫、骨折、关节脱位合并周围神经损伤者，神经受压或受撞击，如能推断神经尚保留其连续性，仅有传导功能障碍或轴索断裂者，估计功能可自行恢复时，应先选择非手术治疗，并严密观察病情进展情况。

2）临床检查神经损伤为部分性而非完全性损伤时，先行非手术治疗。

3）经 2～6 周临床观察，受损周围神经功能出现改善时，可继续非手术治疗。

4）对于闭合性损伤，如临床检查或 X 线片显示可能存在周围神经嵌入骨折断端或脱位关节之内时，应尽早手术探查，如骨折、关节脱位需行手术治疗时，应同时探查受损神经。

5）对开放性损伤，如切割伤、枪弹伤，估计神经完全断裂时，应尽早手术探查，对严重污染的开放性损伤，应待伤口愈合，再行神经探查。

6）经临床观察，周围神经功能无恢复或仅有部分恢复，不能达到功能要求者，宜行手术治疗。

7）对于周围神经高位损伤或严重损伤，应早期行手术探查。

8）对于高速弹片所致神经直接损害，冲击压力对神经断端的损伤远比肉眼所见广泛，因此，不宜做早期修复。

五、治疗

（一）非手术治疗

包括功能锻炼、电刺激疗法和针灸等疗法。神经损伤后，可继发肌肉萎缩和肢体畸形，故应采用功能夹板和物理疗法，以防肢体畸形或关节僵硬。如有手足下垂者，应用夹板或矫形鞋固定于功能位置。药物治疗，包括应用神经生长因子、三磷腺苷、大剂量维生素、血管扩张剂等，以改善患肢血液循环、新陈代谢，减轻组织水肿，预防关节僵硬及肌肉萎缩，促进功能恢复。此外，还可进行高压氧治疗。

（二）手术治疗

1. 手术时机

周围神经损伤后，原则上应尽早手术修复，但在何时进行手术，仍有一些争论。总的来说，手术时机和方法应根据损伤的性质，如开放性损伤或闭合性损伤，切割伤抑或撕裂伤，神经损伤的程度，伤口污染情况，患者整体状况以及医疗技术设备及条件等综合考虑。

1）手术探查、修复的指征

（1）闭合性神经损伤多为钝性挫伤，可造成神经震荡或轴索中断，大多数经一段时间可自行恢复功能。可通过观察神经再生速度、肌电图或 Tinel 征进行评价，如超过预期时间仍无神经再生的表现，或神经功能障碍日渐加重者，即应行手术探查。

（2）经过保守治疗，或经过神经修复的病例，有部分功能恢复，但无进一步改善，无法达到功能需要者，应行手术探查。

（3）开放性损伤，如切割伤、枪弹伤、骨折端压迫或牵拉伤，估计神经已断裂，无法自行恢复者，应尽早行神经探查。但对污染严重的开放性损伤或神经的直接高速度枪弹伤应等伤口愈合后再行手术修复。

（4）高位周围神经损伤以及严重周围神经损伤，如条件允许，应尽早手术探查，以免延误手术修复时机。

（5）对神经连续性存在，但有神经瘤形成，神经功能恢复不满意者，可行神经瘤探查及神经松解术。

（6）神经移植术后，神经生长停滞在第二个吻合口超过 1 个月时，应行神经探查及松解术。

2）手术时机的选择：临床上按伤后进行神经探查修复术的时间将手术分为一期修复手术，延迟一期修复手术和二期修复手术。

（1）一期修复手术：指伤后几小时内进行或于开放性损伤清创术同时进行者。手术指征为伤口较清洁，神经断面整齐，缺损不严重，患者情况可耐受手术，无其他复合损伤者；对于闭合性损伤则必须确认神经确已完全断裂，否则不宜立即手术，可先行观察和非手术治疗。

对于伤口污染严重、神经缺损较长，或高速枪弹伤致神经挫裂伤、断裂者，均不宜行一期修复手术。

（2）延迟一期修复手术：指在伤后 2~4 周，伤口已愈合后进行神经修复手术。手术指征为：伤口清洁，患者全身状况改善，断端正常和受损神经纤维束界限较为分明，手术设备和条件允许进行显微外科操作，此时多数可达到良好的手术效果。

（3）二期修复手术：指在伤后 1~3 个月进行神经修复的手术。

多因伤口污染严重、愈合缓慢或因各种原因未能对神经损伤进行一期修复。此期手术因软组织严重粘连、瘢痕化、纤维化及受损神经瘤形成，手术难度大，效果较一期修复差，且因切除神经瘤后出现神经缺损，可能无法行神经断端直接吻合，而需行神经移植术。

伤后 3 个月以上才进行的神经修复术，效果相对较差。一般认为，失神经支配 1 年以上的神经终末器官都将发生萎缩、瘢痕化，难以恢复功能。但近年来一些研究及实践证实，对受损伤 1 年以上的感觉神经进行修复，其感觉功能仍有一定程度的恢复。

2. 手术方法

1）神经松解术：在有些情况下，神经损伤处受异物、瘢痕、骨痂等压迫，因而失去了传导力，此时，宜手术解除压迫，将神经游离松解，置于一个适宜的肌肉间隙内。必要时，也可将神经外膜切开，分离神经束，行神经内松解术。

2）神经缝合法：是将神经两断端缝合，适用于神经切割伤的一期缝合和未经缝合的神经断裂伤，切除两断端的瘢痕后，在无张力下缝合。神经缝合方法有外膜缝合和束膜缝合法两种。神经外膜缝合法是修整两断端或切除两断端瘢痕，根据神经的外形、神经外膜的行走方向和神经断面神经束的形态和分布，尽可能将两断端对齐，用显微缝合针线将两断端神经外膜予以缝合，切勿伤及神经束。神经束膜缝合法是将神经干分成若干束或几个束组，分别予以缝合，只能缝合束膜，不能缝及其内的神经组织。

3）神经移植术：神经缺损过大，不能直接缝合时，应进行神经移植。常用方法 是切取自体腓肠神经做游离移植。若要修复的神经干较粗，可采用多股移植神经行电缆式缝合。近年来采用吻合血管的神经移植，保持移植神经的血供，可修复较长的神经缺损。

4）神经移位术：神经近端毁损性损伤，无法进行修复者，可采用功能不重要的神经将其切断，其近端移位到功能重要的损伤神经远端，以恢复肢体的重要功能。如臂丛神经根性撕脱伤，可将同侧副神经、膈神经、肋间神经和健侧的颈 7 神经根移位修复肌皮神经、肩胛上神经、腋神经、正中神经等，达到恢复患肢的部分重要功能。

5）神经植入术：神经远端在其进入肌肉处损伤，无法缝接时，可将神经近端分成若干束，分别植入肌组织内，通过再生新的运动终板或重新长入原运动终板，恢复部分肌肉功能；亦可将感觉神经近端植入皮下而恢复皮肤感觉功能。

（刘建玉）

第二节　上肢神经损伤

上肢神经来自臂丛，由第5、6、7、8颈神经和第1胸神经前支组成。颈5、6组成上干，颈7为中干，颈8胸1组成下干。各干分为前后两股，三个后股又合成后束，上、中干的前股合成外侧束。下干的前股单独组成内侧束。后束分出腋神经和桡神经，外侧束分出肌皮神经和正中神经外侧头，内侧束分出尺神经和正中神经内侧头。正中神经的内、外侧头在腋动脉两侧至其前方组成正中神经。臂丛神经支配肩部、上臂、前臂及手部的运动和感觉。

臂丛神经损伤

臂丛神经由颈5~8与胸1神经根组成。颈5~6组成上干，颈7组成中干，颈8、胸1组成下干，每干又分前后两支，上干与中干前支组成外侧束，下干前支组成内侧束，3个干的后支组成后侧束。外侧束分出胸前外侧神经支配胸大肌锁骨部，其终末支，为肌皮神经及正中神经外侧头。内侧束其起始部分出胸前内侧神经支配胸大肌胸肋部，其终末分为尺神经及正中神经内侧头。后侧束分出胸背神经支配背阔肌及小圆肌；肩胛下神经支配大圆肌及肩胛下肌，后侧束终末分为桡神经及腋神经。

一、病因

臂丛损伤多为 ①牵拉伤：如上肢被皮带卷入致伤；②对撞伤：如被快速汽车撞击肩部或肩部被飞石所击伤；③切割伤或枪弹伤；④挤压伤：如锁骨骨折或肩锁部被挤压；⑤产伤：分娩时胎位异常或产程中牵拉致伤。

二、病理及分类

基本病理变化：系指所有神经损伤后均可出现的病理变化。

（一）瓦勒变性

属远端发生的继发性损伤，系指损伤后远端神经轴突及雪旺管发生崩解破坏的病理现象。如果内膜鞘管完整，神经轴突和雪旺管可实现完全再生。

（二）逆行性变性

属近段发生的原发性损伤，系指损伤后近段神经轴突和雪旺管发生溶解破坏的病理现象，严重时可发生神经元的不同程度的变性坏死。这个过程取决于损伤程度。

（三）神经再生

系指神经损伤后远近端神经轴突、雪旺细胞、内膜通过增生修复缺损，恢复神经元有结构及功能的过程。内膜管的完整程度和再生良好程度是周围神经损伤后功能恢复的关键。

（四）神经纤维瘤

如果神经损伤后间隔过大，或手术不及时，在损伤近端神经组织及结缔组织增生形成的新生物肿块。

（五）胶质瘤

系由损伤远段神经组织增生形成的新生物肿块，其中无神经纤维结构。

三、分类

（一）上臂丛损伤

上臂丛包括颈5、颈6、颈73对神经，由于颈7神经单独支配的肌肉功能障碍不明显，主要临床表现与上神经干损伤相似，即腋神经支配的三角肌麻痹致肩外展障碍和肌皮神经支配的肱二头肌麻痹所致的屈肘功能障碍。

（二）下臂丛损伤

下臂丛为颈8、胸1神经，其损伤的主要表现为尺神经及部分正中神经和桡神经麻痹。

（三）全臂丛损伤

表现为整个上肢肌呈弛缓性瘫痪。如为根性撕脱伤，会出现颈5～7所支配的肩胛提肌、菱形肌麻痹及前锯肌麻痹。颈8及胸1损伤出现Horner征。臂丛神经的感觉支配区域为：颈5上臂外侧，颈6前臂外侧及拇食指，颈7中指，颈8环、小指及前臂内侧，胸1上臂内侧中下部。

四、诊断

（一）运动功能障碍

臂丛神经损伤后，损伤平面以远的支配区及相应的肌群运动功能呈现不同程度的丧失。其程度取决于神经损伤的程度和类型，所支配的肌组织呈现弛缓性瘫痪。

（二）感觉功能障碍

臂丛神经损伤后，在其支配区内出现不同程度的感觉障碍，包括痛觉、触觉、温度觉及两点辨别觉的改变。

（三）自主功能障碍

臂丛神经损伤后，其支配区内出现无汗，血管麻痹，竖毛反应丧失，皮肤变薄、萎缩、干裂、溃疡，指甲扭曲、干裂甚至脱落，甚至可出现较为明显的骨质疏松。

（四）肢体畸形

在臂丛神经不全损伤时，支配区肌肉松弛无力，在拮抗肌的作用下，可出现特殊的肢体畸形。

（五）生理反射消失

当臂丛神经损伤时，正常的生理反射消失。但是，要注意只要反射弧的任意部分损伤都可导致反射消失，因此，生理反射消失并不能作为神经损伤程度的判断标准。

（六）灼性神经痛

臂丛神经损伤后，可以出现支配区域程度不同的异常疼痛，呈烧灼样疼痛。疼痛的程度与损伤程度不成比例。

（七）血管及重要脏器合并损伤

若为锐器或火器伤及臂丛神经时，可合并致命性的大出血或血气胸；继发于锁骨骨折时，也偶可发生类似情况。

（八）根据臂丛神经损伤的部位不同可做如下分类

1. 上干损伤

表现为肩不能外展、外旋，肘不能屈曲，前臂不能旋后，上肢外侧麻木。

2. 上干和中干损伤

表现除有上干损伤的表现外，还有不能伸肘、伸腕和伸指。

3. 下干损伤

表现为小指、环指屈指功能丧失，手内在肌瘫痪，屈腕屈指功能部分丧失，常出现霍纳综合征，即患侧眼裂变窄，瞳孔变小，面颈不出汗。

4. 全臂丛损伤

肩胛带以远的肌肉全部瘫痪，常出现霍纳综合征。

五、治疗

（一）闭合性损伤

闭合性损伤应用药物治疗、体疗、理疗，观察3个月后，若症状无任何恢复者应积极手术探查。

（二）开放性损伤

应手术治疗。对根性撕脱伤，应争取早期手术。手术方法主要为神经移位术，目前临床采用的神经移位术为膈神经或尺神经部分束移位于肌皮神经，以恢复屈肘功能；颈丛运动支移位于腋神经；副神经移位于肩胛上神经，以恢复肩外展功能；肋间神经移位于桡神经或正中神经，以恢复伸指或屈指功能。必要时可选择健侧颈7神经移位。对不可逆臂丛损伤者，根据残存肌肉，选择各种肌肉移位、关节固定、腱固定等重建肢体功能。

正中神经损伤

正中神经由臂丛内、外侧束的正中神经内外侧头组成，其在肘上无分支。在前臂支配旋前圆肌、指浅屈肌、桡侧腕屈肌及掌长肌、指深屈肌、拇长屈肌和旋前方肌。在手的内在肌中支配拇短展肌、拇短屈肌外侧头、拇指对掌肌。1、2蚓状肌。感觉区域支配掌心、鱼际部皮肤、桡侧三个半指掌面和近侧指间关节以远的背侧皮肤。

正中神经损伤可分为高位损伤和低位损伤，高位损伤是指肘上的损伤，低位是指腕部的损伤。

一、诊断

1. 前臂正中神经损伤时，除旋前圆肌外的所有支配肌肉及感觉均丧失，临床表现为前臂旋前，腕屈曲，拇指、食指、中指不能屈曲或握持无力，拇指不能外展对掌，手掌桡侧半掌面和桡侧三个半指掌面感觉迟钝，麻木。

2. 腕部正中神经损伤时，只有拇外展及对掌功能障碍。均可出现大鱼际萎缩。

3. 上述区域有自主神经功能障碍。

4. 拇指内收旋后畸形，严重时呈"猿手"。大鱼际肌和前臂屈肌萎缩。旋前圆肌、桡侧屈腕肌、指浅屈肌、掌长肌、拇长屈肌、指伸屈肌的桡侧半、旋前方肌、拇短展肌、拇短屈肌、拇对掌肌和第一、第二蚓状肌的肌张力减弱，肌力减弱或丧失。

5. 运动功能障碍。前臂前旋，拇指的对指对掌和指间关节屈曲功能障碍；余四指的近侧指间关节屈曲障碍；食指中指的远端指间关节屈曲障碍。

6. 神经干叩击试验阳性。

7. 辅助检查

1）肌电图：表现为失神经支配电位。

2）神经传导速度：传导速度减慢或为零。

3）碘淀粉试验：患手掌侧桡侧三个半指区域呈阳性反应。

4）茚三酮试验：同碘淀粉试验。

5）部分病例 X 线平片可显示正中神经走行的部位有骨折或关节脱位，或其他骨质异常。

二、治疗

正中神经损伤后可作短期观察。若无恢复宜早期手术探查，确定损伤性质进行必要的修复手术，一般可行神经外膜缝合术。对于前臂下 1/3 段远侧方的断裂，因其运动与感觉神经部分已集中成束，可考虑做束膜缝合术。

桡神经损伤

桡神经发自臂丛后束，在腋动脉后方，经过肩胛下肌、大圆肌和背阔肌的浅面斜向上肢后方，绕过肱骨后面的桡神经沟到肱骨中部外侧，于肱骨中下 1/3 交界处穿过外侧肌间隔。此处桡神经紧贴肱骨，骨折时最容易受损。支配肱三头肌三个头的肌支，主要是从肱骨中 1/3 以上的桡神经分出，其中肱三头肌长头的肌支是从腋部的桡神经分出，故肱骨干骨折合并桡神经损伤时，肱三头肌的功能可保存。桡神经在肱三头肌外侧头的外缘，穿过外侧肌间隔于肱肌与肱桡肌之间转向肘前方，又分成深、浅两支。深支通过旋后肌并绕过桡骨进入前臂的背侧；浅支沿肱桡肌下行，最后到达腕部背侧。桡神经在上臂支配肱三头肌、肘肌、肱桡肌、桡侧伸腕长肌和肱肌。深支在前臂支配除桡侧伸腕长肌以外的前臂所有伸肌；浅支支配腕、手背部桡侧及桡侧二个半或三个半手指皮肤的背侧感觉。

一、诊断

1. 伸腕、伸拇、伸指无力或不能，腋部损伤时，尚可出现伸肘功能障碍。

2. 腕背和手背桡侧的感觉麻木迟钝。特别是手背"虎口"区感觉障碍。

3. 垂腕垂指畸形，但单纯桡神经深支损伤时，无垂腕畸形。

4. 运动障碍。主动伸肘、伸腕，伸第一、第五掌指关节，拇指指间关节无力或不能。

5. 肌肉萎缩。肱三头肌和前臂伸肌萎缩，肌张力降低；肌力降低或丧失。

6. 神经干叩击试验阳性。

二、辅助检查

1. 肌电图

肌电图表现为失神经支配电位。

2. 神经传导速度

神经传导速度减慢或为零。

3. X 线平片

部分病例 X 线平片可显示桡神经走行的部位有骨折或关节脱位，或其他骨质异常。

4. 碘淀粉试验及茚三酮试验

两试验均可呈阳性反应。

三、鉴别诊断

（一）尺神经损伤

尺神经损伤后，环小指指掌关节过伸，指间关节屈曲，呈现爪形畸形。尺侧一个半指感觉丧失，拇指不能内收，其余各指不能内收外展，骨间肌和小鱼际肌萎缩，对掌实验和夹纸实验阳性。肌电图及其他辅助检查有助于鉴别诊断。

（二）正中神经损伤

前臂直部正中神经损伤时，除旋前圆肌外的所有支配肌肉及感觉均丧失，临床表现为第一、第二、第三指不能屈曲，拇指不能外展对掌，手掌桡侧三个半指感觉丧失。若于腕部损伤，只有拇外展及对掌功能障碍，均可出现大鱼际萎缩。肌电图及其他辅助检查有助于鉴别诊断。

（三）癔症性桡神经瘫痪

多见于女性患者。多有情绪波动史或其他情绪因素，肌电图及其他辅助检查均为正常。

四、治疗

桡神经损伤多属挤压伤，但亦有断裂者。一般可先将骨折、脱位闭合复位，观察 2 ~ 3 个月，若肱桡肌功能自行恢复可继续观察。若无恢复宜早期手术探查，行神经修复手术。术中桡神经受压而神经未断裂者可行神经松解术。如神经中断，可切除神经瘤行神经外膜缝合术。

尺神经损伤

尺神经在肱骨内上髁后方尺神经沟处最为浅表，此外刀伤或骨折容易累及尺神经；腕部切割伤常造成尺神经损伤；肘外翻畸形可引起尺神经慢性损伤；麻风常侵犯尺神经。

一、诊断

尺神经损伤后的典型变化是手部小肌肉的运动丧失，影响手指的精细动作。尺神经损伤后，骨间肌瘫痪，手指内收外展功能丧失，夹纸试验阳性。由于骨间肌和第4、5蚓状肌瘫痪，致手指指间关节屈曲、掌指关节过伸，形成爪形手畸形。由于内收拇肌瘫痪，拇指不能内收，患者同时出现小鱼际肌萎缩。感觉丧失的区域主要在手背尺侧、小鱼际、小指和无名指的尺侧一半。

二、辅助检查

（一）肌电图
表现为失神经支配电位。
（二）神经传导速度
传导速度减慢或为零。
（三）X线平片
部分病例X线平片可显示尺神经走行的部位有骨折或关节脱位，或其他骨质异常。
（四）碘淀粉试验及茚三酮试验
两试验均可呈阳性反应。

三、鉴别诊断

（一）正中神经损伤
前臂上部正中神经损伤时，除旋前圆肌外的所有支配肌肉及感觉均丧失，临床表现为第一、第二、第三指不能屈曲，拇指不能外展对掌，手掌桡侧三个半指感觉丧失；若于腕部损伤，只有拇指及对掌功能障碍。均可出现大鱼际萎缩。肌电图及其他辅助检查有助于鉴别诊断。
（二）正中神经合并尺神经损伤
表现为全手内在肌瘫痪萎缩及两者感觉支配的感觉障碍；呈典型的"猿手畸形"。肌电图提示两者均为失神经支配电位。神经传导速度均减慢或为零。

四、治疗

尺神经修复的效果比较差，高位损伤疗效更差。因尺神经支配的肌肉大部分为细小的手的内在肌肉，易萎缩变性，不易恢复功能。自从采用显微外科技术修复神经术后其疗效有所提高。尤其是前臂下1/3段远侧方的断裂，其运动与感觉神经已集中成束，采用束膜缝合术对早期病例效果明显提高，亦可恢复小肌肉的功能。

（刘建玉）

第三节　下肢神经损伤

股神经损伤

股神经起自腰丛，由腰 2、腰 3、腰 4 神经纤维组成，支配股四头肌。伤后可以由于臀大肌、腓肠肌、阔筋膜张肌、股薄肌的作用，伤者仍能伸直膝关节并保持关节稳定，因而容易漏诊。

一、诊断

股神经损伤时，应详细检查股四头肌的功能情况，应根据受伤性质、伤口部位、膝关节伸直情况（强度、有无抗阻力）作出诊断。

二、治疗

一旦确诊应尽早进行手术探查，神经断离时应予一期修复。运动功能恢复不佳时可采用股二头肌（或与半腱肌一起）转位替代股四头肌进行重建。

坐骨神经损伤

坐骨神经分别起自腰 4、腰 5 和骶 1、骶 2、骶 3 的前后股，包围在一个结缔组织壳中。至腘窝尖端分为胫神经和腓总神经，在大腿的分支支配股二头肌、半腱肌、半膜肌。

一、诊断

损伤症状依据损伤平面而定，在臀部的高位损伤可使股后部肌群及小腿和足部所有肌肉全部瘫痪，膝关节不能屈曲，踝关节与足趾运动功能完全丧失，足下垂。小腿后外侧和足部感觉丧失。如在股后中下部损伤，则腘绳肌正常，膝关节屈曲功能保存。

二、治疗

坐骨神经损伤预后较差，尤其是高位损伤，应尽早手术探查，根据具体情况行神经松解或修复手术。

胫神经损伤

胫神经发自坐骨神经，其运动支支配腓肠肌、比目鱼肌、跖肌、腘肌、胫骨后肌、指长屈肌和踇长屈肌。下行至跟腱与内踝之间，通过屈肌支持带，分成足底内外侧神经。

一、诊断

胫神经支配小腿后部及足底肌肉，瘫痪后不能跖屈和内翻，出现仰趾外翻畸形，行走时足跟离地困难。足内肌瘫痪引起弓状足和爪状趾畸形。小腿后外侧。足外侧缘、足跟及各趾会出现感觉障碍，足底常会伴有溃疡。

二、治疗

根据损伤情况可做一期缝合、减压松解术。

腓总神经损伤

腓总神经自坐骨神经分出，在绕过腓骨颈后分为腓深神经和腓浅神经两终支。支配腓骨长短肌、胫前肌及趾长伸肌。

一、诊断

该神经损伤后，由于小腿伸肌属的胫前肌、拇长伸肌、趾长短伸肌和腓骨长短肌出现瘫痪出现患足下垂。小腿外侧和足背感觉消失。

二、治疗

在手术及其他治疗时应注意预防腓总神经的损伤，如已发生瘫痪，依据具体情况相应的治疗。

（刘建玉）

第十二章 四肢血管伤

肢体血管损伤多见于战时，但日常的创伤日趋复杂，以及某些特殊部位的创伤骨折，或对其处理不当等，也常造成肢体血管损伤。对肢体血管损伤必须及时、准确地做出诊断，争分夺秒地予以处理。否则，轻者引起肢体缺血性挛缩、畸形，严重影响功能，重则肢体坏死截肢或引起其他严重后果。

一、病因

四肢血管损伤在战时、平时均较常见，大多数表现为开放性损伤，如切割伤、枪弹伤和炸伤等，闭合性损伤较为少见。近年来，医源性损伤如血管穿刺、插管造影以及手术误伤血管也有所增加。其中股浅动脉、肱动脉和腘动脉的损伤占总数的80.5%。四肢动脉损伤常合并伴随的静脉、神经及附近骨骼损伤。

二、损伤类型

(一) 血管断裂

1. 完全断裂

四肢主要血管若完全断裂，多有大出血，可合并休克或肢体缺血性坏死。因血管壁平滑肌和弹力组织的作用，血管裂口收缩促使血栓形成，同时因为大出血或休克使血压下降，血栓较易形成，从而闭塞管腔，可减少出血或使出血自行停止。肢体缺血的程度决定于损伤的部位、范围、性质和程度，同时与侧支循环的建立有关。

2. 部分断裂

可有纵形、横断或斜形的部分断裂，由于动脉收缩使裂口拉开扩大，不能自行闭合，常发生大出血，因此，有时比完全断裂出血更多。部分出血可暂时性停止，但要警惕再次发生大出血；部分可形成创伤性动脉瘤或动静脉瘘。

(二) 血管痉挛

多发生于动脉，可表现为节段性或弥漫性痉挛，是血管因拉伤或受骨折端、异物（如弹头、弹片等）的压迫，以及寒冷或手术的刺激而引起的一种防御性表现。此时，血管呈细条索状，血流受阻，甚则闭塞。通常情况下，痉挛可在1~2小时缓解，部分可持续24小时以上，长时间血管痉挛常导致血栓形成，血流中断，可造成肢体远端缺血甚至肢体坏死。

(三) 血管内膜损伤

血管内膜挫裂伤或内膜与中层断裂，由于损伤刺激或内膜组织卷曲而引起血管痉挛或血栓形成。还可因血管壁变薄弱而发生创伤性动脉瘤，动脉内血栓脱落堵塞末梢血管。

（四）血管受压

因骨折、脱位、血肿、异物、夹板、包扎或止血带止血等引起。动脉严重受压可使血流完全中断，血管壁也因此受伤，引起血栓形成导致肢体远端缺血性坏死。

（五）创伤性动脉瘤和动静脉瘘

当动脉部分断裂加之出口狭小时，出血被局部组织张力所限而形成搏动性血肿，6~8周血肿机化形成包囊，囊壁内面为新生血管内膜覆盖，成为假性动脉瘤，可压迫周围组织，使远端血供减少。若伴行的动静脉同时部分损伤，动脉血径直流向静脉而形成动静脉瘘。

三、诊断

有四肢主要血管径路的各种外伤、火器伤、骨折、脱位等病史。

1. 四肢火器贯通伤或非贯通伤，有喷射性大出血，若伤口小，可迅速形成搏动性血肿，伤员常伴有休克等全身症状。

2. 闭合伤时，由于直接或冲击波损伤，可发生大血管破裂或挫伤，可见损伤处软组织严重肿胀，有时并可触及与脉搏一致的搏动，或搏动性血肿。

3. 肢体远侧循环不佳，皮肤颜色苍白，毛细血管反应差，伤侧足背动脉或桡动脉搏动微弱或消失，皮肤温度较健侧低，合并神经损伤时，也可出现神经功能障碍。

4. 静脉损伤后常发生血栓形成，迅速出现肢体肿胀，如动脉、静脉同时损伤，则在恢复动脉血流后开始出现肢体肿胀。如静脉血栓形成范围较广，如下肢的股深静脉或髂静脉、上肢的腋静脉等发生血栓形成、充血及肿胀十分严重，可导致肢体缺血坏死。

5. 动脉和伴行的静脉一同受伤而且互相沟通时，即形成动脉瘘，可听到连续性隆隆性杂音，左心脏收缩期增强，触诊可摸到明显的持续性震颤。

6. 诊断可疑或有困难时，多普勒超声血流检查和血管造影对诊断有帮助，但血管造影是损伤性检查方法，应掌握指征。

有时血管痉挛可以使伤部远端脉搏消失，皮肤发凉，与动脉挫伤、栓塞和完全断裂不易鉴别。可用交感神经节阻滞和盐酸罂粟碱观察反应，如症状仍不能改善，应果断地手术探查。

7. 确诊血管损伤后，术中尚需了解损伤的类型，如血管裂伤、横断伤、挫伤等。要仔细探查，严重挫伤可致血管肌层剥脱，但外膜仍完整，易漏诊或误诊。数小时后损伤处还可形成血栓，造成血流中断，有时血管破孔处被血凝块堵住，出血暂停，但有血凝块被冲出而再度引起大出血的可能。

四、鉴别诊断

应和四肢神经损伤和动脉、静脉、毛细血管损伤相鉴别。四肢血管损伤常合并神经损伤，神经损伤的特点是损伤肢体远端出现畸形、感觉障碍、运动障碍和反射障碍，还可伴有血管舒缩、汗腺分泌和营养障碍等。动脉出血，血色鲜红，呈喷射状，随心脏的搏动而增强,发生于血管断裂的远端;静脉出血,血色暗红,持续溢出,发生于血管断裂的远端;毛细血管出血,血色虽鲜红,但来势缓慢,从伤口组织间缓慢渗出。

五、治疗

治疗原则是紧急的暂时止血和血管重建手术。

(一)急救止血

1. 加压包扎止血法

方法:在伤口或其上方盖上无菌敷料,再用绷带或布带加适当压力进行包扎,必要时可将手掌放在敷料上均匀加压,一般 20 分钟后,即可止血。

2. 指压止血法

适应证:适用于动脉位置表浅,且靠近骨骼,常在这些部位用手指压迫出血血管的近心端,将血管压闭、阻止血流,达到止血的目的。

方法:

1)锁骨下动脉:在锁骨上血管搏动处向后下方按压锁骨下动脉,可阻止上臂出血。

2)腋动脉:压迫腋动脉可阻止上臂上部以下的上臂出血。

3)肱动脉:在上臂的中部或下部压迫肱动脉可阻止前臂和手部出血。

4)桡动脉和尺动脉:在手腕两侧压迫桡动脉和尺动脉可阻止手部出血。

5)腹主动脉:在下腹正中用力垂直向脊柱压迫腹主动脉可阻止整个下肢大出血。

6)股动脉:用双手拇指重叠压迫腹股沟韧带中点的稍下方将股动脉压在耻骨上,可阻止大腿出血。

7)腘动脉:在腘窝中部压迫腘动脉可阻止小腿出血。

8)胫前和胫后动脉:在踝关节的前后方压迫胫前和胫后动脉可阻止足部出血。

3. 止血带止血法

适应证:适用于四肢较大的动脉止血。

1)勒紧止血法:在伤口上部用绷带或三角巾叠成带状或用布料等勒紧止血,第一道绕扎为衬垫,第二道压在第一道上面,并适当勒紧。

2)绞紧止血法:将三角巾叠成带状,绕肢体一圈,两端向前拉紧打一活结,并在一头留出一小套。取小木棒、笔杆、筷子等做绞棒,插在带圈内,提起绞棒绞紧,再将木棒一头插入小套内,并把小套拉紧固定即可。

3)橡皮止血带止血法:抬高患肢,将软布料、棉花等软织物衬垫于止血部位皮肤上。取止血带中间一段,适当拉紧拉长,绕肢体 2~3 圈,使橡皮带末端压在紧缠的橡皮带下面即可。

4)注意事项

(1)上止血带部位要准确,应扎在伤口的近心端,并应尽量靠近伤口。前臂和小腿不适于扎止血带,因其有两骨(前臂尺、桡骨,小腿胫、腓骨),动脉常走行于两骨之间,所以止血效果差。上臂扎止血带时,不可扎在下 1/3 处,以防损伤桡神经。

(2)使用止血带压力要适当,以刚达到远端动脉搏动消失、恰能止血为度。

（3）止血带下加衬垫，切忌用绳索或铁丝直接加压。

（4）应有明显标记，记上使用止血带时间，并迅速转送。

（5）上止血带时间不宜超过 3 小时，并应每 30 分钟松止血带 1 次。

（6）松解止血带前，要先补充血容量，做好纠正休克和止血用器材的准备。

4. 屈肢法

适应证：适用于肘或膝关节以下的肢体出血。

方法：当前臂或小腿出血时，可在肘（腘）窝部放一纱布垫，强力屈曲肘或膝关节，再用绷带将屈肢缠紧，使纱布垫压迫肘（腘）窝部血管，而达到止血目的。

5. 彻底止血法

1）结扎血管：用止血钳夹住出血血管后，再以丝线将血管结扎，这是最常用而可靠的止血法。

2）血管缝合法：如果是大血管损伤，可采用血管缝合术，使血流恢复，以免发生肢体坏死。

3）填塞压迫法：常用消毒的长纱布条或吸收性明胶海绵填塞在伤口内，压迫破裂的血管。对一般的小血管出血有效，如继发感染出血、恶性溃疡出血等。

4）冷冻法：用冰袋放于出血局部，使血管收缩以达到止血目的。

5）电凝固法：即用高频率电流的电烙器止血，一般手术时采用。

6）药物止血法：凝血物质、氯化钙、维生素 K 和新鲜血液，能提高凝血作用。对于凝血机制较差的出血患者，止血作用较好。

（二）抗休克

血管损伤伴有休克者，应及时补充有效血容量。一般先输入林格乳酸钠溶液，或右旋糖酐和血浆。待配血后，改输入新鲜血液或库血，并应立即准备手术探查。

（三）手术疗法

大血管的严重损伤，如果处理不及时，会遗留功能障碍，甚至丧失肢体，威胁生命。

1. 损伤血管的清创处理

清洁、消毒伤口周围皮肤，肢体血管损伤时，应将整个肢体皮肤消毒，以便在术中能检查远段动脉搏动和皮肤颜色，以及必要时可切取自体大隐静脉作为移植用。随后冲洗伤口，去除异物，切除无活力的组织，控制出血，先游离出损伤血管的远近两端，直至可应用无创伤血管钳阻断。大血管的横断伤在血压下降时，血管断端回缩，管腔变窄，断端有凝块，出血可暂时停止，宜仔细寻找，不要遗漏。对钝性挫伤、撕裂伤或爆炸伤，需切除受伤的血管壁直至正常血管壁为止。对损伤血管清创后，应松开近、远端动脉的血管夹，观察血流情况如动脉近端应看到喷射状出血，远端也能看到回血。如无回血，就需用 Fogarty 带囊导管插入远段管腔内取除血栓。如取除血栓后仍无回血，则宜做术中动脉造影，以了解远段动脉血流不畅的原因。

2. 血管修复重建术

1）血管吻合术：适合于血管缺损不多，对合后张力不大者。一般吻合小动脉多采用间断缝合，中等动脉可用连续缝合，大动脉也可以用间断褥式缝合。

2）血管移植术：血管缺损较大、断端不能对合或对合后张力较大者，应行血管移植术。自体静脉为理想的移植材料。

3）血管修补术：大血管损伤经清创后，管壁缺损不超过周径 1/3 者，可取自体静脉片修补缺损。

4）动脉结扎术：适用于①非主干动脉者，如桡或尺动脉、胫前或胫后或腓动脉等。②肢体严重损伤无法保留者。③呈现严重休克及重要器官功能衰竭者。因此，为了挽救患者的生命，只有在可行外围血管转流手术的条件时，才能结扎大血管干。

3. 截肢术仅在下列情况采用

①软组织和骨损伤广泛而不能重建修复时。②肢体组织因缺血已发展成坏死。③保留肢体发生严重脓毒症而无法控制以至威胁患者的生命时。

（四）及早使用抗生素

以预防血管修复或重建术的感染而导致手术失败，伤口污染严重的，同时要注射破伤风抗毒血清。

此外，术后要注意定时观察伤肢血循环情况，包括伤肢远端动脉搏动、皮温、肤色、浅静脉及毛细血管充盈情况。如远端动脉搏动突然减弱或消失、皮温下降、肤色苍白，须考虑损伤、修复或移植血管并发血栓栓塞，应及时再次手术，术后每日静脉滴注低分子右旋糖酐 500mL，3~5 日，以抑制血小板聚集和对血管壁的黏附性，从而改善伤肢的微循环。

六、健康教育

1. 血管损伤伴有休克者，应迅速建立输液通道，及时补充有效血容量，给予验血型、配血，并立即做好手术探查前的准备工作。

2. 血管损伤合并复合伤者，应严密观察监护重要生命征象，包括神志意识、呼吸、脉搏、血压及尿量等。术后定时观察伤肢及血循环情况，包括伤肢远端动脉搏动、皮温、肤色、浅静脉及毛细血管充盈情况，发现异常及时报告医生。

3. 术后石膏固定伤肢于血管松弛位，嘱患者 5~6 周开始练习活动。

4. 术后伤肢置于与心脏同一平面，过低会影响静脉回流，过高可因肢端供血不足引起手指或足趾坏死。

5. 保持室温在 23~25℃，避免寒冷、疼痛刺激、情绪变化等不良因素影响。室内禁止吸烟。

大血管损伤若救治不当，可危及生命。应根据受伤史及临床检查，做到早期诊断、早期治疗，避免漏诊。

（尹洁）

第十三章　手外伤

手既是运动器官，又是感觉器官和美容器官。手部创伤性在临床上多见，其修复所涉及的范围广、十分复杂，处理是否及时和正确直接关系到患者手功能的恢复状况，应当十分重视，争取尽早地施行正确的治疗。

一、手部应用解剖

（一）手的表面解剖

为了对手部创伤的正确诊断和处理，避免术中损伤手部重要组织，必须了解手的表面解剖，并通过表面解剖标志了解手部深层组织结构。

手掌部有 3 条皮纹，它分别适应拇指、示指及其他 3 个手指的活动。它们分别为远侧横纹、掌中横纹和近侧横纹（又称大鱼际纹），它们合称为掌横纹。远侧掌横纹，位于手掌的远侧 1/3，从示、中指的指蹼间，先斜向尺侧后呈横行，到达手掌尺侧缘，平对第 3、第 4、第 5 掌骨头，适应 3、4、5 指的掌指关节的屈曲活动。掌中横纹，位于示指掌指关节桡侧，先横行后斜向近端尺侧，位于近、远侧掌横纹间，远端与鱼际纹重叠，从大鱼际纹的桡侧开始，向手掌尺侧延伸，与远端掌横纹相平行，止于第 4 指蹼的垂线上，有助于示指掌指关节屈曲，并协助远侧掌横纹共同完成中、环、小指掌指关节的屈曲活动。当示、中、环、小指的掌指关节屈曲时，有部分人此两横纹连结成一线，也有部分人此纹缺如。近侧掌横纹，位于大鱼际尺侧，从示指桡侧掌指关节的侧方向手掌基底的中部，斜向下外，远端几乎呈横行，达手掌桡侧缘，深面对着第 2 掌骨头，为一条以拇指掌指关节为圆心的弧线，适应拇指的单独活动，即对掌、对指及内收动作。

1. 豌豆骨的表面定位

豌豆骨形似豌豆，位于近侧列腕骨的内侧，三角骨的掌侧，在小鱼际的近侧容易摸到。背侧有一卵圆形的关节面，与三角骨相关节。其余各面均较粗糙，掌侧面为屈肌支持带、尺侧腕屈肌、小指展肌、腕尺侧副韧带、豆掌韧带及豆钩韧带的附着部。除掌面和背侧关节面外，其余的内、外、远、近四侧均有滋养孔。

2. 钩骨的钩尖的表面定位

自无名指的尺侧作一垂线至豌豆骨，在豌豆骨远侧 1～1.5cm 处。

3. 舟状骨结节

在桡骨远端掌面，即腕掌远侧横纹处。

4. 大多角骨嵴

在舟状骨结节的远端 1cm 处，桡侧腕屈肌肌腱在它的远端附丽于第二掌骨基部。

5. 手的基底线

这是人为的标志线。从第一指蹼到豌豆骨远端作一条与掌中纹平行线，并自第二、第四指蹼各作一垂直线与掌中纹及基底线相交。在此长方形内，掌浅动脉弓在掌中纹内侧，掌深动脉弓在基底线平面。尺侧交点外旁开1.0cm处有尺神经的运动支，在远位尺侧交点是小指神经分出处。鱼际纹与基底线交点处是正中神经运动支（返支）、第一蚓状肌支及拇内收肌支的体表投影。鱼际纹与基底线的交点与示指掌指横纹桡侧的连线是示指桡侧指神经的行径。

6. 鼻烟窝

位于手背桡侧，尺侧界是拇长伸肌，桡侧界是拇短伸肌，远侧端是第一掌骨基底部，近侧端是桡骨茎突。其内容物有桡动脉的腕背支（深支），前臂外侧皮神经终末支，桡神经至拇指的分支和浅静脉。它的底是大多角骨的背侧结节及舟状骨结节的背面。

（二）手的应用解剖

1. 皮肤

手部的皮肤，为适应手功能的需要具有一定的特殊性，且手掌、手背又各具有不同的特点。

（1）手掌面皮肤：手掌面的皮肤厚而坚韧，特别是体力劳动者，皮肤、皮下组织与深筋膜之间有纵形纤维隔相连，同时表层有明显的纹路，使手掌侧皮肤变得弹性小，不易移动，能耐受较大的压力，握物时有力，且不易滑脱。不过从治疗的观点看，却有许多缺点：①因缺乏弹性，不易移动，外伤缺损后常不易直接缝合，也不易转移皮瓣，然而任其自然愈合又易形成疤痕产生功能障碍。②因纵形纤维隔在掌心部与掌腱膜相连，在末节与骨膜相连，纤维隔内裹以脂肪小粒，组织非常致密。因此，一旦感染，疼痛非常剧烈，且不易引流。

手掌侧皮肤有丰富的汗腺和神经末梢，尤以指端为多，但没有毛发、色素和皮脂腺。由于无皮脂腺，故手掌侧皮肤不油滑，若在指掌、手掌侧皮内发现肿物，绝不可能是皮脂腺囊肿，而最大可能为表皮样囊肿或异物性肉芽肿。

指掌、手掌侧皮肤既富弹性又少移动性的这些特点使得手掌侧皮肤有缺损后，由于手掌侧的皮肤缺乏移动性，即使很小的缺损也很难直接缝合，当手掌侧有较大皮肤缺损时，一般不能直接缝合，需应用游离植皮术或带蒂局部转移皮瓣术等手术方法修复手掌侧的皮肤缺损。不宜强行拉拢缝合有皮肤缺损的伤口，以免造成局部皮肤张力过大，导致伤口周围的皮肤缺血坏死，甚至影响修复部分远端手指的血运，造成手指的缺血坏死，继发伤口的感染。

手掌指端有很多细纹，即称为指纹，虽然细小但对钳捏细物很有用。皮肤乳头层内，分布着十分丰富的感觉神经末梢和组成特种感觉的小体。因此它的触觉最敏感，并有实物感（或称实体感），可以用手摸索来识别物体的形态、坚硬度等，借以代替视力，故称之为第二副眼睛，盲人即可用它来识字认物。

手掌皮肤的这些特点是人类不断劳动和不断使用而不断进化的形成的。

（2）手背皮肤：手背及手指背侧皮肤则相反，国人手背皮肤厚度约 1.2mm，较其他处皮肤薄、松软而富有弹性，且无垂直的纤维间隔。手背部皮下组织很薄，为一薄层的疏松结缔组织，介于皮肤、伸侧肌腱和关节韧带之间，可以滑动，有较大的移动性，以利于手指活动，在握拳时不致因背侧皮肤过紧而影响这一功能。我们在手术中应注意到手背部皮肤的特点，在手的背侧有皮肤缺损时，不适当地用伸直手指各关节的方法来达到直接拉拢缝合有皮肤缺损创面的做法，术后势必会因手背侧皮肤的紧张，而影响掌指关节及指间关节的屈曲活动。

手背及手指背侧皮肤与深层组织仅有少量的疏松结缔组织相连，与深层组织联系不紧密，在外伤时，背侧皮肤经常容易产生潜行剥脱撕裂和大片撕脱伤：手部背侧的皮肤缺损在行修复手术时，尤其是游离植皮术，必须充分估计握拳时造成的最大缺损范围，否则，术后会由于游离植皮的范围小而影响充分握拳动作。因此，手术后将手部固定在掌指关节和腕关节处于屈曲位时，增加了创面的修复面积，再行皮肤缺损的修复手术，减少了术后由于手部皮肤的挛缩导致的功能障碍。

（3）指甲：是由角质化的表皮衍化而成，组织致密而透明，具有保护指端的作用。指甲质硬，大部分露在外面的称为甲体，前端称为游离缘，基部隐蔽在皮肤下面，称为甲根。甲根两侧为皮肤包裹，称为甲襞。甲体下面的部分称为甲床。甲床由表皮生发层和真皮所构成，此处真皮结缔组织向表皮隆起形成平行纵列的峰，与其他部分真皮形成乳头的情况不同。甲根基部的生发层特别厚，称为甲基，是指甲的生长点，由于甲基部细胞不断的增殖与角化，因而甲体生长变大。

2. 掌腱膜

掌腱膜属手掌深筋膜的一部分，呈三角形，为有光泽的腱膜性纤维组织膜，位于手掌皮下，近端与掌长肌相连。当掌长肌缺如时，则与腕掌侧横韧带相连，它在腕部较窄，向远端呈扇形并分成四束，分别平行覆盖于屈指肌腱，远端在指根部附着于屈指肌腱鞘，有时可附着于手指中节的前外侧面。在掌骨头平面各纵形束间有掌浅横韧带联结。该韧带与掌深横韧带平行，并在掌指关节平面与屈指肌腱鞘相连，加强手横弓的稳定性及保护手指循环。

掌腱膜通过浅面许多细小的纤维囊和深面的纤维间隙分别与手掌皮肤、皮下组织和深部的掌骨紧密相连，构成了手掌深部血管、神经、肌腱等重要组织的保护屏障，减少了手掌皮肤的移动性，同时在抓握物体时才稳固，但这种解剖结构特点，在手掌深部感染时，却成为引流障碍使脓液难以穿过掌腱部达到手掌表面。

3. 血管和淋巴

1）动脉：手部的血液循环非常丰富，除有桡动脉、尺动脉双重供应外，尚有辅助动脉即骨间掌侧动脉及它的背侧支。正中神经的动脉供应正常情况下是骨间掌侧动脉近端的分支，是一个细长的分支，但可能也参加手部的血液供应。这五条动脉，在胚胎发育时，谁占了优势，则就产生了动脉的变异。动脉供应的形式，在掌面主要是掌浅弓、掌深弓及腕掌动脉网，在背面有手背动脉弓及腕背动脉网。也就是说尺桡动脉之间，以及它们与骨间掌侧动脉之间，至少有五处较大的吻合支，因而单一的尺动脉或桡动脉损伤或断裂，对手部的血液供应无大的影响，两者均损伤或完全断裂后，手的成活率仍达38%以上。由此可见手的侧支循环是非常丰富的。

（1）腕背动脉网：桡动脉行至鼻烟壶内发出腕背支，尺动脉行至豌豆骨上发出腕背支，经尺侧屈腕肌深面向后绕过。在腕骨背侧及伸指肌腱的深面两腕背支相互吻合成为腕背动脉弓，加上掌侧骨间动脉背侧支和掌深弓发出的穿支，共同构成腕背动脉网，供应腕骨的血运。腕背动脉弓发出的第 2、第 3、第 4 掌背动脉，行至指蹼处延续成指背动脉，供应相应的骨间肌和手指相邻的近指节。腕背弓还发出一小分支到第 5 掌骨及小指指背的尺侧。第 1 掌背动脉不起于腕背弓，而是桡动脉穿过第 1 背侧骨间肌前发出的一个分支。

（2）腕掌动脉弓：在旋前方肌的下缘处，桡动脉发出腕掌支，经腕骨前方行向尺侧，与尺动脉发出向桡侧行的腕掌支相吻合，并与近侧的骨间掌侧动脉的分支和掌深弓的回返支共同构成腕掌动脉网。主要供应腕骨的血运。

（3）掌浅动脉弓：由尺动脉的终支与桡动脉浅支吻合形成。位于掌腱膜下，屈指肌腱浅面，弓的凸侧指向手指，通常发出 3 条指掌侧总动脉和小指尺掌侧动脉。指掌侧总动脉与指掌侧总神经伴行，行至掌指关节附近各分为两支指掌侧固有动脉，是手指的主要供血来源。

（4）掌深动脉弓：由桡动脉的终支与尺动脉掌深支吻合构成。掌深弓位于屈指肌腱深面，骨间肌的浅面。其弓的凸侧发出 3～5 条掌心动脉，拇主要动脉相当于第 1 掌心动脉，第 2～4 掌心动脉分别沿 2～4 掌骨间隙的骨间肌表面下降，在掌指关节平面与相应的指掌侧总动脉吻合，并在掌骨间隙处发出穿支与掌背动脉交通。

（5）掌背动脉：掌背动脉有 4 支，位于相应的掌骨间隙背侧，行于指伸肌腱与骨间背侧肌之间。第 1 掌背动脉多由桡动脉腕背段穿第一骨间背侧肌两头之间前发出，沿第一骨间背侧肌浅面行向远端，分为 2～3 支，其中拇指尺侧指背动脉和示指桡侧指背动脉较恒定。第 2、第 3、第 4 掌背动脉多由掌深弓的近侧穿支与腕背网远侧的交通支吻合形成，其中第 2 掌背动脉 30% 为桡动脉腕背支的直接延续，4% 为骨间前动脉腕背支的延续。这两种来源的动脉较粗（外径 1.4mm 左右）且较长（4.5～7.0cm）。第 2、第 3、第 4 掌背动脉在相应骨间背侧肌浅面行向远侧，于掌骨头平面分为两支细小的指背动脉，并有分支在指蹼间隙与指掌侧总动脉吻合，是设计第 2、第 3、第 4 掌背动脉逆行手背岛状皮瓣的基础。各掌背动脉的出现率和外径。

（6）手指动脉：手指的掌侧和背侧共有对称性分布的 4 条动脉，即两条指掌侧固有动脉和两条指背动脉。指掌侧固有动脉管径粗大，是手指的主要血供来源，而指背动脉较细小。

指掌侧动脉：拇指掌侧的动脉包括拇主要动脉、拇指桡掌侧固有动脉和拇指尺掌侧固有动脉。拇主要动脉出现率为 93.7%，其起始有三种：①起自桡动脉（掌深弓始端），占 43.5%。②起自桡动脉腕背段，占 3.2%。③起自掌浅弓，占 45%。大多数拇主要动脉经拇收肌横头和斜头之间，通过拇短屈肌深头至拇长屈肌腱鞘深面分为终支，75% 在此分为拇指桡掌侧固有动脉、尺掌侧固有动脉和示指桡掌侧固有动脉。6.3% 的拇主要动脉缺如，其拇指桡掌侧固有动脉和尺掌侧固有动脉则分别起自掌深弓或掌浅弓。拇主要动脉外径为（1.5±0.5）mm。

指背动脉：拇指指背动脉有两支，即拇指桡侧指背动脉和拇指尺侧指背动脉。拇指桡侧指背动脉为桡动脉腕背段的分支,外径约 0.7mm,沿拇短伸肌腱走行;拇指尺侧指背动脉为第 1 掌背动脉的分支,外径 0.8mm 左右,沿拇长伸肌腱走行。两者分布于拇指近端 。

示指、中指、环指和小指指背动脉,为各掌背动脉在指蹼处分出的两支细小动脉,分布于近节指背,并与指掌侧固有动脉有交通吻合。小指尺侧指背动脉为尺动脉腕背支的恒定分支,外径为 0.5mm。

2)静脉:手部的静脉系统,分深浅二层。深静脉与掌动脉弓及腕背动脉弓伴行,但比伴行的动脉稍小,在手背与手背部静脉之间有较丰富的吻合支。手指动脉无伴行的静脉,手指掌侧静脉存在于浅筋膜内。因此,作示指拇指手术时,一定要保留手指背部的浅静脉,否则手术易失败。浅静脉特别丰富,在指甲下及手指尖部形成静脉网,然后汇流到手背两侧静脉,继续向指蹼走行,与手掌指静脉有交通支。两毗邻指背静脉,在掌骨间形成掌背静脉,在手背组成手背静脉弓,桡侧进入头静脉,尺侧进入贵要静脉。

3)手部淋巴系统:手部的淋巴管较臂部和前臂的淋巴管细小,多在浅静脉或血管神经束周围上行。手部的淋巴结很少,偶尔可在掌深弓周围发现 1 ~ 2 个小淋巴结。手的淋巴管依其所在部位可分为手指、手掌和手背 3 个部分。重点描述这些淋巴管的分布特点。

(1)手指的淋巴管:手指的浅淋巴管与浅静脉的分布十分相似,受外来压力影响较大。总是容易受压迫处向不易受压处回流,由受压较重的部位向受压较轻的部位回流。手指掌面的浅淋巴管较背侧的细,中末节指的淋巴管基本上是均匀分布的梭形网眼状,除向近节手指回流外,还连于手指侧面的浅淋巴管。近节掌面浅淋巴管有向掌面两侧集中的趋势,最后多经手指侧面浅淋巴管汇入手指背面浅淋巴管或手背浅淋巴管。只有少量淋巴管汇入手掌浅淋巴管。手指侧面浅淋巴管主要将掌面浅淋巴管汇入指背面的作用,手指背面浅淋巴管稍粗大,中末节也呈均匀网孔状,在近侧指骨间关节处,浅淋巴管在浅静脉周围相互靠拢,集中上行。接受手指侧面的浅淋巴管汇入后,回流至手背浅淋巴管。

手指的深淋巴管行于手指血管神经束周围,汇入掌浅弓附近的深淋巴管。手指的深淋巴管比浅淋巴管少,不是指淋巴回流的主要途径。

(2)手掌的淋巴管:手掌中央部的浅淋巴管纤细,边缘处稍粗。中央部的浅淋巴向上回流,在腕前区汇成数条淋巴管,在前臂正中静脉两侧上行。手掌两侧部浅淋巴管分别回流至手背尺、桡侧边缘和前臂。

手掌的深淋巴管位于指总动、静脉,掌浅弓和掌深弓的周围。伴血管或血管神经束上行,移行为前臂深淋巴管。

(3)手背的淋巴管:手背的浅淋巴管是手部最粗大的淋巴管。主要由来自手指的浅淋巴管汇合而成。可分两组,内侧组淋巴管数量最多,有 6 ~ 16 条,由小指、环指、中指尺侧半和手掌、手背尺侧缘来的浅淋巴管组成。沿贵要静脉两侧上行。外侧组淋巴管数较少,有 4 ~ 12 条。由拇指、示指、中指桡侧半和手掌、手背桡侧缘来的浅淋巴管组成。沿头静脉起始部的两侧上行。手背的深淋巴管分布在掌背动、静脉和腕背弓的两侧。一部分在前臂背面上行形成前臂背面深淋巴管。另一部分汇入前臂前面的深淋巴管。

4. 神经

手部的神经主要受正中神经、尺神经和桡神经所支配。

（1）正中神经：由 $C_{5\sim8}$ 和 T_1 神经根发生，是由臂丛内、外侧束发出的内侧、外侧头合并组成。它在上臂无分支，而与肌皮神经有交通支。在肘部和前臂分出关节支和肌支。受其支配的屈肌有旋前圆肌、掌长肌、桡侧腕屈肌、指浅屈肌、指深屈肌（桡侧 1/2）、拇长屈肌、旋前方肌等。在腕横韧带近端，桡侧腕屈肌和掌长肌之间，发出掌皮支，支配手掌部皮肤，并与前臂外侧皮神经的前支吻合。正中神经经腕管进入手部，在腕横韧带远端发出大鱼际支支配拇展短肌，拇短屈肌浅头，拇对掌肌，以及第一、第二蚓状肌，另外分出固有拇指桡侧支，第一、第二、第三掌侧指总神经支配拇、示、中指及环指桡侧半的皮肤感觉，并有关节支，最后分出甲下支及指腹支。示、中指末节背面亦属正中神经支配。

（2）尺神经：由 C_8 及 T_1 神经根发出，由臂丛的内侧束而来，在腋部位于腋动脉与腋静脉之间，在腋部及上臂亦无分支，在鹰嘴与肱骨内上髁之间通过尺神经沟，在尺侧腕屈肌两头之间进入前臂，在前臂分出尺侧腕屈肌支与指深屈肌支（仅支配尺侧 1/2），至肘关节的小分支。另在尺骨茎突上 5~6cm 处，尺神经还分出手部背侧皮神经；穿出深筋膜走向腕关节背面，分出数小支支配腕关节，再与手背浅静脉伴行至手背，分出小指背面尺侧指神经支，供应小指背面尺侧一半及第四背侧指总神经，供应小指桡侧一半及环指尺侧一半。因此在腕掌面横纹处尺神经断裂时，则不影响手背部尺侧一指半的感觉。此点在临床检查时要特别谨慎，以免把尺神经的损伤疏忽掉。手背侧支神经，常与前臂外侧皮神经及桡神经浅支有许多吻合支。尺神经的主干在腕横韧带中点的平面，豌豆骨桡侧分浅支及深支。浅支发出三支，一支供应掌短肌，一支支配小指的尺侧一半，另一支支配小指桡侧的一半及环指尺侧的一半的感觉。深支是运动支，支配小鱼际肌（小指展肌、小指短屈肌、小指对掌肌），第三、第四蚓状肌及所有的骨间肌。还发出拇收肌支及拇短展肌支（深头）。

（3）桡神经：发自臂丛后束，含 $C_5 \sim C_8$ 和 T_1 神经的纤维。它是臂丛最大的分支，在腋动脉第 3 段和肱动脉上段的后方，肩胛下肌、背阔肌和大圆肌腱前方下行，先伴随肱深动脉，后伴随桡侧副动脉向背侧斜行于肱三头肌长头与内侧头之间。此后，斜行绕过肱骨后面，继而行于肱三头肌外侧头深面肱骨桡神经沟内，逐渐向外下行穿臂外侧肌间隔进入臂前区，继续下行于肱肌与肱桡肌近端之间的沟内，于肱肌与桡侧腕长伸肌之间下行。桡神经在肱骨外上髁前方分为浅、深支。

桡神经的分支包括肌支、皮支、关节支、浅支和深支。

肌支：分布于肱三头肌、肘肌、肱肌、肱桡肌和桡侧腕长伸肌。①桡神经行至臂内侧时发支分布于肱三头肌内侧和长头，其中到臂内侧部一细长支，在臂远侧 1/3 段紧靠尺神经，常称其为尺侧副神经。②桡神经行至桡神经沟处发支分布于肱三头肌内、外侧头和肘肌，至肘肌的神经支较长，在肱三头肌内侧头内下行，并部分供应该肌，此支与中副动脉伴行，通过肘关节后方下行终于该肌。③桡神经行至臂外侧肌间隔处，发支分布于肱肌外侧部、肱桡肌和桡侧腕长伸肌。

皮支：有 3 支，即臂后皮神经、臂外侧下皮神经和前臂后皮神经。①臂后皮神经，为桡神经在腋窝内发出的细支，向内走行，横过背阔肌腱，经肋间臂神经后方，绕肱三头肌长头下行穿深筋膜，分布于臂后区皮肤，可达鹰嘴附近，在经过臂后区时与肋间臂神经相交通。②臂外侧下皮神经，从肱三头肌外侧头穿出至三角肌粗隆远侧，经肘关节前方贴近头静脉，分布于臂下外侧部皮肤。③前臂后皮神经，与臂外侧下皮神经同时发出，穿肱三头肌外侧头及臂外侧肌间隔，沿臂外侧下降，然后沿前臂后面下行至腕部，沿途分支分布于皮肤，与前臂内侧皮神经及前臂外侧皮神经的背侧皮相交通。

关节支：分布于肘关节。

浅支：自肱骨外上髁前外侧下降至前臂上 1/3 部，浅支位于旋后肌前面，肱桡肌后方和桡动脉的外侧。在前臂中 1/3，该神经支位于肱桡肌后方，紧贴桡动脉外侧下行，继而行于旋前圆肌、指浅屈肌桡侧头和拇长屈肌前面，约在腕关节上方 7cm 处，浅支离开桡动脉，经肱桡肌腱的深面转至前臂背侧，穿出深筋膜，经伸肌支持带浅面下行至手背区，分成 4~5 支指背神经。在手背，通常与前臂外侧皮神经和前臂后皮神经的分支相交通。

深支：又称骨间后神经。深支从桡神经分出后绕桡骨外侧面到前臂背面，穿行于旋后肌在其上、下两部肌束之间穿出。在神经穿旋后肌之前，发出分支分布于桡侧腕短伸肌（亦可由浅支起始段发出）和旋后肌。骨间后神经穿出旋后肌时，发 3 条短支，分别分布于指伸肌、小指伸肌和尺侧腕伸肌；并发两条长支，内侧长支分布于拇长伸肌及示指伸肌，外侧长支分布于拇长展肌及拇短伸肌。骨间后神经初位于浅、深层伸肌之间，而行至拇短伸肌远侧缘时，则行于拇长伸肌深面，逐渐成细线状，沿骨间膜后面下行至腕关节背面时，神经变扁，成为终支，或膨大成为假神经节，从此处发数细支分布于腕部韧带和关节。

5. 肌腱

1）屈肌腱

（1）拇长屈肌：起自桡骨掌侧上 2/3 及骨间膜，止于拇指末节指骨基底部掌侧。该肌主要作用是屈曲拇指指间关节。

（2）指浅屈肌：起于肱骨内上髁屈肌总腱，4 根肌腱分别止于示、中、环、小指中节指骨近侧掌面。主要功能是屈曲手指近指间关节，在屈指后收缩，还可以屈掌指关节和屈腕关节。

（3）指深屈肌：位于前臂尺侧，指浅屈肌深面，起于尺骨掌侧面的上 2/3 和骨间膜。肌腹较大，可分为内、外两部：内侧部较大，至腕部肌腱分成 3 股，分别至中指、环指和小指；外侧部较小，主要起自骨间膜，除上端深部有纤维与内侧部交错外，基本上形成一独立的肌腱至示指。因此，示指活动有较大的独立性。在手指部，指深屈肌腱穿过指浅屈肌腱的两脚之间，止于末节指骨底。主要作用为屈远侧指骨间关节，肌肉收缩可屈近侧指骨间关节和掌指关节。因此，可以代替指浅屈肌的部分作用。当切取指浅屈肌腱作移位供体或指深、浅屈肌腱同时损伤，只修复指深屈肌腱时，手指的近侧和远侧指骨间关节仍有屈的功能。血供主要来自骨间前动脉的分支。受正中神经和尺神经的双重（C_8、T_1）支配，正中神经的分支分布至肌的外侧，尺神经的分支分布至肌的内侧，中间是 2 条神经分支交叉重叠的分布区。

屈指肌腱经腕管进入手掌，指浅屈肌腱在腕管内居浅层，深层为指深屈肌腱。在手掌，蚓状肌起自指深屈肌腱。从掌骨头到中节指骨，屈指肌腱被包围在纤维管内，此管称腱鞘，其中掌骨头、近节指骨中部；中节指骨中部的腱鞘明显增厚，称腱鞘的滑车。当行肌腱手术时，如游离肌腱移植术，要尽量保留滑车。最重要的是保留中节指骨中部的滑车。否则，滑车全部损伤使屈指时肌腱呈"弓弦状"，手指不能充分屈曲。拇长屈肌和指浅屈肌因无蚓状肌牵拉，在手指部断裂后，其近端可回缩到腕部或前臂，而指深屈肌不回缩，仍在掌中。每一屈肌腱均有长腱纽和短腱纽。腱纽是腱鞘滑膜脏层与壁层交接部，内有营养肌腱的血管。短腱纽为三角形的膜状组织连接肌腱与骨膜，位于近肌腱止点处。长腱纽为带形膜状组织连接近节指骨与肌腱。

2）伸肌腱：位于手的背侧，是使五个手指发生伸展动作的肌腱。它们的数目较多，计有 3 条伸拇指的肌腱（拇长伸肌、拇短伸肌及拇长展肌腱），一条示指固有伸肌腱，一条小指固有伸肌腱和四条指总伸肌腱。这些肌腱也是从前臂来与尺侧腕伸肌，桡侧腕长伸肌，桡侧腕短伸肌一起经过腕背韧带之下进入手背。

手指背的伸肌腱：手背的伸肌腱越过掌指关节到达手指的时候，首先在近节指骨的背侧面扩散，变薄，成为一个腱膜，称指背腱膜（又称关节帽）。此腱膜在近侧与掌指关节的关节囊和侧韧带紧密相连，在远侧则分开成为 3 个腱条。指背腱膜在靠近掌指关节处还有横行纤维与第一指骨基底部两侧的蚓状肌与骨间肌相连。在手指背损伤时累及末节指骨背伸肌腱断裂时出现末节指屈畸形，若伤及伸肌中央腱断裂时，则出现远侧指间关节过伸，中间指关节屈曲畸形，在指背腱膜近侧损伤时则整个手指不能伸直。

3）手内肌：手部肌腱的动作与手内肌的动作密切关联，二者互相协同，互相约束，形成一个不可分割的整体。手内肌系指蚓状肌及骨间肌这两组肌肉。

蚓状肌有 4 条，起始于指深屈肌腱，止于指背腱膜的桡侧，其神经分布与指深屈肌相同。

骨间肌有 7 条，3 条位于掌侧，4 条位于背侧。掌侧骨间肌是使手指靠近中线的肌肉，司手指内收。

背侧骨间肌各起于掌骨的相对面，分别附着于示指、中指近节指骨基底的桡侧和中指、环指近节指骨基底的尺侧。以中指为中线，司示指、环指的外展，小指因无背侧骨间肌，依靠小指展肌外展。

大鱼际肌：拇短展肌起于舟状骨结节，大多角骨嵴及腕横韧带，止于拇指近节指骨基底的桡侧。该肌位于鱼际桡侧最浅层。作用是使拇指外展。

拇短屈肌，浅头起于大多角骨和腕横韧带，深头起于第 1 掌骨尺侧，肌腹在外展拇短肌的尺侧。浅头止于拇指近节指骨的桡侧，深头与拇收肌斜头一起止于拇指近节指骨的尺侧，拇长屈肌腱于两头之间的沟中通过。作用是屈曲拇掌指关节及内收拇指。

拇对掌肌起于大多角骨嵴和腕横韧带，在拇短展肌的深面，止于第 1 掌骨桡侧缘全长。作用是屈曲旋前第 1 掌骨。

拇收肌斜头起于头状骨，第 2、第 3 掌骨基底部，腕横韧带及桡侧腕屈肌腱鞘，横头起于第 3 掌骨掌面，两个头及屈拇短肌内侧部分一起止于拇指近节指骨基底的尺侧。

作用是内收拇指。

小鱼际肌：小指展肌起自豌豆骨远端及其附近的韧带和腕横韧带。止点有二，一部分止于近节指骨基底的尺侧，一部分止于伸腱扩张部。作用是外展小指，可作为拇对掌成形术的动力。

小指对掌肌起于钩骨钩及腕横韧带，止于第5掌骨尺侧缘。该肌位于屈小指短肌的深面。作用是将第5掌骨向前牵拉并加深掌心凹陷。

小指短屈肌起于钩骨钩及腕横韧带，止于小指近节指骨的尺侧。作用是屈曲小指掌指关节及外展小指。

6. 手部的间隙与滑液囊

（1）手背的间隙有：①手背皮下间隙：位于手背浅筋膜的浅面，上与前臂相通，下与手背面相通。②手背筋膜间隙：位于伸指肌腱与浅筋膜之间，手背感染最易沿此间隙扩散。③手背深层间隙：在伸肌腱下与背侧骨间膜之间。以上3个间隙，它们互相交通，在临床上发生感染时，很难鉴别出哪个间隙是原发的还是继发的病灶。

（2）手掌的间隙有：①鱼际隙（内收拇肌间隙）：此间隙的背侧是内收拇肌，掌侧是示指及中指的屈肌腱及第一、第二蚓状肌，尺侧是第三掌骨嵴及其纤维隔与掌中间隙相隔，桡侧是大鱼际肌及其筋膜，近端存在于尺侧及桡侧滑液囊交界处，远端开口于第一及第二蚓状肌管。②掌中间隙：此间隙的掌侧是第三、第四、第五指屈肌腱及第三、第四蚓状肌。背侧是第二、第三掌侧骨间肌及其筋膜和第三、第四、第五掌骨。尺侧是小鱼际肌及其筋膜，桡侧是第三掌骨的纤维隔，与鱼际相隔，近端与尺侧滑液囊相接触，远端开口于第三、第四指间蹼的蚓状肌管。上述间隙是潜在性疏松结缔组织间隙，是临床上感染容易蔓延的途径。由于筋膜隔往往并不完整，因此相互之间常可通连。③前臂四方间隙：位于前臂下端的屈指肌腱鞘的深面，旋前方肌及其筋膜的浅面，尺侧为尺侧屈腕肌，桡侧为拇长屈肌，远端与尺、桡侧滑液囊相通。

（3）滑液囊：手掌部有2个滑液囊，连于拇指屈肌腱鞘的为桡侧滑液囊，尺侧滑液囊包括四个指的指深、浅屈肌腱。常与小指的屈肌腱滑液鞘相通，两个滑液囊均与前臂四方间隙相通。两囊之间不通，有正中神经通过。因变异较多两囊亦可相通。示、中、环指指屈肌腱鞘都有滑液。

腕背12条肌腱共有6个滑液鞘，其中以指总伸肌腱及示指固有伸肌腱最大，拇长伸肌腱鞘较长。固有伸小指肌腱鞘有时可能与尺桡下关节相通。

7. 骨与关节（包括手的横弓与纵弓）

指骨除拇指只有二节指骨外，2~5指均有三节指骨，即近节（又称第一节）、中节（又称第二节）、远节（又称第三节或末节）。每指各有不同的长度，但近节长于中节。中节长于远节，并且相对掌骨长于近节指骨。总的长度是中指最长，环指或示指次之，小指最短。每一指骨包括头、体及基底三部分。掌骨虽然从表面上看以第三掌骨最突出，是因为腕骨间关节最浅，实际上从绝对长度测量是第二掌骨最长，依次是：第三掌骨、第四掌骨、第五掌骨，第一掌骨最短。腕骨共有8块，由桡侧算起，近排为舟状骨、月骨、三角骨、豌豆骨。远排为大多角骨、小多角骨、头骨、钩骨。舟状骨最易发生骨折，月骨最易发生脱位。

手的关节：有腕关节，掌指关节及指间关节。

（1）腕关节：包括桡腕关节、下尺桡关节、腕间关节及掌腕关节四个部分。

桡腕关节是由桡骨远端腕关节面及三角纤维软骨与舟状骨、月骨及三角骨折所组成，即近排腕骨中豌豆骨不参加关节的组成。具有背伸、掌屈、内收及外展的动作，和手的功能有密切关系，如该关节背伸时，可增加掌指关节的屈曲，同时也增加了手的握力。相反，如果腕关节尽力掌屈时，掌指关节的屈曲就受到影响，手的握力就大大减弱。

掌腕关节由远排腕骨与掌骨基部形成，其中以第一及第五掌腕关节最为重要，其他三个关节活动性较小，第五掌腕关节一般有30°的活动度，可使小指对掌并加深手的横弓。第一掌腕关节比较特殊，它由大多角骨与第一掌骨组成的一个马鞍状关节，可使第一掌骨进行内收、外展、背伸、掌屈及旋转等动作。拇指能有对掌，捏握的功能，皆依靠此关节的活动而来。因此当拇指的掌指关节与指间关节皆被损伤，只要第一掌骨基部尚有，掌腕关节未破坏，则在进行拇指再造术后，仍可发挥拇指的功能。腕部的关节除桡腕关节、掌腕关节外，尚有下尺桡关节（对腕部的旋转有很大的关系）及腕间关节（对关节的稳定有作用），这些关节均由韧带相连接，这些韧带起着以下作用：①限制关节的活动；②增强关节的稳定性；③韧带附着部位的许多血管及神经供养关节。因此，在手术中应避免损伤韧带的附着部，否则易造成无菌性坏死。

（2）掌指关节：由掌骨头及近节指骨底构成，属球窝关节。侧副韧带从掌骨头背侧斜行向掌侧止于近节指骨底部的两侧。侧副韧带在掌指关节伸直时松弛，屈曲位时紧缩。此关节屈曲45°左右，即使指间关节过伸或僵直，也能保持手的对掌、捏的功能。但其伸直时，难以发挥手的功能。烧伤后爪形手畸形，可使该关节过伸，导致侧韧带挛缩，需行侧副韧带切除术，才能矫正畸形，改善手功能。

（3）指间关节：系各个指骨间的关节，为滑车关节，结构与掌指关节相似。2~5指分别有近、远指间关节，而拇指仅有指间关节，该关节可屈伸活动无侧向活动。若手指在伸直固定时间较长，可使两侧的韧带及关节囊挛缩，导致关节僵直。关节背侧的皮肤及皮下组织薄，烧伤易造成伸腱及关节囊损伤产生畸形。为矫正畸形并使关节稳定，可行功能位的关节融合术。

（4）手的横弓与纵弓：一个横弓位于掌骨头，该弓的顶点系第3掌骨。另一横弓位于远排腕骨平面。纵弓由手指端到腕关节，顶点位于掌指关节。弓的作用是增加手的握力。手部创伤或烧伤后，手部横弓及纵弓可遭破坏，最典型的是烧伤后的爪形手畸形。

二、手的生理功能及检查

（一）手的生理功能

1. 手的姿势与功能

手的基本姿势有休息姿势和运动姿势两种。休息姿势又可分为休息位和功能位，了解手的姿势对临床检查、诊断分析有参考意义。手的运动姿势多种多样，每一种运动都有赖于一系列结构参与完成，如手的任何结构的完整性遭到破坏，手的上述姿势会发生变化，手的功能将受到影响。

（1）手的休息位：是手休息时所处于自然静止的姿势，是手的内在肌与外来肌的张力处于相对平衡的状态，即腕关节背伸 15°～25°、轻度尺偏，手的掌指关节及指间关节半屈位，从示指至小指，愈向尺侧屈曲度愈大，诸指尖指向舟骨结节。拇指轻度外展，末节指腹接近或触及示指末节桡侧的指腹。而外伤一旦造成这种张力失去平衡，手的休息位即会发生改变。如手指屈指深、浅肌腱断裂，可造成手指的伸直位；伸肌腱断裂可造成手指屈曲度的增大。而神经损伤亦可使支配区肌肉失去张力和肌力，导致手休息位的改变。因此，手休息位的改变，对于新鲜肌腱断裂的诊断颇有意义，尤对儿童患者意义重大。神经损伤早期虽肌肉麻痹但其张力尚存在，可暂无显著变化，因而短时间内手的姿势无改变，而在肌肉萎缩时才随之发生改变。

手的休息位是手最稳定的姿势，故可比较长时期地固定在这个姿势，使骨折愈合，而不发生关节强直。

（2）手的功能位：手的功能位与手休息不同，手的功能位即手指握茶杯的姿势，也就是手发挥最大的功能的体位。它是腕关节背屈 30°，伴有约 10° 的尺侧倾斜，掌指关节屈曲 30°～45°，近侧指间关节屈曲 60°～80°，远端指间关节轻度屈曲 10°～15° 手指分开，拇指呈外展对掌位，手部骨折以后，绝大多数皆需将手固定于此种姿势，因这种姿势有利于骨折端的复位固定，同时愈合功能可获最大限度的恢复。

因而手的休息位与手的功能位是两个不同的概念，也具有不同的临床意义。前者是在静止条件下自然的平衡状态下的位置；而功能位是依据张手、握拳或捏物等功能的需要而固定的一种位置，腕背屈较多 20°～25°，拇指略外展，各指分开，掌指及指间关节均微屈。这样关节若僵直于功能位，也能保持手的部分功能。

2. 手的基本动作

手的动作很精细很繁多，大致可归纳为 6 种基本动作，即：提物动作；夹物动作；平持动作；钳捏动作；握圆柱动作和拧圆盘动作。对这些动作的检测常可供手部创伤治疗后结果的评定标准之一。

3. 腕关节屈伸与手的握力关系

腕关节中立位时，手指的伸、屈指肌腱是平衡的。腕关节背伸，则使屈指肌腱拉紧，当腕关节完全背伸时，则握力最大。腕关节掌屈，则握力减小。

4. 手指屈伸的相互关系及影响的因素

因伸指肌腱之间有副腱索而互相牵连，当一个手指在伸直或过伸位时，其他手指完全伸屈则受限，环指最明显。反之，一个手指完全屈曲时，其他手指也不能完全伸直。另外，手指的屈伸还可因皮肤缺损、挛缩及关节、肌腱筋膜的挛缩影响。

5. 手指内收、外展及对掌功能

手指依靠掌侧骨间肌的收缩而具内收功能，内收时有利于挟持，拇内收肌可使拇指夹的物体大于手指夹的物体。背侧骨间肌，拇长、短展肌及小指展肌可使手指外展。拇指第一掌骨顺轴旋转与拇内收屈曲连合完成对掌功能。

6. 手部的感觉功能

手是一个感觉器官，具有丰富的感觉神经，其知觉较腹部敏感约 20 倍。所以日常生活中许多精细动作，只凭手的感觉，无须借助视力即可完成。盲人可用手指触读盲文就是证明。指腹外伤缺损后，虽可植皮修复，但其感觉功能难以完全恢复。

（二）手外伤的检查

手外科检查可分为手部理学检查、影像学检查、电生理学和关节镜检查。

手部理学检查是认识手部疾病、判断损伤性质和程度、完成临床诊断的重要步骤和手段。手的外形纤细、组织结构精巧、功能复杂多样，任何组织的损伤均可导致手的畸形和功能障碍。因此，在完成病史采集、归纳、演绎后，对手部存在的疾病、畸形、损伤或疑似的伤病，进行有计划、有目的的系统理学检查，是进行临床诊断的最重要客观依据。尤其在缺乏影像学和其他检查手段时，显得更为重要。而手部检查的准确性，主要取决于检查者对于手、腕以及前臂和上臂的局部功能解剖知识的掌握程度和临床经验的多少。同时亦有必要遵循一套完整的检查程序，循序渐进，避免遗漏，以求取得症状、体征和辅助检查的统一和完整。

1. 病史采取与记录

（1）记录患者的姓名、性别、年龄、职业（工种）、右利手或左利手、X线片号、通信地址等。

（2）主诉：简单、明确地反映患者迫切希望解决的问题，详细记录创伤或发病时间。过去史特别是损伤史，按常规记录。

（3）就诊的时间。

（4）受伤的地点：施工工地、车间、生活场所等。

（5）致伤原因：写明致伤的机器的种类和性质。

（6）致伤物：刀、齿轮、石块等。

（7）受伤机制：暴力的方向、大小、手受伤时的位置、作用的时间等。

（8）损伤类型：是否钝性压扎，还是锐器伤，抑或爆炸伤。

（9）伤口有无污染：化学物质、生物物质或一般污染。

（10）受伤后是否经过急救处理，包扎时是否用无菌敷料，使用止血带的方法、时间、放松止血带的时间等。

2. 手部检查

手部检查和身体其他部位检查一样，是认识疾病、判断损伤性质和程度的重要手段。根据不同情况选用适宜的检查方法，对做出正确诊断和制订治疗方案是至关重要的。手外科一般检查的顺序应由近至远，由非损伤区到损伤区，肢体要充分暴露，做好健、患侧对比，避免遗漏。检查内容包括望诊、触诊、动诊及特殊检查。由于手部的功能还和肩、肘关节的功能、上肢神经的功能、肌力等关系密切，在对手部检查时也应对整个上肢的感觉、运动功能、肌力、各关节的活动度等做系统的检查，以利于最后综合诊断。

若遇到手部大出血的患者，应检查有无止血带或其他代用品（如布条等）缠绕于上臂或前臂，并应问明上止血带的时间。如果上有止血带伤口仍有出血，说明止血带无效，应立即解除止血带且观察出血点。若发现活泼的出血点应用止血钳结扎止血；若仅有轻微的出血或渗血则可采用局部敷料压迫止血。

根据以上检查的情况，判断皮肤、软组织、神经、血管及骨、关节损伤情况，做出初步诊断，并确定大致的治疗方案。

三、手部开放性损伤

手部损伤发生率较高，开放性损伤比闭合性损伤更多见。及时做好急救和初期外科处理，将能最大限度地保留手功能。

（一）损伤原因

损伤原因常见以下几种：

1. 刺伤

常见被尖刀、玻璃片、竹尖、钉、针、小木片等刺伤。其特点是进口小，损伤深，可伤及深部组织，容易漏诊，还可将污物带入深部组织内，导致异物遗留及深部组织或腱鞘感染。

2. 锐器切割伤

日常生活中刀、玻璃、罐头等切割伤，劳动中的切纸机、电锯伤等。伤口一般较整齐，污染较轻，伤口出血较多。伤口的深浅不一，所涉及的组织损伤程度亦不同。常造成重要的深部组织如神经、肌腱、血管的切断伤。严重者可导致指端缺损、断指或断肢。

3. 撕脱伤

如高速离心机、钻床或脱粒机，将肢体卷入的损伤，轻者仅皮肤撕裂，严重者则致整个手的脱套伤，肌腱被扯出，神经被撕断，骨骼结构也受到程度不同的破坏。

4. 钝器伤

钝器砸伤轻者可造成组织挫伤或皮肤裂伤，重者可造成手指或全手各种组织严重毁损。

5. 挤压伤

门窗挤压可仅引起指端甲下积血、甲床破裂、远节指骨骨折等。车轮或机器滚轴挤压，则可致广泛的皮肤撕脱甚至全手皮肤脱套伤，多发性开放性骨折和关节脱位，以及深部组织严重破坏。

6. 火器伤

如鞭炮、雷管爆炸伤和高速弹片伤，伤口极不整齐，损伤范围广泛，常致大面积皮肤及软组织缺损和多发性粉碎性骨折。这种损伤污染严重，坏死组织多，容易发生感染。

（二）类型与临床特点

1. 皮肤切削伤

其临床表现，如系切割受伤，皮肤裂开或常伴有深部肌腱神经、血管损伤。肌腱的近端由于部位的不同都有程度不等的回缩和功能障碍。神经断裂，则神经支配的远侧感觉和运动障碍。血管断裂有不同程度缺血，由于手部血循环丰富，一般不发生远侧血运障碍。如系削伤，常常是皮肤或伴有深部软组织被削起或削去一块，使深部组织显露。

2. 皮肤撕脱伤

其临床表现，当手部皮肤被辗轴卷入机器，受伤手部大面积皮肤缺损或皮肤逆行剥脱，由于与动脉血行方向相反，故皮肤有瘀血现象，呈紫红色；如皮肤被撕脱，缺损周围皮肤很少潜行剥离，其深部软组织一般无明显损伤。如系手部手套式撕脱，则手指肌腱和神经血管束外露，第 2 ~ 5 指末节指骨常撕脱，但手掌、手腕深部筋膜完整。

3. 咬伤、扎伤

特点是创口小，污染重，易诱发感染。可损伤深部组织，如血管、神经、肌腱，术前检查可有相应神经、肌腱损伤的症状。

4. 挤压伤

患肢肿胀严重，软组织挫伤重，可见多处裂伤，一般不伴皮肤缺损，深层肌肉可有坏死。掌、指骨可有多发骨折。可伴皮肤脱套伤。

5. 热压伤

有烧伤和挤压伤的特点。应注意烧伤的深度。

6. 绞伤

多为机器伤，是一种毁损性伤，伤肢的手指或手掌甚至部分前臂被绞入机器，皮肤、肌肉、肌腱、神经、血管、骨组织等坏死率为 100% 。个别需拆卸机器后方可将患手取出，甚至患手与部分机器零部件相连携至医院。

7. 皮肤撕脱伤

分为逆行和顺行撕脱，完全、不完全。重者可为全手脱套。撕脱层次多为深筋膜浅面，也可连带深筋膜一同撕脱。

8. 爆炸伤

多有肢体全层损伤，严重者肢体残缺，创面污染重，表面有烧伤，深部组织多有异物。坏死组织广泛，致残。

9. 电击伤

深部组织的损伤，特别是血管、神经、肌肉有出口入口，有时组织中有气泡，功能障碍重。

10. 冲注伤

致伤物一般为化学有机物，包括油漆、油脂、机械燃料。物理作用也可引起组织坏死。临床特点为手部高度肿胀，局部苍白，表面皮肤无明显破损。

（三）治疗

1. 现场急救

对伤员进行急救处理的主要任务是抢救生命。对手部损伤要进行简单而有效的处理，迅速正确地转运，以便于能使伤员获得妥善治疗。

（1）迅速判明有无威胁生命的体征与合并伤：应迅速判明有无呼吸、心搏骤停、内脏破裂和胸腹部大出血、颅脑损伤等。一旦发现必须立即进行抢救。如有休克存在，也应立即按抗休克治疗进行处理。

（2）创面处理：主要是制止出血和防止再污染。对出血均应以厚纱布加压包扎止血，且包扎后指端血循环良好为度。这是一种既可靠又安全的方法。确有活动性大血管出血，应用加压包扎无效时，可用止血钳夹并作结扎止血。一般不应采用止血带。只有以上方法无效方可考虑。一旦应用应严格采用记录卡做好记录止血时间，并严格遵守用止血带的注意事项。对创口内的可见异物可立即取出，但外露骨端不能复位，以免深部污染，最后用消毒敷料或清洁布包扎创面。

（3）局部固定：转运过程中，无论伤手是否有明显骨折，均应适当加以固定，以减轻患者疼痛和避免进一步加重组织损伤。固定器材可就地取材，因地制宜，采用木板、竹片、硬纸板等。固定范围应达腕关节以上。

（4）迅速转运：伤员经抢救处理后，按伤情的轻重，将伤员在最短时间内转送到能够处理的医院，进行最终处理。转送方式：对单纯手外伤鼓励自己行走；合并下肢损伤伤员，平放在担架或木板上；对有神态异常或颈胸部损伤的伤员要保持呼吸道通畅。在转送过程中要有医护人员严密观察，以防途中意外。

2. 术前准备

在治疗手部开放性损伤，特别严重的开放性损伤，除局部损伤的治疗外，因有时合并休克、颅脑、胸部、肝、脾、胰等严重并发症或合并伤，而且这些损伤常危及患者的生命，故应首先给予处理。

（1）首先重视全身情况的处理：由于近代的创伤多较严重复杂，除手部等局部造成严重的开放性损伤外，常合并其他部位的损伤，如脑部、胸部或腹部损伤以及休克等。因此在处理这类损伤时，必须重视全身检查，如有休克必须及时输血、补液等抗休克综合治疗，待休克好转后再处理局部。如合并有脑部或内脏等危及患者生命的损伤，应先给予正确的治疗，然后再处理手部损伤。当然也有些手部损伤如血管断裂不及时处理，全身情况不能恢复，这时两者必须同时进行。

（2）麻醉：单指损伤，可用指神经阻滞麻醉；损伤广泛或多指损伤，最好在臂丛麻醉下手术，也可选用腕部神经阻滞。

阻滞麻醉若效果不完善或患者情绪过于紧张，可加药物辅助，一种是单用哌替啶50～100mg，另一种是应用杜非合剂：即杜冷丁100mg、非那根50mg混合，配好后可先肌注或静脉点滴注入（注入小滴壶内）半量。2～4小时后还可再用半量。近年来，应用氟杜合剂，即氟哌啶（dropevidol）5mg与杜冷丁100mg混合，用法同杜非合剂，止痛作用强，且无呕吐等不良反应，故效果更好。

（3）手术野的准备：急诊手外伤应争取在6～8小时手术清创，因而手术野准备需加速进行。若需植皮或作皮瓣手术者，尚需准备供皮区皮肤，手术区的备皮范围应超过肘关节，供皮区也应大些。先用软毛刷子蘸肥皂水搽洗，然后剃毛，修剪指甲，再用肥皂及清水洗净，用无菌盐水反复冲洗，手术野在麻醉后还应进一步清创冲洗。

（4）体位与铺巾要求：仰卧位，将患肢置于外展70°～90°位，放在特制的小长桌或支撑板上。两下肢宜用约束带固定。术者与助手相对坐下操作。铺无菌巾单时，在小桌上面至少要有四层巾单。另外，上臂缠止血带处要用纱布或小治疗巾包好，并有两圈无菌巾单围绕，即从下向上一圈，从上向下再绕一圈，小桌四周亦应有无菌巾单围绕。

（5）止血带的应用：出血不多时应尽量不用止血带，对于较复杂的手术（伴有肌腱、神经、骨、关节损伤时）上止血带可以减少伤口出血，有良好清晰的手术野，便于辨认手部伤口内各组织的精细结构，以免误伤。可保证手术顺利进行，缩短手术时间。

（6）手术方案的设计与比较：通过急诊室初步检查，制订出初步治疗方案，在手术室清创中要进一步边清创边检查边思考，不断地修正与比较各种治疗方法的优缺点，最后定下最合适的治疗方案。具体治疗方法将在不同损伤中叙及。

3. 清创

目的是清除伤口内异物和已遭破坏丧失活力的组织，防止感染发生。

（1）认真清洗伤口，用无菌纱布盖好伤口，用肥皂双氧水洗净伤口周围皮肤，范围达肘关节以上。用大量等渗盐水冲洗，反复 2~3 次，然后用无菌纱布沾干，再消毒铺无菌单。

（2）清创：在刷洗过程中，原则上都不用止血带，在清创时，一般也不用止血带，有利于识别失去活力的组织。但渗血或出血较明显。可在止血带下进行清创。清创的要求是，切除受损皮肤和挫灭肌肉，修整挫伤肌腱、神经和血管，对未分离骨折片，即使游离的骨片，清洗后置于原位。其方法是选择一点或一定方向用刀或剪刀切除因钝器伤所致的受损皮缘，如系刃器所致切割伤可不作修切。对深部组织应按解剖层次由浅入深，做到避免回缩的断端的遗漏，其挫灭并失去活力的肌肉应给予无保留地切除，污染的肌腱和神经作被膜修剪，断端作适当切除，保留最大的长度，只有对严重的挫灭，确无保留的可能才给予切除。对骨折处理，清洗后修去骨断端和骨片上的污染物，禁忌咬除污染骨折端或摘除污染的游离骨片。

（3）冲洗：对经上述清除后创口，应用大量生理盐水冲洗 2 次，做到进一步清洗创口和冲去清除后残渣；再用 1:（1000~2000）的苯扎溴铵浸泡创面，只有对污染非常严重或清创较晚以及特殊创面，可加用 3% 过氧化氢溶液浸泡创口，经上述处理后，更换手术台上的消毒巾和手术器械，手术者必须更换手术衣和手套，作恢复深部解剖组织的连续手术。

4. 组织修复

一般手外伤，伤口污染不严重，在伤后 6 小时内，只要条件允许，应一期修复损伤的组织。组织修复的顺序是：

（1）骨、关节的处理：骨折和脱位的整复是恢复手部深部组织损伤的首要步骤。它既保证骨折、脱位的稳定，而且是修复其他深部深部组织的基础。处理时除完全游离的小骨片外，骨块尽量保留，骨折复位注意对线对位，然后用交叉克氏针固定，也有用微型钢板固定的。缝合修复关节囊时，注意勿由髓内穿过关节进行固定，否则可发生固定不良，旋转运动，损伤关节。

（2）肌腱的处理：对单纯的刃器、玻璃等所致的切割伤，由于清创后切口都能一期缝合，感染机会较少，因此，无论是伸、屈腱，包括"无人区"，都应该一期缝合，对严重手部撕裂或挫灭伤，由于皮肤有不同程度的缺损或挫灭、肌腱往往也损伤严重，经彻底清创后，如创面能通过带蒂皮瓣或游离皮瓣闭合创面，而且感染也能给予控制，应一期修复肌腱。但不应为寻找回缩的肌腱，而过于扩大伤口，增加感染的扩散。如创面不能一期获得满意的闭合，或因创面污染严重，彻底清创后感染仍不可能排除，则不应给予一期修复肌腱。但为防止肌腱的回缩，应将创口近处的肌腱，在创口适当的位置，给予固定，便于二期肌腱的修复。

（3）神经的处理：神经的处理，对单纯的切割伤和肌腱一样。清创后创口能一期缝合，其神经的切断伤，由于断面无明显的损害，可作一期吻合，特别指神经，由于远侧较短，短期内即可了解效果，故争取一期吻合。对尺神经、正中神经，如非锐器切割伤，由于断端损伤程度无法判断，因此无论创面能否一期闭合，都不宜作神经吻合术，而将神经断端于清创后在创口附近给予固定，有条件可作断端用金属丝作标记，有利于二期了解断端的距离，便于二期修复方法的选择。

（4）血管的处理：手部血运丰富，一侧指或指总动脉损伤，可不修复。两侧指动脉全断时，争取修复两侧血管，增加成功的机会。

（5）闭合创口：创口整齐，无明显皮肤缺损者采用直接缝合，但创口纵行越过关节、与指蹼边缘平行或与皮纹垂直者，应采用 Z 字成形术的原则，改变创口方向，避免日后瘢痕挛缩，影响手部功能。张力过大或有皮肤缺损，而基底部软组织良好或深部重要组织能用周围软组织覆盖者，可采用自体游离皮肤移植修复。皮肤缺损而伴有重要深部组织如肌腱、神经、骨关节外露者，不适于游离植皮，可根据局部和全身情况，选择应用局部转移皮瓣，邻近的带血管蒂岛状皮瓣，传统的带蒂皮瓣如邻指皮瓣、前臂交叉皮瓣、上臂交叉皮瓣、胸、腹部皮瓣等或吻合血管的游离皮瓣移植修复。

少数污染严重，受伤时间较长，感染可能性大的创口，可在清除完异物和明显坏死组织后用生理盐水纱布湿敷，观察 3～5 日，行再次清创延期缝合或植皮。

5. 皮肤损伤的处理

手外伤后皮肤缺损，创面外露，常导致感染、畸形愈合及功能障碍。因此，在处理手部新鲜的开放性的损伤中，如何解决皮肤的覆盖问题是极其重要的。

1）皮肤缺损的修复原则：若创基条件好，无骨质，肌腱及重要血管神经裸露，同时晚期亦无深部组织修复任务者，均可优先考虑游离植皮术。手掌和手指掌侧宜用全厚皮片，手背或较大的创面，可用中厚皮片，并可利用周围软组织覆盖的创面修复。较小的骨端或骨面外露亦可利用周围筋膜等软组织瓣覆盖后游离植皮。其他情况则考虑局部皮瓣修复或局部皮瓣转移加游离植皮。手部严重损伤，如撕脱伤、脱套伤或深部组织需二期修复时，可应用远处皮瓣转移或游离皮瓣移植进行修复。

2）几种常见类型损伤的修复

（1）指端缺损：指端损伤种类很多，常见的有指腹缺损，指侧方缺损和末节指端截指等，这类损伤在手外伤修复占很大的比重，但临床上往往不被重视，处理不够恰当，延长了治疗时间，造成患者的痛苦，影响劳动。因此必须提高警惕，认真加以处理，由于类型不同处理方法也不一致，但须掌握统一的处理原则，即①尽量保持手指的长度。②修复后的指腹要有良好的感觉，特别是拇指和示指。③需要有饱满指腹和良好形态。

①游离植皮：适用于无骨和肌腱外露的单纯皮肤软组织缺损。有少许骨端外露，可先用邻近有血运的软组织覆盖后，再行中厚或全厚游离植皮。手术操作程序及要点是，认真清创，仔细止血，创面修剪缝合平整，依创面大小，从前臂上段或上臂内侧切取一

块全厚皮，或从前臂用徒手切片刀切取一片中厚皮片，移植于创面上，用长线固定缝合数针，再用 3 - 0 或 5 - 0 细线连续锁边缝合，盖上一层凡士林纱布后再用盐水纱布及干纱布打包加压包扎，石膏托固定。术后 6 ~ 8 日换药。若污染较重，宜采用中厚皮片，皮片下可用抗生素溶液以防感染，换药的时间，也宜提早至术后 3 ~ 5 日施行。若无感染可继续包扎，10 日后再拆除缝线。

②复合组织瓣游离移植：指端在 0.5cm 以内的指腹切割伤，可于清创后原位缝合，或足趾端腹面复合组织移植。切下的复合组织创面只需用生理盐水清洗一下即可。足趾供区多选第 2 趾端不负重处，移植的组织块不可挤压或挫伤，止血要彻底，对合精细，包扎时压力要适当，并行石膏固定。术后 5 ~ 7 日，复合组织瓣始变红润。

③局部皮瓣转移；适用于皮肤缺损伴骨外露，周围又缺乏适当软组织修复。因利用创缘附近皮肤，故方法简单，愈合可靠，外形及感觉功能好。因皮瓣种类较多，宜根据伤情选用。手指端缺损常用的皮瓣有：指端三角皮瓣、V - Y 形皮瓣、指背旋转皮瓣、指背双蒂推进皮瓣。

必要时末节指骨适当缩短挫平，防止缝合时皮肤张力过大。拇指掌侧缺损不超过 2 ~ 2.5cm 长时，可用拇指掌侧推进皮瓣修复。缺损达一指节时，可用示指背侧带神经血管蒂的岛状皮瓣修复。

④鱼际皮瓣：运用鱼际皮瓣修复指端缺损，适用于示指、中指指端缺损并有指骨外露者，将手指屈曲按一血印于大鱼际部，然后用美蓝绘一马蹄形的皮瓣切口线，一般主张蒂在近侧或尺侧。皮瓣掀起后的创面，应用游离植皮，不要勉强缝合，术后必须用胶布或石膏托进行良好的固定，防止张力和牵拉。手术后 3 周可行断蒂。近年来有人将大鱼际皮瓣的设计加以改进，设计成一长三角形切口，将其伤口尽量一期缝合。若蒂部直接缝合有张力时，则可利用三角尖处之皮肤游离移植，不需要从他处取皮。环、小指指端外伤一般宜做残端修整后缝合，小鱼际皮瓣已基本不用。

⑤邻指（或交指）皮瓣转移：利用邻指的皮瓣覆盖手指缺损的创面，包括指端缺损及手指掌侧或背侧有肌腱及骨质外露者，均可考虑用邻指皮瓣。

（2）指部皮肤软组织缺损

①游离皮片移植：手指掌、背侧皮肤缺损无肌腱及骨与关节外露，均可用游离皮片移植。考虑手指掌侧能耐受摩擦压力，并有良好的感觉，故应选择全厚或中厚皮片，手指背侧用中厚片即可。植皮跨关节时，应做锯齿切口。

②局部皮瓣修复：适于较小，较深的缺损。可利用指背及侧方形成顺行或逆行皮瓣转移，供瓣区植皮修复。方法简单，效果好。

③邻指皮瓣修复：适于手指掌面较大的皮肤缺损，且伴有肌腱、骨关节损伤或外露，是选用邻指皮瓣的主要适应证。蒂部宜在邻指的一侧，从蒂部对侧的侧正中切口翻起皮瓣，皮瓣长、宽比例不超过 1:1 时，可不经延迟，一般不会发生血运障碍。如蒂在近心端顺血运，其长、宽比例可为 3:1 或更多一些，术后 3 周即可断蒂。

近年对于拇指掌侧或背侧外伤缺损，伴肌腱、骨、关节外露，可在示指背侧设计一轴型皮瓣或岛状皮瓣转移至缺损处，在形成皮瓣时需注意同时携带感觉神经支，这样形成的皮瓣不仅外形好，同时具有感觉功能。

3）手部皮肤撕脱伤或脱套伤的处理：手部皮肤撕脱常伴有手指、手背或全手皮肤套状撕脱。撕脱组织常逆血运方向，同时还伴有挤压伤和挫伤，因血管内膜损伤，发生继发性血管栓塞，会造成皮瓣血供障碍，故治疗时绝不可掉以轻心，处理方法有以下几点：

①手掌、手背皮肤撕脱：如创基血供良好，可用中厚皮片游离移植。撕脱皮肤无挫伤，可供切取中厚皮，不足部分可在身体其他部位切取。

②皮瓣转移：凡有肌腱、骨、关节损伤外露时，可在彻底清创后，采用皮瓣修复。常用皮瓣为腹部皮瓣。尽量选用血供丰富的轴型皮瓣，如侧腹部皮瓣（肋间血管）、下腹部皮瓣（腹壁浅血管）、髂腰部皮瓣（旋髂浅血管）。如何选择视具体伤情而定。

③手指脱套伤：单个或多个手指皮肤套式撕脱伤，临床上并不少见，其中尤以拇指更为多见。但常被简单地将外露指骨咬除，残端修整，使伤指缩短，影响功能与外形。或将伤指埋入腹壁皮下，手术次数多，伤肢与躯体固定时间长，且易感染，关节容易僵直等。但撕脱的手指，其肌腱、关节囊或骨骼外露，血管亦常被撕脱，手指裸露部分没有血运，皮片移植不易成活，因而应根据伤指部位、指数、患者职业等因素，决定不同的修复方法。①如撕脱仅限于手指远侧部分，可采用胸肩峰、上臂或前臂皮管修复之，将裸露指插入皮管内，一般皮管的长与宽约 8cm×6cm，但需按照患者手指的粗细而定，2 周后可钳夹皮管蒂部，训练促进皮管血运，至皮管钳夹训练达 1 小时以上而无血运障碍时（术后 3 周左右）可行断蒂，并将缝合皮管的切口线放在指端背侧。②如为全指脱套伤，则需较长的皮瓣，如用上述皮管修复，则有远端血液供应不足之虑，可在设计皮瓣时将蒂留在侧方，形成一蒂宽而较短的皮瓣，从侧方包绕伤指。③如为不完全的脱套伤，肌腱。关节囊及骨骼未暴露时，可采用中厚游离皮修复，及早进行功能锻炼，使功能尽早恢复。④根据损伤部位不同，采用不同的修复方法，如系拇指受伤，因其功能重要，应尽量保留长度，可用锁骨下胸肩部皮管来包裹伤指。如为示、中指，可用上臂皮瓣包绕伤指。如脱套伤为环指、小指，可酌情截去无血液供应的指骨，其残端可用游离皮片来修复。如系多指同时脱套。则尽可能保留拇指长度，并保留示指或中指，可在胸肩部设计 2 个蒂在侧方的皮瓣将两指分别包绕。

（4）全手脱套伤：一般手部皮肤撕脱伤，只要创面的血运良好，只需做游离皮片（中厚皮片）移植术或将未有明显挫伤的撕脱皮作削去脂肪原位缝合，其效果是满意的。对手背或手掌皮肤撕脱伤其创面有肌腱或骨质外露者，如采取前臂逆行岛状皮瓣修复，也可用带蒂胸肩皮瓣修复或采用游离皮瓣。全手套式撕脱伤临床并不多见，常见于用手在滚轴下工作的工人或脱粒机下工作农民，当手套或衣袖被滚轴卷入后，由于机器不断将手卷入，而受伤者即刻猛力将手拉出，因此造成手套式的皮肤撕脱伤。其临床特点是手及手腕的皮肤呈手套状撕脱，手指第 2、第 3、第 4、第 5 指末节指骨常撕脱，手指手掌肌腱暴露，手指的神经血管束常撕脱，但手掌和手腕的深部筋膜常完整，其深部的血管亦无明显的损伤，故手掌手腕血运良好，仅手指血运很差。对这类损伤治疗方法很多，有人主张将原手部撕脱皮肤削去脂肪组织而原位缝回或游离植皮；也有人主张，用腹部袋状皮瓣等血运良好后二期作中厚皮片或用皮瓣转移或两者结合使用。

（郭强）

第十四章　断肢再植和断指再植

第一节　断肢再植

1963 年我国首先报道断肢再植成功，1965 年又成功开展了断指再植。目前，我国的断指（肢）再植技术一直处于国际领先水平。外伤导致手肢（指）断离，没有任何组织相连或仅有少许残存的组织相连，在清创时必须切除者称完全性断肢（指）；离断的肢体，仅有 1/4 的软组织与其相连，且主要血管断裂，伤指不缝接血管将坏死者称不完全性断肢（指）。断肢（指）再植不仅要修复血管，以保证离断肢体的成活，还要修复骨与关节、肌腱、神经及创面，以恢复其功能。随着显微外科器械和技术的不断提高，断肢（指）再植的成活率由 46% 提高到 97%。

一、病因和发病机制

（一）根据肢（指）体离断程度分类

1. 完全断离

伤断肢（指）体的远侧部分完全离体，无任何组织相连，称之为完全断离；肢（指）体虽然有部分组织相连，但在清创过程中发现相连的组织已损伤严重，也无血液循环，必须将无活力的相连的组织切断者，也称为完全断离。

2. 不完全断离

伤断肢（指）体大部分断离，残留相连的有活力的组织少于该断面软组织的 1/4（断手指为 1/8），而且主要的血管已断裂或栓塞，伤断肢（指）体的远侧无血液循环或严重缺血，不重建血管肢（指）体不能成活者，为不完全断离；肢（指）体残留组织尽管少于 1/4（指体为 1/8），但这部分组织内包含一条重要血管者，也不能称为不完全断离，只能视为开放性损伤。

不完全断离肢（指）体的再植手术，常较完全断离者复杂。此类损伤通常是由于碾轧或撕裂性伤断，各种组织的伤断面参差不齐，创面污染较重，再植成功率常低于完全断离伤。因此，不可轻视不完全断离肢（指）体的再植手术，否则该类损伤的成功率常低于完全断离伤。

（二）根据伤肢（指）损伤性质分类

1. 切割性断离

多为菜刀、铡刀等锐器致伤，伤端较整齐、清洁，组织的损伤相对地较轻，再植较容易成活。但铡刀所致的小儿断手指，损伤范围较广。由于铡刀的木槽铡口较宽，对细小的小儿手指常有压轧、撕裂性损伤。因此，在铡刀伤所致的小儿断指，再植过程要考虑到这些因素，做到彻底地清创。

2. 碾轧性断离

肢（指）体多因火车、汽车轮或是机器齿轮等钝器碾轧伤断，常合并有全身性损伤，软组织尤其血管、神经损伤范围较大，肢（指）体缩短较多。

3. 挤压性断离

由于机器、石块、土方、铁板以及翻车等重物挤压致伤。肢（指）体的损伤范围亦较大，断面不整齐，伤断面组织损伤、污染较严重，肢（指）体缩短较多，常合并其他部位损伤。

4. 撕裂性断离

是由于肢（指）体被急速转动的机器皮带等绞撕拉等造成断离，各种组织伤断面不齐，有的抽拉出较长，如血管、神经、肌腱；有的断面较高，如肌肉等。故此类伤断，组织损伤严重，肢（指）体缩短较多，清创较为费时。全身性损伤也较严重。

5. 爆炸性断离

系炸弹、雷管、鞭炮等火器性爆炸伤所致的断离。肢（指）体的损伤范围更为广泛，各种组织的断裂平面参差不齐，伤断创面污染严重，组织内常存有弹片、衣物、泥沙等异物。清创困难，各种组织修复再植的难度大。

二、诊断

（一）临床表现

肢体离断伤多由严重创伤所致，出血量大，伴有低血压休克，并常伴有其他严重复合伤所引起的昏迷、呼吸困难等临床表现。损伤肢体完全离断或仅有少部分组织相连，有开放性骨折或多发性骨折，神经、肌腱被抽出，离断肢体无血供、无功能。因致伤原因不同，离断肢体远端的完整性不同，有时离断肢体远端有严重毁损，创面严重污染。

手指外伤后，伤指与主体无任何组织相连；或仅有少许挫伤组织及肌腱相连，有开放性骨、关节损伤；或伤指畸形、变扁，手指远端无血运或有严重毁损。

（二）检查

1. 全身情况

判断有无创伤和失血性休克，排除有无合并重要脏器的损伤，如颅脑损伤、胸外伤、腹部外伤（如肝、脾破裂出血、胰腺损伤）等。

2. 局部检查

（1）是否存在血运障碍：主要是在不完全离断时需要仔细检查判断，检查的内容依据其在判断血运障碍的重要性方面分别包括：①指（趾）端针刺或作小切口无出血，或仅缓慢流出暗红色积血；②皮肤毛细血管反应消失或显著减慢，超过 3 秒；③皮肤苍白，出现花斑；④皮肤萎陷，饱满度差；⑤远端动脉搏动消失；⑥皮温显著降低。

（2）离断平面：一般而言，越靠近肢体近端的肢（指）体离断，再植成活后功能恢复越差。经指浅屈肌腱止点近侧，特别是经近侧指间关节的单指再植通常功能欠佳。再植手指常常僵硬，妨碍其他手指的活动而影响其他手指的整体功能。

（3）局部组织损伤严重程度：多与致伤原因和缺血时间相关（参见病史部分）。

（4）局部污染情况：局部污染越重，术后发生感染的机会越高，由感染导致的血管栓塞机会也越高。

3. 辅助检查要点

断肢（指）的诊断基本无须实验室或影像学检查的辅助。且为尽量缩短离断肢（指）体的热缺血时间，应尽量减少不必要的检查。

三、鉴别诊断

肢体离断伤，尤其是不完全离断伤，应与单纯四肢主要血管损伤及肢体严重开放性损伤相鉴别。前者亦可以导致肢体远端血供障碍，但损伤平面的软组织损伤程度小，相连的软组织大于该横断面软组织总量的1/4，可能并无骨折及主要神经损伤。后者肢体严重开放性损伤，虽然软组织有严重挫裂，相连软组织少于该横断面软组织总量的1/4，但无主要血管的断裂，不做血管吻合，肢体亦能成活，可能并无骨折及主要神经损伤。

四、断肢再植手术适应证

（一）全身状态

全身情况良好，能耐受再植手术者，应考虑再植。引起断肢的暴力往往很大，除肢体离断伤外，极易并发失血休克及主要脏器损伤。如颅脑、胸肺、肝胆脾肾的损伤。当患者合并休克和重要脏器损伤时，应紧急处理，以抢救生命为主，断肢可暂时冷藏保存，待患者全身情况很快好转能耐受手术时，再行再植手术。反之，如患者休克持续的时间较长，或脏器损伤经过治疗后全身情况不稳定者，应考虑放弃再植手术，以保证生命的安全。即使是单存的高位肢体离断伤也可造成严重的失血性休克，所以，局部损伤情况与全身状态统筹评估。

（二）局部条件

离断的肢体必须具备一定的长度和完整性，特别是对构成肢体功能的重要组织，如皮肤肌肉、骨骼、血管神经等，再植术后必须有一定的功能，锐器所致的断肢较易成活，应进行仔细检查，作出判断。

1. 骨骼缺损的长度

骨骼是肢体各种功能组织结构的支架，要求具备一定的长度，不能无限制的缩短骨骼；尤其对下肢要求更加严格，上肢的主要功能是手指的活动，即使骨骼缩短较多，仍可能有一定的功能，比假肢灵活和实用。有学者报道；将腕关节接到上臂也取得了良好的功能，下肢的功能主要是负重和行走，如骨骼缩短较多，术后不能通过鞋子矫正或肢体延长，即不能适应行走，失去再植的意义。双侧下肢均离断者，相对的不受骨骼缩短的限制。两侧同时再植，可互相调节长度。如一侧肢体再植，另一侧可用等长的假肢补偿。对双下肢同时离断的患者，如一侧肢体近端条件较好，远侧粉碎，而另一侧断离肢体的远侧完整，近端条件较差，可将完整肢体的远侧再植与另一侧条件较好的近端，这称为肢体移位再植。

2. 血管神经损伤程度

较轻，通过修剪后能够直接吻合者或通过血管移植能够满足血管长度者。

（三）再植时限

肢体离断后，组织细胞在缺氧的条件下开始了由轻到重的病理演变过程，大段肢体离断后，由于肌肉组织丰富，肌肉代谢旺盛，对缺血缺氧的耐受性很差，在寒冷的季节或冷状态下保存，一般不超过 6~8 小时，在常温状态下肌肉组织耐受缺血时间为 4~6 小时，有学者报道常温状态下保存的断掌超过 20 小时再植成活，所以再植时限只是相对而言。肢体离断时间短，组织变性轻，不仅再植成活率高，而且再植术后功能恢复好。

五、断肢再植的禁忌证

随着显微外科技术的发展和普及，断肢（指）再植的适应证已较广泛，因此，禁忌证也更加明确，在实际工作中应牢记禁忌证，而在此范围以外的断肢（指），结合自身的技术条件，均可考虑实施再植手术。

（1）患有全身疾病，不允许长时间进行手术者，或有出血倾向者。

（2）存在多发伤或重要脏器损伤，全身情况差，不能耐受再植手术者。

（3）断肢（指）经刺激性液体或高渗、低渗液体及其他消毒液长时间浸泡者。

（4）离断时间过长，特别是离断肢（指）未经低温保存，断肢超过 8~12 小时，断指超过 12~24 小时者。

（5）骨及软组织损伤严重且广泛，估计再植难以成功或再植后难以恢复功能者。

（6）肩部撕脱性离断同时伴有臂丛根性撕脱伤者。

（7）单一肢（指）体多个水平离断者（拇、示指的锐性离断例外）。

（8）患有较严重的精神病者。

（9）患者本人无再植要求者。

（10）老年人的断肢，并有不同程度地全身器质性疾病者，一般应慎重再植或放弃再植。

六、治疗

（一）现场急救

原则是患者和断离的肢体尽快脱离外伤现场，如当肢体轧在机器的齿轮和转轴中时，正确的处理方法是立即切断电源停止机器运转，拆开机器，移出受伤的肢体。然后将移出断肢的近端用清洁敷料加压包扎，最好不用止血带，对于不能控制的大出血而又必须用止血带者仅限于气囊止血带，每小时放松 1 次，断肢远端或断端应用无菌或清洁敷料包敷，避免再次污染。

（二）患者的转送

遇到断肢患者，应该积极做好急救转送工作。在进行急救时医务人员对病员应做全身检查。因为肢体断离时有可能并发其他损伤，如颅脑伤或其他内脏伤，所以不能只注意断离肢体而忽视潜在内部危及生命的内脏损伤。故在转运前一定要对患者整体进行急救，以免在转运时发生意外。

在转运前，对断离的肢体外部宜先用肥皂水与生理盐水刷洗，用无菌巾包好，外套塑料袋，以防止冰水渗入。以后，在其周围放些冰冷藏，以降低断离肢体的细胞代谢。断肢的近端经清洗后一般可用无菌纱布与棉垫加压包扎。对有搏动性动脉出血者，则应将此血管单独结扎，或应用弹性止血夹将动脉断端夹住，切忌盲目地用止血钳乱夹，以免损伤临近的重要神经，宜恰当地应用止血带。对大部断离的肢体经过刷洗、用无菌巾包好后，可以根据需要在伤肢的周围放数个冰袋以降温。注意用肥皂水刷洗时，应将断口以无菌纱布覆盖，以免液体流入血管腔而引起内膜损伤。断离的肢体不应浸泡在任何溶液中。

肢体的断离由于创伤程度不同，可分为完全断离与大部断离两种：

1. 完全断离

肢体完全离体，无任何组织相连，称为完全断离。这类断离大部由切割性或撕裂性损伤所致，如冲床、铣床、切纸机、利器、电锯、风扇、钢索、车床等。另一种情况，断肢只有极少量组织与人体相连，但在清创时，必须将部分组织切除或切断者。如被火车轮子碾轧断的肢体，从表面看，肢体似乎仍有皮肤相连，但实际上这部分皮肤常被压成网眼状的薄片，已无活力，又如手指只有 1~2 条被碾轧伤的肌腱相连。再植手术前经过彻底清创，必须将这部分无活力的相连组织切除，实际上亦变为完全离断，这类损伤也应归属于完全断离。

2. 大部断离

肢体绝大部分已断离，断面有骨折或脱位，残留有活力的相连组织少于该断面软组织总量的 1/4 或手指的皮肤不超过周径的 1/8，主要血管断裂或血栓形成，远侧肢体无血液循环或严重缺血，不接血管将引起肢体坏死者，称为大部断离。

（三）断肢再植的手术指征

1. 全身情况良好，无危及生命的重要内脏同时受伤者方可再植。若患者有重要器官损伤需要抢救，可将断肢暂时保存在冰箱内，待条件许可时才考虑再植。有严重高血压、血管硬化，全身出血性病变，严重心、肾、肝病和严重感染者，不宜再植。

2. 手术距外伤的时间，一般以 6~8 小时为限。若断肢外伤后，早期即开始冷藏保存，可延长时限。临床上已有接活 36 小时的断臂报告。一般高位断臂和大腿断离时限易严加控制；低位断掌、断指和断足，因肌肉较少，时限可延长到 12 甚至 20 小时。

3. 断肢的创伤比较局限，断肢保持完好结构者，再植手术效果较好。若断肢有多处损伤，可以同时处理。若估计损伤严重，恢复功能有困难，或断肢的主要血管多处受伤，血循环难以恢复者，不宜再植。

4. 断肢血管经清创后，比较健康，无内膜广泛损伤，损伤也不多，吻合后无张力（可用血管移植修复大的血管缺损），神经肌肉损伤不严重，再植手术后有可能恢复功能，下肢骨缺损不多者，方宜再植。若血管缺损过大，神经损伤过于广泛，肌肉广泛撕脱，估计再植难以成功或再植后无法恢复功能者，不宜再植。两处以上损伤的断指，不宜再植。

5. 两侧上肢或下肢同时断离，或多个手指断离，可由两组人同时进行手术。若断离水平不一，断肢损伤情况严重，可选择损伤较轻的断肢进行再植，或将断肢做对侧肢体移位再植。多指损伤可有限修复拇指和示指，若拇指、示指损伤严重，无法修复，可做中指、环指移位再植于拇指、示指近端上。以修复有重要功能的手指。

6. 有断肢再植手术的技术条件，包括创伤处理及小血管吻合技术，否则要转到有条件的医院进行手术。

（四）断肢再植手术原则

断肢再植手术是综合性的创伤外科手术，必须遵循外科基本原则，且需按一定程序进行。首先要进行清创手术，即将开放性创伤处理成一个清洁、健康和整齐的创口。然后做骨骼的内固定，并修复深层肌腱和神经，然后吻合静脉和动脉，修复浅层肌腱和神经，在肢体血循环恢复后，再做一次清创手术，彻底清除无血运的组织，最后闭合伤口皮肤，术后还要做夹板或石膏固定。千万不要忙于进行动脉吻合，而忽视清创或其他组织的处理，只有在处理好骨、深层肌腱、神经等组织后，然后处理血管，方不致因为修复其他组织时的牵拉，而影响血管吻合口的通畅；最后修复浅层的肌腱和神经。当然，有时因为外伤距手术时间比较长，可以提早处理动脉，但至少也要先将骨骼固定好，否则可因做内固定而影响血管的吻合口。先吻合静脉，后吻合动脉可以减少断肢瘀血及失血，至少也应吻合好一根静脉后才吻合动脉，此后再吻合其他静脉。在断指再植时尤需按一定程序进行。否则在血循环恢复后，更难修复其他组织。此外，手术宜一期修复全部组织，不宜遗留一些神经或肌腱做二期修复。因断肢再植后手术次数过多，将延长恢复时间和影响功能恢复，以下分述其具体原则：

1. 必须彻底进行清创手术

在持续臂丛麻醉或硬膜外麻醉下按常规清创术原则，彻底切除损伤的组织，包括损伤的血管和肌肉。肢体血循环恢复后，还需再一次彻底检查肌肉的血循环情况。凡是血循环不良的肌肉均需要彻底切除，否则将影响手术结果。

若受伤到手术的时间短，清创时不必灌洗断肢的血管床，以免增加血管的损伤。只有缺血时间较长和高位的断肢，才用肝素生理盐水或复方乳酸钠溶液灌入断肢动脉，直至静脉回流液体澄清为止；若灌洗时，静脉回流不畅或液体根本不能灌入，证明血管床已栓塞，不宜做再植手术。

2. 缩短和固定骨骼，以恢复其支架作用

断肢的骨端需要截去少许进行清创。同时为了适应软组织损伤，一般以缩短 1 ~ 3cm 为宜，因为下肢不宜超过 3cm。内固定要确实，可选用螺丝钉，钢丝线，髓内针或钢板内固定。

3. 缝合肌腱

固定好骨骼后，再缝合深层肌腱，然后吻合血管。因为缝合深层肌腱是往往需要牵拉周围组织，若先吻合血管然后缝合深层肌腱，因为牵拉肌腱而影响血管吻合口，而且缝合好肌腱后，在血管吻合时有个比较理想的软组织床，更不致使血管吻合口有不合适的张力。肌腱吻合时，可选主要功能的肌腱进行缝合，不重要的肌腱可以不缝和或予以切除，既可减少术后粘连，又可减少术后水肿，前臂可保留拇长屈肌、指深屈肌、腕屈肌、拇长伸肌、指长伸肌、腕伸肌、拇长展肌等。而切去掌长肌、指浅屈肌、拇短伸肌、示指、小指固有伸肌。断肢再植亦仅缝合屈伸肌各一条，切去多余的肌腱，但过早吻合屈肌腱，可使手指屈曲，影响吻合血管的操作。故断肢再植时，肌腱可先穿线缝合，但不将线拉紧打结，待血管、神经缝合好后，将肌腱线拉紧打结，这样既不会因为吻合血管后，妨碍寻找肌腱，也不会因为缝合肌腱时，影响吻合血管口。

4. 吻合动静脉以恢复血循环

血管经彻底清创后，可进行吻合。吻合血管时不能有张力，若血管清创切除比较多，血管缺损较大时，应进行血管移植，因在张力下吻合血管，容易失败。吻合方法可用套管法或缝合法，后者比较安全。手术操作应在放大镜或手术显微镜下进行，选用9-0号显微缝合线，手指及手掌再植的血管比较细，易用11-0号显微缝合线进行。吻合血管的数目，动静脉比是1:2为宜。

5. 缝合神经

应争取一期缝合断肢的神经，可采用神经外膜缝合或神经束膜缝合。

6. 闭合伤口

断肢的伤口应完全闭合，不应保留任何创面，最简单的方法是单纯缝合皮肤。为了避免环形斑痕，可用Z字成形方法，将直线缝合口改为多弯曲的缝合口。有皮肤缺损时应立即采用中厚皮片覆盖创面或考虑用局部皮瓣转移覆盖创面。植皮的创面可以用加压包扎。

（五）急诊室的检查和治疗

当患者进入急诊室后，应迅速了解受伤的病史，包括是哪种创伤引起的肢体断离、肢体断离的时间、现场急救与断离肢体的保存方法。对断肢的创面做初步检查和处理。完全性断离肢体的大血管由于其断端血管壁收缩与损伤后血栓形成，故一般多无严重出血。如有搏动性出血者，应以止血钳或弹性血管夹夹住断口。大部断离肢体创面常有较多出血，可用无菌敷料加压包扎。同时，迅速而全面地进行全身检查，特别要注意是否并发创伤性休克、颅脑伤与主要脏器伤。在医生检查患者时，急诊室值班护士必须尽快通知有关的科室，在最短时间内做好以下工作。

1. 检验血型、血常规，并配好同型血1000~2000mL。根据以往的经验，断肢患者第一日输血量都在1000mL左右，有休克或尿路损伤的患者，宜留置导尿管，并做尿路检查。

2. 放射科做好拍摄伤肢正侧位X线片的准备。如有可搬动的X线机，应做去手术室摄片的准备。根据病情，必要时拍摄头颅和胸部X线片。

3. 手术室应立即做好断肢再植手术准备。

4. 有关手术与麻醉医生做好术前准备。手术医生应对小血管、神经、肌腱、骨骼有较熟练的操作经验。

若患者有休克症状，应立即输血。在血尚未配好前，可先用10%右旋糖酐或10%

葡萄糖溶液做静脉滴注。对呼吸困难的患者，应给予氧气吸入，并排除胸部损伤。若患者同时存在危及生命的并发症，应首先请有关科室协同处理。在不能立即进行再植手术时，亦应将断离的肢体先送至手术室，经过洗刷和皮肤灭菌，以 12.5u/mL 的肝素生理盐水从动脉端注入冲洗血管后，再灌入适量肝素盐水于血管腔内，外用无菌巾将断肢包好，保存于 2~4℃ 的冰箱中，待全身情况许可时，再行再植手术。

如患者没有上述的严重并发症，应立即将患者送去拍摄伤肢与断离部分 X 线片，以后再送手术室，准备手术。同时，常规给以破伤风抗毒素血清。如并未曾注射破伤风类毒素，则行加强注射。

（六）指征

根据上海市第六人民医院对 300 例断肢与断指再植的临床经验，提出以下几条指征，以供参考。

1. 患者全身情况许可，能接受再植手术

肢体在断离时，尤其是断离平面较高的患者常并发创伤性休克与重要脏器的损伤，应该首先积极抢救危及患者生命的并发症，在全身情况许可时，再进行再植手术。

2. 断离肢体必须有一定的完整性

为了使肢体能够存活并在后期恢复较好的功能，断离部分的肢体，应保持一定程度的完整性，再植手术才能获得成功。撕裂性损伤，只要通过切除损伤段组织，做较长一段肢体的缩短；多发骨折，进行切开复位内固定；部分血管床破裂，切开显露破裂口的血管，并做修补；断成三段的断肢，分别进行两个断离平面的清创和再植，仍然有可能取得再植成功。但是，目前对于因爆炸伤、广泛严重的挤压伤或碾压成碎片以及合并严重烧伤者尚不能再植成功。对于手指断离的患者，则指征相对更严格一些。如断离手指并发多发性骨折者，因挤压伤所致的断指毛细血管床破裂，其两侧皮下出现瘀斑者，撕裂性断离指动脉常有较长一段损伤，手指又不宜做较长一段缩短者，这些情况再植手术多不易成功，故不宜进行再植。

3. 再植有一定时限

再植时限是指肢体断离至血液循环恢复之间相隔的一定时间，经过这段时间，肢体还可能再植存活。过去一般认为肢体断离超过 6 小时就不宜再植。事实上，在寒冷的季节或断离肢体经过合适的保存，即使超过 6 小时进行再植，肢体仍可存活。此外，如在组织没有死亡之前，给予一定措施，再植手术后，又进行高压氧治疗，促使肢体的变性向好的方面转化，还可延长断肢再植的时限。例如上海市第六人民医院曾有一例前臂完全断离的患者，自断离至血液循环恢复之间隔长达 36 小时，通过以上措施，也获得成功，而且再植肢体还恢复了较好的功能。

4. 估计再植肢体能恢复一定的功能

断离肢体不仅要接活，更主要是恢复其功能。如果接上去的肢体对功能不利，就不应再植。例如下肢被汽车轮碾断，小腿因碾碎必须切除，以致将脚接在股骨下端，这样不但不能有良好的功能，反而引起装配假肢的困难，这种情况就不应进行再植。另外，如果肢体的重要神经严重损伤，再植后肢体虽能存活，但神经功能不能恢复者，如上肢的高位撕断，臂丛神经的神经根均自椎间孔被拉出，这种神经损伤目前尚缺乏有效的修复方法，即使再植存活也没有功能，故再植意义不大。对于单纯的小指或环指断离，由于目前接断指的技术要求比较高，患者需要忍受较大的痛苦，而再植成功后对手功能的改善帮助不太大，如无工作上的特殊需要，是否再植还值得考虑。当然，今后随着对断指再植的认识不断提高和普及，这种创伤性断指还是可能再植的。

5. 断离肢体需有良好的急救与保存

不适当的现场急救，常导致肢体受到人为的再度创伤。如患者的肢体被卷入机器，应立即停止发动机的运转，把机器拆开，将患者搬离机器。切不可用倒转机器的方法移出伤肢，或急躁地将卷入的肢体撕拉出来，以致造成无法弥补的血管或神经损伤。有的急救人员因缺乏这方面的知识，为了保护断肢，而将其浸泡在洁尔灭、青霉素水溶液、乙醇等溶液中，这样就会使血管内膜破坏或使其组织变性，断肢就失去再植存活的可能。

（七）术前准备

断肢再植是一种不很常见又非常要紧的手术，必须争取在最短时间内做好各项准备工作，以便手术能顺利进行，尽快地争取在 4~5 小时内重建断肢的血液循环，缩短肢体的断血时间。

1. 人力的组织

根据各单位具体情况组成手术组。手术者应对骨、关节、血管、神经、肌肉与肌腱以及皮肤修复具有一定的实践经验。结合断肢的伤情，在很短时间内，制订出初步的手术方案。

2. 患者和断离肢体的术前准备

在进入手术室以前，应尽可能脱去患者的衣服。对创伤部位的衣服，不易脱卸者最好剪去，以免在脱衣时进行不必要的搬动。除伴有颅脑伤或严重休克者外，这类患者往往是清醒的。因此，应多加安慰，使患者保持安静。同时，医务人员应将经过讨论的初步治疗计划与手术中可能发生的新情况告诉患者家属与有关领导，取得支持与协作，以利抢救工作顺利进行。

1）入院后检查项目

（1）血常规：了解有无贫血、炎性反应状态及血小板异常等；检查血型，配血备用。

（2）尿常规：了解肾功能有无损害。

（3）凝血四项：了解凝血功能。

（4）血生化检查：了解酸碱电解质平衡情况。

（5）肌酶检查：了解肌肉损害情况，特别是肌肉组织丰富的不完全离断的断肢，以评估再植的风险。

2）术前专科准备事项

（1）输液、输血纠正血容量不足，稳定全身情况，改善四肢微循环，以减少术中发生血管痉挛及血管危象的机会。

（2）断肢（指）应冷藏（0~4℃）保存。

（3）断肢（指）的近段和远段应摄 X 线片，了解骨折或脱位情况。同时对胸部及其他有指征的部位做放射学检查。

（4）常规留置导尿管。

（5）准备术中需用的特殊用具：如固定骨折采用的外固定架或钢板、桥接修复血管的人造血管、取血栓用的 Fogarty 导管等。

（6）破伤风抗毒素 1 500U 肌内注射。

（7）备改善微循环和抗血管痉挛药物于术中应用，如低分子右旋糖酐、罂粟碱等。

（8）抗生素预防性应用：一般多用青霉素 100 万 U 及庆大霉素 8 万 U，静脉点滴。抗生素预防性应用最好于伤后 3 小时以内或术前 1~2 小时开始。

3. 止血和抗休克是第一关

只有患者在较好的全身情况下，才能进行手术。及时给予足量的输血和输液是对出血性休克的最好治疗措施，应持续术中和术后。对于断肢患者不易应用血管收缩性的升压药物，以免在术中发生血管痉挛。在踝部或腕部近侧的肢体断离，失血量往往在 1000mL 以上。肢体断离的平面越高，失血量越大。有的患者在入院时虽然血压尚好，没有明显的休克现象，这是由于血管发生代偿性收缩的缘故，但麻醉后血管扩张，血压即下降，所以在麻醉前仍应注意血容量的补充。

4. 局部的准备与其他急症手术的准备相同

局部清洗、剃毛等工作应当尽可能进行，以减少污染。有条件的应拍摄断肢照片作为记录。

5. 手术器械的准备

手术室应铺设 3 张无菌桌，一置断离肢体，一置清创器械，一置再植手术器械。再植器械必须包括：

（1）骨骼缩短与固定器材，应按具体断离平面与骨端情况准备。手术者应在清创前主动检查一下内固定的器材是否合适，以免准备不足而耽误时间。

（2）肌肉与肌腱的缝合器材，如直圆针、3~5-0 的丝线、36 号不锈钢丝、钛丝等。

（3）血管与神经的缝合器材：①无创伤小血管缝合丝线，一般断肢再植用直径 0.26~0.10mm 的针，连有直径 0.04~0.03mm 的单丝尼龙线，断指再植则用直径 0.06~0.08mm 的针，连有直径 0.018~0.02mm 的单丝尼龙线。②弹性小血管夹、小血管镊、血管剪、血管钩与叉等。③断指再植或缝合直径 1.5mm 以下的小血管，应准备放大 6~12 倍的手术显微镜或放大眼镜。④血管冲洗用的平头针与尖头针，12.5U/mL 肝素等渗盐水。

（八）麻醉

根据患者的不同情况，如断肢的部位、患者的年龄、是否存在合并损伤等情况，选用不同的麻醉。前些年我们曾把针刺麻醉作为断肢再植的首选麻醉，因其适应的范围广，亦最安全。针麻的取穴方法以沿神经干取穴为主，以循经取穴与脏腑学说取穴为辅。如上肢的断肢再植手术，将电针插入前、中斜角肌肌间沟中的臂丛神经干，配以耳针的肺、肾穴或体针；下肢则取坐骨神经部位如环跳、委中与股神经部位，耳针的配穴与上肢相似。常用的有硬膜外阻滞、臂丛阻滞、静脉或乙醚插管麻醉。其中以连续硬膜外麻醉较好，但患者须无胸部合并损伤，清醒而能合作者。麻醉医生要有比较熟练的技术。对上肢手术，可从第一胸椎棘突与第七颈椎棘突之间向颈侧插入，留置在硬膜外3cm，每次注入0.15%地卡因与2%塞罗卡因混合液10mL约可维持3小时。此后，根据手术时间的需要做多次注入，一般每次3~5mL，可维持两小时左右。对下肢手术，则可自第二与第三腰椎棘突间或第五腰椎棘突与第一骶椎棘突间进入。最好做两个穿刺点，注射的剂量与次数随手术时间的需要而定。应该注意用硬脊膜外麻醉时，不宜同时用全身性的抗凝药物，不然可能引起硬脊膜外血肿，压迫脊髓神经而导致截瘫等严重后果。再植手术能否安全与顺利进行与麻醉的选择与使用有密切关系。

（九）手术操作

断肢再植手术是肢体上比较复杂的手术。手术者必须掌握肢体不同平面的应用解剖，并且熟练地掌握骨科、血管外科、整形外科等基本知识。由于每个断肢的伤情各不相同，因此只能根据再植的一般原则，按具体情况，灵活掌握。根据病史和清创情况，对相互关联而又构成对立统一整体的骨、血管、肌肉、神经、皮肤这五个主要部分以重新组合和安排。

1. 清创术

为节约时间起见，清创术一般应分两组进行，一组处理损伤肢体的残端，另一组处理离体的肢体。两组医生在清创过程中应将两个创面各部分组织的创伤情况和切除长度及时地互通情报，以利再植手术的进一步设计与进行。细致、彻底的清创，对断肢再植极为重要。如果在断面上留下许多失去活力的组织，那么手术完成后，在缝合部分就形成一个坏死组织的间隔，不但影响愈合，还会引起周围组织的炎性反应，加剧局部肿胀，影响血液循环，这是形成远侧肢体进行性肿胀和导致肢体坏死的重要原因之一。所以应将损伤段组织予以足够切除，切忌因保持肢体长度而姑息保留，勉强缝合；否则，必然导致再植手术的失败。清创术不仅是治疗的重要步骤，也是对断离肢体部分组织创伤情况做进一步全面了解的过程。这对决定再植手术计划是极其重要的。

远端肢体血管床通畅情况的了解，可根据骨折部位皮肤和软组织的完整性以及冲洗血管来确定。应用肝素盐水自主要动脉断口处注入，如静脉流出的液体不多，提示血管可能有阻塞和破裂。阻塞的原因，可能是血管痉挛、血块堵塞或毛细血管床不通畅等。再植手术前，必须对引起血管床不通畅的原因做相应的处理。如急于做血管吻合，则血液循环仍不能良好恢复。如在个别患者血管不通畅情况已明确，而对阻塞的部位和性质诊断不明，则必要时可进行血管造影，以明确诊断。对于不准备缝合的动脉和静脉，必须妥善结扎，不然一旦血液循环恢复，就会在断面引起出血与血肿。

经过细致的清创后，在一般情况下，可按下列顺序进行再植：

（1）骨端的缩短与骨支架的修复。

（2）血液循环的恢复：主要动脉和静脉的缝接。

（3）肌肉和肌腱的缝合。

（4）主要的神经缝合。

（5）皮下组织与皮肤的缝合。

原则上是先修复深层组织，以后逐步修复浅层组织。如果断肢断离已较久，而断离部分又未经冷藏保存，在这种情况下，应选用最迅速而有效的方法来固定骨端，以后立即尽快地缝合一条静脉、一条动脉。缝接血管时一般先缝合静脉，以后再缝合动脉，这样可以减轻再植肢体的肿胀，减少断面的渗血与手术野的血污。如先接动脉，然后接静脉。就会导致大量的血液流失。即使是断血时间较长的肢体，亦应先接同一条主要静脉，如腕部的头静脉或踝部的大隐静脉，以后再依次缝接动脉和其他静脉，当骨支架与血液循环重建后，手术者就有足够的时间从再植肢体长远的功能出发，从容不迫的修复肌肉与肌腱、神经，最后缝合皮下组织与皮肤。

2. 重建骨支架

骨支架的重建是软组织修复的基础，只有在骨折有了坚强的内固定，恢复骨支架的稳定性以后，血管、神经等组织的修复才有可能。骨骼缩短后，即可进行内固定。内固定的原则是简便易行，牢固可靠，尽量减少损伤，最好不经过关节。

固定指骨和掌骨一般用两根平行的纵向克氏针，或用单根纵向克氏针，辅以一根斜形的克氏针控制旋转。如有可能，穿入克氏针应允许关节运动。断离位于末损伤关节的附近，则使用钻孔加钢丝环扎固定。桡骨或胫骨远端断离通常用斯氏针固定，较少使用钢板和螺丝钉。经骨干整齐离断的断肢，可在缩短骨骼时，将断端锯成 L 型或大斜面，用两枚螺钉固定，亦可用钢板与螺钉固定或髓内针固定。经干骺端的断肢，可将骨干端插入干骺端的髓腔镶嵌后，用 1~2 枚螺钉固定。经关节离断的断肢（指），如关节面已破坏，可考虑行关节融合术。但肢体离断多为严重创伤所致，骨折多粉碎，因此可先行外固定架固定，待肢体存活后再行二期手术处理骨折。

3. 血液循环的重建

恢复血液循环是再植肢体获得存活的关键。手术者必须高质量地尽快接通足够数量的静脉和动脉，既保证有足够流量的动脉供应，又能维持相同流量的静脉回血，使动、静脉血流达到平衡。在血管吻合前，应注意血管吻合的比例、血管的清创、血管痉挛的处理，血管深部软组织床的修复与抗凝药物的应用等问题。

1）动脉与静脉的比例：由于动脉管腔内的压力高，血液的流速比静脉快多，故其单位面积的流量就比静脉大。如只吻合相同口径的动脉与静脉，则注入肢体的动脉供血量就比回流出来的静脉血多，虽然静脉压亦会相应增高，加快流速，然而往往还是不足。这样再植的肢体就会发生进行性肿胀，其组织间隙的压力逐渐增加，相继压瘪静脉与动脉，使血液循环停止。所以在再植手术时，应尽可能多缝接几条静脉，以保持相应的回流。

2）浅静脉与深静脉的比例：四肢的静脉均有丰富的静脉瓣，以保证静脉血向一个方向回流。在腕或踝以下，其流向由深入浅；腕或踝以上，则由浅入深，而且浅静脉的口径比深静脉大的多，所以对腕或踝以下的再植，一般只缝合浅静脉，就足以维持静脉的回流。但在前臂或小腿中段的断离，如只吻合浅静脉，就不能保证深部组织的静脉血回流。尤其当创伤将深浅静脉之间的小静脉交通支破坏时，更不能只吻合浅静脉，而必须吻合 1~2 条与动脉伴行的深静脉，以维持深部组织的静脉回流。对于肘或膝以上的断离，静脉吻合应以深静脉为主，如股静脉，应尽可能争取吻合头静脉或大隐静脉等浅静脉。

3）血管的清创：肢体断面的主要血管应在吻合前解剖清楚，必要时可沿肢体纵轴方向切开皮肤显露之，务必将损伤的一段血管彻底切除，才能保持吻合后的血流通畅。有的手术者忽视了对损伤血管的彻底清除，就必然引起吻合后的血管血栓形成或血流不畅，导致手术失败。血管损伤与否应从下述几方面进行认真细致的判断：①血管端口的内膜应该光滑完整，呈白色。经肝素生理盐水冲洗后应没有任何血块或血小板黏附其上。当小心的稍稍放松近侧端的血管夹时，应有相应压力的动脉血喷出。②血管壁的中层没有破裂或血肿形成。③如用平头针自近侧端静脉的断口插入，以肝素盐水做向心性冲洗时没有什么阻力，预示在静脉缝合后可以有良好的静脉血回流。④用肝素盐水冲洗远侧断的动脉时，也应没有很大阻力。灌洗时应有液体自其他动脉或静脉断口中回流，开始为血水，直至回流液体澄清为止。如灌洗时遇到阻力，说明远侧动脉、毛细血管或静脉有损伤或不通畅，应找出原因，做相应处理。由于引起肢体断离的创伤原因各异，而且暴力可同时作用于肢体的不同平面，所以血管的损伤往往不但局限于断面，有时甚至可在远离肢体断面的部位发生。例如血管可以被远离断面的骨折断端刺伤，其深部的血管往往同时受到创伤。如冲洗时阻力较大就应根据以上线索做切开探查，行血管修补，或切除创伤血管，重新对端缝合。断离肢体中的血管如果内侧膜完整无损，一般不致有凝血块堵塞血管腔，其中的积血用肝素盐水是很容易冲洗出来的。对于积压性或撕裂性创伤引起的断肢在血管端口附近的凝血块应该细心摘除，防止它被冲向远侧端。一旦发现断面远侧的血管腔中有血块堵塞，对有动脉弓的断肢，如前臂中下段的断离，尺桡动脉的末梢血管在掌部形成掌深、浅环弓，可在没有血块的一条动脉中注入肝素盐水做加压灌注，以冲出血块；小腿中下段的情况亦相似。对于动脉分叉处的骑跨式血块堵塞，如肱动脉之尺、桡动脉分叉处或腘动脉的胫、腓动脉分叉处，则可自肱动脉或腘动脉处插入一条硅胶管，将血块吸出来。必要时可分别在肢体的远侧切开，显露桡动脉或胫前动脉，向近侧用肝素盐水做逆行加压冲洗。血管腔冲洗的操作手法必须轻柔，以防止挫伤血管内膜。对于静脉中的血块可从主要动脉加压注入肝素盐水，使血块随静脉中回流的液体流出。总之，如在血管吻合前，自断肢的主要动脉中注入肝素盐水，而其他动脉与静脉断口处有相应冲洗液回流，则证明其中的动脉、毛细血管与静脉是畅通完好的，这样才能进行再植。不然即使接通动脉与静脉，亦不能保证重建断肢的血液循环。

4）血管痉挛的处理：肢体断离时，血管由于创伤的刺激和机体对出血的保护反应而发生痉挛。肢体血管口径原来就不大，一旦痉挛，必然影响血液通畅。在未解除痉挛的情况下就做血管吻合，容易发生血栓，使管腔堵塞。因此，抗血管痉挛问题在断肢再植中就显得很重要。血管痉挛不但发生于断肢的近端，也可发生在失去神经支配的断肢的远端；不仅可以发生于血管壁中层弹性较大的动脉，同样可能发生于血管壁中层弹性较小的静脉；可以发生在手术前和手术中，亦可发生于手术后。引起血管收缩与痉挛的常见原因有以下几种。

（1）血管充盈不良：随着心脏排血的动力改变，血管有相应的收缩与舒张。肢体断离后，远侧离断肢体的血管腔得不到充盈，血管壁就有不同程度的收缩。此外，由于大量失血血压下降，周围血管也有相应的收缩。这就是远、近端血管发生收缩的原因之一。所以在缝接血管前应尽可能补足血容量，以保证吻合后血管的充盈良好。同时，必须将远近断的血管断口做适当扩张，以后再做吻合。不然，血管充盈恢复后就会引起吻合口狭窄。在手术后，如果血容量不足，同样可以引起血管痉挛。所以维持全身足够血容量是预防与治疗血管痉挛的主要措施。

（2）机械刺激：血管受到牵拉、捻挫或挤压等创伤刺激，就可发生强烈收缩。血管的收缩和扩张是一对矛盾，可在一定条件下互相转化。血管壁的平滑肌纤维受到纵轴方向的牵拉刺激而发生收缩，如果给予一个沿周径方向牵拉的机械刺激的反作用，就能使其向扩张方面转化。应用肝素盐水做封闭性的机械液压扩张。可使长段顽固性的血管痉挛得到扩张。

（3）温度的作用：肢体的血管对冷热的反应比较敏感。寒冷的刺激可引起血管收缩，使组织的新陈代谢缓慢；温热的作用可引起血管舒张，但使组织的新陈代谢加速。肢端与体表的血管对温度的反应尤为明显。在再植手术中与手术后，为了预防小血管的痉挛，应避免冷的刺激，给予适当的保温，但必须排除血栓的形成。因为如果形成血栓，在血液的循环阻断的情况下局部加温，可使组织变性。所以加温与降温，应根据引起再植肢体血液循环危象的原因，正确使用。

（4）药物的影响：断肢患者常伴有不同程度的血容量不足。正确的治疗原则，应是补足血容量。如果错误地应用收缩血管的升压药物，不但可以加重周围血管的痉挛，影响肢体血液循环，还可以加重肾脏的供血不足，并发急性肾功能衰竭。所以，收缩血管的升压药物对断肢患者是禁忌的。应用解除小血管痉挛的药物，对于预防和治疗小血管痉挛是有一定帮助的。

（5）炎症的刺激：这主要发生于手术后，由清创不彻底，损伤组织与感染引起严重反应，炎性渗出物与反应性水肿可以压迫血管，并可刺激末梢神经产生疼痛，而导致血管反射性痉挛。其处理原则是彻底清创，预防感染或炎性反应。如已发生感染，应及时控制感染与引流炎液出物，消除压迫与刺激因素。

5）血管深部软组织床的修复：在未做血管吻合前，应先将血管深部的软组织做必要的缝合。这样，可以使血管吻合时长度合适，既不过短使缝合时张力过大，亦不过长而使血管扭曲；可以使缝合后的血管周围没有死腔；还可以使缝接血管的深面不被骨皮质或金属内固定物直接接触，受到异物反应刺激。例如缝合肱动脉前，宜先缝合断裂的喙肱肌、肱二头肌短头或肱前肌；在吻合桡动脉前，应先缝合桡侧深层的屈肌或拇长屈肌；在吻合腘动脉前，先缝合腘肌；在吻合胫前动脉或胫后动脉前，则先分别缝合胫前肌或胫后肌。

6）抗凝药物的应用：目前尚不完全统一。多数人认为肝素的全身性反应弊多利少。我们认为，在断肢再植的应用肝素盐水做局部冲洗有一定的临床意义，而且对全身影响不大，故常规采用，此点已在血管清创一节详述。而全身性肝素化后，由于创面渗出多，可引起血肿、肢体肿胀、局部感染等严重后果，已不予采用。要保证吻合后小血管的畅通，主要依靠良好的血管清创与精确的小血管吻合技术，而不是依赖抗凝药物。

7）小血管吻合法：分两类。

（1）缝合法：又有连续缝合与间断缝合两种。连续缝合适合于成年患者，其血管直径大于 2.5mm 者。一般采用二定点或三定点缝合。缝合的材料应根据血管的粗细选用国产无创血管缝合针，带有 7 ~ 9 的单丝尼龙线。间断缝合在断肢再植一节中介绍。连续缝合步骤如下：①缝合前宜用微型血管钳伸入管腔，轻柔的扩张血管断口，使之呈喇叭状，以防止吻合口狭窄。邻近血管断口的外膜应尽量修去，其剥除的长度以缝合时不致带入管腔为原则，一般 2 ~ 3mm 已足。②缝合血管前若需要血管夹阻断血流者，如动脉的近侧端，最好先向近侧管腔中注入 3 ~ 5mL 肝素盐水，再以血管夹阻断血流，以预防在吻合时可能发生血栓形成。③如以血管断口作为钟面，先缝合 12 点与 6 点各一针，打结后，沿血管垂直方向向两侧牵开。④连续缝合前壁，每针之间距离不宜超过 0.5mm，进针处与血管断口边缘的距离部超过 0.3mm，血管越细，则针距与边距应越小。调换二定点的牵拉方向，翻转血管，连续缝合血管后壁。⑤缝合时助手轻轻地拉住缝线，勿使缝线松脱，同时可以使血管呈三角形，避免缝合后壁。拉线时还应注意防止血管壁边缘内翻，牵拉不宜过紧，以免缝合口狭窄。经常滴注生理盐水，以保持血管壁湿润。f. 精细和准确缝合后，再一次放开远侧近侧血管夹，如有少量渗血，可改一块湿热盐水纱布按压 3 ~ 5 分钟，即可止血。应避免不必要的加补缝线。

（2）非缝合法：有套管法、各种 U 型钉吻合、迟缓吻合与血管黏合法等。套管法适用于直径大于 2mm 的血管，其中尤以应用于静脉为宜。这种方法目前已不常用，因为它多少引起一些管腔狭窄；而且血管长度不足时不能应用本法；如套管质量不好，还可引起异物反应。然而也有一些优点，如操作方法简单，一般较缝合法快一倍时间；吻合口光滑，完全能达到内膜对内膜；吻合口不易被压瘪。

8）血管缺损的修复：经过清创切除损伤的管壁后，虽经结扎不重要的分支并向上下游离，仍因长度不够而不能行对端吻合者，可采用下述方法：

（1）屈曲关节：适应于邻近关节平面的血管断裂，其缺损长度不超过 2cm 者。可以适当的屈曲关节，使血断端接近后行吻合。手术后以石膏托固定该关节于屈曲位 3 周。在更换敷料时亦维持关节于屈曲位，以防止吻合口撕裂。

（2）血管改道交叉缝合：适应于肢体数条主要血管不在同一平面断裂者。如桡动脉在较高的位置断裂，尺动脉在较低的位置断裂，而各自行对端吻合的长度又不够时，可将尺动脉的近端与桡动脉远端经过细心游离后行交叉吻合。

（3）自体动脉移植：如在肢体断离的平面有数条口径相似的动脉断离，因缺损而不能各自做对端缝合时，可按缺损长度，取一端影响较小而没有挫伤的动脉，缝在另一条损伤的动脉端之间，以保证其中一条主要动脉血流通畅。

（4）自体静脉移植：这是修复血管缺损最重要的方法。多取自下肢的大隐静脉或小隐静脉，或上肢的贵要静脉或头静脉。具体选择哪一段，则按缺损血管的口径大小、缺损的长度与形状决定。血管缺损短，亦可取自创面内不影响主要汇流的静脉或其分支，进行自体静脉移植。但应注意：①按静脉的表面解剖做切口，细心解剖，结扎其分支，按所需长度与形状切取。②用静脉移植修复缺损的动脉时，其远近端必须倒置。因静脉内有瓣膜防止血液内流，如不倒置，则血流不通。但如用静脉移植于缺损之静脉断端间，则不应倒置。③在采取静脉时，管壁因受剥离等机械刺激多有痉挛，在移植前应以肝素盐水做全长加压扩张。④股动脉近端口径较粗，单条大隐静脉尚不够粗，可将两条大隐静脉并列行裤式移植，或将两条静脉分别做纵行剖开后，以连续缝法缝成一个管状，再植于缺损部。④分叉处的静脉缺损，其远侧长有两个断口，而近端只有一个断口，这样就应切取一个静脉叉抑制于其间，使远侧的两条静脉都能修复，从而得到良好的汇流。

（5）异体血管及人造血管：对于口径较小的四肢血管缺损修复效果不佳，目前不宜采用。

9）血液循环修复的征象：血管缝接后，血液循环恢复良好时，应出现下列征象：①吻合口以下的动脉可以摸到搏动，包括肢体远端的动脉波动，如桡动脉、足背动脉、指动脉等。②吻合口的静脉充盈，不断有血液回流。③再植肢体皮肤红润，毛细血管充盈良好，一般不超过两分钟。④再植肢体的皮肤温度逐渐上升。然而，由于创面尚未缝合，血管外露，温度不可能与断肢的近侧部相同。⑤如上述征象不能肯定或有怀疑时，可在肢端以缝皮针或尖刀刺以小口，如不断有鲜血渗出，则至少说明动脉供血是良好的。反之，如无渗出，则表示动脉供血受阻，如渗出较多，呈紫色，而再植肢体出现肿胀，则说明静脉的回流受阻。出现这种征象时，应迅速找出原因，及时处理，才能保证再植肢体的存活。有时主要的静脉与动脉缝接后，血液循环恢复，但经数分钟后又出现血液循环不佳或不良现象，其常见的原因是动脉血栓形成或血管痉挛。动脉血栓形成时，吻合口近侧的血管较粗，能看到或摸到膨胀性波动，近侧吻合口的血管色较紫，有时可摸到血凝块，而吻合口远侧血管很细，无搏动。此时可做勒血实验，即用两把血管镊子同时将临近吻合口远侧血管轻轻夹住，压瘪其管腔；把远侧的那把镊子向远侧勒过1～2cm，使两把镊子之间的那段血管的管腔没有血液；然后放开近侧的那把血管镊子，远侧那把仍夹住，如动脉血不能经吻合口迅速充盈被压缩的那段血管，即表示吻合口有血栓形成造成阻塞。反之，如桡动脉血经吻合口迅速充盈被压瘪的血管段，即表示吻合口通畅良好，无血栓形成。该实验是鉴别血管吻合口是否阻塞很可靠的方法。一旦发现动脉吻合口血栓形成，应将该段血连同吻合口一并切除，再次判明动脉的内膜是否有损伤，切除创伤的血管段直至内膜光滑完整，动脉的近侧断口有良好的喷血后，重行吻合。血管痉挛时，血管变细，外观较苍白，色不紫，摸不到血凝块，自痉挛段开始波动消失，勒血实验血管再充盈较缓慢，证明吻合口有狭窄，但还是通的。解除的方法，除保暖、补足血容量外，还可以逐段行血管腔内液压扩张，直至痉挛变细的血管全部扩张为止。

4. 肌与肌腱的缝合

肌肉与肌腱的早期修复，可以尽早恢复肢体功能，并有利于骨折愈合。经过清创，当发现支配该肌肉的神经不能修复，例如神经进入肌肉处的那一段组织因损伤而切掉，就应将该肌切除，以减少筋膜间隙的压力。在缝合肌肉前，应将端面上的出血点仔细结扎，否则将导致再植部的血肿。首先缝合骨间膜与肌间隔，这样有利于肌肉的分群。对于肢体功能其主要作用的肌肉与肌腱，应可能早期修复。下面提出作者对不同平面断肢的肌肉和肌腱早期缝合的意见。

（1）掌骨平面断离：掌侧应缝合大鱼际与小鱼际肌肉、拇长屈肌腱、指深屈肌腱，背侧应缝合拇长伸肌腱与指总伸肌腱。

（2）腕部或前臂1/3的断离：应缝合掌侧的拇长屈肌腱、指深屈肌腱、桡侧腕屈肌腱，背侧桡侧腕伸肌腱、拇长展肌腱、拇长伸肌腱、指总伸肌腱。

（3）肘部与上臂中1/3的断离：屈侧应缝合肱二头肌，伸侧应缝合肱三头肌。

（4）肩锁关节平面的断离：肩胛周围的肌肉与胸大肌多被撕裂不易缝合，可只将肩峰与锁骨固定。

（5）下肢功能要求较上肢低，主要是负重行走。踝部断离，早期缝合跟腱、胫前肌与拇长伸肌腱。小腿亦主要修复形成跟腱的3块肌肉与小腿前方肌群。大腿平面除在缝合血管前缝合内收肌群外，应缝合股四头肌与腘绳肌。

缝合方法：应根据断离的部位来决定。

肌腱断裂：使用36号不锈钢丝或丝线行横八字形对端缝合。如在清创时先将远、近侧各条肌腱分别缝好，待血管吻合完成后再相互对合打结，则更为方便。

肌腹断裂：应用丝线行间断缝合，缝合肌腹边缘时应包括肌膜。对较粗大的肌腹，除缝合边缘外，应在肌腹中央褥式缝合。

肌腹与肌腱交界处撕断的缝合：先将肌腱缝合在肌腹中，以后再用间断褥式缝合数针把肌腱包埋于肌腹中。

5. 神经处理

神经的修复是再植肢体后期功能恢复的基础，应尽一切可能争取再植手术时一次完成。因为早期修复一方面显露较清楚，另一方面还可以借助缩短骨骼来克服神经的缺损，使神经断端可以在没有张力的情况下良好对合。此外，如需要做神经改道缝合，也较晚期手术方便。在良好的清创与切除创伤部分的神经后，神经外膜以丝线做准确的间断缝合。对于接近终末端的混合神经，特别要防止神经的扭转，以致造成运动纤维束与感觉纤维束交接，将来必然影响功能。识别神经的方向扭转与否，通常可根据神经的营养血管部位、内部结构形态、分支方向电刺激来决定。神经组织缺损的修复，在早期可采用游离松解、屈曲关节、神经改道和缩短骨骼等方法代偿之。对于撕裂伤引起的神经断裂，常自断离肢体的一面拉出很长一段，而另一段则蜷缩在离断面较远的另一段肢体内，其短缩的纤维束往往参差不齐。如在再植手术时能肯定切除的确实长度，则可以在神经断裂的部位加做一切口，争取将清创切除后的两个神经端行早期对端缝合，如神经损伤严重，在早期难以肯定切除长度，广泛的扩大切口又可能破坏侧支循环，加重患者负担，则宜待创面愈合后再行二期神经修复。在再植时可将抽出很长的那段神经分辨清楚，确定是哪一条神经和神经轴之方向，经过合适的皮下隧道，将抽出端以黑丝线固定在神经断离部位的皮下，为二期神经修复创造最有利的条件。

6. 皮肤的覆盖

早期的皮肤覆盖，是预防感染、减少瘢痕并为后期修复手术创造条件的重要措施。如果忽视皮肤的覆盖，则有可能导致再植肢体坏死。在缝合皮肤前，深筋膜一般均不予缝合。对于断离时间较长，组织挫伤较严重或其他原因可能引起深部组织压迫者，应沿肢体纵轴方向做预防性的深筋膜切开解压。浅筋膜可做间断缝合，但不宜过紧，尤以沿肢体纵轴方向的创面更应注意，以防止缝线压迫血管。

对于环形的皮肤创面，可以做数个皮瓣整形，以防止缝合处环状瘢痕挛缩。对减张切口或皮肤缺损所残留的创面，如再植后不需行抗凝治疗者，均可采用中后层游离皮片覆盖。如手术需抗凝治疗者，则可先用少部暂时覆盖创面，待肢体存活后，再行二期植皮覆盖创面。

7. 再植肢体外固定

掌部或跖部的再植肢体均有钢针做髓内固定。为便于术后观察，一般不再加用外固定。腕以上的前臂或上臂再植后，多应用短臂或长臂石膏后托固定于血管、神经或肌肉松弛的位置。

踝以上的下肢再植后亦可用石膏后托固定，并将下肢放置在环式牵引架或斜坡式牵引架上，以抬高患肢。搬动时应注意防止再植肢体受到意外的创伤。

（郭强）

第二节 断指再植

断指再植是将完全断离的手指或仅有不超过手指皮肤周径 1/8 相连的手指重新接上，使之恢复血液循环，得到成活并恢复一定功能。

一、断指分类

（一）完全性断离

断离的手指两段之间无任何组织相连，或仅有少许严重挫伤的组织相连，但在清创时必须切除，形成毫无连续性的完全性断离。

（二）不完全性断离

伤指的大部分组织断裂，仅有一小部分组织相连，其中不含有血管或其中血管已遭受严重挫伤，致使远侧指段无血液循环存在，不进行血管修复不能成活。

二、适应证

1. 凡身体健康的儿童与青少年，从末节中段以近的断离，只要指体完整，无较重挫伤。近侧指段有条件或创造条件可行再植或移位再植，尤其出于职业或其他原因请求再植者应予再植。

2. 对于小儿断指应竭尽全力予以再植。

3. 双手多指离断更应组织力量，争取全部再植，全部成活。

4. 健康状况不适合长时间手术或对功能无要求的老年患者，可不考虑再植。

5. 单一手指离断，尤其示、小边缘手指，如出于伤情，再植后反而影响手整体功能者，可征求患者本人意见，不做再植。

6. 在常温下总缺血时间以不超过 24 小时为宜。

7. 被液体浸泡过的手指影响成活，但应视浸泡时间长短及判断组织损坏程度轻重而决定再植与否。

三、术中注意事项

（一）清创

手指血管的寻找困难，尤其是指静脉、血管神经清创应在手术显微镜下进行，同时做好标记。暂不再植的手指应放入 0～4℃ 的冰箱保存。

（二）一般再植程序

骨骼→指深屈肌腱→指伸肌腱→指背静脉→指背皮肤→指神经→指动脉→掌侧皮肤。

（三）骨与关节内固定

缩短指骨 0.5cm 左右，用单根克氏针髓内固定。通过关节的断指可以将关节面去除，融合于功能位。

（四）肌腱的缝合

指深肌腱常规做早期修复。用细丝线间断缝合指深肌腱的中央腱束与侧腱束，一般需缝 5 针。在中央指骨平面的断离，则缝合指深肌腱的扩张部。

屈指肌腱亦争取在早期修复。在近节平面的断离，可将指浅屈肌腱的远侧部切除，自腱鞘中拉出指浅屈肌腱近侧端与远侧的指深屈肌腱，以丝线或 36 号钢丝，用双垂直法对端缝合。如在中节平面断离时，可行早期屈肌腱固定术，即将远侧的指深屈肌腱缝于近侧腱鞘上，保持远侧指间关节在 25° 的屈曲位。

（五）手指血管的缝接

一般应缝合一根指动脉、两根指静脉。如果能保持其血流通畅，再植的手指就可存活。

1. 缝接小血管注意事项

（1）手术操作必须准确、轻柔、耐心、细致。首先用温热的生理盐水清洗黏在手套上的血迹或换清洁手套。

（2）邻近血管断口的外膜应细心剥离，务必使缝合时不致将外膜带入血管腔。

2. 指静脉的缝接

为了保持清楚的手术野和减少失血，应首先缝合指静脉。不必缝接的小静脉应结扎，以防止指动脉接通后引起出血，尤其在术后继续应用抗凝治疗时，血液可以沿皮下输送到结缔组织、腱鞘或筋膜间隙向肢体近侧扩散，出现手背或前臂肿胀，影响与阻碍静脉回流，而导致手术失败。在缝合时，可用肝素盐水做持续冲洗，使闭合的静脉断口张开，使手术者容易辨认，便于进针。

3. 指动脉的缝接

指动脉的处理原则与指静脉相似。其近侧断口必须有良好的喷血。如果喷血不良，应根据引起的原因做针对处理。如血容量不足，致血压下降，末梢血管痉挛，则及时补充血容量。疑有血栓形成者，可用温热的肝素盐水做逆行加压冲洗，或将血栓切除冲洗缝合。

4. 小血管缝合后的扩张

手指小血管缝接后，血液循环恢复一个时期，有时又出现手指苍白等动脉供血不足现象，这主要是由于指动脉痉挛所致。

5. 指动脉缺损的修复与静脉缝合不足的处理

指动脉缺损时可牺牲一侧指动脉，取一段移植于另一侧缺损处，以保证一根指动脉的通畅。亦可采用邻近健侧的指动脉。根据所需要的长度游离一段，进行交叉缝合，或行小静脉移植。

（六）指神经与皮肤的缝合

指神经为单纯的感觉纤维，再生能力强，缝合后的效果良好，应争取一期缝合。

皮肤的缝合应避开下面的静脉，勿使压迫。对于指侧的纵行切口，只要不暴露缝合的动脉，可以不予缝合。

（郭强）

第三节　术后处理

由于断肢本身可能产生全身或局部的并发症，加之断肢患者也可能存在其他合并损伤，所以只重视再植手术的技术，而忽视术后的处理，实际上就意味着再植手术失败的可能，严重者甚至危及生命。

一、全身情况的观察和处理

（一）血容量不足

断肢患者的失血量，因断离的平面与性质而异。肢体断离的平面越高，失血量也越大。尤其对于再植时先缝合动脉，后缝合静脉，或应用肝素等抗凝药物者则失血量也越大。所以在手术前均应密切观察患者的脉搏与血压情况，务必使收缩压保持在 13.3kPa（100mmHg）以上。如有下降，即应及时补足血容量，不可草率应用血管收缩药。因为周围血管的收缩和痉挛，将增加血栓形成机会，威胁再植肢体的存活。此外，肾脏血管的收缩还可增加肾脏缺血，增加急性肾功能衰竭的机会。血容量的观察还可以采用下述方法：血色素、红细胞压积测定；中心静脉压的测定；周围循环的观察，如健侧肢端是否温热微红；充盈的颈外静脉是否能在锁骨上方见到；血浆比重的测定；应用同位素 P^{32} 或 Cr^{51} 标记的红细胞来测定血容量等。

（二）急性肾功能衰竭

对有长时间休克的，或断肢缺血时间较久，有组织变性的，或断肢平面较高，有大量肌肉损伤的患者。在断肢重建血液循环以后，应特别警惕急性肾功能衰竭的发生（表现为尿少、尿闭、血色素尿、尿比重低、血尿素氮升高，血钾增高等）。对此并发症应着重预防；如及时纠正休克，严格掌握断肢再植的适应证，彻底清创，切除一切失活的肌肉，切开筋膜减压，以及术后适当输液，静滴呋噻米，加速有毒物质的排泄，以防止急性肾功能衰竭的发生。一旦发生，则应积极治疗，如限制入量，控制高血钾，纠正酸中毒及氮质血症等。如无好转，继续保留断肢将危及患者生命时，应尽快解脱再植的肢体。

（三）中毒性休克

在断肢再植患者中虽不常见，但后果严重，故在临床上有其重要性。其引起的原因为断肢再植后大量的坏死组织或缺氧变性组织释放的毒性物质或代谢产物进入血液循环。患者往往有中枢神经刺激症状，四肢抽搐与痉挛，口吐白沫，神志不清，牙关紧闭，双侧瞳孔散大等。这些症状应与颅脑损伤、水与电解质平衡失调相鉴别。如中毒症状确系从再植肢体重回吸收毒素所至，应尽早截掉再植肢体，不缝合伤口，同时应用利尿药、血管扩张药与镇静药。若不及时处理则可危及生命。

（四）脂肪栓塞

也是比较少见的并发症。近年来多数人认为组织损伤后会产生一种组织因子，这种因子可是血浆中正常脂肪的悬垂状态发生变化，也有人认为创伤后血浆脂酶的活性增加，血浆内的三硝酸甘油脂的分布改变，破坏了血液内的类脂质的悬垂状态，形成脂肪栓子。临床典型症状为患者由清醒逐渐转入昏睡，体温升高可达 38.5～39.5℃，心律加速，每分钟在 140 次以上，呼吸急促，每分钟 30～40 次，在胸前、腋部等皮下和眼结膜下出现瘀点。如有以上临床表现，应考虑有脂肪栓塞可能。有时尿中也可找到直径大于 10～12mm 的脂肪球。此外血浆值每含量如超过 1mg 即有临床意义。肺片有雪片状阴影。脑电图亦有异常表现。脂肪栓塞的防治应注意抗休克，减少不必要的搬动，还可应用低分子右旋糖酐或肝素。

二、局部情况的观察和处理

断肢患者的病房应保持良好的消毒隔离，并维持一定的室温与适当的通风。为了细致观察可能出现的血管危象与肿胀，感染与出血等并发症，应有特别护理。

（一）血液循环危象

术后必须密切观察肢体远端动脉搏动情况、皮肤颜色、温度、浅静脉充盈情况及毛细血管反应，随时掌握动脉修复后的通畅情况，以便及时做出相应的处理。由于术后血管危象主要发生在术后 3 日内，因此术后 3 日应每 1～2 小时观察血运 1 次，对早期发现的血管痉挛，通过及时的抗痉挛治疗尚可缓解，若处理不及时可发展成为血栓形成，而需重新行探查修复手术，而增加了再植手术失败的风险。对于只吻合一条动脉的末节手指再植，术后重点观察皮肤颜色和饱满度，而皮温和毛细血管反应仅为次要观察指标。

（二）再植肢体的肿胀

是术后常见的现象。引起肿胀的原因有静脉回流不足，清创不彻底，再植断面血肿形成，创面感染，体位不当，动脉与静脉缝合错误，断离肢体缺氧，淋巴管断裂，淋巴回流障碍，断肢失去神经支配等。除后一种原因外，只要注意预防，一般都能在再植手术时克服。如因缺氧及创伤反应引起的肢体肿胀，除可沿肢体纵轴做减压性的筋膜切开外，还可应用高压氧、能量合剂、人体白蛋白、舒筋活血的中草药等。由于淋巴回流受阻的肿胀，一般在术后 2～3 周，由于多数淋巴管的愈合而自行消退。对于神经再生前因肌肉丧失主动运动而影响回流时，在早期可抬高患肢，手法按摩，被动活动，待神经恢复后，肿胀自行消退。

（三）局部感染

感染的处理贵在预防。在手术前后进行良好的急救包扎手术时进行很好的洗刷与细致的清创，早期皮肤覆盖并配合抗菌药的应用，严格执行无菌隔离制度，一般是可以预防的。如果并发感染，多数属浅表的，可拆除部分缝线，保持引流通畅，勿使感染沿肌间隙或筋膜间隙向远近侧扩散，对渗出物常规做细菌培养，根据创面培养及药物敏感试验选用合适抗菌药物，创面多能逐渐愈合。必要时可以游离植皮。

（四）出血

断肢再植引起局部出血的原因有血管吻合口张力太大，致吻合口迸裂出血，血管周围没有健康的软组织保护，致吻合口愈合不良或移植的血管坏死破裂出血，意外的创伤引起吻合血管破裂，局部并发感染，血管浸泡于脓液中，而使血管或吻合口破裂出血。其中尤以感染后并发出血后果最为严重。常在术后 5～7 日发生，创口先有炎性渗出物不断从创口溢出。一旦发生，很难在感染的创面中再行血管修复。大血管的破裂出血，可发生严重的失血性休克。抢救时应立即准备好或给以足够的输血，以后才在手术室打开敷料止血。由感染引起的主要动脉出血，往往需要牺牲肢体才能止住出血。所以手术者应根据以上原因在再植手术时注意预防。

三、功能恢复

在再植手术中，手术者首先应该有一个全面考虑，从恢复功能出发，对面神经、肌肉、骨骼、皮肤各部分组织的修复尽可能争取在一期完成。在这一原则指导下，断肢再植患者后期功能重建问题就显得不很突出。少数患者则需行功能重建手术。

（一）神经的后期修复

二期神经修复应待血液循环危象完全消除，创面愈合良好后进行。一般约在再植手术后 1 个月。缝合时，神经应充分显露，切除断端的创伤神经瘤，直至断面上神经束断端历历可见。以后在无张力、无扭转的情况下缝合外膜。如神经组织缺损不多，可以采取神经游离、松解、神经移位，屈曲关节或适当的缩短骨骼等方法来代偿神经长度的不足。如神经缺损较多，不可采用上述方法，而应根据缺损的长度与部位，选用神经移植、游离神经移植术或神经交叉吻合等方法。有的神经损伤确实无法修复者，可考虑腱移位、关节固定与应用支架，以代偿丧失的功能。

（二）骨支架的后期修复

骨不愈合与骨缺损的治疗，应在局部感染清除、创面完全愈合后 2～3 个月进行。如切口必须经过深而广的瘢痕，应先施行瘢痕切除与带蒂植皮，以后再根据骨缺损的长度、部位与骨端情况，进行不同类型的骨移植术。

对于关节平面的骨的缺损，如软组织情况许可，也可采用人造关节置换手术；对于下肢的不等长，一般可采用矩形鞋代偿之。如患者系儿童，骨骼生长尚未停止，可考虑暂时性或永久性的骨骺阻滞手术，以矫正两下肢不等长。上肢以活动为主，其不等长，一般可不予矫正。

（三）肌肉与肌腱的后期修复

肌与肌腱的二期手术宜在骨折已有临床愈合时进行，如肌腱粘连的松解，使患者在手术后即能进行主动锻炼和早期物理治疗。手指近节断离再植时，如屈指肌腱近侧断端回缩不能找到，一般在再植后 6~8 周同期行游离肌腱移植。移植的肌腱可取自足背的趾伸肌腱。有时肌肉在神经进入处断离不能修复，可考虑行移位来代偿缺失的功能。近年来还有采用吻合血管神经的游离肌肉移植者。

此外，断肢再植后，适当地选用不同的物理治疗，对促进再植肢体的功能恢复是很有帮助的。如在早期应用轻手法按摩和适当的被动运动与太阳灯照射，有助于改善局部血液循环，消除肿胀和防止粘连。及早适量地应用超声治疗，可以防止关节僵硬，消除肌腱粘连，软化吻合的疤痕。在神经功能尚未恢复前，应用按摩结合被动运动与太阳灯照射、直流电刺激，能减轻神经性肌萎缩，但不能防止萎缩。当神经功能恢复后，则应加强主动运动与各种体育疗法，包括职业训练。通过治疗，多数患者可能恢复原来工作，但亦有部分患者需要调换力所能及的工作。

（郭强）

第十五章 骨与关节化脓性感染

第一节 化脓性骨髓炎

化脓性骨髓炎是一种常见病，病因为骨组织的化脓性感染。致病菌多为金黄色葡萄球菌和溶血性球菌，本病大多继发于其他部位的感染病灶，如疖、中耳炎等。致病菌经血流传到骨内而繁殖生长，这就称为急性血源性骨髓炎。部分病员可因开放性骨折、火器伤感染而发生骨髓炎，或由软组织感染直接蔓延到骨组织。

急性血源性骨髓炎

急性血源性骨髓炎多见于12岁以下儿童，男多于女，约4:1。好发于长管状骨，尤以下肢股骨下端和胫骨上端为多，约占60%，其次是肱骨和桡、尺骨。其致病菌多来自身体其他部位的感染灶，经血路至长骨干骺端形成脓肿。临床以起病急骤，寒战，高热，受累局部红、肿、热、痛为主要表现。

一、病因和发病机制

（一）病因

急性化脓性骨髓炎多数为血源性感染，少数由软组织感染蔓延或开放性骨折所致。病原菌以金黄色葡萄球菌为最多（占80%~90%），偶尔为链球菌和大肠埃希菌。一般感染途径有：

1. 血源性

细菌通过血液循环到达骨组织发生感染，即为血源性骨髓炎。感染病灶常为扁桃腺炎、中耳炎、疖肿、脓肿等。急性血源性骨髓炎的诱发因素是局部和全身抵抗力降低，如身体衰弱、营养较差、过度疲劳或急性病后发生。外伤常为一局部诱因。

2. 创伤性

开放性骨折细菌经伤口到达骨折处发生感染。骨与关节手术时，无菌操作不严，也可引起化脓性感染。

3. 蔓延性

邻近软组织感染直接蔓延至骨组织发生的感染，如指端软组织感染所引起的指骨骨髓炎。

（二）病理

本病的病理特点是骨质破坏、坏死和反应性骨质增生同时存在。早期以破坏、坏死为主，后期则以修复增生为主。

1. 脓肿形成

大量的菌栓停滞在长骨干骺端，阻塞了小血管，导致组织缺血，迅速发生坏死，并伴有充血、渗出和白细胞的浸润。同时，细菌的代谢产物和白细胞释放的蛋白溶解酶，破坏了邻近的骨组织和其他细胞，形成局部脓肿。

2. 脓肿扩散

脓肿不断增大，压力增高，脓肿穿破干骺端的骨皮质，形成骨膜下脓肿，经哈佛管侵入髓腔；或者脓液直接沿着骨髓腔蔓延，破坏骨髓组织，再经哈佛管向外至骨膜，形成骨膜下脓肿，再穿破骨膜、沿筋膜下穿破皮肤，成为窦道。

3. 包壳形成

骨膜下脓肿形成时，病灶周围的骨膜因炎性充血和脓液的刺激而产生一层新骨，包围在骨干外层，形成"骨性包壳"，包壳大小、厚薄不一，有许多小孔，称为骨瘘孔，脓液由此排出。

4. 死骨形成

骨膜被脓肿掀起，骨干失去骨膜的血液供应加之脓液蔓延至骨髓腔，破坏骨髓组织、松质骨和内层 2/3 皮质骨的血液供应，形成死骨。一般小的死骨可以被肉芽组织或吞噬细胞吸收，或经骨瘘孔从皮肤瘘道排出。大的死骨难以吸收和排出，使窦道经久不愈，形成慢性骨髓炎。

二、诊断

（一）临床表现

儿童多见，以胫骨上段和股骨下段最多见，其次为肱骨与髂骨，脊柱与其他四肢骨骼都可以发病，肋骨和颅骨少见。发病前往往有外伤病史，但找到原发感染灶，或在病史中询问出原发感染灶者却不多见。

起病急骤。有寒战，继而高热至 39℃ 以上，有明显的毒血症症状。儿童可有烦躁、不宁、呕吐与惊厥。重者有昏迷与感染性休克。

早期只有患区剧痛，肢体半屈曲状，周围肌痉挛，因疼痛抗拒做主动与被动运动。局部皮温增高，有局限性压痛，肿胀并不明显。数日后局部出现水肿，压痛更为明显，说明该处已形成骨膜下脓肿。脓肿穿破后成为软组织深部脓肿，此时疼痛反可减轻，但局部红、肿、热、压痛都更为明显。如果病灶邻近关节，可有反应性关节积液。脓液沿着髓腔播散，则疼痛与肿胀范围更为严重，整个骨干都存在着骨破坏后，有发生病理性骨折的可能。

急性骨髓炎的自然病程可以维持 3~4 星期。脓肿穿破后疼痛即刻缓解，体温逐渐下降，脓肿穿破后形成窦道，病变转入慢阶段。

部分病例致病菌毒性较低，特别是白色葡萄球菌所致的骨髓炎，表现很不典型，缺乏高热与中毒性症状，体征也较快，诊断比较困难。

（二）实验室及其他检查

1. 实验室检查

早期血培养阳性率较高，脓液培养有化脓性细菌。作细菌培养及药物敏感试验，以便及时选用有效药物。血液白细胞总数及中性粒细胞均明显升高，血沉增高，C反应蛋白升高，多有贫血。

2. 局部分层穿刺

用粗针头在肿胀及压痛最明显的干骺端刺入，边抽吸边刺入，穿刺抽出的脓液、混浊液或血性液体，涂片检查有脓细胞或细菌可明确诊断。

3. X线检查

发病早期（2周内）X线检查多无明显异常。发病3周后的X线片可显示骨质脱钙、破坏，骨膜反应及层状新骨形成，周围软组织肿胀阴影等。

4. MRI检查

具有早期诊断价值，可早期发现骨内病灶。

5. 其他检查

骨扫描对早期诊断骨髓炎有重要价值，常用的骨显像剂为锝-亚甲基二磷酸盐（^{99}Tc-MDP）。应用放射性核素检查与CT相结合的方法，对早期确诊骨髓炎极有价值。CT用于急性骨髓炎可比常规X线照片提前发现病灶，可清楚显示骨内、外膜新骨形成和病变的实际范围。

（三）诊断要点

对急性血源性骨髓炎应强调早期诊断，因为治疗效果和治疗开始时间有密切的关系。如能在早期确诊和进行有效的治疗，病灶可望完全吸收。反之，多数将转为慢性骨髓炎。早期诊断主要依据：

（1）好发年龄：最常见于3~15岁儿童和少年，男多于女。

（2）好发部位：好发于长骨干骺端，胫骨与股骨占60%，其次为肱骨、桡骨。

（3）发病急，全身有中毒症状，体温可达39~40℃。局部剧痛，肌肉痉挛。

（4）白细胞总数及中性粒细胞计数升高，血培养阳性。

（5）骨穿刺如有脓液或混浊液而涂片检查有脓细胞或细菌，即可确诊。

（6）影像学检查发现有骨质破坏。

三、鉴别诊断

（一）软组织炎症

是软组织病变，炎症范围大而浅，红、肿、热、痛较明显，全身中毒症状轻。

（二）急性风湿热

多为多发性关节炎，肿胀在关节处，不在骨端，全身症状轻。

（三）化脓性关节炎

压痛在关节，不在干骺端，关节穿刺可明确诊断。

（四）骨肿瘤

急性发病现象较少见或病理检查可找到肿瘤细胞。

四、治疗

急性化脓性骨髓炎在早期即有中毒症状，如不及时治疗，严重者可危及生命或者转变为慢性骨髓炎，遗留窦道，经久不愈。故应高度重视，争取早期治疗。有人报道，对婴幼儿急性化脓性骨髓炎的早期诊断是一个关键性问题，若在发病 3 日以内做出诊断，并予以正确治疗，可以控制化脓性骨髓炎的发展，骨膜不会破坏，减少血管栓塞的机会，大约 90% 以上结果满意。若发病已 3 ~ 7 日，就很难防止骨膜破坏，治愈率仅达半数。如超过 7 日才开始治疗，则大部分发展为慢性骨髓炎。

（一）全身支持疗法

高热时降温、补液、纠正酸中毒，静脉滴注大量维生素 C，改善营养，供给高蛋白饮食。如中毒症状严重，可少量多次输鲜血。注意提高患者机体对感染的抵抗力。另外，有原发病灶者应同时加以治疗。

（二）抗生素治疗

早期联合应用有效抗生素可以控制炎症发展。由于大多数致病菌是溶血性金黄色葡萄球菌，应用一种针对革兰阳性球菌的抗生素，而另一种则为广谱抗生素，待检出致病菌和药物敏感试验结果回报后再调整抗生素。抗生素的临床应用要在患者体温恢复正常后，继续应用 2 ~ 3 周后方可停药。在急性骨髓炎应用抗生素后，可以出现以下四种结果：

1. 在出现 X 线改变之前全身及局部症状全部消失。此种为最好结果，表示未形成骨脓肿。

2. 在出现 X 线改变后全身及局部症状消失。说明虽然形成骨脓肿，但已被控制，有被吸收可能。上述两种情况均可以通过抗生素治疗控制病情，不需要手术治疗。

3. 虽全身症状消退，但局部症状加重。说明单纯应用抗生素不能完全控制和消灭骨脓肿，需要手术引流。

4. 全身和局部症状均不消退。说明可能有细菌耐药、骨脓肿形成、迁徙性脓肿形成等，手术治疗不可避免。

随着大量耐药菌株的出现，多数人已倾向于青霉素不宜作为首选或单独用药。各种抗青霉素酶的半合成青霉素或先锋霉素可用作首选，加用卡那霉素或庆大霉素等联合用药。这些药物毒性较小，对青霉素酶稳定，尤其合并肺炎、败血症时疗效显著。杀菌性抗生素（青、链、庆大、卡那、先锋霉素等）比抑菌性抗生素（四环素、氯、红、林可霉素等）更有效。两种杀菌性抗生素合用有协同作用，两种以上抑菌性抗生素合用有累加作用。

抗生素的使用开始最好采取静脉注射，以保持足够的血药浓度，在病情好转后可改为口服抗生素；也有人主张动脉内或病灶内直接注入抗生素，可提高局部浓度数十倍或数百倍以上。

据 Gillespie 报道，杀菌性抗生素的治疗失败率较抑菌性抗生素为低。一般认为不应将快效杀菌性抗生素（如青霉素类、先锋霉素类）与快效抑菌性抗生素（如四环素、氯霉素、红霉素、麦迪霉素等）联合用药，后者可迅速阻断细菌的蛋白合成，使细菌处于静止状态，导致快效杀菌抗生素发挥不了作用，从而产生拮抗。

一般来说，抗生素要持续用到症状消退后 4 周左右。有人认为，如果症状消退、血沉正常或下降，X 线片仅有骨质疏松而无皮质破坏或新骨形成，10 日后就可停用抗生素。但在脊椎、髂骨者，常需 1~2 个月才能完全控制感染。我们认为，何时停用抗生素，应根据临床表现和 X 线片上的转归而灵活掌握不必硬性规定。

（三）手术治疗

急性骨髓炎已形成骨膜下脓肿或穿破骨膜造成软组织脓肿者，应及早切开引流。手术时先切开软组织、骨膜下脓肿，然后在骨皮质上钻孔或开窗引流髓腔内脓液，用生理盐水冲洗髓腔，置入抗生素，一期缝合切口。也可在髓腔内置入两个塑料管进行灌注冲洗疗法。

（四）局部制动

无论手术或非手术治疗，患肢应制动，可用石膏托或牵引。牵引可缓解肌肉痉挛，减轻疼痛，防止畸形，并可预防脱位或病理性骨折的发生。

慢性骨髓炎

慢性骨髓炎多由于急性骨髓炎治疗不及时或治疗不彻底所致。其特征是遗留慢性病灶、死骨及窦道；也有一开始就表现为慢性过程。造成慢性骨髓炎与细菌毒力低，或机体抵抗力差，或治疗方法不当等诸多因素有关。

一、病因和发病机制

慢性骨髓炎中医病名为附骨疽，多由急性骨髓炎治疗不及时或不彻底发展而来，少数由开放性骨折继发感染所致。其特点是病程长，时发时愈，或形成经久不愈的窦道。

影响伤口愈合的因素：

1. 死骨

游离的死骨，相当于异物，留于体内引起异物反应，使伤口不愈合。

2. 骨内空腔形成

骨质破坏，死骨自行排除或溶解吸收，或大块死骨经摘除后残留的空腔，腔内积液引流不畅，影响伤口愈合。

3. 瘢痕组织

长期慢性感染，脓液及炎性分泌物长期刺激伤口，使骨内或周围软组织产生坚韧的瘢痕组织，瘢痕组织缺乏血液供应，瘢痕组织有细菌潜伏，也是引起伤口经久不愈的一种原因。

二、诊断

(一) 临床表现

1. 窦道愈合的病变静止期，可无全身和局部症状。急性发作时，有发热、食欲不振，如急性骨髓炎表现。

2. 急性发作时，局部已经愈合的创口，又开始疼痛、肿胀。有的在伤口瘢痕的表面形成混浊的水泡或波动性的肿块。当水疱或肿块溃破后流出脓液，有的排出小死骨片，以后全身症状消退。长久不愈，窦道周围皮肤长期受分泌物的刺激，有色素沉着或湿疹性皮炎。幼年发病，骨骺板破坏者，可有肢体发育障碍，肢体有短缩或内、外翻畸形。

(二) 实验室及其他检查

1. X 线平片

可见骨质增厚、硬化，不规则骨腔和大小不等的死骨，整个长骨增粗，密度不均匀，有时有弯曲畸形。

2. CT 检查

因骨质浓白难以显示死骨者可做 CT 检查，可以显示脓腔与小型死骨。

3. 窦道造影

应用碘水造影剂进行窦道造影，可了解窦道与骨腔及死骨的关系。

三、鉴别诊断

根据既往急性化脓性骨髓炎的病史、体征、典型的 X 线表现，诊断多无困难。但仍需与下列病变鉴别。

(一) 结核性骨髓炎

一般多侵入关节，病史较缓慢，有结核病或结核病接触史等。X 线片显示以骨质破坏为主而少有新骨形成。

(二) 骨样骨瘤

常易诊断为局限性脓肿，但其特征为经常性隐痛，夜间疼痛较重，局部压痛明显，但无红肿，少有全身症状，X 线片可进一步提供鉴别依据。

(三) 骨干肉瘤

局部及 X 线片表现偶可与骨髓炎混淆，但根据发病部位、年龄，临床表现及 X 线片特征可资鉴别。对病程长，窦道久治不愈，局部疼痛剧烈，有异常肉芽，脓液量多且有恶臭味，应注意有恶性变的可能。

四、治疗

慢性骨髓炎的治疗原则为：①保持引流通畅；②消灭死腔；③清除死骨。

(一) 手术治疗

抗生素对慢性化脓性骨髓炎无效。在急性发作时可按菌种药物敏感度使用抗生素，有脓肿形成时需切开引流。

1. 手术指征

凡有死骨并已分离清楚，有死腔伴窦道流脓，包壳已充分形成者，均应手术治疗。

2. 手术禁忌证

在慢性骨髓炎急性发作时仅可行切开引流术而不宜做骨的其他手术。

（1）包壳未充分形成前，过早摘除大块死骨，可发生病理性骨折甚至骨质缺损而致残废。

（2）开放性骨折合并感染，在骨折未愈合前不宜摘除死骨，以免造成骨质缺损。

3. 手术方法有

①病灶清除术：切除窦道，摘除死骨，直接缝合或皮瓣移植封闭切口。若骨腔较大可行带蒂肌瓣充填术或灌洗疗法及骨腔植骨术。②封闭石膏疗法，又名蝶形手术：切除窦道、死骨、刮除窦性肉芽组织，将骨腔感染骨连同相邻的薄层健全骨一并切除，切成蝶形，置入抗生素油纱条，外敷干纱布，然后管型石膏固定，4~6 周更换敷料 1 次。③病灶切除术：对腓骨中上段、股骨大粗隆、肩胛骨等部位的慢性骨髓炎，可将病变部大块切除。④最新的疗法是国外才开展的 Belfast 手术：广泛彻底地清除所有病变组织，不仅是窦道、死骨、软组织疤痕，而且不论是近端、远端的髓腔病变组织都要清除，直至见到正常的黄色骨髓脂肪，要清除所有苍白的骨实质，直到看见明显的骨切面渗血和肯定存活的骨组织为止，遗留的大块组织缺损可用游离皮肌瓣填充，术后石膏外固定，3~6 周后再次手术植入自体骨片，同时给予不少于 6 周的抗生素治疗，直至软组织愈合。⑤截肢术：适于肢体远端的慢性骨髓炎，经长期治疗不愈，并有严重畸形，功能大部分丧失；或重建功能有障碍者，或伤口长期溃烂，皮肤发生癌变者，则应考虑行截肢术。

（二）抗生素的应用

在慢性化脓性骨髓炎的治疗中，应用抗生素是一个很重要的环节。

1. 全身用药

应用于慢性化脓性骨髓炎的急性发作期、手术前的准备和术后。主要目的是预防和治疗炎症的扩散及血行全身感染。患者入院后应及时做脓液细菌培养和药物敏感试验，从而找出致病菌种和敏感的抗生素。选择最敏感的杀菌性抗生素。抗生素应联合应用，如青霉素类或头孢菌素类与氨基糖苷类联合应用可起到协同作用。

2. 局部用药

慢性化脓性骨髓炎由于局部血循环障碍，通过全身给予的抗生素很难或很少渗透到病灶内，病灶部位的抗生素含量达不到有效的杀菌浓度。局部应用抗生素可使病灶内抗生素浓度比全身用药高数倍，甚至数十倍，从而提高了疗效。

（1）病灶清除后的抗生素溶液冲洗和一次性局部药物撒布。上述方式可以在短时间内提高局部抗生素浓度。

（2）病灶内留置药物链。近年来有将庆大霉素或先锋霉素类放入聚甲基丙烯酸甲酯中，制成直径 6~8mm 之小球，用细不锈钢线串连起来。每串 30 珠即为庆大霉素链或先锋霉素链。将其置入病灶内，可在 2~3 周内不断释放有效浓度的庆大霉素或先锋霉素。3 周后取出或将链之一端置于切口外，每日拉出一颗，等待肉芽逐渐填充死腔。

（3）进行间歇性动脉加压灌注或静脉加压灌注抗生素，提高病灶局部抗生素浓度。前者上肢用肱动脉，下肢用股动脉，进行动脉插管，将全身应用剂量的抗生素溶于50～100mL盐水，用注射泵在30～60分钟内加压注入动脉。静脉加压灌注系采用皮静脉穿刺法，近端上止血带，远端加压包扎，将抗生素用动脉输液加压器注入。

（4）闭合性持续冲洗——吸引疗法，冲洗液中溶入高浓度抗生素，可有效地作用于感染灶。

五、健康教育

1. 患者应卧床休息，抬高患肢，限制患肢活动，维持肢体于功能位。给高热量、高蛋白、半流质饮食，体温过高时给予流质饮食。

2. 体温39℃以上者应给头部冰袋，39.5℃以上者给予酒精或温水擦浴，也可用退热药或针刺降温。注意补液，纠正水、电解质及酸碱平衡。

3. 局部制动或手术治疗者，应加强皮肤护理，及时换药。

4. 观察生命体征的变化，有休克的患者，密切注意生命体征的变化，发现异常及时报告医师。

5. 注意邻近关节有无红、肿、热、痛或积液出现。

6. 注意大剂量用药的毒、副作用，联合应用抗生素，注意药物的配伍禁忌、药物的浓度及静脉滴注的速度。滴入对肾脏有损害的抗生素时，应密切注意观察尿的颜色和尿量，怀疑有血尿时，应及时作尿液检查，了解肾功能情况。一般在体温、白细胞正常后继续用药2～3周。

7. 行药物灌注、冲洗、负压引流，应注意观察局部引流液的量、颜色、性质，保持引流管通畅，防止引流液逆流。如创口外渗液量多，应及时更换敷料，并保护床单清洁。引流管宜与一次性负压引流袋相连，并保持负压状态。引流袋位置应低于患肢50cm。合理调节药物灌注的滴速，随着冲洗引流液颜色的变淡逐渐减量，直至引流液变得澄清。

8. 向患者和家属讲解本病的发生、发展过程。掌握有关疾病的知识。

9. 解释长期静脉输液的必要性，病灶处置管行药物灌洗的重要性。

10. 强调出院后需继续应用抗生素。

11. 指导适当时间开始肢体和关节功能锻炼，避免和减轻患肢功能障碍，也防止患肢在强负重状态下发生病理性骨折。

12. 出院后继续进行家庭治疗，安排复诊日期，提供药物和家庭健康服务。

（尹洁）

第二节　化脓性关节炎

化脓性细菌引起的关节内感染，称为化脓性关节炎。血源性者在儿童发生较多，常为败血症的并发症，也可因手术感染、关节外伤性感染和关节火器伤所致。受累的关节多为单一肢体大关节，最常受累者为膝、髋关节，其次为肘、肩和踝关节。

正常关节、患病的关节和假体关节都有可能感染细菌，只是易感的程度不同。普通人群中化脓性关节炎的发病率为每年 2～10/10 万。在原有类风湿关节炎（RA）或关节假体的患者中发病率明显升高（每年 30～70/10 万）。儿童细菌性关节炎的发病率也明显高于成人。化脓性关节炎是医疗急症，诊断和治疗的延迟会导致不可逆的关节破坏增加病死率。即使抗生素治疗、关节切开和应用引流技术，仍有 25%～50% 的患者会引起永久性的关节破坏。

一、病因

最常见的致病菌为金黄色葡萄球菌，可占 85% 左右；其次为白色葡萄球菌，淋病双球菌、肺炎球菌和肠道杆菌等。

细菌进入关节内的途径有：①血源性传播：身体其他部位的化脓性病灶内细菌通过血液循环传播至关节内；②邻近关节附近的化脓性病灶直接蔓延至关节腔内，如股骨头或髂骨骨髓炎蔓延至髋关节；③开放性关节损伤发生感染；④医源性：关节手术后感染和关节内注射皮质类固醇后发生感染。本章节只叙述血源性化脓性关节炎。

二、病理

关节受感染后，首先引起滑膜炎，有滑膜水肿、充血，产生渗出液。渗出液的多少和性质，决定于细菌毒性大小和患者抵抗力的强弱，根据不同程度和不同阶段的滑膜炎，表现不同的关节渗出液，一般可分为以下 3 种。

1. 浆液性渗出液

滑膜肿胀、充血、白细胞浸润，渗出液增多，关节液呈清亮的浆液状。如患者抵抗力强，细菌毒性小，并得到及时的治疗，渗出液逐渐减少而获痊愈，关节功能可恢复正常。此期软骨尚未破坏，如及时有效治疗，关节功能可完全复原。治疗不当，虽有时表现暂时性的好转，而后再复发，或进一步恶化，形成浆液纤维蛋白性或脓性渗出液。

2. 浆液纤维蛋白性渗出液

滑膜炎程度加剧，滑膜不仅充血，且有更明显的炎症，滑膜面上形成若干纤维蛋白，但关节软骨面仍不受累。关节液呈絮状。含有大量中性粒细胞及少量单核细胞，细菌培养多呈阳性。关节周围亦有炎症。此期虽能得以控制，但容易引起关节粘连，使关节功能有一定程度的损失。

3. 脓性渗出液

是急性关节炎中最严重的类型和阶段。感染很快就波及整个关节及周围组织，关节内有多量脓液。关节囊及滑膜肿胀，肥厚，白细胞浸润，并有局部坏死。关节软骨不久即被溶解，这是由于脓液内有死亡的白细胞所释出的蛋白质分解酶的作用，将关节软骨面溶解所致。关节内积脓而压力增加，可以破坏韧带及关节囊引起穿孔，使关节周围软组织发生蜂窝织炎或形成脓肿，甚至穿破皮肤、形成窦道。治疗困难，可经久不愈。即使愈合，关节常发生纤维性成骨性强直。

三、诊断

（一）临床表现

1. 可有原发灶感染史或外伤史。起病急骤，突发高热。体温达39℃以上。全身毒血症症状重，甚至出现谵妄与昏迷。

2. 发病关节剧烈疼痛，功能障碍。局部红、肿、热、痛明显。关节常取半屈曲位，以使关节腔容量保持最大，关节囊滑膜松弛而减轻疼痛。髋关节有厚实的肌肉覆盖而局部红、肿、热不明显，往往处于屈曲、外展、外旋位。

3. 任何方向的活动均使关节疼痛加重，患者常拒绝作检查。

4. 浅表关节积液明显，如膝关节、肘关节。因按压可致剧痛，不宜做浮髌试验等特殊检查。关节囊坚韧厚实，脓液不易穿透，一旦穿透至软组织，则炎症严重，不及时治疗很快会穿破皮肤形成窦道。窦道形成后全身毒血症状会迅速缓解，病程转入慢性阶段。

5. 关节穿刺是早期诊断的重要手段。凡有关节积液者，应立即作关节穿刺检查。抽出的液体要仔细观察外观性状，必须送涂片作白细胞分类计数，革兰染色查找细菌、细菌培养和药物敏感试验。

（二）实验室及其他检查

1. 实验室检查

白细胞计数及中性粒细胞增多，血沉增快。

2. 关节穿刺液

呈混浊样或脓性，内含白细胞，脓细胞和革兰氏阳性球菌。

3. X线检查

早期可以无明显改变，仅有关节周围软组织的肿胀影。待到关节液增加时会出现关节囊肿胀，间隙增宽，骨端逐渐有脱钙疏松现象。如关节面软骨有破坏，则关节间隙变窄。有时可引发骨骺滑脱或病理性脱位，婴幼儿的髋关节和肩关节最易发生。较晚期，关节面下骨质呈反应性增生，骨质硬化，密度增加。最后关节软骨完全溶解，关节间隙消失，呈骨性或纤维性强直，或并发病理性脱位。

X线检查在早期帮助不大，仅见关节肿胀；稍晚可有骨质脱钙，因软骨及骨质破坏而有关节间隙狭窄；晚期可发生关节骨性或纤维强硬及畸形等，有新骨增生现象，但死骨形成较少。人工关节置换者，常在假体周围出现局灶性的溶骨，逐渐扩大，最终形成透亮影，甚至假体松动。

4. 关节造影

除显示关节内的各种结构，还能显示关节囊和韧带的损伤。常常可以显示肩袖的断裂及肱骨头的半脱位。此外还可以显示股骨头的位置及其完整性。关节造影不会加重感染，也不会干扰抗生素的治疗。

5. 磁共振（MRl）检查

能较清晰地显示并区分肌肉、骨骼以及软组织结构，显示感染延伸到邻近关节的软组织，并能通过信号的变化差异勾勒出感染的浸润范围。但MRI对死骨及钙化灶的显示不如 CT。对体内有金属者如人工关节、起搏器和固定钢板等，不适合行 MRI 检查。

（三）诊断要点

化脓性关节炎早期诊断及早期治疗直接关系到患者的预后。婴幼儿的化脓性关节炎好发于髋关节，伴有高热、髋痛、局部肿胀和肢体活动受限。新生儿症状多不明显，如有躁动不安、原因不明的啼哭和患肢痉挛不能活动时，应高度怀疑。

化脓性关节炎根据全身及局部症状和体征，一般都可做出诊断。特别是全身和局部都出观炎症表现、关节液出现特征性改变时具有诊断意义。关节液不仅对早期诊断很有价值，还可以指导用药及观察疗效。应注意细胞计数与分类、黏蛋白凝块实验、葡萄糖含量、涂片染色、细菌培养及药物敏感实验，在穿刺之前须排除关节周围软组织的感染，以免造成医源性关节内感染。

四、治疗

治疗原则是早期诊断，早期处理，保留关节功能，减少残疾。早期积极正确的治疗，是避免肢体功能障碍的关键。

（一）全身支持疗法

对儿童和重症患者注意降温、补液、纠正水和电解质代谢紊乱和酸碱失衡，增加营养，提高全身抵抗力。

（二）早期使用足量和有效的抗生素

及时给予全身抗生素治疗并对受累关节进行引流可以预防关节软骨破坏、感染后的退行性关节炎、关节不稳定或变形。一旦获得了用于培养的外周血和滑液标本后；就应该根据涂片看到的病原体或根据患者的年龄和危险因素，针对可能的病原体给予经验性的抗生素治疗。初始治疗应包括静脉给予杀菌药物，不需通过向关节内直接注射抗生素来达到足够高的滑液和组织药物浓度。当涂片没有发现微生物时，静脉给予第三代头孢菌素如头孢噻肟（每 8 小时给予 1g）或头孢曲松（每 24 小时给予 1～2g），往往足以覆盖大多数成人社区获得感染。若涂片检查有革兰阳性球菌感染，则可以选用苯唑西林或萘夫西林（每 4 小时给予 2g）。疑有耐甲氧西林金黄色葡萄球菌感染的患者（如住院患者）应静脉给予万古霉素（每 12 小时给予 1g）。另外，对于静脉用药者或疑有铜绿假单胞菌感染者应给予氨基糖苷类药物或第三代头孢菌素。

最终的治疗要根据培养分离出的细菌种类和细菌的抗生素易感性来确定。葡萄球菌感染可予苯唑西林、萘夫西林或万古霉素治疗 4 周；肺炎球菌和链球菌对青霉素敏感，可给予青霉素 G 治疗 2 周（每 4 小时静脉给予 200 万 U），治疗 2 周；流感嗜血杆菌和对青霉素耐药的感染，可予头孢噻肟和头孢曲松治疗 2 周。大多数肠源性革兰阴性菌感染可通过静脉给予第二代或第三代的头孢菌素或喹诺酮类药物如左氧氟沙星（静脉或口服每 24 小时给予 500mg）3～4 周来治疗。铜绿假单胞菌感染患者应给予氨基糖苷类加上一种广谱青霉素；如磺唑氨苄西林（每 4 小时静脉给予 3g），或加上一种抗假单胞菌的头孢菌素如头孢他啶（每 8 小时静脉给予 1g），联合治疗至少 2 周；如果患者能耐受上述治疗，可再继续用药 2 周；或单独使用一种氟喹诺酮，如环丙沙星（750mg 口服，每日 2 次），用青霉素或头孢菌素代替氨基糖苷类与氟喹诺酮类联合使用。

（三）关节内注药

对较小而表浅的关节先穿刺抽液、生理盐水冲洗，然后注入有效抗生素，每日1次，直至关节积液消失，体温正常。对表浅的大关节如膝关节可用关节闭式冲洗吸引术。在关节处选择两个穿刺点，两支套管针分别穿入关节腔内，经穿刺套管各插入一根直径约3mm的硅胶管留置在关节腔内。退出套管，将硅胶管与皮肤缝合固定。一根为灌注管，另一根为引流管。每日经灌注管滴入抗生素溶液2000~3000ml。拔管指征同骨髓炎病灶开窗、闭式冲洗引流术。

（四）关节切开引流术

经上述方法治疗后，全身情况和局部情况仍不见好转，或关节液已成为稠厚的脓液，应及时切开引流。注意事项：①严格无菌操作。②防止损伤重要组织。关节切开的方向和部位，应从关节最表浅而直接的路径进入，这样较容易抽出积液，又利于引流。③切开后保持引流通畅，用肠线将滑膜与皮肤缝合数针，以利于引流。④术后用石膏托或牵引，保持关节功能。待感染控制后，早期开始关节活动，以防止关节粘连僵硬。

（五）恢复期治疗

如果关节软骨无明显破坏，治疗目的是保存关节的运动范围，鼓励患者轻柔和持续地进行主动运动练习，当情况允许后，在夹板保护下进行非负重行走，并密切注意复发的体征。关节强直估计不可避免时（发病时间较长，有关节软骨破坏），应尽量使该关节强直于功能位。关节粘连运动受限者，可采用医疗体育及按摩以逐渐恢复活动范围，必要时也可在麻醉下以慎重的手法，轻轻拉开粘连。

（六）后遗症治疗

严重的化脓性关节炎，如在治疗过程中未采取有效治疗措施，治愈后常留后遗症。严重畸形有明显功能障碍者，须行手术治疗：①对关节强直于功能位无明显疼痛者，一般无须特殊治疗。双侧髋关节强直时，可作一侧或双侧髋关节成形术，即人工关节置换术。肘关节强直于功能位者，可根据需要行肘关节成形术，但须在炎症控制1年后进行。②对关节强直于非功能位者，可采用全关节置换术、截骨矫形术或功能位融合术。行关节置换术时，须避免感染的复发。③陈旧病理性脱位多数发生于髋关节，对关节活动尚好、疼痛轻微者可不做手术；疼痛严重影响工作或须长时间站立工作者可行关节融合术。

五、健康教育

1. 高热期间注意降温，应采取有效的降温措施，一般用物理降温，可在额部置冰袋，或用50%酒精擦浴，冷水或冰水灌肠。根据医嘱给退热药物。食物要富于营养容易消化，一般给流食或半流食，应保证足够的液体入量，维持水和电解质平衡，酸碱平衡。体温高、病情较重者，特别是儿童，应记出入量和护理特别记录单，密切注意血压、脉搏和体温变化，出现昏迷、惊厥、谵妄等中枢神经系统功能紊乱症状的患者，须有专人护理。

2. 遵医嘱静脉输入抗生素，注意药物浓度和滴入速度，作血培养和药物敏感试验以供进一步选择有效抗生素，密切注意患者有无用药后的副作用和毒性反应。如联合应用抗生素 2～3 日，不能控制炎症，应及时报告医生，调整抗生素，并作好手术治疗的术前准备。

3. 患者应卧床休息，抬高患肢，限制患肢活动，维持肢体于功能位，以减轻疼痛、防止关节畸形和病理骨折，有利于局部病灶修复。当必须移动患侧肢体时，应给予协助，动作要轻稳，做好支撑与支托，尽量减少刺激，避免患处产生应力。

4. 在化脓性关节炎为防止关节内粘连，尽可能保留关节功能。在对病变关节进行局部治疗后，即可将肢体置于肢体功能锻炼器上，作 24 小时持续关节被动活动。急性炎症消退后，可鼓励患者作主动活动。

（杨幸悦）

第三节　硬化性骨髓炎

硬化性骨髓炎病因尚未明确，可能由于致病菌毒力较低，仅引起强烈成骨反应而致骨硬化、无脓肿及死骨形成。

一、诊断

1. 起病时可有畏寒、发热，但病情较轻，自觉患处有钝痛，局部有压痛。
2. 常见于股骨或胫骨，仅一般肢体增粗。
3. X 线检查可见骨干增粗、硬化，髓腔亦封闭，无死骨。

二、治疗

1. 早期制动，大量抗生素治疗。
2. 在硬化骨质部分进行开窗手术，疏通骨髓腔，髓腔内置庆大霉素 – 聚甲基丙烯酸甲酯链珠，一期缝合伤口。

（石雷）

第四节　急性化脓性腱鞘炎

急性化脓性腱鞘炎是一种较常见的手部急性化脓性感染。常见于指屈肌腱，多由深部刺伤感染后引起。临床表现为发病迅速，整个患指疼痛剧烈、肿胀明显。本病属中医"蛇肚疔"范畴。化脓性腱鞘炎的早期诊断、正确治疗对患指功能的保存，至关重要。

一、病因和发病机制

感染多为直接刺伤腱鞘，也可由于指掌面皮下感染蔓延或脓肿切开误伤腱鞘引起。致病菌以金黄色葡萄球菌为最常见。

手指和手掌的腱鞘、滑液囊、屈指肌腱在手指掌面，它们由腱鞘包绕。手掌处示指、中指和环指的腱鞘不与任何滑液囊相沟通，而小指的腱鞘与尺侧滑液囊相通，拇指的腱鞘与桡侧滑液囊相通。约有50%的尺侧滑液囊与桡侧滑液囊相连，故拇指和小指发生感染后可蔓延到对方，甚至蔓延到前臂肌间隙，而示指、中指和环指感染常被局限。由于腱鞘是密闭的腔隙，炎症感染时腔内张力增高，可导致肌腱坏死。

二、诊断

（一）临床表现

由于抗生素的发展，目前化脓性腱鞘炎的发病率为以前的1/4左右。化脓性腱鞘炎是手部一种严重的感染，起病快、局部疼痛剧烈、红肿明显，多伴有高热、寒战、恶心、呕吐等全身症状。白细胞计数可明显增高。急性化脓性腱鞘炎有四大症状，即Knavel征：①手指弥漫性均匀肿胀，似腊肠样。②手指处于轻度屈曲位，以缓解腱鞘张力，减轻疼痛。③沿腱鞘分布区有明显压痛。④手指功能障碍，手指活动引起疼痛。尤其当被动伸直远指间关节令患者屈指时，可引起剧痛，即Moses试验阳性，此点最为重要。临床可用来鉴别关节感染和皮下蜂窝织炎。由于肿胀严重，感染又处于腱鞘内，波动感常不明显。当感染经引流或穿破腱鞘进入其他间隙时，由于张力下降而使症状有所缓解。拇、小指腱鞘感染可向桡、尺侧滑囊扩散，引起滑囊炎。示、中指腱鞘感染可向鱼际间隙扩散，环、小指腱鞘感染可向掌中间隙扩散引起相应的间隙感染。

（二）诊断要点

①发病迅速，患指均匀性肿胀，疼痛剧烈。②检查时沿整个腱鞘均有压痛。③患指所有的关节轻度屈伸，被动伸指活动能引起剧烈疼痛。

三、治疗

腱鞘炎及滑囊炎诊断一旦明确，即应在大量抗生素治疗的同时做切开引流，通常于患指方做纵向切口，如脓液较稀薄，可在鞘管远近端开窗，置入两根塑料管连续冲洗，伤口可闭合。如果脓稠，肌腱已变性坏死，则应切除鞘管及肌腱，彻底引流，并按皮下脓肿处置。

桡侧滑液囊和尺侧滑液囊感染时，切口分别做在大鱼际及小鱼际的掌心缘，切口近端至少距腕1.5cm，以免切断正中神经的分支。

（石雷）

第五节　手掌深部间隙感染

手掌深部间隙是位于手掌屈指肌腱膜的滑液囊深面的疏松组织间隙。其前为掌腱和肌腱，后为掌骨和骨间肌表面筋膜，内侧为小鱼际肌，外侧为大鱼际肌。此间隙分为尺侧的掌中间隙，桡侧的鱼际间隙，由掌腱膜与第三掌骨相连的纤维中隔分开。

一、病因

掌中间隙感染多是中指和环指腱鞘炎蔓延引起。鱼际间隙感染则因食指腱鞘感染后引起。直接刺伤也可引起感染，致病菌主要为金黄色葡萄球菌。

二、诊断

（一）临床表现

间隙感染的局部和全身症状都较严重。局部红肿广泛，有明显压痛。手指呈轻度屈曲位，伸指活动可引起疼痛。掌中间隙感染可使掌心凹陷消失、隆起、皮肤紧张、发白、压痛明显。中指、环指和小指处于半屈位，被动伸指可引起剧痛。手背水肿明显。鱼际间隙感染，可使大鱼际和拇指指蹼明显肿胀，压痛明显，但掌心凹陷无消失。拇指外展略屈，示指半屈，活动受限，拇指不能对掌。

（二）诊断要点

1. 掌中间隙感染

①有外伤史，或中指和环指腱鞘炎。②手掌心正常凹陷消失、隆起，压痛明显。③中指、环指和小指处于半屈位，被动伸指引起剧痛。④伴有全身症状。

2. 鱼际间隙感染

①多有外伤史。②大鱼际及第一指蹼处明显肿胀。③拇指及示指微曲相对如半环状，伸屈拇指及示指时疼痛加剧。④伴有全身中毒症状。

三、治疗

治疗可用大剂量抗生素。局部早期处理同脓性指头炎。如短期内无好转，应及早切开引流。掌中间隙感染应纵行切开中指与无名指间的指蹼，切口不应超过手掌远侧横纹，以免损伤动脉的掌浅弓。用血管钳撑开皮下组织，即可达掌中间隙，排脓后置引流条。对于鱼际间隙感染的一般治疗与掌中间隙感染相同。引流的切口可直接做在大鱼际最肿胀和波动最明显处。亦可在拇指、示指间指蹼（虎口）处做切口，钝性分离进入间隙，排脓后置引流条。

（石雷）

第六节 甲沟炎

甲沟炎是甲沟或其周围组织的化脓性感染多因刺伤、挫伤、倒刺（逆剥）或剪指甲过深等损伤而引起。致病菌多为金黄色葡萄球菌。

一、诊断

初起时，指甲一侧的皮下组织发生红、肿、热、痛，有的可自行消退，有的却迅速化脓。脓液自甲沟一侧蔓延到甲根部的皮下及对侧甲沟，形成半环形脓肿，如不切开引流，脓肿向甲下蔓延，成为指甲下脓肿，表现为指甲下见到黄白色脓液，使该部指甲与甲床分离。如处理不及时，可成为慢性甲沟炎，甲沟旁有一小脓窦口，有肉芽组织向外突出。一般多无全身症状。

二、治疗

早期用热水浸泡患指、理疗及抗生素治疗。如有脓液，则在炎症严重的甲沟处做纵行切开引流，必要时切除指甲根部，翻开皮肤用橡皮片或凡士林纱条引流。如已形成甲下脓肿则应拔除部分或全部指甲。拔甲时没有损伤甲床，新生指甲不会发生畸形。

三、健康教育

注意劳动保护，防止手指皮肤损伤，剪指甲不宜过短，手指有微小伤口，要及时进行治疗，以免发生感染。发病后患指要适当制动休息，抬高患肢，忌持重物。

（石雷）

第七节　脓性指头炎

脓性指头炎即手指末节掌面的皮下组织化脓性感染，多由刺伤引起。致病菌多为金黄色葡萄球菌。由于末指节横纹下有纤维隔与深部相连，形成密闭腔，内有很多纤维索分成很多小腔，一旦感染，张力极大，压迫末节指骨的滋养血管，引起指骨缺血、坏死，也能导致骨髓炎。

一、病因和发病机制

多由刺伤手指，继发细菌感染而引起，致病菌多为金黄色葡萄球菌。

手指末节掌面神经感受器丰富，皮肤厚，皮下组织硬、韧、缺乏弹性。一旦感染后压力明显增高，疼痛剧烈。同时可压迫末节指骨的血管，引起指骨缺血、坏死。因此处理皮下组织直接与末节指骨相衔接，故易发生末节指骨骨髓炎。

二、诊断

（一）临床表现

患者有针刺样痛；进展快。压力增高后，指端肿胀，继之跳痛，尤以患肢下垂时为甚，可伴全身不适、发烧。检查指端可见红肿，局部发热，亦有因肿胀甚至皮肤反呈黄白色的。轻触患者手指即产生剧痛，同侧腋窝淋巴结肿大。

可有急性淋巴管炎、急性淋巴结炎、骨髓炎等并发症。

（二）实验室检查

血白细胞计数可增高等。

三、鉴别诊断

需与甲沟炎相鉴别。

四、治疗

1. 早期可用热盐水浸泡，或鱼石脂软膏外敷、理疗。注意抬高患肢，以减轻疼痛。

2. 给予有效抗生素，如青霉素、庆大霉素或其他消炎药物。

3. 如肿痛剧烈、压痛明显，提示已经化脓应及时切开引流，注意不必等待有明显波动时再切开，应在炎症稍局限后即行切开。切口可侧切，脓腔大者还可对口引流。

（石雷）

第十六章 骨科患者的心理护理

患者确认需要住院后，不但其角色发生了变化，同时他的需要也发生了变化，健康需要、安全需要、适应需要、归属需要、安抚需要、信息需要、刺激需要、尊重需要成为患者住院的基本需要。所以，当患者来到病区这个陌生环境时，护士要用真诚的微笑、热情的问候，主动的介绍来尽可能地满足患者的需要，提高了护理服务质量，促进了以患者为中心的整体护理的开展。通过对患者进行心理护理和健康教育知识的宣教，使患者及家属对疾病的治疗、护理及康复过程有了正确的认识，增进患者的信心，使其积极配合治疗，促进患者早日康复。

一、手术患者的心理特点

（一）术前患者的心理特点

1. 术前焦虑

患者由于对手术、麻醉过程缺乏认识，担心术中出血过多、发生麻醉意外或手术失败留下后遗症，甚至担心有死亡的危险而产生恐惧和焦虑。

2. 悲伤

对已存在的、已觉察到的和预感到将要出现的丧失重要事物（包括身体的附属部分、财物、自尊、工作、理想等）时的一种心理反应状态。

（二）术中患者的心理特点

术中患者的心理反应主要是紧张。手术时，患者置身于陌生的环境中，即使是熟悉的医护人员，此时因口罩遮住面部也成了陌生人。手术中金属器械的碰撞声，话语不多的紧张气氛，对切口、出血情况的想象，内脏牵拉疼痛等都会使患者紧张。而紧张可导致患者血压升高、心肌耗氧增加、胸闷、胸痛与气促等生理反应，护士应尽量安抚患者，缓解紧张状态。

（三）术后患者的心理特点

如果患者在术前有较充分的心理准备，在术中又得到良好的麻醉和心理护理，手术获得成功，那么术后便可出现一段以喜悦为基调的、积极的心理反应期，即使有躯体不适和疼痛反应，在术后短期内也能积极配合治疗和护理。随着手术切口的逐渐愈合，心理与行为因素对术后恢复的影响变大。术前心理准备可以使患者对手术的消极方面有了心理准备，但它不能消除术后实际的疼痛与痛苦。因此，患者在渡过手术危险关头后不久，便会进入沮丧、失望、悲观、无助和忧虑的心理反应期。患者开始考虑手术对自己健康、工作、学习和家庭的不利影响，对于不时出现的疼痛与不适感到心烦意乱。

二、手术患者的心理护理

(一) 术前患者的心理护理

1. 向患者提供信息

医护人员应向患者提供有关手术和麻醉及术后恢复过程的信息，这样可以消除不确定性，从而降低患者不必要的猜疑、忧虑和恐惧，矫正错误认识并调整患者对手术的期望。提供的信息要同患者的需要相适应。

2. 给予患者心理支持

针对术前患者精神紧张、焦虑、恐惧、担忧的心理，可采用倾听、解释、保证、指导、鼓励等支持性心理治疗技术，给患者提供有力的心理支持。

3. 与患者建立良好的护患关系

赢得患者和家属的信任，增强患者对手术的安全感，使其情绪稳定，以良好的心态积极与医护人员配合，顺利完成手术治疗。

4. 应用行为控制技术

常用行为控制技术有放松训练、示范法、认知行为疗法、催眠暗示法。

5. 帮助患者获得有力的社会支持

对患者家属及朋友讲解手术意义、方式，术后护理、预后等外科知识，指导他们在精神上和经济上支持、帮助患者，给患者以温暖和勇气，从而减轻患者的术前焦虑。

(二) 术后患者的心理护理

1. 及时反馈手术完成情况

术后患者最关心的问题是手术是否顺利及效果如何。因此，护士应适时告知手术情况，注意传达有利的信息，给患者以心理支持和安慰；护士应尊重患者人格；要增加患者对医护人员的信任感和安全感；术后应定期访视患者，观察病情，要重视心理护理，密切观察患者的心理动态和情绪反应。

2. 正确处理术后疼痛等不适

注意观察患者的心理状态和情绪反应，对术后疼痛、睡眠不佳、情绪烦躁等问题，应积极给予处理。告诉患者在术后 24 小时内疼痛最明显，2 日后逐渐缓解，使患者有充分的心理准备；观察患者的面部表情，鼓励用语言表达疼痛；遵医嘱适当给予止痛剂，并教会患者及家属使用止痛药的方法；指导患者应用非药物的止痛措施，如听音乐等；处理其他心理症状，如焦虑、抑郁等。

3. 帮助患者克服抑郁、焦虑等情绪

患者出现焦虑、抑郁等情绪的原因很多，除了前面已提到的，还有的是评价自己疗效的方法不当所致。如多数患者通常将自己与做过相同手术的患者比较，或者是与自己术前对术后疗效的期望比较，导致术后感觉不良。此时，护士应告诉患者要根据自己的病情特点，手术情况及术后检查情况来评价，使其认识到自己正在康复之中。同时，护士应在生活上、心理上给予患者全面支持，帮助患者克服消极情绪。

4. 帮助患者做好出院准备

大多数患者伤口拆线后即可出院，但其各方面功能尚未完全恢复，故应向患者进行出院后自我锻炼、饮食、心理调适等方面的健康教育。对截肢等患者要给予心理支持，鼓励患者自信、自强，克服困难，尽快恢复自理和工作能力。

三、骨科特殊疾患的心理护理

（一）断肢再植手术患者

患者由于遭受丧失肢体的强烈打击会出现惊恐不安、情绪不稳定、精神高度紧张等心理反应。关心、体贴、安慰患者，积极做好术前准备，告诉患者医护人员会尽最大的努力使肢体再植，不良的精神因素对手术及术后恢复不利，所以，通过指导，应使患者具有安全感，消除恐惧、紧张的心理，适应患者角色。

（二）截瘫患者

患者受伤截瘫后，生活自理能力丧失，常年卧床，行动不便，终日需被动生活护理，故其心理矛盾突出、情绪波动，表现为焦虑紧张、烦躁、百般挑剔、不愿正视现实，甚至有轻生的念头。护士需要加强对患者的心理支持，主动关心患者，满足其生活需求，帮助其明确如何对待脊髓损伤，掌握正确的应对和自我护理的方法。向患者和家属做好有关治疗、护理和康复的健康教育，鼓励家属协助患者提高社会能力和自我照顾能力，维护自尊，提高生活质量。

（三）骨与关节结核

该病病程长、费用高，要坚持治疗1~2年，药物毒副反应大，患者情绪低落、悲观、消极，应指导患者树立战胜疾病的信心，做好长期治疗的思想准备，告诉患者抗结核药物的不良反应及处理措施，消除消极心理，适应长期治疗。

（四）胸、腰椎手术患者

向患者介绍主刀医生的技术、业务能力，介绍医院抢救设备条件，以减少患者紧张、疑虑情绪。鼓励患者树立战胜疾病的勇气和信心，告诉患者紧张、恐惧会导致血压增高，推迟手术时间，影响疾病的治疗效果。介绍效果满意的病例与患者交流。

（五）开放性骨折患者

关心、体贴、安慰患者，迅速处理伤口，止血、止痛，讲解紧张、恐惧对疾病的影响，告诉患者医务人员会积极努力地进行抢救治疗，尽可能地保存和恢复肢体功能，以消除患者紧张、恐惧、担心残疾的心理。

（六）手外伤患者

手是人类进行正常生活和工作不可缺少的器官，手外伤患者非常痛苦，担心丧失手的功能，应关心安慰患者，帮助患者树立战胜疾病的信心。医护人员应向患者介绍显微外科、手外科治疗的新进展，对功能恢复不佳者，也有补救措施，保持患者乐观情绪。

（七）骨肿瘤患者

介绍医疗技术和条件，有关手术、麻醉的知识。医务人员、家属、同病房的患者要对恶性骨肿瘤患者注意保护性医疗制度。介绍同种疾病经治疗好转暂未出院的患者，让他们互相交流，并让康复的患者给予支持、鼓励。介绍联合化疗新进展，使患者增强战胜疾病的信心。

（八）骨盆骨折患者

告诉患者惊恐不安、紧张情绪对抢救生命、恢复健康不利。为挽救生命，必须行必要的检查治疗，如抽血、腹部穿刺、B超检查等，要消除患者心理疑虑，减轻紧张、不安情绪，积极配合检查、治疗。

（九）下肢延长患者

介绍该项手术开展的情况及治疗效果。对于美容增高术者，注意保护患者隐私权，不在病房当面给患者介绍有关情况。介绍术后疼痛可服用镇痛药物，消除紧张心理，适应医院环境。

（十）人工髋关节置换术患者

向患者介绍主管医生、手术医生的技术及医院的医疗水平，减轻患者的紧张与恐惧。给患者讲解手术后的效果，手术恢复后能正常行走，不影响功能，并可让已进入恢复期能行走的患者与其交流，使患者保持乐观的情绪和积极手术的心态。

（十一）四肢骨折的心理护理

骨折早期，意外的创伤及治疗护理所致的疼痛，使患者情绪剧变，表现为恐惧、焦虑、烦躁、易激惹；骨折后期，患者因长期卧床，可产生多疑、不安、对治疗丧失信心的心理反应；当肢体功能障碍或残疾时，患者会悲观、绝望、厌世，甚至轻生。面对情绪多变的骨折患者，护理人员应主动关心，通过和蔼的态度、亲切的语言、精湛的技术，取得患者的信任；通过沟通和交流，鼓励患者表现思想情绪的变化，有的放矢地进行心理疏导；及时向患者介绍成功的病例，帮助其树立战胜疾病的信心和勇气。

（十二）牵引患者

在牵引治疗前，护理人员应做好解释工作，详细说明牵引的目的、体位、持续时间及可能出现的不适等。了解患者思想和情绪的波动，及时沟通和疏导，使之积极配合治疗。

（尹洁）